高等学校"十四五"医学规划新形态教材

普通高等教育"十一五"国家级规划教材

（供临床·基础·预防·护理·口腔·检验·药学等专业用）

急诊医学

Jizhen Yixue

第 3 版

U0391069

主　审　吕传柱

主　编　李小刚

副主编　李湘民　陈晓辉

编　委（以姓氏笔画为序）

马岳峰	浙江大学	尹　文	空军军医大学
邓立普	南华大学	卢中秋	温州医科大学
白祥军	华中科技大学	吕传柱	四川省人民医院
朱华栋	北京协和医学院	刘明华	陆军军医大学
许硕贵	海军军医大学	李小刚	中南大学
李湘民	中南大学	杨立山	宁夏医科大学
何青春	中南大学	张　茂	浙江大学
张　娟	中南大学	张剑锋	广西医科大学
陈晓辉	广州医科大学	周利平	中南大学
赵　剡	武汉大学	赵　敏	中国医科大学
柴艳芬	天津医科大学	柴湘平	中南大学
卿国忠	南华大学	曹　钰	四川大学
彭　鹏	新疆医科大学	潘曙明	上海交通大学

秘　书　周利平

高等教育出版社·北京

内容简介

本书系为满足急诊专科化发展、加速急诊专业人才培养而编写，除讲述急诊相关基础理论、基本知识和基本技能外，突出以案例为引导，有的放矢地介绍各专科的常见急症与危重症的诊断、鉴别诊断和急诊处理原则，具有急诊医学特色。全书内容全面，图表丰富。

本书可供临床、基础、预防、护理、检验、口腔、药学等专业学生使用，也可作为急诊专科住院医师规范化培训和低年资临床医师的参考书籍。

图书在版编目（CIP）数据

急诊医学 / 李小刚主编 . --3 版 . -- 北京：高等教育出版社，2024.2

供临床、基础、预防、护理、检验、口腔、药学等专业用

ISBN 978-7-04-058386-1

Ⅰ . ①急… Ⅱ . ①李… Ⅲ . ①急诊 - 临床医学 - 医学院校 - 教材 Ⅳ . ① R459.7

中国版本图书馆 CIP 数据核字（2022）第 043639 号

策划编辑	瞿德竑 崔 萌	责任编辑	瞿德竑	封面设计	张 楠	责任印制	存 怡

出版发行	高等教育出版社	网 址	http://www.hep.edu.cn
社 址	北京市西城区德外大街4号		http://www.hep.com.cn
邮政编码	100120	网上订购	http://www.hepmall.com.cn
印 刷	保定市中画美凯印刷有限公司		http://www.hepmall.com
开 本	889mm×1194mm 1/16		http://www.hepmall.cn
印 张	28.5		
字 数	820 千字	版 次	2011 年 2 月第 1 版
			2024 年 2 月第 3 版
购书热线	010-58581118	印 次	2024 年 2 月第 1 次印刷
咨询电话	400-810-0598	定 价	69.80元

本书如有缺页、倒页、脱页等质量问题，请到所购图书销售部门联系调换

新形态教材·数字课程（基础版）

急诊医学

（第3版）

主　编　李小刚

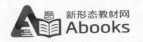

新形态教材网 Abooks

关于我们 | 联系我们　　登录/注册

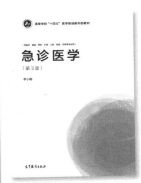

急诊医学（第3版）

李小刚

开始学习　　收藏

急诊医学（第3版）数字课程与纸质教材一体化设计，紧密配合。数字课程包括拓展阅读、教学课件和彩图等，在提升课程教学效果的同时，为学生学习提供思维与探索的空间。

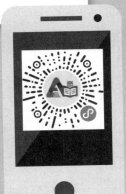

http://abooks.hep.com.cn/58386

前言 **FOREWORD**

急诊医学作为一门独立的新兴学科,迄今已经有了四十多年的成长经历,由院前急救、急诊科救治和重症病房监护治疗三部分构成的急救医疗服务体系也得到了长足发展。伴随着急诊医学的发展,我国急诊科的模式也由转运式向专病专科病房式转变,这就要求急诊专科医生具备高超的专业技术、扎实的理论基础和过硬的基本技能,以及严谨务实的临床急诊诊断思维方法。因此,不断增强与提高临床医生的急诊意识和技能,培养一批高素质的合格的急诊医生,满足社会日益增长的急诊需求,一直是医学教育界和各级卫生管理部门关注的焦点,面向临床医学专业开设急诊医学课程也已成为各类医学院校临床教学的新常态。

《急诊医学》是普通高等教育"十一五"国家级规划教材,此次再版对参编人员进行了小范围调整,会聚了全国近20所医学院校从事急诊医学临床、科研及教学多年的知名专家参加编写,内容继续突出急诊基本理论的科学性、先进性、系统性及实用性,注重培养急诊临床思维及开阔视野,以案例为引导,力求层次清楚、概念清晰、重点突出、编排新颖、图文并茂,并附有思考题,重点讲述常见急症的诊断、鉴别诊断及急诊处理原则。教材所有内容均紧跟临床各专业的最新进展,力图做到精练、扼要和实用。本次再版主要精简了发病机制、药理作用等其他专科教材中已有的内容,在深度和广度上有意识地加以控制,避免过深过细的专科著作化倾向,使其更能体现现代急诊的专业性。本书可作为临床、基础、预防、护理、检验、口腔、药学等专业本科生的教材,也可作为急诊专科住院医师规范化培训和已经从事急诊临床工作的进修医师及包括广大基层全科医生在内的医学专业人员的临床参考书。本书能使学习者初步掌握急诊医学所涉及的基础理论、基本知识和基本技能,达到初步具备应对常见急症和急诊危重症的临床能力。

本书的编写得到了中南大学湘雅医院的大力支持,王爱民、周利平、曾凤、黄国庆、杨宁、粟枫、张牧副教授及卢晓琴、李洁、李子剑医生在资料数据整理、稿件校对、图表制作等方面做了大量的工作。广州医科大学第二附属医院为教材的编写提供了很多帮助,在此一并表示由衷的感谢。

李小刚

2023 年 10 月

目录 CONTENTS

第一篇　急诊医学总论 ……………… 1

第一章　概论 ……………………… 3
　第一节　急诊医学的范畴 ………… 3
　第二节　急诊医疗体系 …………… 4
　第三节　急诊医学的特点和急诊医生的
　　　　　素质 …………………… 7
第二章　急诊诊断方法 …………… 9
　第一节　急诊诊断思维的特殊性 … 9
　第二节　提高急诊诊断思维能力的方法 … 11
第三章　危重症病情评价与预后预测 … 13
　第一节　概述 …………………… 13
　第二节　急诊潜在危重症评分 …… 13
　第三节　急诊患者病情分级评估体系 …… 14
　第四节　非特异性病情严重程度评价
　　　　　方法 …………………… 14
　第五节　特异性疾病严重程度评分 … 17
第四章　心肺脑复苏 ……………… 19
　第一节　心搏骤停 ……………… 19
　第二节　心肺脑复苏术 ………… 21
　第三节　心肺脑复苏的药物应用 … 30
　第四节　心肺复苏成功的标准 …… 33
第五章　急危重症的生命支持 …… 35
　第一节　水盐代谢与处理 ……… 35
　第二节　酸碱平衡紊乱与处理 …… 42
　第三节　急危重症患者的营养支持 … 45
　第四节　重症患者的镇痛镇静 …… 51
　第五节　体外膜肺氧合技术 …… 59

第二篇　常见急症的识别与处理 ……… 71

第一章　发热 …………………… 73
第二章　呼吸困难 ……………… 79
第三章　急性胸痛 ……………… 84
第四章　急性腹痛 ……………… 91
第五章　咯血 …………………… 97
第六章　便血 …………………… 104
第七章　抽搐 …………………… 109
第八章　晕厥 …………………… 114
第九章　昏迷 …………………… 119

第三篇　重症急救 ………………… 127

第一章　休克 …………………… 129
　第一节　概述 …………………… 129
　第二节　低血容量性休克 ……… 133
　第三节　心源性休克 …………… 135
　第四节　分布性休克 …………… 137
　第五节　梗阻性休克 …………… 138
第二章　脓毒症和多器官功能障碍
　　　　综合征 ………………… 141
　第一节　脓毒症 ………………… 141
　第二节　多器官功能障碍综合征 … 150
第三章　急性呼吸衰竭 …………… 156
　第一节　概述 …………………… 156
　第二节　急性呼吸窘迫综合征 …… 158
第四章　重症哮喘 ……………… 163
第五章　急性肺栓塞 …………… 168
第六章　急性左心衰竭 …………… 177

第七章　高血压急症 ……………………… 185
　第一节　概述 ………………………………… 185
　第二节　高血压脑病 ……………………… 187
　第三节　主动脉夹层 ……………………… 189
　第四节　嗜铬细胞瘤危象 ………………… 192
第八章　急性冠脉综合征 ………………… 194
　第一节　非 ST 段抬高急性冠脉综合征 … 195
　第二节　ST 段抬高心肌梗死 …………… 198
　第三节　急性冠脉综合征的并发症及
　　　　　处理 …………………………… 202
第九章　严重心律失常 …………………… 206
　第一节　概述 ………………………………… 206
　第二节　阵发性室上性心动过速 ………… 207
　第三节　心房颤动 ………………………… 208
　第四节　室性心动过速 …………………… 212
　第五节　房室传导阻滞 …………………… 215
第十章　急性肾损伤 ……………………… 218
第十一章　上消化道大出血 ……………… 223
第十二章　重症急性胰腺炎 ……………… 231
第十三章　糖尿病急症 …………………… 238
　第一节　糖尿病酮症酸中毒 ……………… 238
　第二节　糖尿病非酮症高渗性昏迷 ……… 243
　第三节　低血糖昏迷 ……………………… 246
第十四章　甲状腺危象 …………………… 250
第十五章　弥散性血管内凝血 …………… 255
第十六章　脑卒中 ………………………… 261
　第一节　短暂性脑缺血发作 ……………… 261
　第二节　缺血性脑卒中 …………………… 264
　第三节　出血性脑卒中 …………………… 269
第十七章　周围动脉栓塞 ………………… 277

第四篇　中毒 …………………………… 281

第一章　中毒概论 ………………………… 283
第二章　急性一氧化碳中毒 ……………… 290
第三章　急性农药中毒 …………………… 293
　第一节　有机磷杀虫剂中毒 ……………… 293
　第二节　百草枯中毒 ……………………… 298
第四章　急性灭鼠剂中毒 ………………… 302
第五章　急性毒品中毒 …………………… 307
　第一节　阿片类药物急性中毒 …………… 307

　第二节　亚甲二氧基甲基苯丙胺(摇头丸)
　　　　　中毒 …………………………… 309
第六章　急性药物中毒 …………………… 311
　第一节　急性镇静催眠药中毒 …………… 311
　第二节　急性乌头碱中毒 ………………… 314
　第三节　急性乙醇中毒 …………………… 316

第五篇　事故急救 ……………………… 319

第一章　电击伤 …………………………… 321
第二章　溺水 ……………………………… 325
第三章　中暑 ……………………………… 328
第四章　动物咬伤 ………………………… 332
　第一节　毒蛇咬伤 ………………………… 332
　第二节　毒虫咬伤 ………………………… 339
　第三节　犬科动物咬伤 …………………… 339
　第四节　河豚鱼及鱼胆中毒 🄔 ………… 342

第六篇　外伤急救 ……………………… 345

第一章　多发性创伤 ……………………… 347
第二章　颅脑外伤 ………………………… 354
第三章　胸外伤 …………………………… 360
第四章　腹部外伤 ………………………… 365
第五章　脊柱外伤 ………………………… 371
第六章　骨关节外伤 ……………………… 376
第七章　烧伤 ……………………………… 380
第八章　气性坏疽 ………………………… 386
第九章　破伤风 …………………………… 390

第七篇　急救操作技术 ……………… 395

第一章　气管插管术与气管切开术 ……… 397
第二章　深静脉置管术 …………………… 404
第三章　心脏电复律 ……………………… 409
第四章　心脏起搏术 ……………………… 413
第五章　机械通气 ………………………… 417
第六章　血液净化 ………………………… 423
第七章　海姆利希手法 …………………… 427
第八章　外伤急救常用技术 ……………… 429
　第一节　初级创伤救治 …………………… 429

第二节　止血 ………………………… 430
第三节　包扎 ………………………… 432
第四节　固定 ………………………… 433
第五节　搬运 ………………………… 435

第九章　急危重症超声评估技术 ……… 437
第一节　概述 ………………………… 437
第二节　超声基本理论 ……………… 437
第三节　创伤超声重点评估 ………… 439

第四节　肺超声 ⓔ ……………………… 441
第五节　心脏超声 ⓔ …………………… 441
第六节　颅脑超声 ⓔ …………………… 441
第七节　腹部超声 ⓔ …………………… 441
第八节　超声引导下操作 ⓔ ………… 441
第九节　其他 ⓔ ………………………… 441
参考文献 ………………………………… 443

第一篇　急诊医学总论

第一章　概　论

第一节　急诊医学的范畴

急诊医学（emergency medicine）是以评估、处理、治疗和预防不可预测的疾病与突然发生的创伤为主要任务的医学专业，是一门新兴的跨多个临床专业的边缘学科，也是现代医学的第 23 个专门学科。它既有自身的理论体系，又与其他临床专科医学和基础医学紧密相连。1979 年它被国际上公认为一门独立的学科，至今已有 40 余年的历史。急诊医学与其他临床学科的主要区别在于它始终处于处理急危重症的最前沿，面对着大量诊断不明的急危重症患者，其认识规律与处理原则都紧密地围绕着时效概念和生命第一的原则展开，其评估、治疗和处理特别强调时效依赖性和判断准确性，要求用最少的资料、最短的时间、最有效的方法救助患者的生命。急诊医学的最高宗旨是珍爱生命，保护生命，不断提高人类生存质量，为患者提供急需而便捷的医疗服务，为急危重症患者做出紧急的救治决定与医疗行为，以避免伤残与死亡的发生。

Emergency medicine 的中文专用名曾出现过"急诊医学""急救医学"等多个，最后由中华医学会常委会决定采用"急诊医学"作为这一医学新学科的中文专用名。其内涵涉及以下几个方面的内容：

1. **初步急救**　指利用各种医疗手段对需要急救的患者实行紧急救治，使其不稳定的生命体征在短时间内得以恢复正常的医学理论与技能。主要内容包括急症患者的现场急救、患者运送及院内急诊救治。其所定义的急症有：急性外伤、急性疼痛、突发高热、各种急性出血、呼吸困难、抽搐或昏迷、休克、流产、小儿腹泻、突发腔道异物、急性眼病、中毒、自戕、淹溺、触电、急性尿闭、急性过敏性疾病、可疑烈性传染病及各种发病突然、症状剧烈、进展迅速的疾病等。

2. **灾害救治**　指突发灾害状况下的医疗救治行为，包括对自然灾害（如地震、洪水、台风、雪崩、泥石流、虫害等）和人为灾害（如交通事故、化学中毒、放射性污染、武装冲突等）造成的人身伤害的救助。有效、迅速地组织抢救，减少灾害所造成的人员伤亡，是其主要目标和作用。

3. **危重症救治**　是急诊医学的重要核心内容，指利用先进的诊断检测、监护技术，连续、动态地定性、定量收集和评价危重症伤病患者的病情信息，并给予相应的生命体征支持和病因综合治疗。危重症的定义是指在创伤，休克，严重感染，大面积重度烧伤，心、肺、脑、腹等大手术后及病理产科等危险情况下，出现单一或多发的重要脏器功能障碍，并伴有能量代谢、氧代谢及出血、凝血、免疫、内分泌等系统相关联变化的病理状况。

4. **心肺脑复苏**　是急诊医学的重要组成部分，重点研究心跳呼吸骤停患者的救治方法和策略，并对心跳呼吸骤停相关的组织器官，尤其是脑组织缺氧、缺血后病理生理变化和再灌注后器官损伤进行研究。其主要贡献在于提出指导心跳呼吸骤停的心肺复苏方案并不断地对其进行更新和完善。

5. **急性中毒**　随着每年世界上成千上万种新化学产品的不断出现、工业化进程的加速和环境污染的加重,中毒已成为危害健康的一个重要因素,越来越受到重视。急性中毒的诊治是急诊医学的重要内容,主要研究如何诊断、治疗和预防急性中毒。在美国,每年各州或城市中毒咨询中心可接到近200万个中毒咨询电话。其中约50万名患者去急诊或住院治疗,5万多患者因病情危重而进入重症监护病房。据估计,在我国城市急诊患者中5%与急性中毒有关,在农村每年10万人以上死于农药中毒。

6. 创伤救治 我国每年创伤就医人数达6 200万人次,因创伤致死者达70~80万人,是1~45岁人群的首要死因。因此,创伤近年来已纳入急诊医学的范围,特别是多发伤和复合伤及突发事件中的群伤。其救治的时效依赖性特别突出,常同时涉及多个专科,由任一专科处理都可能导致救治的不系统,难以抓住危及生命的要害而痛失初期"黄金时间"的救治机会。实践证明,创伤患者由急诊医学专科主导处理有利于伤员的早期诊断、及时救治。

以上六方面既是急诊医学的主要内容,也是急诊医学的主要任务。当前,随着急诊患者数量的日趋增大,急症疾病谱也在不断改变,病种愈加繁多,病情更趋复杂,急诊医学面临的任务正变得越来越繁重。其主要有如下几个方面的表现:①人口老龄化带来了新的医学问题,老年急诊患者增加,心脑血管急症增加,慢性多器官受损患者比例增大。这些患者的临床表现复杂,诊治困难。②人口的增加和社会压力的加大,促使了轻生性中毒和其他自戕患者较前增加。③工业和交通伤害及伴随当今恐怖事件出现的战争火器伤改变了急诊外伤的病种分布,创伤致死、致残率逐年上升。④社会不良现象伴发的一些疾病发病率增高,如性滥交、滥用毒麻药品等相关的疾病增加,包括艾滋病伴发严重感染、梅毒赫氏反应(Herxheimer reaction)、静脉注射毒品引起的败血症、感染性心内膜炎,药物中毒和戒断现象等。⑤宠物豢养增多带来了一些相关疾病,如狂犬病、猫抓病、鹦鹉热等,发病率明显增高,宠物造成的伤害如抓、咬、刺、撕伤及继发感染等,更屡见不鲜。⑥新发传染性疾病给急诊医学带来了新挑战,如SARS、新冠感染等,给人类的生命、社会的进步和经济的影响造成了难以估量的损失。而医疗机构面对这类疾病的一线就在急诊科。

至此,在当前临床医学分科越来越细的情况下,如何面对涉及多学科的急危重症患者的急救,如何在急救时确立整体观,排除一切可能延误抢救时机的繁琐,争取到逆转危重状况的宝贵时间,为患者的后续治疗及提前康复创造良好的条件等,这一切都对急危重症患者的预后起着决定性的作用,无疑这一艰巨的医疗任务都将属于急诊医学的范畴。

毋庸置疑,急诊系统的完善程度及急诊水平的高低,直接关系到急危重症患者的生命安危,关系到应对突发事件重大抢救工作的效果,因此急诊医学的水平在一定程度上反映了一所医院甚至一个国家临床医学的总体水平。我国急诊医学发展虽尚处于初级阶段,当前面临着很多困难和挑战,但医学科技的进步和社会需要的增加已经极大地促进了急诊医学的发展。急诊医学是目前医学领域发展最为迅速的临床学科之一,是充满生机和活力的医学学科,其作为一门独立的学科正在日益成熟和完善。

第二节　急诊医疗体系

现代急诊医疗体系在概念上强调急诊的即刻性、连续性、层次性和系统性,即在事故现场或发病之初即对伤病员进行初步急救。先是人群自救互救;随后带有抢救设备和急救员和救护组来到现场参加急救;然后用配备急救器械的运输工具将其安全、快速地护送到医院的急诊中心(由专职急诊医师管理的一个医院独立科室),接受进一步抢救和诊断,即所谓院内急救;待其主要生命体征稳定后,再转送到急诊监护病房或专科病房。这种把院前急救、院内急救和加强监护治疗这三部分有机结合起来,以更加有效地抢救急危重伤病员为目的的救治系统,叫作急诊医疗体系(emergency medical service system,EMSS)。

1980年10月30日,我国卫生部颁发了《关于加强城市急救工作的意见》,1984年6月,颁发了"关于发布《医院急诊科(室)建设方案(试行)》的通知",推动了我国大中城市急诊医疗体系及综合医院急诊科的建立和发展。现阶段我国急诊医疗体系已经是由院前急救中心(站)、医院急诊科(室)、重症监护病房三部分有机结合起来的一个完整的现代化医疗体系。二级以上的医院均设有急诊科,市县级城市均有急救中心或急救站,综合性大医院都建立了急诊监护病房,配备了一定的专业队伍。"120"为全国统一的急救电话号码。

一、院前急救

院前急救有广义与狭义之分。广义的院前急救是指伤病员在发病或受伤时,由目击者或医务人员对其进行初步急救,以维持基本生命体征和减轻痛苦的医疗行为。它既可以是医疗急救单位接到呼救信息后赶赴现场的救治活动和行为,也可以是受过心肺复苏(CPR)等急救技能普及教育培训的非专业医疗人员的救治活动。狭义的院前急救则专指由通讯、运输和医疗这三个要素所构成的专业急救机构,在伤病员到达医院前实施现场救治和途中监护的医疗活动。

(一)院前急救的任务

1. 现场急救 目的在于维持基本生命体征,挽救生命,减轻途中痛苦和并发症,强调对症治疗。

(1)维持呼吸系统功能:包括吸氧、吸除口咽分泌物、应用呼吸兴奋剂、人工呼吸等。

(2)维持循环系统功能:包括胸外心脏按压、心电监护、除颤、体外心脏起搏,以及对致命性心律失常的处理等。

(3)维持中枢神经系统功能:预防、治疗脑水肿,降低颅内压,预防、控制癫痫等。

(4)急性中毒、意外事故处理。

(5)脑、胸、腹、脊柱、四肢及其他部位外伤的止血、包扎、固定、搬运。

(6)止痛、止吐、止喘、止血等对症处理。

2. 途中救护 合理转运、分流患者是院前急救不可或缺的步骤,转运伤病员的要求是快速、安全。专用救护车辆内应备有氧气、除颤仪、简易呼吸器、输液装置、吸引装置、固定夹板及担架等设备,最好能有气管插管设备和便携式呼吸机。车上要求配备由具备相当资质的医生、护士和司机组成的专职人员小组,要配备各种急救常用药品。患者在车内应根据病情采取合适体位,如四肢骨折的患者应给予外固定,以防止颠簸;脊柱骨折的患者需垫硬板,以防止脊髓损伤;昏迷呕吐患者应将头侧向一边,以避免呕吐时误吸造成窒息;疑有颈椎骨折的患者应以颈托固定,以避免加重或造成高位截瘫。对循环、呼吸不稳定的患者,车上需进行监护和支持处理。

(二)院前急救的管理

平时的院前急救和受灾时的院前急救在组织形式上是不同的,其组织机构、涉及部门、急救人员、急救方式和内容都有差异。平时的院前急救由辖区内急救中心调度实施,受灾时则由辖区最高行政领导负责指挥实施。院前急救管理的重点在于受灾时的组织领导,为了做好灾时的院前急救工作,平时需抓好以下几个重要环节,即指挥系统、通讯系统、救护系统、运输系统。根据灾情的需要,常需急救医疗以外的其他系统参加,如消防、公安、人防、交通等部门。

二、医院急诊科

院内急诊科是院前急救医疗的继续,是医院急诊工作的前沿,也是急诊医疗体系中的重要组成部分。急诊科的建设情况直接影响着 EMSS 的最终救治效果。

1. 急诊科的模式 大多数国家首先由院前急救机构将急诊患者分为轻、中、重和专科患者,一般先将患者送至基层医院,然后再将基层医院无能力收治的患者逐级上转到中等或大型医院,所以大型医院每日仅接受数名急危重患者。我国急诊患者可以到任何医院急诊科自由就诊,在我国的急诊患者中,绝大部分为普通急诊,急危重患者仅占5%以下,可见我国的急诊科模式与国外截然不同。目前国内外尚无统一模式,主要存在以下三种类型:

（1）独立型：急诊科医护人员完全固定，全部医生为急诊专科医生，负责诊治全部急诊患者，包括普通急诊患者的诊治及急危重患者的抢救，同时也负责管理急诊重症监护病房和急诊普通病房。该类模式通常在急诊患者量不大的医院，医疗质量高，管理方便。

（2）半独立型：急诊科有部分固定的医护人员，急诊专科医生主要负责危重患者的抢救，并负责管理急诊 ICU 和病房，其他医生定期轮换，主要负责普通急诊患者的诊治工作。这一模式的急诊专科医生人数较少，限制了急诊专科业务的拓展。

（3）轮转型：急诊科无固定医生，各种急诊患者均由各专科派出在急诊室轮转的医生接诊，再交由各专科病房医生诊治。这种模式已经无法满足现代医疗体系的要求，趋于被淘汰，但在我国部分地区仍然存在。

目前我国大多数急诊科对急诊患者轻重缓急的区分尚不明确，造成有限的急诊医疗资源不能起到真正"救急"的作用。我们可以借鉴国外一些成熟的 EMSS 模式，将急诊科就诊区分为红、黄和绿区：

红区为抢救区，对即刻有生命危险的急危重患者，不经挂号、分诊，即刻送到抢救室展开抢救。

黄区为生命体征较平稳的危重症就诊区，主要适用于不易搬动的危重症患者就诊。这类患者进急诊科后需要边做各种检查边做治疗，一直到明确诊断并住院。

绿区为一般患者就诊区，主要适用于各种常见病、多发病患者就诊，诊治后回家继续服药。

2. 急诊科的设备　急诊科要求有心电图机、除颤器、心脏起搏器、心肺复苏机、多功能监护仪、吸引装置、供氧装置、喉镜、气管插管器材、简易呼吸器、呼吸机、洗胃机和移动式 X 线机、血液透析仪及血浆置换仪等各种抢救设备。有条件的医院还应配备移动式手术床、麻醉机和无影灯，以及各种无菌备用的基本手术器械等，便于即刻急救手术。急诊化验、X 线检查、急诊 B 超检查、急诊 CT 均与急诊科在同一水平面上，方便急诊患者检查诊断。

3. 急诊科的任务　急诊科在 EMSS 系统中承担的主要任务为：①诊治各个专科的急性病或慢性病急性发作；②对急诊症状进行诊断和鉴别诊断，如胸痛、腹痛、昏迷等；③对院前急救护送来的急危重患者给予进一步诊治；④对即刻威胁生命的疾病，如心搏骤停、窒息、急性中毒、休克、多发伤、多器官功能障碍综合征及各种大出血患者进行抢救。

三、重症监护病房

现代重症监护病房（intensive care unit, ICU）的出现始于 20 世纪 40 年代建立的手术后恢复病房，1962年又出现了冠心病监护病房，二者被证实在重症患者的救治中具有降低死亡率的效果，这使得危重症监护的概念被逐渐应用于有急性生命威胁的各种疾病的抢救、治疗和护理中。同时，高科技医疗仪器设备的不断研发亦为重症监护的发展提供了可能。现阶段 ICU 的突出特点是：拥有高精尖和贵重的医疗仪器设备，有熟练掌握这些仪器设备的专门医疗和护理队伍，能救治急危重症患者。这些特点决定了 ICU 必然会成为 EMSS 中必不可少的构成单位。

1. 急诊科建立 ICU 的必要性

（1）满足急诊科留置危重患者的需要，因相当多的危重患者需要较长时间留在急诊科进行诊断和治疗。

（2）危重病的特殊性决定需要急诊 ICU。综合性医院常常会遇到专科分工过细、许多复杂病种难以收入专科的情况，如复苏后、多器官功能衰竭、不明原因的昏迷、严重的中毒等。这就要求急诊救治过程中须加强监护和强化性治疗。

（3）急诊科的急危重症救治中需要应用先进的技术和设备，如机械通气、血流动力学维持等。

（4）满足急诊科医护人员观察、救治患者和研究危重症发展规律的需要，因为它是学科发展的基石、人才培养的战场、队伍锻炼的基地。

2. 急诊 ICU 的收治对象　有生命危险但仍有救治可能的各种急危重症患者，包括严重创伤、中毒、各种休克、心力衰竭急性加重、急性呼吸衰竭、慢性阻塞性肺疾病患者的急性发作、中枢神经系统急症、代谢性疾病危象等。

不适宜收入 ICU 者主要包括:急性传染病患者、明确为脑死亡的患者、无急性恶化的慢性病患者、恶性肿瘤晚期患者、精神病患者及自然死亡过程中的老龄人等。

院前急救、医院急诊科和重症监护病房这三个部分既构成一个整体,又各具独立功能,三者相互依从,构成一个急救生命链,这个体系架构的不断完善和功能的充分发挥可以使急危重症患者的救治效率得到极大的改善,使存活率上升、致残率下降。

第三节 急诊医学的特点和急诊医生的素质

一、急诊医学的特点

急诊医学是在现代医学分科高度细化的条件下出现的一门新的医学专业,它研究疾病的急性发生和加重阶段的规律和特点,以急危重症的救治为核心内容,以快速判断和干预能力为灵魂,以其区别于传统专科的知识、思维和实践构成了对现代医学的重要且不可缺少的补充。相较于其他的专科,急诊医学具有以下几个突出的特点。

1. 强调整体性 现代医学的分科越来越细,分科细化是知识积累的结果,是医学发展的需要。传统分科以解剖学系统为基础,各专科的研究从系统到器官、组织,再到细胞、基因,这种深入研究有利于提高专科患者的诊断与治疗质量。但人体是一个整体,医学的规律之一就是综合性,分科过细也可能使专科归属不确定的患者或者患多种疾病患者的诊断和治疗质量下降。急诊医学作为一个以"最少的资料、最短的时间、最有效的方法救助患者生命"为突出要求的专科,有两个因素决定了它必须强调整体性:一是急诊医学所面对的患者是通科化的,不同于其他的医学专科;二是在急诊患者的救治医疗行为中,任一方面的疏漏都可能导致抢救的失败。因此,急诊医学必须将急诊患者的生命、机体的功能作为一个整体来研究。

2. 突出生命第一 一般专科临床面对患者时思考的顺序依次是:患者是否有病? 病变部位在哪里? 是什么性质的疾病? 病情程度如何? 是否危及生命? 遵循的是先诊断后治疗的程序逻辑。但在急诊专科的临床中,有大量的病例无法做到先明确原因再采取对策,尤其是急性发病的病例。与慢性疾病时机体已建立一定程度的生理代偿不同,在疾病的急危重阶段,机体易发生机能的失代偿,而且患者的临床症状和突出表现常常并非直接来源于原发病,因此需要先采取措施稳定病情,再争取机会查清原因。急诊专科在面对急症患者时的思考顺序应依次是:患者是否有即时危及生命的情况? 可能的直接原因是什么? 原发病可能是什么性质,在什么部位? 这种诊治程序被称为"先救命后诊断",即生命第一。

3. 注重时效性 治疗的紧迫性是急诊医学的突出特点之一。急性病,尤其是急危重病,变化进展快,缺少代偿,如果干预不及时往往预后不佳,例如急性心肌梗死。只有早期干预、尽快控制病情发展,才可能带来积极的后果,因此在实践中,急诊医学引入了"时间窗"的概念及在时间窗内实行目标治疗的概念。

研究和发挥急诊医学的专业特点,并将其有机结合到现代医院的结构中,既有利于急诊专科医疗水平的发展,也将对提高医院整体医疗水平发挥重要作用。

二、急诊工作的特点与医生的素质

1. 变化急骤、时间性强 急诊患者往往为急性中毒、意外伤害、疾病突然发作或病情急剧恶化,"时间就是生命",因此急诊医疗必须突出一个"急"字,这就要求急诊医生具有良好的心理素质和临床应变能力,并且能够果断决策。此外,要求急诊医生不论何时何地、何种情况,要有召之即来、来之能救的素质。这些素质的形成,有赖于严谨的工作态度、强烈的责任感和日常临床经验的积累。

2. 随机性大、可控性小 一些重大突发公共卫生事件如交通事故、地震、海难等,对急诊工作提出了新的要求。通常而言,急诊患者的就诊时间、人数、病种及危重程度等均难以预测,因此,急诊专科的医生要具备随机应变、应急救治的过硬素质,这需要有全面的医学理论和熟练的急救技能,勤学多练,做到"有备无患、防患于未然"。

3. 疾病谱广、多学科交叉 急诊患者群是个无限制的患者群,同时社会人口的老龄化使得多数老年急诊患者合并有多种专科的疾病,因此急诊医生需要了解常见的各个专科疾病,做到"一专多能",既具备处理各种急症的综合能力,又能在某一专业领域有所成就。

4. 救治难度高 急诊危重患者病情变化快,病种复杂,在短时间内确诊难度高,治疗、抢救的难度较大。因此,急诊科医生除要具备各临床专业的知识和操作技能外,还要熟练掌握各种急诊抢救技术,如心肺复苏术、气管插管术、机械通气技术、血流动力学监测技术等。娴熟的专业基础和技能有利于保障急诊医生在错综复杂的急症病情中,找出问题的关键,做出正确处理。

5. 医疗纠纷多发 急诊医疗环境的特殊性决定了急诊是医疗纠纷的好发区域。据统计,急诊环节发生的医疗纠纷,占全部医疗纠纷的40%以上。减少或避免医疗纠纷的一大关键就是急诊医生需要具备较高的素质,具体表现在:①有过硬的急救技能和经验,对突如其来的各种伤病员都能应对自如,临阵不乱,能分清轻重缓急,有条不紊地施以相应的救治措施;②有耐心,能经得起患者及家属焦虑、惊慌、易激惹的询问、质疑或发泄;③有责任心,有敬业精神和使命感,患者生命至上,对患者高度负责;④有沟通艺术,善于主动与患者和家属沟通,能取得患者及家属的信任与合作。实践证明,急诊医生素质高,诊疗质量就高,服务态度好,医疗纠纷就少。反之,不会与患者沟通,诊疗不及时,质量无保证,服务不到位,引发的医疗纠纷就多。

总之,急诊工作的特点决定了急诊医生的素质要求,既涉及专业技术的培养,又涉及急诊专业的认识和人文沟通技能的训练,更涉及医德的修养等多方面。急诊医生的素质高低直接关系到抢救工作的成败,是关系到提高急救成功率、降低急诊死亡率、确保急重症患者生命安全的大问题,因此对急诊医生的培养,应大力强调满足急诊医学需要的特殊素质的培养。

(李小刚)

数字课程学习

📥 教学 PPT   ✍ 自测题

第二章 急诊诊断方法

第一节 急诊诊断思维的特殊性

急诊患者的病情及临床表现与慢性病不同,尤其是急危重症患者。急症通常来势凶猛、变化迅速,严重者在短时间内即可致命,因此急诊诊断程序与其他临床专科不完全相同,必须要有急救的观念,在接诊患者时要抓住主要矛盾,找到威胁患者生命的最主要问题,并分清轻重缓急,先处理后检查,或边处理边检查。

一、急诊诊断思维的特点

在急诊专业,由于存在病情重、时间紧、检查少的特点,所以急诊医生的临床思维与其他临床专科的医生有着明显的区别。

1. 时间的紧迫性 急诊临床思维的一个重要特点就是时效性突出,尤其是急危重症患者,需在很短的时间内做出初步诊断并进行及时治疗,否则将危及患者生命。这就要求急诊医生要在最短的时间内对疾病做出较正确的诊断。急诊专科医生不具备其他临床专科医生那种从容不迫询问病史、有条不紊进行全面体格检查和实验室检查的条件,而只能简短询问病史,有针对性地进行快速的体格检查和实验室检查,或者是边抢救边诊断。

2. 资料的不完备性 急症多数为急性发病,病程短,资料有限。有些特殊患者甚至无法提供确切的病史,如昏迷、中毒患者。但急症的病情多数较重,且变化快。这些特点决定了急诊临床常常需要在资料不充分的基础上做出诊断。

3. 诊断的不完整性 急诊临床的诊断思维和治疗思维几乎是在同一时间里产生的,受时间有限和资料不足的限制,多数急症很难瞬时得到完整诊断。急诊的诊断要求突出急症主要的、需要急诊解决的矛盾,而不苛求得出完整的诊断,特别强调要能尽早为治疗提供方向。对短时无法查清病因者,可根据主要症状,暂写某症状待诊,如"发热待诊""血尿待诊"等,在其下方进一步注明初步考虑可能性较大的疾病名称或待排除的疾病,如"发热待诊:伤寒? 肠结核待排除"。在患者情况稳定之后,急诊专科医生应进一步收集详尽的病史、真实可靠的资料和进行全面的体格检查,再经必需的辅助检查,尽可能提出更准确的诊断,为患者的后续治疗和分流提供准确依据。

二、急诊诊断过程要点

急诊临床思维与普通诊断思维在大框架上是一致的,但急诊医生与其他专科医生有明显的区别,这种区别最突出的表现是诊断思维和治疗思维几乎是在同一时间里产生的,有时治疗思维甚至要先于诊断思维。具体表现如下。

1. 把生命体征放在首位　对急症患者首先需掌握其生命体征,生命体征虽然只有血压、脉搏、呼吸、体温四项,但却能直接地反映出病情的严重性。血压过高或过低,脉搏过快或过慢,呼吸过缓或过急,体温过低或过高,都要予以重视,并积极处理。突发的急症病情不稳定,有潜在致命可能,尽管确定诊断是重要的,但往往在确定诊断前,生命指征已有变化,所以应先救命后治病,一边稳定生命指征,一边确定诊断,以免错过救治时机。例如,一名急诊医生在接诊一名外伤患者时,经过简单询问病史,认定其有颅内损伤,未测血压即让患者去做 CT,患者被送到 CT 室后发现其已四肢冰凉,无脉搏无血压,最终患者不治身亡。

2. 注重四条界限　急诊诊断工作千头万绪,但在接诊急症患者时,要强调四条界限,就是即死(血压测不到或只在某处听到一下,如 60/0 mmHg;脉搏消失或极微弱;呼吸慢而不规则、双吸气、长吸气及叹气样呼吸;瞳孔散大、居中及对光反射消失)与非即死,致命与非致命,器质性与功能性,传染性与非传染性。前三条界限的区分目的在于突出急诊专科的急救功能,后一条界限的区分则主要在于防止急性传染病的漏诊和传播。

3. 病史和体征是诊断的主要基石　病史和体征永远是诊断的基石。急诊患者病情变化快,有时有些病情难以预测,故在情况允许的条件下,仍需强调病史的完整性、准确性。如中毒患者的毒物接触史,这关系到诊断与抢救的准确性。体格检查应重点放在主诉相关的部位,若病理体征与主诉不符,应动态检查,万万不可轻视;对危及生命的问题,强调要早期发现。急诊专科医生必须具备熟练应用适当的辅助检查和高精尖仪器来协助诊断的能力,但切不可过度依赖实验室检查和仪器。例如,有机磷农药中毒的重症患者要通过胆碱酯酶测定才给予诊断,急性绞窄性肠梗阻患者要等到剖腹探查后才得以诊断,这些都是有问题的。

4. 急诊检查强调针对性　急诊医生在选择检查项目时,首先要考虑那些能发现威胁患者生命问题的针对性检查。如有无心肌梗死、有无腹腔脏器破裂等。根据患者的具体情况,选择需要的检查,既不可盲目地进行“撒网”式的全方位检查而造成救治时机的延误和经济的浪费,也不可呆板地只进行重要脏器的检查而忽视甚至遗漏重要的病理情况。例如一名急性腹痛的患者如果只局限于进行腹部脏器的检查,就可能漏诊以腹痛为首发症状的腹主动脉夹层。

5. 急诊检查的顺序需合理安排　对于一名因某个特殊症状前来就诊的具体患者来讲,在进行临床思维时不仅要考虑该做哪些检查,同时还要考虑应按什么顺序来做这些检查。这种考虑要基于:①患者最可能的诊断有哪些? ②哪种疾病最需要首先被确诊,否则有生命危险;③能为患者提供的最方便的检查是什么? 例如,面对一名急性胸痛的中年患者,我们可能怀疑他患有冠心病、胸膜炎、肺炎、主动脉夹层等。为了明确诊断,需要他做胸部 X 线检查、心电图检查、主动脉 CT 检查及血液化验等。如何合理安排检查顺序? 首先是心电图检查,因为心电图是医生手边最方便的检查,而且是排除急性心肌梗死的首选检查。如果是急性心肌梗死,就应立即按心肌梗死的程序进行处理;如果排除急性心肌梗死,则再进行胸部 X 线检查,最后是主动脉 CT 检查;如果临床高度怀疑主动脉夹层,则在心电图检查后应立即行主动脉 CT 检查。

6. 对高危疾病要有敏锐的诊断意识　急诊专科是以抢救生命为主要任务的临床专科,因此,对有致命危险的高危急症的早期准确诊断在急诊专科中的意义尤为突出。对所有急症患者,急诊专科医生都需要保持对潜在高危疾病的高度警觉性,例如急性心肌梗死、肺栓塞、张力性气胸、主动脉夹层、颅内出血、中毒、致命外伤、异位妊娠等。

7. 诊断要动态化　急症患者的病情具有随时变化的特点。随着初步治疗和检查的进行,一些开始未出现或未发觉的情况逐渐明朗,此时,诊断也应相应地进行增补或修正,以指导下一步的抢救。例如,银环蛇咬伤患者,初诊时可能尚未出现呼吸肌麻痹,但随着神经毒素进一步作用,可出现呼吸浅慢、呼吸骤停,继而导致心搏骤停。若在出现呼吸肌麻痹时及时诊断并早期给予银环蛇抗毒血清及机械通气支持,则可避免心搏骤停。

8. 抢救患者要尽可能应用有效措施　对于某种急危重症,急救的措施可能有很多,这时我们应考虑:

什么是最有效的措施？什么是最快捷的措施？例如,对于一名心包压塞患者,不管它是什么原因引起的,时间就是心肌,时间就是生命。首选措施就是心包穿刺减压,这样才能挽救生命。

三、急诊诊断排列顺序

在其他临床专科,完整的诊断包括病因诊断、病理形态诊断和病理生理诊断,或细胞学和病原学诊断,甚至基因诊断。在急诊专科,由于前述种种原因,很难做出全面诊断,常常只能在基础理论与临床经验结合的基础上提出初步的、首要的诊断,该诊断要求能够反映直接威胁患者生命的主要病理生理状态,并能以此诊断出发指导即时开始的、最可能起效的抢救。

例如,某中年女性患者,夜间突发呼吸困难、咳粉红色泡沫痰,既往有风湿性心脏病病史。体格检查:血压 120/90 mmHg,心率 140 次/min,端坐位,口唇发绀,双肺大量湿啰音,心律绝对不齐,心尖区双期杂音。此时直接威胁该患者生命的病理生理状态是急性左心衰竭引起的肺水肿,因此急诊诊断应该是:①急性左心衰竭,心源性肺水肿;②风湿性心脏病,二尖瓣狭窄并关闭不全,心房颤动。由此出发而采取的抢救措施是利尿、扩血管、快速使用洋地黄等控制急性左心衰竭。至于基础心脏病的准确情况,待病情缓解后再行心脏超声检查、风湿指标检测等。

再如,面对一名突然意识丧失、抽搐的患者,急诊医生首先应该想到的是患者可能发生了心搏骤停,这样思考的原因是:第一,表现为突然意识丧失、抽搐的病因以心搏骤停最多见;第二,心搏骤停的抢救容不得半点耽搁,而其他原因引起的类似表现则可先做简单的鉴别后再做处理;第三,心搏骤停可在很短的时间内无需任何仪器的帮助就能确定。此时医生的第一反应是确定有无呼吸及大动脉搏动,若没有,应首先想到"猝死",并立即开始心肺复苏(CPR)。此时不需要考虑其基础心脏疾病是什么,完整诊断是什么。

除此之外,对于病因不明的急症患者,做排除性诊断时,应将可能致命的严重病因列于优先地位。例如,对于一名不明原因剧烈胸痛的患者而言,直接威胁其生命的高危病因包括急性冠脉综合征、主动脉夹层、张力性气胸等,在进行诊断时需要将这些高危病因排列于前,而将心脏神经症、食管炎等不致命的诊断放于后面。

第二节　提高急诊诊断思维能力的方法

急诊诊断相较于其他临床专科的常规诊断而言,难度更高,对准确性的要求更突出,对预后和生命的影响更显著。急诊专科医生要在临床实践中不断提高急诊诊断思维能力。

1. 要有责任感　急诊医学专业是一门对从业者综合能力要求高、需要从业者艰苦付出的医学专业,因此急诊专科医生要有培养精湛医术的自觉性和崇高的职业责任感。

2. 要树立时间就是生命的理念　只要伤病患者尚存一线生存的希望,就要全力以赴地进行快速、准确的救治。

3. 要勤于实践,善于实践　要提高诊断思维能力,必须要在急诊临床中加强实践,接触的病例病种越丰富、越全面,越能积累正确有效的诊断经验。同时对临床实践不能盲目,切忌就事论事,应该善于将具体病例与医学理论相结合,不断培养分析、归纳、演绎的能力,正确利用和评价各种化验、特殊检查的作用,善于总结经验教训,不断提高实践的能力及水平。

4. 要勤学多思,刨根问底　急诊医生不能只满足于得出初步症状性诊断和与之相应的对症处理,不能局限于做急诊中转医生,应有成为通科医生、高级诊断专家的心态,对众多在急诊初期阶段不能完全明确诊断的急症,要尽可能追踪明确诊断,从中吸取有益的经验和失误的教训,不断反思,不断学习,使自己的能力不断提高,达到举一反三的效果。

5. 要重视客观变化　急诊疾病谱的改变、各病种发病机制的深入研究,对临床思维都有重大意义。常见、多发是相对的,器质性与功能性也是阶段性的。要不断更新知识,跟上形势发展,了解学科前沿,并合理地应用于急诊诊断思维之中,防止主观、片面或僵化的思维方式。21 世纪的医学科学需要遵循大量的、最佳的科学依据来指导临床实践。随着循证医学的数据越来越丰富,越来越受重视,急诊医生也应将循证医学证据与个人经验紧密结合,使临床思维能力得以提高。

6. 要变纵向思维为横向思维 临床医生已具有一定的专业理论知识,对某一疾病的病因、发病机制、临床表现、诊断及治疗已有了初步的认识,对某一辅助检查方法的原理、操作方法、结果分析也有所了解,但此时尚处在一个纵向思维状态。在临床上所面对的不是一个"疾病",而是一名"患者",一名有着不同主诉、不同体征的患者。如何对这些症状、体征进行分析,得出相应的诊断及处理方案,这是一个横向的思维过程。由此可引出若干与鉴别诊断相关的疾病,这就要求掌握多学科的知识,并阅读相关的参考文献,以增强自学能力及理论与实际相联系的能力。

7. 要保持良好的精神状态,重视人际交流技巧 要主动对伤病患者的病情及可能出现的变化、治疗过程及后果做出恰当的解释和预告;帮助患者家属稳定情绪并建立必要的心理准备,从而主动配合医护人员工作。

总之,由于急诊患者群、急诊疾病谱、急诊发病特点与普通门诊或专科病房患者不一样,因此急诊诊断思维和诊断过程也与常规诊断思维和过程不同,前者要求在更短的时间、用更少的资料做出初步诊断,并由此制定初步的急救策略。在整个诊断过程中,"快速、准确挽救生命"的理念始终贯穿其中,这是急诊诊断的最大特点。急诊医生只有通过不断学习、不断实践、不断积累、不断强化,才可能培养出高水平、高精度的急诊诊断能力。

(李小刚)

数字课程学习

⬇ 教学 PPT　　　📝 自测题

第三章 危重症病情评价与预后预测

第一节 概　　述

危重症病情评价是根据患者的急性病理生理改变、解剖学改变甚至慢性疾病的病损因素等参数,通过赋值、加权及逻辑推理和复杂的数学运算,从而能够客观地量化评价疾病的严重程度,以及预测患者死亡的危险性。

20世纪50年代,随着欧美国家ICU建立,危重症评分开始起步;进入70、80年代,一系列危重症严重程度评价方法相继产生,并迅速得到推广和使用,包括疾病特异性评分模型或方法及非特异性评分系统;90年代中后期,国外一些学者提出了一些新的用于急诊或入院前患者病情评估和危险分层的方法。

危重症病情评价的提出是为了能对危重患者的病情做出准确的评价,预测其院内死亡概率,评价并比较不同ICU的效能和医疗质量,以及某一ICU的治疗效果和医疗水平,充分利用ICU的医疗资源,推动危重症医学的快速发展。我国于2011年颁布了急诊患者病情分级指导原则。

第二节　急诊潜在危重症评分

在90年代中后期提出的用于急诊或入院前患者病情评估和危险分层的方法中,以Morgan R. J. M提出的早期预警评分(EWS)和Subbe C. P等提出的修订早期预警评分(MEWS)多见。其目的是提高急诊高危患者的识别能力,及时发现大量急门诊患者中的急危重症患者。在英国,重症监护学会和皇家医科大学已经推荐将MEWS作为综合病房鉴别患者病情风险的评分工具(表1-3-1)。MEWS > 3分,提示医生进行评估,调整处理方案;MEWS评分5分,是鉴别患者严重程度的最佳临界点;评分 < 5分,大多数无需住院治疗;评分≥5分,病情变化风险增大,有"潜在危重病"危险,住专科病房甚至ICU的危险增大;评分9分,死

表1-3-1　MEWS评分系统

项目	分　值						
	3	2	1	0	1	2	3
心率(次/min)		≤40	41~50	51~100	101-110	111~129	≥130
收缩压(mmHg)	≤70	71-80	81~100	101~199		≥200	
呼吸频率(次/min)		<9		9~14	15~20	21~29	≥30
体温(℃)		<35		35~38.4		≥38.5	
意识				清楚	对声音有反应	对疼痛有反应	无反应

亡危险明显增加,需住 ICU 接受治疗。国内也已经证实了 MEWS 在急诊科、专科病房、综合病房等分流患者和评估病情、判断预后的有效性与实用性。

第三节　急诊患者病情分级评估体系

根据 2011 年中国急诊患者病情分级指导原则,急诊患者病情的严重程度决定了其就诊及处置的优先次序。急诊患者病情分级不仅是给患者排序,更是要分流患者,要考虑到安置患者需要哪些急诊医疗资源,使其能够在合适的时间去合适的区域获得恰当的诊疗。我国的指导原则根据患者病情评估结果进行分级,共分为四级(表 1-3-2)。

表 1-3-2　我国急诊患者病情分级

级别	标准	
	病情严重程度	需要急诊医疗资源数量
1 级	A 濒危患者	
2 级	B 危重患者	
3 级	C 急症患者	≥2
4 级	D 非急症患者	0—1

注:"需要急诊医疗资源数量"是急诊患者病情分级的补充依据。如临床判断患者为"非急症患者"(D 级),但患者病情复杂,需要占用 2 个或 2 个以上急诊医疗资源,则患者病情分级定为 3 级。即 3 级患者包括急症患者和需要急诊医疗资源≥2 个的"非急症患者";4 级患者指"非急症患者",且所需急诊医疗资源≤1 个。

所谓 1 级濒危患者是指病情可能随时危及生命的患者,需立即采取挽救生命的干预措施,急诊科应合理分配人力和医疗资源进行抢救。临床上出现下列情况要考虑为濒危患者:气管插管者、无呼吸或无脉搏者、急性意识障碍者及其他需要采取挽救生命干预措施的患者,这类患者应立即送入急诊抢救室。2 级危重患者是指病情有可能在短时间内进展至 1 级,或可能导致严重残疾者,应尽快安排接诊,并给予患者相应的处置及治疗。患者来诊时呼吸循环状况尚稳定,但其症状的严重性需要很早就引起重视,患者有可能发展为 1 级,如急性意识模糊或定向力障碍、复合伤、心绞痛等,急诊科需要立即给这类患者提供平车和必要的监护设备。此外,严重影响患者自身舒适感的主诉,如严重疼痛等,也属于该级别。3 级急症患者是指患者目前明确没有在短时间内危及生命或严重致残的征象,应在一定的时间段内安排患者就诊。患者病情进展为严重疾病和出现严重并发症的可能性很低,也无严重影响患者舒适性的不适,但需要急诊处理缓解患者症状。在留观和候诊过程中出现生命体征异常者,病情分级应考虑上调一级。我国的指导原则根据病情危重程度判别及患者需要急诊资源的情况,将急诊医学从功能结构上分为"三区",将患者的病情分为"四级",简称"三区四级"分类。从空间布局上将急诊诊治区域分为三大区域:红区、黄区和绿区。红区为抢救监护区,适用于 1 级和 2 级患者处置、快速评估和初始化稳定。黄区为密切观察诊疗区,适用于 3 级患者,原则上按照时间顺序处置患者,当出现病情变化或分诊护士认为有必要时可考虑提前应诊,病情恶化的患者应被立即送入红区。绿区即 4 级患者诊疗区。

第四节　非特异性病情严重程度评价方法

非特异性疾病病情严重程度评价和预后预测方法主要适用于综合 ICU 的病情评价系统,对大多数疾病均有普遍适用性。这类评分方法目前应用最为广泛,也已经过大规模多中心临床证实了其临床效能。

急性生理学和慢性健康状况评价（acute physiology and chronic health evaluation, APACHE）是一类评定各类危重症患者尤其是 ICU 患者病情严重程度及预测预后的客观体系，而且是目前临床上 ICU 应用最广泛、最具权威性的危重症病情评价系统。其既可用于单病种患者的比较，也可用于混合病种。APACHE 评分系统在我国已广泛应用于客观评估疾病严重程度、控制组间可比性、评估疾病严重程度和预测预后、了解病情的严重程度和某些物质的关系、选择手术时机、作为流行病学调查时疾病严重程度的统一标准及动态评分评价救治水平等。

APACHE Ⅱ 由急性生理评分（acute physiology score, APS）（表 1-3-3）、年龄及慢性健康评分（chronic health score, CHS）（表 1-3-4）三部分组成。APS 包括体温、平均动脉压、心率、呼吸频率、动脉血氧分压、pH、血清中 Na^+ 和 K^+ 浓度、肌酐浓度、红细胞压积、白细胞计数及格拉斯哥昏迷评分（表 1-3-5）等 12 项参数，每项为 0～4 分，总分值 0～60 分，各项参数均为患者入 ICU 后前 24 h 内最差值；年龄分值 0～6 分，CPS 2～5 分，APACHE 的总值为 0～71 分。同时，APACHE Ⅱ 还提出了计算每一名患者死亡危险性 R 的公式：$\ln(R/1-R) = -3.517 + (APACHE 得分 \times 0.146) + 0.603$（仅限于急诊手术后患者）＋患者入 ICU 的主要疾病得分。临床证实 APACHE Ⅱ 分值与 ICU 病死率及患者的治疗程度密切相关，APACHE Ⅱ 对病死率的预测有较好的准确度，对病情严重程度的评价也有一定的分辨率，但在低分段时对患者病死率的预测往往较实际病死率偏高。

表 1-3-3　APACHE Ⅱ 急性生理学评分（APS）

参数	分值				
	0	1	2	3	4
T（℃，直肠）	36.0～38.4	34.0～35.9	32.0～33.9	30.0～31.9	≤20.9
		38.5～38.9	39.0～40.9		≥41.0
MAP（kPa）	9.33～14.53		6.67～9.20		≤6.53
			14.70～17.16	17.30～21.15	≥21.30
HR（次/min）	70～109		56～69	40～54	≤39
			110～139	140～179	≥180
RR（次/min）（非 MV 或 MV）	12～24	10～11	6～9		≤5
		25～34		35～49	≥50
PaO_2（kPa）	＞9.33	8.13～9.33		7.33～8.00	＜7.33
（A-a）DO_2（kPa）	＜26.67		26.67～46.53	46.67～66.53	≤66.67
pH	7.33～7.49		7.25～7.32	7.15～7.24	＜7.15
		7.50～7.59		7.60～7.69	≥7.70
Na^+（mmol/L）	130～149		120～129	111～119	≤110
		150～154	155～159	160～179	≥180
K^+（mmol/L）	3.5～5.4	3.0～3.4	2.5～2.9	6.0～6.9	≤2.5
		5.5～5.9			≥7.0
Cr（μmol/L）	53.04～123.76		＜53.04		
			123.76～176.86	176.86～309.40	≥309.40
Hct（%）	30.0～45.9	46.0～49.9	20.0～29.9		＜20.0
			50.0～59.9		≥60.0
WBC（×10⁹/L）	3.0～14.9	15.0～19.9	1.0～2.9		＜1.0
			20.0～39.9		≥40.0
GCS			等于 15 - 实际 GCS		

注：MV- 机械通气，$FiO_2 \geq 0.5$ 时记录（A-a）DO_2，$FiO_2 < 0.5$ 时只记录 PaO_2；急性肾衰竭时 Cr 分值加倍。

表 1-3-4 APACHE Ⅱ 年龄及慢性健康评分（CHS）

年龄/岁	分值	慢性健康状况※	分值
≤44	0		
45~54	2	择期手术	2
55~64	3		
65~74	5	非择期手术	5
≥75	6		

※ 有严重器官功能不全或免疫抑制者,既往健康者除外。

表 1-3-5 格拉斯哥昏迷评分（GCS）

项目	分值	项目	分值	项目	分值
睁眼反应		言语反应		运动反应	
自动睁眼	4	回答切题	5	按吩咐动作	6
呼唤睁眼	3	回答不切题	4	刺痛能定位	5
刺痛睁眼	2	答非所问	3	肢体回缩	4
不睁眼	1	只能发音	2	肢体屈曲	3
		不能言语	1	肢体过伸	2
				不能运动	1

APACHE Ⅱ 分值 = APS + CPS + 年龄评分

APACHE Ⅱ 单个患者病死危险度（R）的计算公式：

$\ln(R/1-R) = -3.517 + (APACHE Ⅱ 得分 \times 0.146) + 0.603$（仅限于急诊手术后患者）+ 患者入 ICU 的主要疾病得分。将每一个患者的值相加,再除以患者总数即可求出群体患者的预计死亡率。$R = [R/(1-R)]/[1 + R/(1-R)]$

二、多器官功能障碍评价方法

多器官功能障碍综合征（multiple organ dysfunction syndrome,MODS）是危重患者的一种常见并发症,是 ICU 危重患者发病和死亡的一个主要原因。20 世纪 80 年代初,MODS/MOF 开始进入评分阶段。90 年代初, MODS 被提出,相应的评分系统如 SOFA、MODS、LODS、Brussels 评分及细胞损伤评分（CIS）随之出现。评分的特点在于客观、简单、连续地描述单个器官的功能障碍或衰竭;能评价从轻微的功能障碍到重度衰竭的程度;能在临床研究中反复计量单个或全体器官功能障碍的发生发展,描述器官功能障碍或衰竭的特征。

（一）MODS 评分的组成

MODS 评分由 6 个脏器系统的评分组成,每个脏器系统的分值为 0~4 分,0 分代表脏器功能基本正常, ICU 病死率<5%;4 分代表显著的脏器功能失常,ICU 病死率达 50% 以上。MODS 评分的总分为 0~24 分（表 1-3-6）。

（二）MODS 评分的临床应用

1. MODS 评分对脏器衰竭的评价 Marshall 等将 MODS 评分中每一脏器系统变量的得分≥3 分定义为该脏器系统衰竭的标准,将 MODS 得分转换成脏器系统衰竭"有"或"无",研究了 MODS 评分与衰竭脏器系统的数量及 ICU 患者病死率之间的关系,发现衰竭脏器系统的数量及 ICU 患者病死率均随着 MODS 评分增加而上升。

2. MODS 评分在患者住 ICU 期间的动态评价 Marshall 在研究中发现 $MODS_0$、$\triangle MODS$ 均与 ICU 患

表 1-3-6　改良的 MODS 评分标准

器官系统	0	1	2	3	4
心血管（心率，正性肌力药，乳酸盐）	≤120	120~140	>140	正性肌力药※	乳酸盐 > 5 mmol/L
呼吸系统（PO_2/FiO_2，mmHg）	>300	226~300	151~225	76~150	≤75
肾功能（Cr，μmol/L）	≤100	101~200	201~350	351~500	>500
中枢神经系统（GCS）	15	13~14	10~12	7~9	≤6
肝功能（TBIL，μmol/L）	≤20	21~60	61~120	121~240	>240
血液学（$Pt \times 10^3$）	>120	81~120	51~80	21~50	≤20

※ 需要正性肌力药，多巴胺 > 3 μg/kg/min，各变量获取时间选择在入抢救室即刻，先计算出每一脏器系统的分值，然后将 6 个分值相加即可得出 MODS 评分的总分值，每个脏器的分值为 0~4 分，总分为 0~24 分；每个脏器的 MODS 得分≥3 分定义为该脏器功能衰竭。

者的病死率呈明显的正相关，$MODS_0$ 是患者结局更重要的决定因素，它比 APACHE Ⅱ 的预测效果更好。

3. MODS 评分和其他危重病评分联合使用　可提高对患者预后判断的准确性。APACHE 评分在反映 ICU 患者就诊时的急性生理状况方面比 MODS 评分全面，前者还包括年龄及既往慢性健康状况。

第五节　特异性疾病严重程度评分

特异性疾病严重程度评分是相对非特异性病情严重程度评分方法而言的，是针对某一系统、人群或某种特定疾病的病情评价。它既适用于综合 ICU 的某些专科性较强的疾病，也可以应用于专科病房患者病情的评价。特异性疾病严重程度评分的提出，主要是弥补非特异性器官功能障碍评分对特定器官功能障碍所占权重不足的补充，或弥补其对某些特殊疾病种类适用性的不足和病情评价的偏差。

一、急性肺损伤评分和急性呼吸窘迫综合征评分

急性肺损伤（acute lung injury，ALI）和急性呼吸窘迫综合征（acute respiratory distress syndrome，ARDS）是肺损伤过程中的两个不同阶段，ALI 表示早期轻至中度的肺损伤，ARDS 表示晚期严重的肺损伤。为了定量评价 ALI 的严重程度，Weinberg 等于 1984 年提出了肺损伤评分（lung injury score，LIS）（表 1-3-7）。LIS 由三部分组成：胸片评分，反映气体交换功能异常程度的动脉血氧分压（PaO_2）/ 肺泡氧分压（PAO_2）评分，以及呼吸系统顺应性评分。每项评分 0~4 分，总分 0~12 分，分值越高，表明肺损伤越严重。将 3 个项目的评分总和除以项目数，即可得到肺损伤的最终分值。根据最终评分可以将 ALI 分为三级：无肺损伤（0 分）、轻至中度肺损伤（≤2.5 分）、重度肺损伤（ARDS，> 2.5 分）。

二、急性肺栓塞临床评分

近年来，随着一些特殊实验室和辅助检查方法的开展，极大地提高了急性肺栓塞的诊断水平。但由于急性肺栓塞来势凶险，或因为部分医院尚未建立这些检查方法，所以急性肺栓塞的症状、体征及一般实验室和辅助检查方法依然具有重要的作用。虽然这些结果都是非特异的，单独应用某项诊断方法临床意义不大，但如能综合考虑这些结果，可以有效避免早期漏诊和延误治疗的发生，而且适宜在实验室、辅助条件有限的诊所或急诊室开展。总之，为了避免不必要的检查加重经济负担，减少检查带来的并发症，尽快完成诊断，对患病可能性进行评价显得十分重要。目前，一些国内外学者已经着手制定了不同的急性肺栓塞临床评分方法，根据评分危险度将患者进行分组，使得所有疑诊急性肺栓塞的患者可以按危险度的高低接

表 1-3-7　肺损伤评分标准

项目	分值				
	0	1	2	3	4
胸片	正常	间质性肺水肿	肺泡浸润限于2个象限	肺泡浸润＞2个象限	肺泡浸润满布4个象限
PaO_2/P_aO_2	≥0.4	0.3 ~ 0.39	0.2 ~ 0.29	0.1 ~ 0.19	≤0.09
呼吸系统顺应性（机械通气时，mL/cmH_2O）	≥50	40 ~ 49	30 ~ 39	20 ~ 29	≤19

受不同的诊断、治疗。与急性肺栓塞临床诊断或病情判断相关的评分方法有多种,这里简要介绍临床常见的 SYSU 评分方法（表 1-3-8）。

SYSU 评分≥6 分时,急性肺栓塞的可能性为 90%,属高度可能,应积极进行其他检查以明确诊断并及时处理。评分为 3 ~ 5 分时,急性肺栓塞的可能性为 63%,属中度可能,应密切观察,仍然不能明确诊断或治疗效果差时应选择敏感性高的方法进行检查。评分 < 3 分时,急性肺栓塞的可能性为 6%,属低度可能,暂不考虑急性肺栓塞的诊断。SYSU 评分的鉴别正确率达 79%。由于此法采用了两个截断点,因此对不同临床情况的患者进行具体分析时可以使每个患者得到恰当的处理。

表 1-3-8　SYSU 评分

指标	分值	指标	分值
肺梗实变	4	血压下降	2
血管截断	4	咯血	2
晕厥	3	$PaCO_2 < 37$ mmHg	2
深静脉血栓	3	肺门大	1
右心室负荷过重	1	呼吸困难	1
胸痛	1		

各种急性肺栓塞的临床评分方法虽不能直接诊断,但对其病情轻重的评估及筛选疑似患者有着重要作用。上述几种评分方法均显示了良好的敏感性和特异性,但由于其研究对象有差异,因此其适用范围也会有所不同。临床医生应根据自己所面对患者的特点,选择使用相应的临床评分方法。由于 SYSU 评分来源于对国内急诊急性肺栓塞患者的研究,故可能更符合国内患者的疾病特点,在急诊科具有更好的应用价值。

（周利平）

数字课程学习

📥 教学 PPT　　　📝 自测题

第四章　心肺脑复苏

第一节　心搏骤停

一、概念

心搏骤停（sudden cardiac arrest）指各种原因引起的心脏突然停止搏动，丧失泵血功能，导致全身各组织严重缺血、缺氧和代谢障碍，若不及时处理，会造成脑及全身器官组织的不可逆性损害而导致死亡，是临床上最危急的情况。心搏骤停不同于任何慢性病终末期的心脏停搏，若及时采取正确有效的复苏措施，患者有可能被挽回生命并得到康复。

猝死（sudden death）指外表健康或非预期死亡的人在无外因或诱因作用下，突然、意外发生的非暴力性死亡。由于对"突然"缺乏统一的规定，所以在分类上可分为：①瞬间死亡（instant death）或即刻死亡：患者在发病后数秒、数分钟内死亡；②非常突然死亡或暴死（very sudden death）：出现症状后 1 h 内死亡；③突然死亡：出现症状 1～24 h 内死亡；④非突然死亡（non sudden death）：出现症状 24 h 后死亡。导致猝死的病因很多，包括心血管疾病、呼吸系统疾病、中枢神经系统疾病、药物或毒物中毒、过敏、精神应激、水电解质和代谢紊乱、严重感染等，还有一些原因不明的猝死。心搏骤停是濒死或初期临床死亡阶段，经过及时有效的复苏，有可能使患者的生命得以延续。而猝死是人类常见的死亡方式，是无法救治的，与心搏骤停有着本质区别，应该加以明确区分。心搏骤停发生后，由于脑血流的突然中断，10 s 左右患者即可出现意识丧失，经及时救治可获存活，否则将发生生物学死亡，自发逆转者罕见。

心源性猝死（sudden cardiac death，SCD）指在急性症状发作后 1 h 内发生的以意识骤然丧失为特征，由心脏原因引起的自然死亡。SCD 可发生在一个相对稳定的心脏病（或尚未发现有心脏病）患者身上，且死亡的时间和方式是不可预期的。

二、心搏骤停的原因

（一）心源性心搏骤停

心源性心搏骤停是因心脏本身的病变所致，是心搏骤停最常见且最重要的原因。其中以冠心病最为常见，特别是急性心肌梗死早期或急性冠状动脉供血不足时，常发生心室颤动或心室停搏。急性心肌炎可发生完全性房室传导阻滞或室性心动过速而导致心搏骤停。其他心脏疾病如心肌病（以肥厚型者多见，扩张型者次之）、心脏瓣膜病、先天性心脏病、马方综合征、原发性电生理紊乱（如窦房结病变、预激综合征、长Q-T 间期综合征及 Brugada 综合征）等，也可导致心搏骤停。

（二）非心源性心搏骤停

1. 呼吸衰竭或呼吸停止　气道异物、溺水和窒息等所致的气道阻塞，烟雾吸入和呼吸道烧伤致气道组织黏膜水肿,以及脑血管意外和颅脑损伤等,均可导致呼吸衰竭或呼吸停止,从而引起心肌严重缺氧而发生心搏骤停。

2. 严重的电解质紊乱和酸碱平衡失调　严重的钾代谢紊乱易导致心律失常的发生而引起心搏骤停。体内严重高血钾(血清钾 > 6.5 mmol/L)可抑制心肌收缩力和心脏自律性,引起室内传导阻滞,发生心室颤动和心搏骤停;严重低血钾可诱发高危室性心律失常而致心搏骤停。严重高血钙可致房室和室内传导阻滞、室性心律失常甚至心室颤动。严重的高血镁也可以引起心搏骤停。血钠过低和血钙过低可加重高血钾的影响,血钠过高和血镁过低又可加重低血钾的表现。酸中毒时细胞内钾外移,使血钾增高,也可发生心搏骤停。

3. 药物中毒和过敏反应　洋地黄类、氯喹、奎尼丁等药物的毒性反应可致严重心律失常而发生心搏骤停。静脉内快速注射维拉帕米、利多卡因、普罗帕酮、氯化钙等,也可导致心搏骤停。青霉素及某些血清制剂发生严重过敏反应时,也可引起心搏骤停。

4. 电击或雷击　可因强电流直接通过心脏或通过头部生命中枢而导致心搏骤停。

5. 手术、治疗操作和麻醉意外等其他因素　心脏手术、某些诊断性操作(如血管造影或心导管检查)、硬膜外麻醉药误入蛛网膜下腔、肌肉松弛剂使用不当、全身麻醉药剂量过大、低温麻醉温度过低等,均可能引起心搏骤停。

三、心搏骤停的临床特点与识别

绝大多数心搏骤停患者无先兆症状,常突然发病。少数患者在发病前数分钟至数十分钟有头晕、乏力、心悸、胸闷等非特异性症状。心搏骤停的主要临床表现为意识突然丧失,心音及大动脉搏动消失。一般心搏骤停 3 ~ 5 s,患者有头晕和黑矇;5 ~ 10 s,由于脑部缺氧而引起晕厥,即意识丧失;10 ~ 15 s,可发生阿 - 斯综合征,伴有全身性抽搐及大小便失禁等;20 ~ 30 s,呼吸断续或停止,同时伴有面色苍白或发绀;心搏骤停 60 s,出现瞳孔散大;如心搏骤停超过 4 min,往往因中枢神经系统缺氧过久而造成不可逆的严重损害。辅助检查以心电图最为重要,心搏骤停 4 min 内部分患者可表现为心室颤动,4 min 后则心率、心律多显示为一直线。

心搏骤停的识别一般并不困难,最可靠且出现较早的临床征象是意识突然丧失和大动脉搏动消失,一般轻拍患者肩膀并大声呼喊以判断意识是否存在,以示指和中指触摸颈动脉以感觉有无搏动,如果两者均不存在,就可以做出心搏骤停的诊断,并应该立即实施初步急救和复苏。如在心搏骤停 5 min 内争分夺秒给予有效的心肺复苏,患者有可能获得复苏成功且不留下脑和其他重要组织器官损害的后遗症;但若延迟至 5 min 以上,则复苏成功率极低,即使心肺复苏成功,亦难免造成患者中枢神经系统不可逆的损害。因此在现场识别和急救时,应充分认识到时间的宝贵性,分秒必争,注意不应要求所有临床表现都具备齐全时才确定诊断,不必等待听心音、测血压和心电图检查而延误识别和抢救时机。

四、心搏骤停的分型

心搏骤停时,心脏虽然丧失了有效泵血功能,但并非心电和心脏活动完全停止。根据心电图特征及心脏活动情况,可将心搏骤停分为以下 4 种类型:

1. 心室颤动(ventricular fibrillation,VF)　心室肌发生快速而极不规则、不协调的连续颤动。心电图表现为 QRS 波群消失,代之以不规则的连续心室颤动波,频率为 200 ~ 300 次 /min(图 1-4-1)。这种心搏骤停是最常见的类型,占 50% 以上。心室颤动如能立刻给予电除颤,则复苏成功率较高。

2. 无脉性室性心动过速(pulseless ventricular tachycardia)　常见的心电图表现见图 1-4-1。出现快速致命性室性心动过速,不能启动心脏机械收缩,心排血量为零或接近为零。如能立刻给予电除颤,则复苏成功率较高。

3. 无脉电活动（pulseless electric activity，PEA） 或称心电-机械分离，此种情况即缓慢而无效的心室自主节律。心室肌可断续出现缓慢而极微弱的不完整收缩。心电图表现为间断出现并逐渐增宽的 QRS 波群，频率多在 30 次 /min 甚至 20 次 /min 以下。由于心脏无有效泵血功能，听诊无心音，周围动脉也触及不到搏动。此型多为严重心肌损伤的后果，最后以心室静止告终，预后差，复苏困难。

4. 心室静止（ventricular asystole） 心室肌完全丧失了收缩活动，呈静止状态。心电图呈一直线或仅有心房波，多在心搏骤停一段时间后（如 3 ~ 5 min）出现。复苏成功率远较心室颤动或无脉性室性心动过速低。

心搏骤停以上 4 种类型的心电图表现及其心脏活动情况虽各有特点，但心脏丧失有效泵血功能导致循环骤停是其共同的结果。全身组织急性缺血、缺氧时，机体交感肾上腺系统活动增强，释放大量儿茶酚胺及相关激素，使外周血管收缩，以保证脑、心等重要器官供血；缺氧又导致无氧代谢和乳酸增多，引起代谢性酸中毒。急性缺氧对器官的损害以大脑最为严重，随着脑血流量的急骤下降，脑神经元腺苷三磷酸（ATP）含量迅速降低，细胞不能保持膜内外离子梯度，加上乳酸盐积聚、细胞水肿和酸中毒，进而细胞代谢停止、细胞变性及溶酶体酶释放，导致脑组织细胞的不可逆损害。缺氧对心脏的影响可由于儿茶酚胺增多和酸中毒使希氏束及浦肯野系统自律性增高，心室颤动阈值降低；严重缺氧导致心肌超微结构受损而发生不可逆损伤。持久缺血缺氧可引起急性肾小管坏死、肝小叶中心性坏死等脏器损伤和功能障碍或衰竭等并发症。

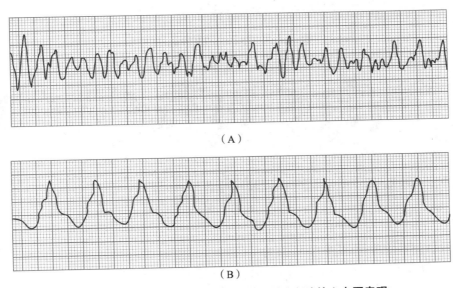

（A）

（B）

图 1-4-1　心室颤动（A）和室性心动过速（B）的心电图表现

第二节　心肺脑复苏术

一、基本心肺复苏术

基本心肺复苏术是心搏骤停后挽救生命的最关键措施，包括识别心搏骤停和启动应急反应系统（emergency medical service system，EMSS）、早期徒手心肺复苏（cardiopulmonary resuscitation，CPR）和早期快速除颤，目的是使心搏骤停患者早期得到及时心肺复苏以恢复自主循环。

（一）生存链

复苏医学涉及多门临床学科，为规范其研究，1990 年欧洲麻醉学会等多家国际学术团体开会讨论，就复苏研究资料报告一体化形成共识，统一为"Utstein 模式"，对院外、院内复苏及复苏实验研究做了详尽的规范和统一。另外，由美国心脏学会（AHA）和其他一些西方发达国家复苏学会制定的每 5 年更新一次的

"国际心肺复苏指南"对指导和规范全球范围内的心肺复苏具有重要的意义。2020年,美国心脏学会和国际复苏联盟(ILCOR)发布的2020年国际心肺复苏和心血管急救指南再次将生存链的概念细分、强化。生存链分为院外心搏骤停(OHCA)生存链(图1-4-2)和院内心搏骤停(IHCA)生存链(图1-4-3),分别包括六个环节,其中OHCA包括:①及早识别和启动EMSS;②尽早给予高质量CPR;③尽早电除颤;④早期给予有效的高级生命支持;⑤给予综合的心搏骤停后治疗;⑥康复期间给予治疗和支持。IHCA包括:①及早识别和预防可能发生心搏骤停的状况;②尽早启动EMSS;③尽早给予高质量CPR;④尽早电除颤;⑤给予综合的心搏骤停后治疗;⑥康复期间给予治疗和支持。只有在实践中强化生存链的每个环节并能够无缝连接,才能真正提升对心搏骤停患者的抢救质量,最终提高抢救成功率。这一理念应始终贯穿心肺复苏的整个过程。

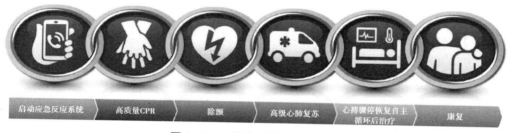

图1-4-2 院外心搏骤停生存链

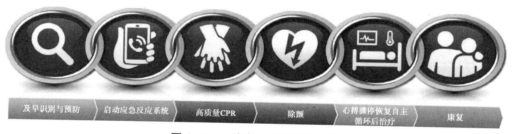

图1-4-3 院内心搏骤停生存链

(二)早期识别心搏骤停并启动EMSS

1. 早期识别 急救者在确认现场安全的情况下轻拍患者的肩膀,并大声呼喊:"你还好吗?"检查患者是否有呼吸(图1-4-4)。如急救者为医务人员,则应同时判断患者的呼吸和循环,时间为5~10 s,应避免时间过长导致抢救延误。

2. 启动EMSS

(1)对于第一目击者来说,如果发现患者意识丧失、没有呼吸或者没有正常呼吸(即只有喘息),应立刻启动EMSS,如果有条件,应取来自动体外除颤器(automated external defibrillator, AED)。对于院外发生的心搏骤停,急救者应拨打急救电话120,并说明发病现场的位置、事情经过、发病人数及相应的病情,以及已经给予的急救措施(如正在行CPR或使用AED)。急救者如为未经过CPR培训的现场急救人员,可听从调度员的电话指导。对于院内发生的心搏骤停,急救者应呼叫相关科室或启动相关机制。

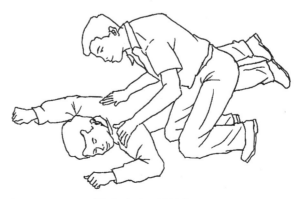

图1-4-4 判断意识

（2）如果有多名急救者在现场，其中一名急救者应启动 EMSS，如果有条件应取来 AED。另一人马上按步骤进行 CPR。早期启动 EMSS 可以大大减少除颤延误的时间。

（3）对于淹溺或其他窒息所致的心搏骤停，急救者应先进行 5 个周期的 CPR（约 2 min），然后拨打急救电话，启动 EMSS。

（三）呼吸和脉搏可同时检查

对于非专业急救人员，不再强调训练其检查脉搏，只要发现无反应的患者没有自主呼吸，就应立即启动 EMSS。对于医务人员，应该同时判断患者的呼吸和循环，急救人员以一手示指和中指先找到患者的甲状软骨，沿甲状软骨外侧 0.5 ~ 1 cm 处，在气管与胸锁乳突肌间沟内触摸颈动脉，以感觉有无搏动（图 1-4-5）；同时，可通过观察胸廓有无起伏来判断有无呼吸。医务人员检查脉搏的时间为 5 ~ 10 s，不应超过 10 s。如果没有明确触摸到脉搏，应开始心肺复苏并使用 AED。

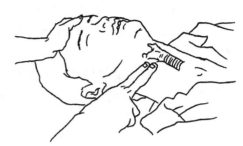

图 1-4-5　触摸颈动脉搏动

（四）胸外心脏按压（compression，C）

确保患者仰卧于硬质平面，若患者躺于床上，则用胸外心脏按压板垫于其肩背下，急救者可采用跪于床上或站在踏脚凳上等不同体位。胸外按压部位在胸骨下半段，按压点位于两乳头连线的中点。急救者将一只手掌根部置于患者按压部位，另一只手掌根部重叠放于其上，双手手指紧扣、不接触胸壁进行按压，确保手掌根部横轴与胸骨长轴方向一致，保证手掌全力压在胸骨上，可避免发生肋骨骨折，不要按压剑突；无论手指是伸直还是交叉在一起，都不应离开胸壁。急救者的膝部应该尽可能地靠近患者，身体稍前倾，使肩、肘和手掌的根部在同一轴线上，与患者的胸骨呈垂直线，肘关节应该保持固定（图 1-4-6）。2020 年国际心肺复苏和心血管急救指南提出，对心搏骤停的成年患者，急救者以 100 ~ 120 次 /min 的速度进行胸外按压较为合理，按压深度 5 ~ 6 cm。急救者应避免在按压间隙倚靠在患者胸上，以便每次按压后使胸廓充分回弹。按压时间与放松时间各占 50% 左右，放松时掌根部不能离开胸壁，以免按压点移位。为了提高按压效率，减少按压中断十分必要，胸外按压在整体心肺复苏中的目标比例至少为 60%。对于儿童患者，用单手或双手于乳头连线水平按压胸骨；对于婴儿，用两手指紧贴于乳头连线下方水平按压胸骨。

如双人或多人施救，应每 2 min 或 5 个周期 CPR 后（每个周期包括 30 次按压和 2 次人工呼吸）更换按压者，并在 5 s 内完成转换，因为研究表明，在按压开始 1 ~ 2 min 后，操作者按压的质量就开始下降，表现为频率和幅度及胸壁复位情况均不理想。在按压中要减少按压中断的时间，尽量不超过 10 s。

近年来国际心肺复苏和心血管急救指南更加强调持续有效胸外心脏按压，快速有力，尽量不间断，因为过多中断按压会使冠状动脉和脑血流中断，复苏成功率明显降低。

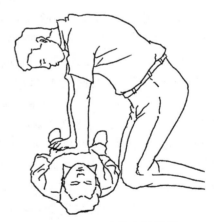

图 1-4-6　胸外心脏按压

（五）开放气道和人工呼吸

1. 开放气道（airway，A）　如果患者无反应，急救者应判断患者有无呼吸或是否异常呼吸，先使患者复苏体位（仰卧位），立即行 30 次胸外心脏按压再开放气道。患者意识丧失时，因肌张力下降，舌体和会厌可能阻塞咽喉部（舌根后坠是造成呼吸道阻塞最常见的原因）。有自主呼吸时，吸气过程气道内呈负压，也可能将舌或会厌（或两者同时）吸附到咽后壁，造成气道阻塞。如无颈部创伤，可以采用仰头抬颏法或双手托颌法，开放气道。对非专业人员，因双手托颌法难以学习，故不推荐采用。专业急救人员对怀疑有颈椎脊髓损伤的患者,应避免头颈部的延伸,可使用双手托颌法。

（1）仰头抬颏法:急救者位于患者右侧,将一只手放在患者前额,用手掌把额头用力向后推,使头部向后仰,另一只手的示、中两指放在下颏骨处,向上抬颏,使下颌尖、耳垂的连线与地面呈垂直状态,以通畅气道（图1-4-7）。勿用力压迫下颌部软组织,以免造成气道梗阻。

（2）双手托颌法:如果怀疑患者有颈椎脊髓损伤,应该采用此法,急救者位于患者头侧,将手放在患者头部两侧,两手拇指置于患者口角旁,余四指托住患者下颌部,在保证头部和颈部固定的前提下,用力将下颌向上托起,使下齿高于上齿（图1-4-8）。

注意在开放气道时需要检查呼吸道内有无异物、分泌物、血液及呕吐物等。如果存在,必须尽快将这些物体清除,将头部侧偏,使口腔内的分泌物流出口腔,或者用手将异物抠出。有义齿者应取出义齿,以防其脱落阻塞气道。

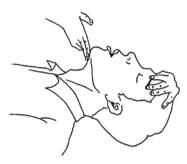

图1-4-7　仰头抬颏法

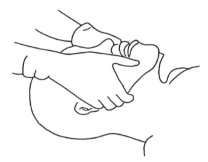

图1-4-8　双手托颌法

2. 人工呼吸（breathing,B）　采用人工呼吸时,每次通气必须使患者的肺膨胀充分,可见胸廓上抬即可,切忌过度通气。所有人工呼吸（无论是口对口、口对面罩、球囊－面罩或球囊对高级气道）均应持续吹气1 s以上,以保证有足够量的气体进入并使胸廓起伏。如果已经有人工气道（如气管插管、食管气管联合式导气管或喉罩）,则每分钟通气10次（6 s一次）,不用呼吸与胸外按压同步。在人工呼吸时,胸外按压不应停止。常见的人工呼吸技术有口对口人工呼吸和球囊－面罩通气两种。

（1）口对口人工呼吸:是一种快捷有效的通气方法,呼出气体中的氧气足以满足患者需求。实施时借助急救者吹气的力量,使气体被动吹入肺泡,通过肺的被动性膨胀,达到维持肺泡通气和氧合作用,减轻组织缺氧和二氧化碳潴留。方法是通过仰头抬颏法或双手托颌法打开患者的气道,急救者以右手示指和拇指捏住患者的鼻孔,用自己的双唇把患者的口唇完全包绕,防止漏气,同时缓慢吹气,每次吹气应持续1 s以上,确保通气时可见胸廓起伏。吹气毕,急救者松开捏住鼻孔的手,让患者的胸廓及肺依靠其弹性自主回缩呼气,然后急救者“正常”吸气再进行第2次吹气。人工呼吸最常见的困难是开放气道,所以如果患者的胸廓在第1次人工呼吸时没发生起伏,应再采用仰头抬颏手法打开气道,行第2次吹气（图1-4-9）。

口对口人工呼吸常会导致患者胃胀气,并可能出现严重并发症,如胃内容物反流导致误吸,胃内压升高后,膈肌上抬,限制肺的运动。所以应缓慢吹气,不可过快或过用力,减少吹气量及气道压峰值水平,有助于降低食管内压,减少胃胀气的发生。对大多数未建立人工气道的成人,推荐约500～600 mL潮气量,既可降低胃胀气危险,又可提供足够的氧合。

（2）球囊－面罩通气:可提供正压通气。急救者单人使用球囊－

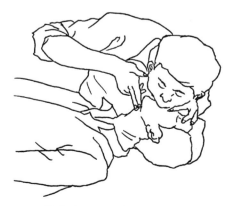

图1-4-9　口对口人工呼吸

面罩通气装置时,应同时完成提下颏动作,将面罩紧扣在患者面部(CE手法),挤压球囊。急救者必须同时观察每次呼吸的胸廓起伏情况(图1-4-10)。由2个经过正规培训并有经验的急救者来实施球囊－面罩通气是最有效的。1人开放气道,扣紧面罩,另1人挤压球囊。2个人都应观察胸廓起伏情况。急救者应该使用1个成年人球囊(1～2 L)以便于能给予足够的潮气量使得胸廓起伏。如果气道开放并且没有漏气,每次挤压的容量应为1 L的球囊为1/2～2/3,或2 L的球囊为1/3(图1-4-11)。

单人急救者进行人工呼吸时,每次吹气应超过1 s,但暂停胸外心脏按压的时间不应过长。

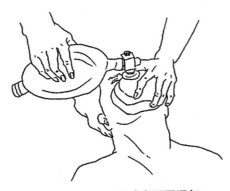　　　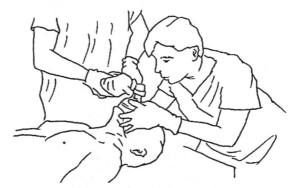

图1-4-10　单人球囊面罩通气　　　　　图1-4-11　双人球囊面罩通气

(六) AED和电除颤

大多数成人突发非创伤性心搏骤停是由心室颤动所致的,电除颤是救治心室颤动最有效的方法。有研究证实,对于心室颤动患者每延迟1 min除颤,抢救成功率就下降7%～10%。因此早期电除颤对于成功救治心搏骤停患者至关重要。当一定水平的能量经过心肌细胞时,心室发生除极,这给予窦房结或其他起搏点重新恢复节律的机会。

1. AED　是一种便携式、易于操作,稍加培训即能熟练使用,专为现场急救设计的急救设备。AED有别于传统除颤器,其可经内置电脑分析和确定发病者是否需要予以电除颤。除颤过程中,AED的语音提示和屏幕显示使操作更为简便易行。AED非常直观,对多数人来说,只需几小时的培训便能操作。公众启动除颤(public access defibrillation,PAD)要求受过训练的急救人员(警察、消防员等)在5 min内使用就近预先准备的AED对心搏骤停患者实施电击除颤,可使院前急救生存率明显提高。

AED使用步骤:①开启AED。打开AED的盖子,依据视觉和声音的提示操作(有些型号需要先按下电源)。②给患者贴电极。在患者胸部适当的位置上紧密地贴上电极。通常而言,两块电极板分别贴在右胸上部和左胸左乳头外侧,也有使用一体化电极板的AED(如ZOLLAED Plus)。③将电极板插头插入AED主机插孔。④开始分析心律,在必要时除颤。按下"分析"键(有些型号在插入电极板后会发出语音提示,并自动开始分析心率,在此过程中请不要接触患者,即使是轻微的触动都有可能影响AED的分析),AED将会开始分析心率。分析完毕后,AED将会发出是否进行除颤的建议,当有除颤指征时,不要与患者接触,同时告诉附近的其他任何人远离患者,由操作者按下"放电"键除颤(图1-4-12)。

2. 电除颤　除颤波形包括单相波和双相波两类,不同的波形对能量的需求有所不同。如果使用单向波除颤仪,则所用电击能量均应为360 J。如果1次电击就终止VF/VT,但后来又出现心脏停搏,那么以后的电击应该选择先前成功除颤的能量值。双向波除颤仪首次电击能量选择应根据除颤仪的品牌或型号推荐,一般为120～200 J。如对除颤器不熟悉,推荐使用200 J作为除颤能量。早期临床试验表明,使用低能量(120～200 J)的双相波即可有效终止院前发生的VF/VT,而且终止VF/VT的效果与高能量单相波除颤效果相似或更有效。儿童第1次按2 J/kg计算,以后按4 J/kg。

电击除颤的具体操作步骤为:①接通电源,确定非同步相放电;②电极板涂以导电糊或垫上盐水纱布;

③选择能量水平及充电;④按要求正确放置电极板,一块放在胸骨右缘第2~3肋间(心底部),另一块放在左腋前线第5~6肋间(心尖部);⑤经再次核对监测心律,明确所有人员均未接触患者(或病床)后,按压放电电钮;⑥电击后应立即进行5个周期CPR(约2 min)后再次检查心律(图1-4-13)。

电除颤的作用是终止室颤而非心脏起搏,因此2020年国际心肺复苏和心血管急救指南建议电击除颤后仍应立刻继续进行CPR,循环评估应在实施5个周期CPR(约2 min)后进行。因为虽然大部分除颤器可一次终止心室颤动,但在心室颤动终止后数分钟内,心脏并不能有效泵血,因此立即实施CPR十分必要。持续CPR、纠正缺氧和酸中毒、静脉注射肾上腺素(可连续使用)可提高除颤的成功率。

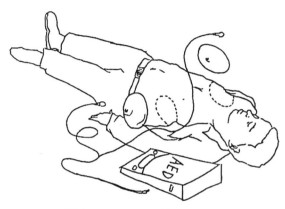

图1-4-12　AED的使用方法

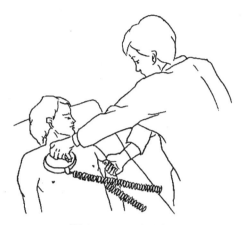

图1-4-13　电除颤

二、窒息急救法

当气道异物引起严重的气道梗阻症状时,急救者必须立刻清除异物。救治气道异物梗阻的关键是识别,应与其他情况鉴别,包括昏迷、癫痫或其他可能引起突然呼吸抑制、发绀或意识丧失的情况。急救者应在窒息患者出现严重气道梗阻症状时采取措施。这些症状包括低气体交换和呼吸费力,例如无声的咳嗽、发绀,或无法说话与呼吸。患者可能会抓住脖子,努力表明窒息的体征。此时应立刻询问:"你呛着了吗?"如果患者点头示意"是"但不能说话,即表明极有可能发生了严重的气道梗阻。

(一)成人的窒息急救

1. **腹部冲击法**　可使膈肌抬高,气道压力骤然升高,促使气体从肺内排出,这种压力足以产生人为咳嗽,把异物从气管内排出,适用于意识清醒的气道梗阻患者。急救者站在患者身后,双臂环绕着患者腰部,一手握拳,握拳的拇指侧紧抵患者腹部,位置位于上腹剑突与脐连线的中点,用另一手抓紧拳头,用力快速向内、向上冲击腹部,并反复多次(连续5次),直至异物从气道内排出(图1-4-14)。

2. **自行腹部冲击法**　患者本人可一手握拳,用握拳的拇指抵住腹部剑突下与脐上腹中线部位。如果不成功,患者应快速将上腹部抵压在一硬质的物体上,如椅背、桌缘、走廊栏杆,然后用力冲击腹部,直至把气道内异物排出。

3. **胸部冲击法**　用于妊娠终末期或过度肥胖患者。由于急救者无法环抱其腹部,故应使用胸部冲击法。其方法是:急救者站在患者身后,把上肢放在患者腋下,将胸部环抱住。一只拳的拇指放在胸外按压部位(双乳头连线中点),注意避开剑突和肋骨下缘,另一只手抓住拳头,向后冲击,直至异物排出(图1-4-15)。

4. **卧位冲击法**　用于意识不清的患者。立即使患者取仰卧位,用仰头抬颏法打开气道,急救者两腿分开跪于患者下肢两侧,将一手的掌根放在脐的上方,另一手直接放于其上。快速向上冲击患者的上腹部5次,观察患者口内异物,若见异物则设法将其取出(图1-4-16)。

5. **背部叩击**　将患者置于头低背高或侧卧位,用手掌根部叩击其背部,使异物咳出。

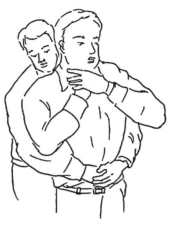

图 1-4-14 腹部冲击法

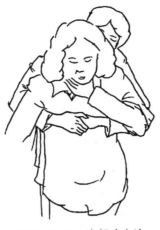

图 1-4-15 胸部冲击法

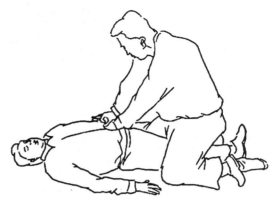

图 1-4-16 卧位冲击法

(二)儿童的窒息急救

1. 对 1 岁以下的婴儿 用前臂托住婴儿胸部使其面朝下,头部低于躯体倒立,用几个手指在肩胛骨之间给予几次有力而不过分的冲击。

2. 对 1~9 岁的儿童 坐下将儿童面朝下横过救护者的双膝间,用手掌根部在肩胛骨之间给予几次有力的拍击,注意用力不可过大,如果阻塞物未去除,可重复进行。

3. 大于 9 岁的儿童 从后面抱住儿童,使其处于直立位,用一只手的拇指向上面对腹部,另一只手握住这只手用力向后向上冲击肋缘,如果异物未去除,可重复 3 次以上。如果在阻塞物排除后呼吸未恢复,应进行口对口人工呼吸。

总之,成年人与儿童、婴儿的基础生命支持流程差别不大,但也存在一些细微的差别,具体见表 1-4-1。

表 1-4-1 成人、儿童和婴儿的关键基础生命支持步骤小结

内容	成年人和青少年	儿童(1 岁至青春期前)	婴儿(不足 1 岁,新生儿除外)
现场安全	确保现场对施救者和患者是安全的		
识别心搏骤停	检查患者有无反应,无呼吸或仅有喘息(即呼吸不正常),不能在 10 s 内明确感受到脉搏(10 s 内可同时检查呼吸和脉搏)		
启动应急反应系统	如果您是独自一人且没有手机,则离开患者启动应急反应系统,并获取 AED,然后开始心肺复苏。或者请其他人去启动应急反应系统,并获取 AED,自己则立即开始心肺复苏;在 AED 可用后尽快使用	有人目击的猝倒,遵循左侧的步骤;无人目击的猝倒,给予 2 min 的心肺复苏,离开患者启动应急反应系统,并获取 AED,回到该儿童身边并继续心肺复苏;在 AED 可用后尽快使用	
没有高级气道的按压–通气比	1 或 2 名施救者 30:2	1 名施救者 30:2 2 名以上施救者 15:2	
有高级气道的按压–通气比	以 100~120 次/min 持续按压,每 6 s 给予 1 次呼吸(每分钟 10 次呼吸)		
按压速率	100~120 次/min		
按压深度	至少 5 cm,不应超过 6 cm	至少为胸部前后径的 1/3,大约 5 cm	至少为胸部前后径的 1/3,大约 4 cm

内容	成年人和青少年	儿童(1岁至青春期前)	婴儿(不足1岁,新生儿除外)
手的位置	将双手放在胸骨下半段,两乳头连线中点	将双手或一只手(对于很小的儿童可用)放在胸部的下半段,两乳头连线中点	1名施救者将2根手指放置在婴儿胸部中央,乳头连线正下方;2名以上施救者将拇指环绕放在婴儿胸部中央,乳头连线正下方
胸廓回弹	每次按压后使胸廓充分回弹,不可在每次按压后倚靠在患者胸上		
尽量减少中断	中断时间限制在10 s 以内		

三、高级气道的建立和呼吸支持

CPR 过程中人工通气的目的是维持血液充分氧合和清除二氧化碳潴留。在心肺复苏期间应给予患者 100% 的吸氧浓度(fraction of oxygen,FiO_2),使动脉血氧饱和度(oxygen saturation in arterial blood,SaO_2)达最大化,以迅速纠正严重缺氧,氧合好转后可逐渐降低 FiO_2 至 40% ~ 60%,并维持 $SaO_2 > 93$%。心搏骤停最初数分钟内,心、脑供氧受到血流中断的影响最大,此时胸外心脏按压较人工通气更重要,应尽可能避免因建立人工气道而影响胸外心脏按压。在进行 CPR 时,医务人员应该权衡高级气道管理的利弊,如球囊面罩能够维持有效通气,不建议中断按压而建立高级气道,但如果复苏团队技术过硬,且高级气道的置入不影响正常的 CPR 过程,则可以考虑实施。

(一)高级气道的建立

1. 气管内插管　气管内插管是进行人工通气的最好方法,它能保持呼吸道通畅,减少气道阻力,便于清除呼吸道分泌物,减少解剖无效腔,保证有效通气量,为输氧、加压人工通气、气管内给药等提供有利条件。当传统气管内插管因各种原因发生困难时,可使用食管气管联合插管实施盲插,以紧急给患者给氧。

2. 环甲膜穿刺　遇有紧急喉腔阻塞而严重窒息的患者,没有条件立即做气管切开时,可行紧急环甲膜穿刺。方法为用 16 号粗针头刺入环甲膜,接上 T 型管输氧,即可达到呼吸道通畅、缓解严重缺氧情况。

3. 气管切开　通过气管切开,可保持较长时间的呼吸道通畅,防止或迅速解除气道梗阻,清除气道分泌物,减少气道阻力和解剖无效腔,增加有效通气量,也便于吸痰、加压给氧及气管内滴药等。气管切开常用于口面颈部创伤而不能行气管内插管者。

(二)机械通气

机械通气(mechanical ventilation,MV)是目前临床上使用确切而有效的呼吸支持手段,其目的是:①纠正低氧血症,缓解组织缺氧;②纠正呼吸性酸中毒;③降低颅内压,改善脑循环;④保障镇静剂使用安全,减少全身及心肌氧耗。

1. 球囊-面罩辅助通气　球囊-面罩辅助通气是最简单的一种人工机械通气方式,它由一个橡皮囊、三通阀门、连接管和面罩组成。在橡皮囊后面有一单向阀门,可保证橡皮囊舒张时空气能单向进入。其侧方有一氧气入口,可自此输氧 10 ~ 15 L/min,徒手挤压橡皮囊,保持适当的频率、深度和时间,可使吸入气的氧浓度增至 60% ~ 80%。

2. 呼吸机辅助通气　心肺复苏患者无自主呼吸时常采用控制通气(control ventilation,CV)模式,设置所需通气参数,有规律、强制性通气。CV 可分为两种类型:①容量控制通气(volume control ventilation,VCV),应用 VCV 时一般预设潮气量、呼吸频率、吸气流速、吸/呼比(I/E)、氧浓度等参数。②压力控制通气(pressure control ventilation,PCV),应用 PCV 时预设吸气压力、吸气时间、呼吸频率(RR)、氧浓度等参数,此时潮气量随肺顺应性、气道阻力而改变。应用 PCV 时肺通气量相对不稳定,应监测呼出气潮气量,最好用于呼吸力学状况稳定、气道阻力较小的患者。

机械通气是一种非自然呼吸的方式,会影响正常的呼吸生理过程。随着复苏患者呼吸、循环状况的逐渐改善,机械通气的使用应根据患者的全身情况、血气分析,选择合适的通气模式,调整呼吸机参数,以达到最佳治疗效果,减少机械通气带来的气压损伤和感染等并发症。

四、脑复苏治疗

脑复苏是以减轻心搏骤停后的全脑缺血损伤,保护神经功能为目标的救治措施。很多心搏骤停患者即使自主循环恢复后脑功能也不能完全恢复,而约80%复苏成功的患者昏迷时间超过1 h。在入院患者中,神经功能转归良好率为1%~18%,而其他或者死亡或者成为持续性植物状态。CPR的目标不仅是要提高心搏骤停患者的自主循环恢复(restoration of spontaneous circulation,ROSC)率,同时还要提高复苏成功患者的神经功能转归良好率。

脑复苏的治疗措施主要有以下几种:

1. 尽快恢复自主循环　开始 CPR 及 ROSC 时间的长短决定了脑缺血损伤的严重程度。及早 CPR 和早期电除颤是复苏成功的关键。胸外心脏按压至少可产生正常心排血量20%~30%的供血,可维持一定的冠状动脉灌注压而提高自主循环恢复比率,还可保持一定的脑血流量(cerebral blood flow,CBF),延缓脑缺血损伤的进程。

2. 低灌注和缺氧的处理　脑复苏需要维持足够的脑灌注压、血流阻力和合适的血氧饱和度,以保证脑的养分和氧供。由于缺血损伤后脑代偿机制丧失,ROSC 后 CBF 主要决定于动脉血压。动脉血压降低势必影响 CBF,因此应该积极处理低血压,必要时予以补充血容量和血管活性药物治疗。在一定的高血压状态进一步提高 CBF 可能对脑复苏治疗有利,因此舒张压在 120 mmHg 以下时一般不需要处理。但血压过高可促进血脑屏障损伤、加重脑水肿。脑血管阻力是影响 CBF 的另一因素。ROSC 后脑血管失去自身调节作用,但对氧和二氧化碳浓度变化具有一定的反应性。过度通气时,二氧化碳分压($PaCO_2$)降低可引起脑血管扩张而迅速减少 CBF。在颅内压(intracranial pressure,ICP)增高的情况下,过度通气可降低 ICP,但在 ICP 不高的情况下,过度通气可明显减少 CBF 而产生有害作用。通常情况下,维持 $PaCO_2$ 在 35~40 mmHg 是安全和合适的。

3. 目标体温管理(target temperature management,TTM)　TTM 是目前已经确认的对于心搏骤停后恢复自主循环患者能产生保护作用的为数不多的手段之一。体温过高和发热可加重脑缺血损伤。体温升高不仅增加脑代谢需求,还可促进谷氨酸释放和氧自由基产生,加重脑水肿。2015 国际心肺复苏和心血管急救指南建议所有在心搏骤停后恢复自主循环的昏迷(即对语言指令缺乏有意义的反应)的成年患者都应采用 TTM,目标温度选定在 32℃到 36℃之间,并至少维持 24 h。在 TTM 之后积极预防昏迷患者发热是合理的。

产生和维持低温的方法有多种,例如降温毯、冰块、血管内低温设备、腹腔灌洗等,医务人员应该根据实际情况灵活选择。但不再建议在院前条件下使用冰冻生理盐水快速输注来进行低温诱导。复苏过程中应该监测患者的中心体温(通常为直肠、膀胱和食管温度),如果患者出现体温过高或发热,应给予药物或者物理降温方式积极处理。

4. 血糖控制　ROSC 后的高血糖状态可加重脑血流紊乱和脑代谢紊乱,促进脑水肿形成,加重脑缺血损伤,其有害作用可能是通过谷氨酸介导的。因此在脑复苏治疗时应积极处理高血糖(血糖超过 10 mmol/L 即应控制,但强调避免低血糖)。除非有低血糖发生,应避免输注含糖液体。

5. 抗癫痫　癫痫可因全脑缺血损伤引起,并进一步加重缺血损伤。癫痫发作时,脑代谢水平增加300%~400%,因此而加重氧供/氧需失衡和脑代谢紊乱。尽管预防癫痫治疗并不能改善神经功能预后,但通常的共识是对癫痫予以积极、有效的处理。常用的抗癫痫药有苯二氮䓬类、苯妥英钠及巴比妥类。

6. 高压氧　通过增加血氧含量及弥散,增加脑组织氧分压,改善脑缺氧,降低颅内压。有条件者应早期应用。

7. 脱水　应用利尿剂配合降温处理,以减轻脑组织水肿和降低颅内压,有助于大脑功能恢复。在脱水治疗时,应防止过度脱水,以免血容量不足,从而难以维持血压的稳定。

五、综合的心搏骤停后治疗

在经历心搏骤停期间的全身性的循环崩溃、CPR 期间的低血流灌注及 ROSC 后的缺血/再灌注的多重打击后,此时机体已处于一种非自然的病理生理状态。2008 年国际复苏联合会提出心搏骤停后综合征(post-cardiac arrest syndrome,PCAS)的概念。PCAS 主要是由于心搏骤停经过有效心肺复苏 ROSC 后,因严重的缺血、缺氧、酸中毒及各种氧自由基和炎性细胞因子的释放,很多有害物质进入细胞内,造成组织细胞损伤,出现包括脑、心、肺、肾、肝、胰腺等全身多个重要器官功能紊乱或障碍。PCAS 是心搏骤停患者最终复苏失败和整体预后不良的重要原因,并成为影响复苏患者存活率的独立危险因素。

2010 国际心肺复苏和心血管急救指南提出心搏骤停后治疗是为提高在 ROSC 后收入院的心搏骤停患者的存活率,应当通过统一的方式实施综合、结构化、完整、多学科的心搏骤停后治疗体系,治疗应包括心肺复苏和神经系统支持。心搏骤停后治疗的初始目标和长期关键目标包括:恢复自主循环后优化心肺功能和重要器官灌注,转移、运输到拥有综合心搏骤停后治疗系统的合适医院或重症监护病房,识别并治疗急性冠状动脉综合征(ACS)和其他可逆病因,控制体温以促进神经功能恢复,预测、治疗和防止多器官功能障碍。综合的心搏骤停后治疗包括低温治疗、脑电监测、经皮冠状动脉介入、控制血糖(血糖超过 10 mmol/L 即应控制,但强调避免低血糖)、避免氧过剩(动脉氧合血红蛋白饱和度高于 94% 就应谨慎给氧)和过度通气。

第三节　心肺脑复苏的药物应用

复苏用药的目的在于增加脑、心等重要器官的血液灌注,纠正酸中毒和提高心室颤动阈值或心肌张力,以利于除颤。

一、用药途径

(一)静脉给药途径(IV)

经静脉给药为心肺脑复苏的首选途径。心脏停搏前如无静脉通道,急救人员应首选建立周围静脉(肘前或颈外静脉)通道。一般药物由外周静脉到达心脏需要 1~2 min 的时间,静脉注射药物后再推注 20 mL 液体,给药后抬高肢体 10~20 s 有利于药物进入中心循环。注意外周静脉通路的建立尽可能不中断 CPR 操作。此外,不推荐常规使用中心静脉穿刺建立通路。

(二)骨髓内途径(IO)

如果静脉通路尝试不成功或不可行,可以考虑改用骨髓内通路。由于骨髓腔内有不会塌陷的血管丛,因此可作为另外一条可供选择的给药途径。复苏过程中,骨髓内置管可以快速、安全、有效地给予药物、晶体、胶体和全血。所有年龄均适用(新生儿不常用)。通常穿刺部位是胫骨前,也可以选择股骨远端、踝部正中或髂前上棘,较大的儿童还可以选择桡骨和尺骨远端。

(三)气管内途径

如在静脉通路建立之前已完成气管插管,肾上腺素、利多卡因和阿托品都可通过气管内给药,其用药量应是静脉给药的 2~2.5 倍,并用 10 mL 生理盐水或蒸馏水稀释。蒸馏水比生理盐水在气管内的吸收更好,但对氧分压(PO_2)的副作用影响大。

二、常用的复苏药物

(一) 肾上腺素

肾上腺素是 α 和 β 受体激动药,到目前为止,仍为最重要的心脏复苏药物。肾上腺素的优势主要是其 α- 肾上腺素能效应能在 CPR 时使外周血管收缩(冠状动脉和脑血管除外),有利于提高主动脉舒张压,增加冠脉动脉灌注和心、脑血流量,另外其 β- 肾上腺素能效应可增加心肌耗氧,减少心内膜下心肌灌注,但可增加心率、心肌收缩力和传导速度,使心室颤动波更易于电击除颤成功,因此 β- 肾上腺素能效应尚存争议。但目前肾上腺素仍被认为是复苏的一线选择用药,可用于电击无效的 VF/ 无脉性 VT、心室静止或 PEA。2020 年国际心肺复苏和心血管急救指南更是重点突出了早期给药的建议:对于不可电击心律的心搏骤停,尽早给予肾上腺素是合理的;对于可电击心律的心搏骤停,在 CPR 和除颤初始尝试不成功后给予肾上腺素是合理的。肾上腺素用法:每次 1 mg,IV/IO,每隔 3 ~ 5 min 重复一次。如果 IV/IO 通路延误或无法建立,可用肾上腺素 2 ~ 2.5 mg 气管内给药。每次从周围静脉给药后应该使用 20 mL 生理盐水冲管,以保证药物能够到达心脏。尽管肾上腺素广泛应用于心脏停搏的人和动物模型,但在人类和动物实验中表明它既有益处也有毒性作用,并且仍无证据表明能改善结果。大剂量肾上腺素并不能增加患者的存活率或神经功能恢复,故目前仍不推荐大剂量。因心内注射可增加发生冠脉损伤、心脏压塞和气胸的危险,同时也会延误胸外按压和肺通气开始的时间,因此,仅在开胸或其他给药方法失败或困难时才考虑应用。

(二) 血管升压素

血管升压素含有精氨酸,又称精氨酸加压素(Arginine Vasopressin,AVP),是天然的内源性激素。它是一种已知的抗利尿激素,也是一种非肾上腺素能周围血管升压药。AVP 在 CPR 时较肾上腺素半衰期长,而且肾上腺能制剂在酸中毒时反应迟钝,对标准心肺复苏无效的心搏骤停患者,AVP 可升高血压并增加自主循环的重建。对于电除颤效果不佳的心搏骤停患者,反复静脉注射 AVP 在维持冠脉灌注压方面优于肾上腺素,有利于自主循环的建立,可以作为心室颤动时肾上腺素的治疗替代品。在 2005 和 2010 年国际心肺复苏和心血管急救指南中,通过 IV/IO 途径给药的 40 U 血管升压素或许可替代第一或第二剂肾上腺素。但新的循证医学证据并没有发现联合使用血管升压素和肾上腺素替代标准剂量的肾上腺素治疗心搏骤停时有优势,因此,最新的指南已将该药从复苏的药物列表中删除。

(三) 胺碘酮

胺碘酮属 III 类抗心律失常药(钾离子通道阻断),但是它也有许多 I 类(钠离子通道阻断)、II 类(β 受体阻断)和 IV 类(钙离子通道阻断)抗心律失常药的特性。通过延长所有心肌组织包括旁路的动作电位而延长心室有效不应期,其广泛的药理效应可以治疗室性和室上性心律失常,对难治性 VF/VT 推荐使用胺碘酮。国际心肺复苏和心血管急救指南更加突出了胺碘酮作为治疗各种心律失常的主流地位,更适宜于严重心功能不全患者的治疗,如射血分数 <40% 或有充血性心衰征象时,胺碘酮应作为首选的抗心律失常药。因为在相同条件下,胺碘酮作用更强,且比其他药物致心律失常的可能性更小。胺碘酮用法:心搏骤停患者如为 VF/VT,初始剂量为 300 mg 静脉推注(稀释于 5% 葡萄糖注射液 20 ~ 30 mL);对于复发或顽固性 VF/VT 在 3 ~ 5 min 内另给 150 mg 静脉推注,继之 1 mg/min 静脉滴注 6 h,然后 0.5 mg/min 维持 24 h,静脉注射总量 < 2.2 g,其不良反应主要有负性肌力作用和延长 Q-T 间期。

(四) 利多卡因

利多卡因是 I_B 类抗心律失常药,主要治疗室性心律失常,包括稳定和不稳定的。它具有相对弱的减慢传导的特性,在常规剂量下对心室肌收缩影响小。国际心肺复苏和心血管急救指南建议将利多卡因用作胺碘酮的替代药,并已将其加入成人心搏骤停流程图来治疗电击难以纠正的 VF/VT。利多卡因用法:首次 1 ~ 1.5 mg/kg 静脉注射,难治性 VF 可再给 0.5 ~ 0.75 mg/kg 静脉注射,5 ~ 10 min 重复,最大剂量 3 mg/kg,气管给药首次 2 ~ 4 mg/kg,肝、心功能损害者应减少维持量。

(五) β 受体阻滞剂

国际心肺复苏和心血管急救指南建议目前的证据不足以支持或反对自主循环恢复后 β 受体阻滞剂的尽早(最初 1 h 内)常规使用,可考虑在自主循环恢复后立即(最初 1 h 内)使用预防性抗心律失常药。

(六) 阿托品

阿托品具有拟副交感神经作用,应用于逆转胆碱能性心动过缓、血管阻力降低、血压下降等情况。其可用于治疗窦性心动过缓,且对发生在交界区的房室传导阻滞或室性心脏停搏、无脉性电活动可能有效。国际心肺复苏和心血管急救指南推荐:对将要停搏的缓慢心率,阿托品 1 mg 静注,每 3 ~ 5 min 一次,总剂量不超过 3 mg。对于高度房室传导阻滞,应立即准备行经静脉临时起搏,准备期间可考虑给予阿托品(0.5 mg,IV/IO),阿托品可重复给予直至总量达 3 mg,如无效则给予临时起搏。准备临时起搏器间或临时起搏无效时,可考虑肾上腺素(2 ~ 10 μg/min)或多巴胺[2 ~ 10 μg/(kg·min)]静滴,积极处理原发病。最新证据表明在 PEA 或心搏停止期间常规性地使用阿托品对治疗并无好处,所以 2010 国际心肺复苏和心血管急救指南不再建议常规使用,并已将其从高级生命支持的心搏骤停流程中去除。

(七) 去甲肾上腺素

去甲肾上腺素主要是 α 受体激动效应,但同样也具有许多 β 受体激动作用。低剂量可产生 β 受体激动效应,使心肌收缩力增加,但升高心率不明显,大剂量时具有 α 受体兴奋作用,导致动静脉血管收缩。严重低血压(收缩压 < 70 mmHg)和对其他升压药无效的周围阻力降低者是其应用的适应证,如脓毒症休克、神经源性休克及伴低外周阻力者,其可增加心肌氧耗,故在心肌缺血时慎用。去甲肾上腺素用法:推荐起始剂量为 0.5 ~ 1.0 μg/min,逐渐调节至有效剂量。通常通过中心静脉导管输注以免漏在血管外,禁用碱性溶液或含碱性药物与其混合输注。如有外漏可用酚妥拉明 5 ~ 10 mg 用 5 ~ 15 mL 生理盐水稀释后局部封闭,注射在外漏区域以拮抗血管收缩,减少坏死。

(八) 多巴胺

多巴胺属于儿茶酚胺类药物,是去甲肾上腺素的化学前体,既有 α 受体又有 β 受体激动作用,还有多巴胺受体激动作用。主要表现在剂量依赖性,常用剂量在 2 ~ 20 μg/(kg·min)。当剂量 > 10 ~ 20 μg/(kg·min)时将增加系统和内脏血管收缩力,更大剂量则和其他肾上腺素能药物一样减少内脏器官血流灌注。故大剂量的多巴胺很少被应用。多巴胺的用法:推荐剂量为 5 ~ 20 μg/(kg·min)。

(九) 多巴酚丁胺

多巴酚丁胺主要是 β 受体激动和少许的 β2 受体激动或者 α 受体激动效应,具有很强的正性肌力作用,无明显血管收缩作用,主要特点是增加心肌收缩力和心排血量,常用于严重收缩性心功能不全的治疗。对于收缩压低于 70 ~ 100 mmHg 和无休克征象的患者,它是主要的选择。多巴酚丁胺一般剂量在 2.5 ~ 15 μg/(kg·min)。对于前负荷不足的患者可能会导致恶性低血压,并可能致心动过速。

(十) 碳酸氢钠

心搏骤停和复苏时,由于低血流造成的组织酸中毒和酸血症是一动态发展过程。这一过程的发展取决于心搏骤停的持续时间和 CPR 时血流水平。目前关于在心搏骤停和复苏时酸碱失衡病理生理学的解释是,低血流条件下组织中产生的二氧化碳发生弥散障碍。所以在心搏骤停时,足量的肺泡通气和组织血流的恢复是控制酸碱平衡的基础,这就要求首先要进行胸外心脏按压,然后迅速恢复自主循环。目前实验室和临床研究尚无肯定的认识,血液低 pH 会影响除颤成功率、影响自主循环恢复或短期的成活率。交感神经的反应性也不会因为组织酸中毒而受影响。只有在一定的情况下,应用碳酸氢盐才有效,如患者原有代谢性酸中毒、高钾血症、三环类或苯巴比妥类药物过量。此外,对于心脏停搏时间较长的患者,应用碳酸氢盐治疗可能有益。但只有在除颤、胸外心脏按压、气管插管、机械通气和血管收缩药治疗无效时方可考虑应用该药。碳酸氢钠用法:初始剂量为 1 mmol/kg,在持续 CPR 过程中每 15 min 重复 1/2 量,最好根据血气分析结果调整补碱量,防止产生碱中毒。

(十一)溶栓药

已证明或高度怀疑由肺动脉栓塞导致人心脏停搏时,成年人患者考虑用溶栓药。对其他原因所导致的心脏停搏,无足够的资料支持或拒绝使用溶栓药。

第四节　心肺复苏成功的标准

非专业急救者应持续 CPR 直至获得 AED 和被 EMSS 人员接替,或患者开始有活动,不应为了检查循环或检查反应有无恢复而随意终止 CPR。对于医务人员,应遵循下述心肺复苏有效指标和终止抢救的标准。

一、心肺复苏有效指标

1. 颈动脉搏动　按压有效时,每按压一次可触摸到颈动脉一次搏动,若中止按压搏动亦消失,则应继续进行胸外心脏按压,如果停止按压后脉搏仍然存在,说明患者心搏已恢复。

2. 面色(口唇)　复苏有效时,患者面色(口唇)由发绀转为红润,若变为灰白,则说明复苏无效。

3. 其他　复苏有效时,患者可出现自主呼吸,或瞳孔由大变小并有对光反射,甚至有眼球活动及四肢抽动。

二、终止抢救的标准

CPR 应持续不间断地进行,不可轻易做出停止 CPR 的决定,如符合下列条件者,现场抢救人员可考虑终止复苏:①患者呼吸和循环已有效恢复。②患者无心搏和自主呼吸,经 CPR、除颤、血管收缩药及抗心律失常药在常温下治疗持续 30 min 以上,仍未恢复有效心搏。

关于何时中止心肺复苏的问题,一般认为,只有基础生命支持和高级生命支持均宣告失败,才是医疗抢救无效而终止 CPR 的标准,并没有抢救时间限定 30 min 的标准。尤其是对下述患者,更应进行超长时间(＞30 min)的 CPR:①非创伤性意外所引起的猝死,如触电、溺水、中暑、低温冷冻、中毒、机械性窒息、急性心肌梗死等;②儿童猝死;③医源性意外猝死,如麻醉意外、介入手术操作、药物过敏、输液反应等;④特殊身份的人或死者家属强烈要求继续抢救者。

我国长期以来临床判断死亡采用的是"心脏死亡"定义,即心脏停止跳动、自主呼吸消失、血压为零。这也是目前我国法律规定使用的死亡定义。死亡的另一定义是"脑死亡",是指脑干或脑干以上中枢神经系统永久性地丧失功能。其临床判断指标包括:深昏迷;瞳孔扩大、固定;脑干反射消失;脑电波无起伏;呼吸停止。虽然此时心脏可能仍有跳动,但无论采取何种医疗手段最终将发展为心脏死亡。但由于我国尚未正式出台《脑死亡法》,因此临床上一般仍应按"心脏死亡"标准来决定终止 CPR。

成人心搏骤停的抢救流程见图 1-4-17。

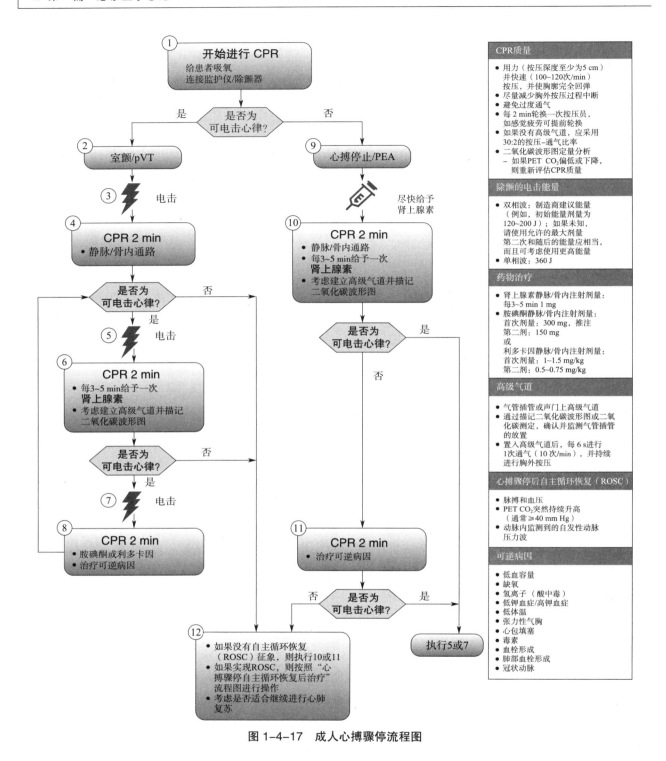

图 1-4-17　成人心搏骤停流程图

（马岳峰　夏森林）

数字课程学习

📥 教学 PPT　　📝 自测题

第五章　急危重症的生命支持

第一节　水盐代谢与处理

一、正常的水、电解质代谢

（一）体液的量、分布及其组成

人体总体液量受性别、年龄和胖瘦的影响而有所差异。成年男性的总体液量一般为体重的60%，因女性体内脂肪较多，故成年女性的总体液量较低，约占体重的55%。新生儿因体内脂肪很少，总体液量可高达体重的80%，随着年龄的增长和体内脂肪含量的增多，儿童的体液比例逐渐下降，14岁以后与成年人相仿。总体液包括细胞内液和细胞外液两部分，细胞内液量约占体重的40%；细胞外液又可分为血浆和组织间液，其中血浆量约占体重的5%，组织间液量占体重的比例随年龄增长而减少（表1-5-1）。

表1-5-1　正常人的体液量（占体重的百分比）（近似值）

	新生儿	1岁	2~14岁	14岁以上
总体液量（%）	80	70	65	60
细胞内液量（%）	35	40	40	40
细胞外液量（%）	45	30	25	20
血浆（%）	5	5	5	5
组织间液（%）	40	25	20	15

注：成年男性总体液量大于成年女性。

（二）体液中的电解质含量

体液中除水以外还有溶质，其中最主要的是电解质和葡萄糖、尿素等非电解质。细胞内液和细胞外液在电解质的分布上有明显不同，而血浆和组织间液则仅在蛋白质含量上有较大差别。因此，血浆的电解质测定可以反映细胞外液的组成。

细胞外液中最主要的阳离子是Na^+，主要的阴离子是Cl^-、HCO_3^-和蛋白质。细胞内液中主要的阳离子是K^+和Mg^{2+}，主要的阴离子是HPO_4^{2-}和蛋白质。细胞外液和细胞内液的渗透压基本相等，正常范围为280~310 mOsm/L。水能自由通过细胞膜，细胞膜两侧的渗透压可以借此保持相等。当细胞外液的Na^+浓度较正常升高时，增高的渗透压将导致细胞内的水移至细胞外，使细胞内、外的渗透压达到新的平衡。同理，当细胞外液Na^+浓度较正常降低时，降低的渗透压将导致细胞外的水移入细胞内。细胞外液中其他离子（如K^+、Ca^{2+}、Mg^{2+}）的量有增减时，虽会引起机体发生病理生理变化，但因它们的含量很少，并不会造成渗透压的明显改变。

（三）水的摄入、排出和平衡

正常成年人每日每千克体重需水量为 40 ~ 43 mL,按体重 60 kg 计算,则每日需水量约 2 500 mL。机体水的来源有:①饮水,个体间的饮水量差异较大,一般成年人每日约饮水 1 200 mL;②食物含水,每日摄入约 1 000 mL;③代谢内生水,指体内营养物质(糖类、脂肪和蛋白质)氧化产生的水,此量比较恒定,每日约 300 mL。

水的排出量与摄入量密切相关,摄入多则排出多,摄入少则排出少。其排出途径主要有:①以尿液形式排出,是最主要的途径,尿量的多少与摄入量、出汗的多少等有密切关系。正常成年人每日尿量约 1 500 mL。②经呼吸道黏膜蒸发排出,每日约 350 ~ 400 mL。③经皮肤蒸发、出汗排出,每日约 500 mL。④随粪便排出,每日约 150 mL。

正常情况下,机体对水的摄入与排出保持动态平衡,使体液总量维持在相对稳定的状态。一般而言,正常成年人每日的出入量为 2 500 mL 左右(表 1-5-2)。

表 1-5-2 水的摄入量与排出量

摄入方式	摄入量 /mL	排出方式	排出量 /mL
饮水	1 200	尿量	1 500
食物中的水	1 000	呼吸道蒸发	350
代谢内生水	300	皮肤出汗	500
		粪便含水	150
合计	2 500		2 500

（四）电解质的摄入、排出与平衡

人体钠的来源为饮食。一般成年人每日氯化钠的摄入量为 6 g 以上,相当于 100 ~ 200 mmol(个体间存在明显差异)。肾是人体排钠的主要器官,每日从尿中排出的钠量为 4.5 ~ 5.5 g,相当于 70 ~ 100 mmol,其余钠从汗液及肠道排出。肾对钠是多摄入、多排出,这点与 K^+ 的排泄显著不同。

人体钾的来源同样为饮食。一般成年人每日应摄入氯化钾 4 ~ 7 g,相当于 50 ~ 120 mmol。钾的排泄主要靠肾,每日排出 45 ~ 90 mmol。肾保钾的作用远不及保钠强,即使摄入甚少,每日尿中排出的钾也多在 10 mmol 以上。当摄入氯化钾不足时,1 周内可致机体缺钾;但钠摄入量不足时,即使长达 3 ~ 4 周,机体低钠的情况也不太多见。

人体钙含量约占体重的 2%,大部分钙(99%)都存在于骨骼中,体液中仅含有少量。正常成人平均每日摄入钙量应在 800 ~ 1 000 mg(奶制品中含钙量较高),而中国人日常饮食中含钙量较少,一般为每日 500 mg 左右。钙主要通过肠道排出,每日 750 ~ 850 mg,其余部分从尿液中排出。

镁含量居阳离子的第 4 位。成人每日每千克体重需要镁量为 3.7 ~ 4.4 mg,处于生长发育期的儿童或青少年对镁的需求量增多。镁在天然食物中广泛存在,只要肠道吸收功能正常,即使进食不足,短期内也不容易产生镁缺乏。镁的排泄主要在肾,肠道和皮肤也可少量排出。

二、水、钠代谢紊乱

水的丢失实际上是体液的丢失。临床上单纯性失水者少见,在水丢失的同时,大多伴有电解质尤其是钠的丢失。根据体液丢失的程度,可将失水分为轻度失水、中度失水和重度失水。根据水和电解质特别是钠丢失的比例、性质及渗透压的变化,失水又可分为高渗性失水(血清钠 > 150 mmol/L,血浆渗透压 > 310 mOsm/L)、低渗性失水(血清钠 < 135 mmol/L,血浆渗透压 < 280 mmol/L)和等渗性失水(水和电解质成

比例丢失,或虽不成比例丢失,但血浆渗透压正常)。

(一)高渗性脱水(高钠血症)

缺水大于缺钠,导致细胞外液电解质浓度增高而处于高渗状态,称高渗性脱水。

1. 诊断要点　有明确引起失水的诱因:①摄入不足,如长时间禁食等;②水丢失过多,如渗透性脱水利尿、尿崩症、大量出汗、过度通气、呕吐、腹泻及输入过多的高渗盐水等。

2. 临床表现

(1)轻度失水:失水量为体重的 2%~4%(相当于 24 h 未进水),除口渴外还有尿量减少、尿比重增加,其临床症状和体征不明显。

(2)中度失水:失水量为体重的 4%~6%(相当于断水 48~96 h),可出现烦渴、声音嘶哑、全身乏力、面色苍白、皮肤干燥、无汗、少尿及性情改变。

(3)重度失水:失水量大于体重的 6%(相当于断水 96 h 以上),除有中度失水的症状外,还可出现无尿、体温升高、眼球塌陷、皮肤无弹性、神志不清、烦躁不安及昏迷,严重者可死亡。

3. 实验室检查　血钠浓度 > 150 mmol/L(当血钠浓度 > 150 mmol/L 时,要分析是浓缩性高钠血症还是钠总量升高,这对指导治疗十分重要),血浆渗透压 > 310 mOsm/L,尿相对密度增高,血细胞比容升高,血红蛋白、红细胞数升高。

4. 处理要点

(1)去除病因,积极治疗原发病:如脱离高温环境,改善进食、进水等。

(2)补充水分:根据临床表现判断的失水程度来补充水量。

(3)补充途径:如病情允许,尽可能通过口服或鼻饲补液,充分发挥胃肠功能的调节作用。也可静脉补液。

(4)补液量:补液总量包括已丢失量、每日生理需要量(约 1 500 mL)及当天额外丢失量。可按下述方法计算:①按丢失 1 kg 体重补 1 000 mL 计算,若一个体重 50 kg 的患者,轻度失水需要补充 1 000~1 500 mL+ 生理需要量;中度失水需要补充 1 500~3 000 mL+ 生理需要量;重度失水需要补充 3 000 mL 以上 + 生理需要量。②血钠浓度的增高可以作为衡量失水程度的指标,除补充需补液量以外,还应加上每日生理需要量(1 500 mL)及目前继续额外丢失的水量。③经验法估算:补液量(L)= 体重(kg)× 缺水量占体重的百分数 + 生理需要量。④公式法计算:补液量(mL)=(实测血钠浓度 −142)× 体重(kg)× 系数(男性为 4,女性为 3)+ 生理需要量。

临床医师可以根据上述方法补液,但补液不能过急、过快,忌把计算出的补液量一次性全部输入。在第一个 6 h 补充液体量的 1/3,然后根据症状是否改善、尿相对密度、血清钠浓度和血浆渗透压的监测结果,逐渐在 24 h 内补足剩余量。补液的同时必须监测血钠浓度,以每小时下降 0.5~1 mmol 为宜,以防脑水肿的发生。

液体以选择 5%~10% 的葡萄糖注射液为宜,葡萄糖可迅速代谢为水和 CO_2,在补充水的同时又补充了热量。当症状改善、血钠浓度正常后,可补充生理盐水并纠正其他电解质紊乱(如补钾)及酸碱平衡失调。

(二)低渗性脱水(低钠血症)

缺钠大于缺水,造成 Na^+ 及其伴随阴离子的降低而使机体处于低渗状态,称低渗性脱水。

当血钠浓度低于 135 mmol/L 时,常伴有血浆渗透压的下降(又称低钠低渗综合征),水会向细胞内转移,引发脑水肿,严重时可危及生命。

1. 诊断要点　当有以下情况时,应考虑低渗性脱水:①严重的呕吐、腹泻、肠瘘和(或)胃肠引流等,大量含钠消化液丢失,只补充水或仅输注葡萄糖溶液;②经皮肤、呼吸道失钠,如高热、高温下出汗过多,只补充水而未补充钠盐;③大面积烧伤、糖尿病患者多饮、多尿并发酮症酸中毒时仅补充水;④肾小管损伤的失盐性肾炎,急性肾功能不全的多尿期,大剂量使用利尿剂时等。要注意,血钠浓度仅反映其浓度的下降,并不一定表示体内钠总量减少,故还应注意稀释性低钠血症和消耗性低钠血症的鉴别。

2. 临床表现　低钠致组织间液显著减少,可导致皮肤弹性差、眼球塌陷,失水可致眩晕、少尿和直立性低血压。严重的低钠(< 120 mmol/L)会出现脑水肿,产生共济失调、木僵、抽搐、昏睡甚至昏迷。低钠的临床症状常与失钠的速度和血钠降低的程度有密切关系。严重的低钠血症患者补钠速度不宜过快,否则会导致细胞脱水,甚至出现中央脑桥性脱髓鞘,常发生在快速纠正低钠血症后 1 ~ 6 d,表现为疲乏、下肢轻瘫或四肢瘫、构音障碍及吞咽困难、昏迷甚至死亡。

3. 实验室检查　血钠浓度 < 135 mmol/L,尿钠减少或正常。血液浓缩,红细胞、白细胞、血红蛋白均可升高,血细胞比容增高,血浆渗透压降低。血尿素氮可增高,血气分析提示代谢性酸中毒。

4. 处理要点　维持晶体渗透压稳定。轻度脱水者只需补充生理盐水;中、重度脱水者,应先纠正血容量不足,快速补充等张氯化钠溶液,还可适当补充胶体溶液(代血浆、白蛋白等),脑水肿者应积极治疗原发病。

(1)补钠:根据机体缺钠量,按下述公式计算:

需补充钠量(mmol) = [血钠正常值(mmol/L) – 血钠测得值(mmol/L)] × 体重(kg) × 0.6(女性为 0.5)

总输入量应分次完成。一般先补充缺钠量的一部分,以解除急性症状;然后再根据临床表现及血 Na^+、Cl^- 浓度,动脉血血气分析等指标,完成剩余量。

(2)严重的低渗性脱水:重度缺钠出现休克者,应先补足血容量,以改善微循环和组织器官灌注,可应用晶体液(复方乳酸氯化钠溶液、等渗盐水)、白蛋白及血浆等胶体溶液。输注高渗盐水时应严格控制滴速,不应超过 100 ~ 150 mL/h,每小时提升血钠 0.5 ~ 1.0 mmol/L 为宜,24 h 内血钠升高浓度不应超过 8 ~ 10 mmol/L。随后根据病情及血钠浓度再调整治疗方案。抢救时多用 3% 的氯化钠溶液(Na^+ 浓度 513 mmol/L)。因高张盐水可使细胞内液大量向细胞外转移,急骤增加血容量,诱发心力衰竭,因此,输入时不宜过多、过快(3% 氯化钠溶液 100 mL 可使细胞内 350 mL 水向细胞外转移)。

本书各种补钠公式仅供临床医生参考,补钠的同时要结合症状、体征的改善情况综合分析,如监测生命指征(T、P、R、BP)、神志和皮肤弹性的恢复等,必须监测血钠浓度,不可机械地过多、过快地输入,以防肺水肿的发生。

(3)补碱:合并代谢性酸中毒者应根据血气指标适当给予补充碱性液体(如 5%$NaHCO_3$ 溶液)。

(三)等渗性脱水

等渗性脱水又称混合性脱水,即失水与失钠成比例,血浆渗透压保持正常。临床上存在低渗失水、高渗失水的特点。这是比较多见的一种类型,好发于缺盐性失水而纠正不及时者。存在细胞外液丢失而导致血容量下降的症状,多伴有口渴、少尿等脱水的临床表现。

1. 补液途径　根据失水程度不同,可选择口服或静脉补液。

2. 补液种类　可使用生理盐水、5% 葡萄糖氯化钠注射液,也可使用 6% 羟乙基淀粉等。

3. 补液速度　宜先快后慢,逐步调整补液速度,必要时可监测中心静脉压。

三、钾代谢紊乱

钾作为机体重要的矿物质,绝大部分存在于细胞内,其中心肌细胞、骨骼肌细胞中含量最高。正常人体内总储钾量约为 50 mmol/kg,其中 90% 以上存在于细胞内,仅有约 2% 在细胞外,细胞内外 K^+ 浓度梯度主要依靠钠钾泵,即 Na^+-K^+-ATP 酶维持。钾的主要生理功能包括维持细胞的正常代谢,维持细胞内外离子、渗透压及酸碱平衡,维持神经肌肉细胞膜的应激性,以及维持心肌功能。正常血钾浓度 3.5 ~ 5.5 mmol/L,钾代谢紊乱包括低钾血症(血钾浓度 < 3.5 mmol/L)和高钾血症(血钾浓度 > 5.5 mmol/L)。

(一)低钾血症

血钾浓度 < 3.5 mmol/L 时为低钾血症,是临床最常见的电解质紊乱,也是内、外科多种疾病常见的并发症,必须引起临床医生的足够重视。

1. 诊断要点 有引起低钾血症的病因存在。

（1）摄入不足：禁食、偏食或补液中缺钾。

（2）失钾过多：①胃肠道失钾：呕吐、腹泻、胃肠减压或外科手术后的肠、胆、胰瘘等。②尿路失钾：长期使用排钾性利尿剂、失钾性肾炎、肾小管酸中毒、肾上腺皮质功能亢进症、长期使用肾上腺皮质激素治疗、输液中钠或钙过多等。③反复大量放腹水及大面积烧伤等。

（3）分布异常：①稀释性低钾：补液（不含钾或含钾少）过多。②转移性低钾：使用胰岛素时，血浆中的钾向细胞内转移而导致低血钾。③代谢性碱中毒时，钾进入细胞内。④原因不明的甲状腺功能亢进致周期性瘫痪。

（4）粗制生棉油中毒：近二三十年来，在我国某些棉区出现一种低钾性瘫痪，又称"软病"。

2. 临床表现 取决于血钾下降的程度及缺钾发生的速度和时限，低钾的临床表现与钾的功能密切相关，轻度低钾可全无症状。

（1）神经肌肉系统：轻者倦怠、烦躁不安，严重者可出现反应迟钝、定向力减弱。血钾浓度 < 2 mmol/L 时，可出现嗜睡、意识障碍或昏迷。血钾浓度 < 2.5 mmol/L 时，可出现软瘫，甚至出现呼吸肌麻痹、腱反射减弱或消失。血钾浓度 < 3 mmol/L 时，神经系统因兴奋性降低而出现四肢软弱无力。

（2）循环系统：血钾浓度与心肌的应激性呈负相关。长期低钾可致心肌无力、心脏扩大甚至心力衰竭（如缺钾性心肌病），还可引起传导功能紊乱而导致各种心律失常，包括房性或室性期前收缩，甚至出现室性心动过速、心室颤动而危及生命。

（3）消化系统：厌食、呕吐、腹胀、肠鸣音减弱或消失，严重者可出现肠麻痹。

（4）泌尿系统：长时间缺钾可引起肾损害，甚至肾间质纤维化及肾小管萎缩，产生失钾性肾炎、肾小管浓缩功能障碍，出现口渴、多尿和夜尿增多等。

3. 实验室检查

（1）血钾浓度 < 3.5 mmol/L（临床存在酸中毒时可能不降低）。伴有酸或碱中毒时，pH 每下降或升高 0.1，可使血钾浓度提高或下降 0.6 mmol/L。

（2）低钾血症时，心电图的特征性改变是心室复极延迟，表现为 ST 段降低，T 波低平或倒置，U 波高达 0.1 mV 以上，QT 间期延长。当血钾浓度 < 2 mmol/L 时，U 波高度可超过 T 波。更严重的低钾可出现 P 波增高，PR 间期延长及 QRS 波群增宽。

4. 处理要点

（1）积极消除造成低钾的诱因，治疗原发病。根据血钾水平，大致估算如下：

1）轻度低钾：血钾浓度 3.0 ~ 3.5 mmol/L，可补充 10% 氯化钾注射液 4 ~ 6 g。

2）中度低钾：血钾浓度 2.5 ~ 3.0 mmol/L，可补充 10% 氯化钾注射液 6 ~ 8 g。

3）重度低钾：血钾浓度 < 2.5 mmol/L，可补充 10% 氯化钾注射液 8 g，但不要求在 24 h 内全部纠正，24 h 内补钾不应超过 200 mmol。

（2）静脉补钾注意事项

1）监测肾功能及尿量，无尿不能补钾。对于低血容量休克病人，先尽快恢复血容量，待尿量超过 40 mL/h 再静脉补钾。

2）边查边补。由于细胞内缺钾恢复缓慢，需要 4 ~ 6 d 才能达到生理平衡，而盲目、过多、过快地补钾会引起心脏停搏等严重不良反应。因此，采取边查（查血钾、查症状、查心电图）边补的方法是静脉补钾的重要前提。

3）补钾途径与速度：轻度缺钾的患者首选口服补钾，通常口服 40 ~ 60 mmol 钾盐可使血钾浓度升高 1.0 ~ 1.5 mmol/L。中至重度患者需静脉补钾，一般静脉补钾浓度为 20 ~ 40 mmol/L，相当于 1.5 ~ 3.0 g/L。严重低钾血症尤其受补液量限制时，补钾浓度可以提高到 40 ~ 60 mmol/L。补钾速度应在 10 mmol/h 左右，不超过 20 mmol/h,若静脉补钾超过 10 mmol/h 需采用心电监护。静脉补钾最好选用不含葡萄糖或低葡萄糖溶液稀释。

4）在静脉补钾 24 h 后,即使血钾浓度达到 3.5 mmol/L,仍表示体内缺钾 10% 左右,尚需补钾 4~6 d,严重低血钾者可在监测钾浓度下补钾 1~2 周。补钾时不可与保钾性利尿剂合用,否则会出现高钾血症。

(二)高钾血症

血钾浓度 > 5.5 mmol/L 为高钾血症。人体对血钾升高有很好的保护性调节机制。高钾血症虽然比低钾血症少见,但近年来老年人高钾血症的发生率明显增多,这可能与某些药物的应用等有直接关系。高钾血症的危害比低钾血症更为严重,属急危重症。

1. 诊断要点　有明确引起高钾血症的原因。

(1)钾摄入量增加:经口或静脉摄入钾过多都能引起高钾血症。如一次性摄入 12 g 氯化钾,即使肾功能正常,也可导致血钾浓度上升 8 mmol/L。大剂量应用青霉素钾盐、长期服钾、长期使用保钾利尿剂、长期服用血管紧张素转化酶抑制剂(ACEI)和大量使用库存血液等都可导致高钾血症。

(2)钾排出量减少:是导致高钾血症的主要原因。各种原因导致的肾功能不全,特别是少尿、无尿,使远端小管排钾减少;影响钾排泄的药物(如螺内酯、氨苯蝶啶等),ACEI 类药物(如卡托普利)的应用等;系统性红斑狼疮、淀粉样变、先天性排钾缺陷可使肾小管对醛固酮缺乏反应而导致高钾血症;长期过度限制钠摄入可使钾排泄减少。

(3)细胞内钾移出:包括溶血性疾病、组织损伤、严重感染、缺氧及代谢性酸中毒等都可引起高钾血症。

2. 临床表现　主要表现为神经肌肉系统和循环系统症状。症状的严重性取决于血钾升高的程度和速度,以及有无其他水电解质紊乱合并存在。

(1)神经肌肉症状:肢体感觉麻木、疲乏、肌肉酸痛、烦躁不安,严重者可出现吞咽、发声和呼吸困难及四肢弛缓性瘫痪,浅反射消失,神志不清。

(2)循环系统:可抑制心肌收缩,出现心率缓慢,心律失常,严重者发生心室颤动及心搏骤停,这是高钾血症的最大危险。

(3)原发病的表现:患者常有导致高钾血症的原发病相关的各种症状和体征。

(4)消化道症状:恶心呕吐、食欲缺乏及腹痛等症状较为多见。

3. 实验室检查

(1)血钾浓度 > 5.5 mmol/L,常伴有二氧化碳结合力下降,血 pH < 7.35。

(2)心电图显示 T 波高尖,呈帐篷形。当血钾浓度 > 7 mmol/L 时,QRS 波逐渐增宽,R 波振幅降低,S 波加深,ST 段压低,P 波扁平或消失。当血钾浓度 > 9 mmol/L 时,增宽的 QRS 波可与 T 波融合呈正弦波或 QRST 融合波,出现心室颤动或心脏停搏。临床上应注意,心电图变化和血钾增高程度的关系并不是绝对的,高血镁、低血钙、低血钠及酸中毒等可加重高钾血症的心电图表现,因此需要结合具体情况综合分析。

4. 处理要点

(1)病因治疗及治疗原则:明确高钾血症的病因,针对病因治疗。对高钾血症要做到早识别、早诊断、早治疗。治疗原则是尽快降低血钾,保护心脏。

(2)立即停用含钾、保钾药物和溶液,限制富含钾食物的摄入,同时需提供足够热量。

(3)静脉补钙,以对抗钾对心肌细胞的毒性。10% 的葡萄糖酸钙溶液 10~20 mL 加入等量的葡萄糖溶液中,于 5 min 内缓慢静脉注射。10~20 min 后可重复一次。也可用 0.2%~0.4% 的葡萄糖酸钙溶液持续静脉滴注。对正在服用洋地黄的患者应尽量不用钙剂。

(4)应用碱性药物,造成药物性碱血症,以促进钾离子向细胞内转移,对存在酸中毒者尤为适用。常用 5% 碳酸氢钠溶液 100 mL 于 5~10 min 静脉滴注,30 min 后可视病情重复应用一次。

（5）胰岛素和葡萄糖可促进钾离子向细胞内转移。用50%葡萄糖溶液60~100 mL加胰岛素8~10 U静脉注射，或用10%葡萄糖溶液500 mL加胰岛素（按3~4 g葡萄糖用胰岛素1 U配比）静脉滴注，每4~6 h可重复使用。

（6）利尿排钾：使用排钾利尿剂氢氯噻嗪25 mg，3次/d；或呋塞米20 mg，2~3次/d；或依他尼酸25 mg，3次/d。

（7）经肠道排钾：阳离子交换树脂可在肠道与钾交换，消除体内的钾。常用聚磺苯乙烯15 g，3次/d，餐前服用，并口服25%山梨醇20 mL导泻。不能口服者改用聚磺苯乙烯25~50 g，加入温水或25%山梨醇100~200 mL中，保留灌肠30 min，2~3次/d。口服中药大黄也有很好的导泻排钾作用。

（8）透析疗法：对于严重的高钾血症患者，特别是肾功能不全的患者，血液透析是快速、安全和理想的方法。

四、钙代谢紊乱

钙是维持骨骼和神经肌肉功能、影响心肌收缩功能的重要元素。体内总钙量的99%分布在骨骼，其他分布在牙、软组织和血浆中。细胞外液中的钙仅占总钙量的0.1%，血清钙离子水平受pH的影响：碱中毒时，钙离子与白蛋白结合增多而离子钙下降；酸中毒时，钙离子与白蛋白解离增加，离子钙水平升高（pH每降低0.1，Ca^{2+}升高约0.2 mmol/L），即总钙量有时不能反映游离钙的水平。钙代谢紊乱主要指人体对钙的吸收、代谢或体内分布的异常。临床上分为高钙血症和低钙血症。以下只讲述低钙血症。

当血钙浓度<2.0 mmol/L时，称为低钙血症。低钙血症在临床上颇为常见，严重的低钙血症可危及生命。临床医生必须熟练掌握其诊断要点和治疗方法。

1. 诊断要点　存在引起低钙血症的病因：

（1）维生素D缺乏：常见于食物中维生素D摄入减少、日照不足和胃肠术后吸收不良者。

（2）甲状旁腺功能减退导致甲状旁腺素（PTH）缺乏：PTH是调节血钙水平最重要的激素。PTH缺乏可导致血钙降低。

（3）急性胰腺炎：胰腺因炎症坏死而释放脂肪酸，脂肪酸和钙结合导致低钙血症。有学者认为，胰腺炎时高血糖素释放增加，使降钙素分泌增加，从而导致低钙血症。严重的低钙血症常提示预后不良。

（4）高磷血症：是肾衰竭患者导致低钙的原因之一。肾衰竭时，磷酸盐潴留于血中，引起高磷血症，钙磷结合形成磷酸钙，导致血钙降低。

（5）恶性肿瘤转移：前列腺癌或乳腺癌骨转移能加速骨的形成，导致低钙血症。

（6）其他：长期使用肾上腺皮质激素、大量输注含枸橼酸钠的血液、各种原因所致的镁缺乏和严重感染等，都能导致血钙降低。

2. 临床表现　低钙血症的临床表现与其发生的速度、程度和持续时间密切相关，与其病因则无明确关系。临床表现以神经－肌肉激惹最为明显。

（1）低钙血症常出现以肌肉痉挛、喉鸣和惊厥为主要表现的手足搐搦综合征。有学者将其称为"低钙三联征"。

（2）当血钙浓度<2.0 mmol/L时，患者可仅有感觉异常、口唇周围和四肢麻木、刺痛感，但无明显抽搐。当血钙浓度<1.75 mmol/L时，可出现手足搐搦、哮喘、呃逆、心动过速和肌肉痉挛（酷似癫痫大发作），但无大小便失禁。当血钙浓度<0.87 mmolL（低血钙危象）时，临床症状明显，四肢和面部感觉异常，肌肉痉挛或抽搐，反射亢进，严重者支气管平滑肌痉挛而发生哮喘，或可引起心力衰竭甚至心搏骤停。

（3）精神症状：如焦虑、烦躁、抑郁和记忆力减退甚至幻觉和精神异常，儿童低钙可影响智力发育，成人可致痴呆。但纠正低钙血症后，上述表现可得到明显改善。

（4）其他：牙齿发育不良或过早脱落、皮肤干燥、色素沉着、体毛稀疏易脱落、指甲发白易碎等。

3. 实验室检查　血钙浓度 < 2.0 mmol/L 有诊断价值,此外血清磷可上升,血清碱性磷酸酶正常或升高,有原发性甲状旁腺功能减退者血 PTH 降低,心电图可表现为 ST 段平坦和(或)QT 间期延长,X 线骨骼片可出现骨软化或佝偻病的表现。

4. 处理要点

(1) 针对病因治疗,治疗与低血钙相关的原发病。

(2) 严重低钙伴手足搐搦、惊厥或心律失常者应紧急治疗,可给予 10% 葡萄糖酸钙溶液 10～20 mL 静脉注射 10 min 以上,然后再将 10% 葡萄糖酸钙 60～80 mL 加入到 500～1 000 mL 5% 葡萄糖注射液中静脉滴注,2～4 h 测血钙一次,以达到 2.0 mmol/L 或以上少许为宜,无需补充纠正太高。同时监测血清钾离子和镁离子浓度。平稳后可改为口服补钙。

(3) 发作严重时可辅以镇静剂苯巴比妥、地西泮等,以缓解抽搐及痉挛等症状。

(4) 使用钙剂治疗效果不佳时,应考虑是否存在低镁,经证实后可给予补镁。

(5) 需要长期治疗的患者可口服补钙及补充维生素 D,以减少钙剂的静脉用量。

第二节　酸碱平衡紊乱与处理

人体的酸碱平衡是通过复杂的生理调节来完成的,血浆 pH 维持在 7.35～7.45,以保证机体进行正常的生理活动。若某些致病因素导致体内酸或碱过多或不足,超过了机体的调节能力,即出现酸碱平衡紊乱。酸碱平衡紊乱在很多情况下是某些疾病或疾病过程的继发性变化,但酸碱平衡紊乱又会使得患者的病情加重或更加复杂,甚至危及生命。因此,及时发现和正确处理往往是治疗成败的关键。酸碱平衡紊乱的判断应结合病史、体格检查及其他血液生化或电解质测定进行综合分析,才能得到符合实际的正确判断。但注意不要急于把 pH 纠正到正常范围,盲目治疗导致的后果可能比酸碱平衡紊乱本身更严重。

根据酸碱平衡紊乱的病理生理机制,可分为代谢性和呼吸性两大类,可以是单纯型的,也可以是混合型的。

一、代谢性酸中毒

代谢性酸中毒是细胞外液 H^+ 增加和(或)HCO_3^- 减少引起的以原发性碳酸氢盐浓度降低为特征的酸碱平衡紊乱。因此,凡引起体内非挥发性酸性物质积聚致 H^+ 浓度增高或碱性物质耗损多致 HCO_3^- 浓度减少,从而导致血 pH 降低的因素,均可产生代谢性酸中毒。

1. 病因

(1) 酸性物质产生过多:乳酸酸中毒、休克、剧烈运动、失水、缺血、严重肝病等。

(2) 酸性物质供给过量:如氯化铵、盐酸、水杨酸盐、盐酸精氨酸等。

(3) 酸性物质清除障碍:肾功能不全及长期使用磷酸苷酶抑制剂等。

(4) 碱性物质丢失过多:如肠瘘、胆瘘、胰瘘,输尿管乙状结肠吻合,严重腹泻等。

(5) 高钾血症:各种原因引起细胞外液 K^+ 增高,K^+ 与细胞内 H^+ 交换,引起细胞外 H^+ 增加,导致代谢性酸中毒。

2. 临床表现　轻度代谢性酸中毒早期可无明显症状,重症患者可有疲倦乏力、头晕,呼吸加快加深较为明显。酮症酸中毒者呼气中可有酮味,患者面颊潮红、心率加快、血压降低,还可有恶心、呕吐、食欲缺乏,以及烦躁不安、嗜睡、昏迷等神志改变。

3. 诊断　①存在可能引起代谢性酸中毒的病因。②有呼吸深快的典型表现。③血气分析示 pH < 7.35,碱剩余(BE)负值明显增大,实际碳酸盐(AB)与标准碳酸盐(SB)均减少,AB < SB。

4. 治疗　代谢性酸中毒的治疗应以消除病因为主要措施,纠正水、电解质紊乱,并通过加强肺部通气,

排出 CO_2 和肾排出 H^+，保留 Na^+ 和 HCO_3^-，以达到恢复酸碱平衡的目的。轻症患者经消除病因，通过机体代偿常能自行恢复酸碱平衡，一般无需碱剂治疗。但对于重症患者或 pH < 7.20、HCO_3^- < 10 mmol/L 时，需补充一定的碱剂，常用的碱性药物是碳酸氢钠溶液。对于难治性酸中毒还需透析治疗。

二、代谢性碱中毒

代谢性碱中毒是细胞外液 H^+ 减少或 HCO_3^- 增加而引起的以原发性碳酸氢盐浓度升高为特征的酸碱平衡紊乱。因此，代谢性碱中毒可因液体 H^+ 丢失，或血中 HCO_3^- 含量增高，或 Cl^- 与 HCO_3^- 不成比例丢失而引起，以血中 HCO_3^- 原发性增多为特征。

1. 病因
（1）碱性物质摄入过多：如长期服用碳酸氢钠片。
（2）酸性物质丢失过多：通过胃酸丢失，如幽门梗阻、胃肠减压；通过肾丢失，如醛固酮过多导致 H^+ 丢失。
（3）缺钾。
（4）利尿剂的作用。

2. 临床表现　呼吸浅慢，口周及手足有麻木感。由于血游离钙减少、乙酰胆碱释放增加，神经肌肉活动增强，面部及四肢肌肉可有小抽动及手足搐搦。还可有精神症状如躁动、兴奋、谵妄、嗜睡及意识障碍等，可能与碱中毒致氧离曲线左移、组织缺氧有关。伴低钾时常有腹胀、软瘫及各种心律失常，心脏传导阻滞，血压下降甚至心搏骤停等。

3. 诊断
（1）有酸性胃液丧失过多、碱性药物摄入过多或缺钾等相关病史。
（2）有呼吸、神经及精神方面的临床表现。
（3）实验室检查示血 pH 和 CO_2CP 增高，血气分析中 SB、AB 及 BB 增加，AB > SB，BE 呈正值。

4. 治疗　积极治疗原发病，如避免摄入或输注过多的碱剂，应用排钾利尿剂时应补充足够的钾盐，慢性呼吸衰竭患者治疗过程中应避免 $PaCO_2$ 降低过快等。

由于机体代谢过程中有大量内源性酸生成，故对轻度及中度碱中毒患者一般不做特殊处理，补充足够的水及 Na^+、Cl^-、K^+ 即可。对于胃液丢失导致的代谢性碱中毒，应补充 Cl^-，以纠正低氯性碱中毒，同时补充钾。对于严重碱中毒，可给予稀盐酸溶液。纠正碱中毒不宜过速。

三、呼吸性酸中毒

呼吸性酸中毒指肺泡通气及换气功能减弱，不能充分排出体内生成的 CO_2，以致血 $PaCO_2$ 增高，引起高碳酸血症。

1. 病因
（1）呼吸中枢异常：全身麻醉过深、镇静剂过量、中枢神经系统损伤。
（2）肺功能异常：肺组织广泛纤维化、重度肺气肿等慢性阻塞性肺疾病，有换气功能障碍或肺泡通气-血流比例失调，都可引起 CO_2 在体内潴留。由于痰液引流不畅、肺不张、肺炎、急性肺水肿等导致高碳酸血症。
（3）其他：胸腔积液、气胸、切口疼痛、腹胀及呼吸机使用不当等因素，均可致换气量减少。

2. 临床表现　意识障碍，进展快者病情较重，进展慢时患者常可耐受。此外，患者可有胸闷、呼吸困难、躁动不安等，因换气不足导致缺氧，可有头痛、发绀。随着酸中毒加重，可有血压下降、谵妄、昏迷等。脑缺氧可致脑水肿、脑疝甚至呼吸骤停。

3. 诊断

（1）有呼吸性酸中毒的临床表现。

（2）实验室检查示血 pH 降低，$PaCO_2 > 45$ mmHg，AB、SB 和 BB 增多，AB > SB，BE 呈正值。

4. 治疗　应尽快消除病因，以维持呼吸道通畅，还需采取积极措施改善机体的通气及换气功能。采用人工辅助通气，排出 CO_2 增加氧供。中枢抑制者可使用呼吸中枢兴奋药。纠正酸中毒一般不使用碱液，只有当因缺氧导致严重混合性酸中毒时，可用小剂量碳酸氢钠以暂时缓解中毒，但同时要防止 CO_2 潴留加重的可能。合并有高钾血症时，要注意发生心室颤动和心脏停搏的危险。引起慢性呼吸性酸中毒的病变大多很难治愈。针对性地采取控制感染、扩张小支气管、促进排痰等措施，可改善换气功能，减轻酸中毒的程度。

四、呼吸性碱中毒

呼吸性碱中毒是由于肺泡通气过度，体内生成的 CO_2 排出过多，以致 $PaCO_2$ 降低，最终引起低碳酸血症，血 pH 上升。

1. 病因

（1）呼吸中枢异常：如精神状况改变、高热、甲状腺功能亢进、剧痛、癔症性过度换气、中枢神经疾病（如脑瘤、脑炎、脑血管意外）及颅外伤等。

（2）肺功能异常：如哮喘、肺炎、肺栓塞、气胸、早期肺间质疾病等，可通过反射机制引起换气过度。脓毒症早期及呼吸机使用不当等亦可引起呼吸性碱中毒。

（3）其他：环境氧分压低，各种原因引起的低氧血症均可因低氧刺激引起呼吸运动增强，CO_2 排除增多。

2. 临床表现　多数患者有呼吸急促、心率加快的表现，但在 $PaCO_2$ 降低后，呼吸中枢受抑制，使呼吸变浅变慢，甚至出现叹息样呼吸暂停，可有四肢及口唇发麻、刺痛，肌束颤动，重症患者可出现手足搐搦，这与血钙降低、神经肌肉兴奋性增高有关。低二氧化碳血症引起脑血管痉挛、脑血流减少时，患者可有意识不清甚至昏迷。

3. 诊断

（1）有呼吸性碱中毒的临床表现和病因。

（2）实验室检查示血 pH 升高，$PaCO_2 < 35$ mmHg，AB 与 SB 均减少，AB < SB。

4. 治疗　防治各种过度换气的原因，消除病因，可使部分轻症患者自行恢复。用纸袋罩住口鼻，增加呼吸道无效腔，可减少 CO_2 呼出，以提高血 $PaCO_2$。对精神性过度通气者可酌情使用镇静剂。对因呼吸机使用不当所造成的通气过度，应调整呼吸机参数。对于急危重症患者或中枢神经系统疾病所致的呼吸急促，可用药物阻断其自主呼吸，采用呼吸机进行适当的辅助呼吸。对于有手足抽搐的患者，可静脉注射葡萄糖酸钙进行治疗。

五、混合型酸碱平衡紊乱

临床上有些患者不是单一的原发性酸碱失衡，而是同时存在两种或两种以上的混合型酸碱平衡紊乱。凡有酸碱平衡紊乱者，如 $PaCO_2$ 和 HCO_3^- 测定的结果不符合两者变化的比例关系时，应考虑有混合型酸碱平衡紊乱的可能。

1. 呼吸性酸中毒合并代谢性酸中毒　由于组织缺氧引起乳酸性酸中毒，又可因 CO_2 潴留导致高碳酸血症，其特征为碱剩余（BE）负值增大，$PaCO_2$ 升高，以致血 H^+ 增高，pH 明显下降。

2. 呼吸性碱中毒合并代谢性碱中毒　特征是 $PaCO_2$ 降低，BE 正值增大，pH 显著升高。

3. 呼吸性酸中毒合并代谢性碱中毒　特征是 $PaCO_2$ 升高，BE 正值增大，pH 升高、正常或下降，这些变化也见于单纯的代谢性碱中毒或呼吸性酸中毒完全代偿的情况下。

4. 呼吸性碱中毒合并代谢性酸中毒　特征是 $PaCO_2$ 降低,BE 负值增大,pH 升高或正常,多见于革兰阴性菌性脓毒症。

5. 代谢性酸中毒合并代谢性碱中毒　多见于肾功能不全或严重呕吐者,治疗时用了过量 $NaHCO_3$,致使在代谢性酸中毒的基础上合并代谢性碱中毒。由于酸碱中毒同时存在,所以血气和生化指标变化不明显,而阴离子空隙(AG)有无增大及组成成分的改变有助于确定诊断。

6. 常见的三重性酸碱失衡类型　①呼吸性酸中毒合并高阴离子间隙的代谢性酸中毒 + 代谢性碱中毒;②呼吸性碱中毒合并高阴离子间隙的代谢性酸中毒 + 代谢性碱中毒。

混合性酸碱平衡紊乱常发生于危重疾病患者的后期,病情较为复杂,原因较难判断,需详细分析病情及血气分析结果,以求得正确的诊断。治疗的重点仍在于原发病的治疗、防治并发症和消除可能的诱因等,并按单纯性酸碱平衡失调的基本治疗原则来处理。治疗过程中应严密观察患者病情变化,防止矫枉过正。

第三节　急危重症患者的营养支持

> **案例**
>
> 　　患者,男性,52 岁,主因持续腹痛、腹胀伴发热、呼吸困难15 天急诊入院。患者15 天前晚餐饮酒后突然出现中上腹持续性疼痛伴呕吐,在当地卫生所输液治疗后无好转,次日转入当地人民医院就诊。测定血、尿淀粉酶明显升高,腹部 B 超提示胰腺广泛肿胀伴胰周液体渗出,留置胃管引出深咖啡色液体。下午患者症状加重并伴呼吸困难、血压下降、少尿,予以气管插管和机械通气,并进行抗休克、抗感染、血浆置换等治疗,给予奥美拉唑抑制胃酸分泌、生长抑素抑制胰腺分泌,乌司他丁、甲泼尼龙减轻炎症反应。患者血压和尿量逐渐恢复,但高热、腹痛、腹胀缓解不明显。行上腹部 CT 检查提示:急性坏死性胰腺炎,胰周及腹腔内大量渗出伴多发假性囊肿形成,双侧胸腔少量积液。查体:T 38℃,P 120 次 /min,R 20 次 / 分,BP 146/80 mmHg。患者体型较胖,神志清楚,精神差,全身无黄染,身体低垂部位及双下肢凹陷性水肿,经鼻气管插管接呼吸机,胃肠减压引出少许咖啡色液体,双肺呼吸音粗伴下肺呼吸音低,心界无扩大,心律齐,心率 120 次 /min,腹部稍膨隆,上腹部腹壁静脉显露,腹肌稍紧张,左中上腹压痛、反跳痛明显,墨菲征阴性,肝、脾触诊不满意,腹部移动性浊音阴性,肠鸣音正常,四肢活动尚可。
>
> 　　请问该患者除了以上处理外,应如何选择合适的营养支持?

一、概述

随着现代医学技术的进步和理念的更新,营养支持治疗已成为救治急诊危重症患者的重要治疗措施之一。合理的营养支持治疗在提供给患者机体所需营养素和能量、降低营养不良发生率的同时,还能预防并发症,改善器官功能,从而改善临床结局。在病因治疗的同时,为了维持危重患者水电解质、酸碱平衡,合理的营养支持已经成为一个必不可少的治疗手段。

急危重症患者的营养支持(nutritional support)包括肠内营养和肠外营养。通过营养管理,确保急危重症患者摄入的总热量及营养底物,如蛋白质、脂肪、糖类等的质和量,保障细胞和器官的功能,增强免疫力,促进创伤愈合,进而使并发症和病死率下降。

二、急危重症患者的代谢情况

随着急危重症患者营养支持治疗研究的进展,人们已普遍认识到过去对急危重症患者的营养支持只是基于健康人饥饿状态下的需要。然而,急危重症患者的代谢有其独有的特点,即绝大多数处于高代谢状态。这种高代谢状态是由创伤、感染、营养不足或器官功能障碍等因素所带来的代谢改变,也是导致其营养衰竭、免疫力下降、组织细胞损伤、多器官功能障碍的重要因素。危重症患者受严重感染、创伤等因素影响,机体处于代谢高分解状态,主要表现为能量消耗增加、内稳态失衡、体重丢失,重要器官结构和功能受损,严重时可导致多器官功能衰竭。

在引起急危重症患者高代谢状态并造成脏器衰竭的多种病因中,最重要的是感染和全身炎症反应综合征。引发高代谢状态的有关介质与导致组织细胞损伤、器官功能障碍及全身炎症反应综合征的许多炎症介质大致相同,这些介质引起全身神经内分泌功能异常,儿茶酚胺、肾上腺皮质激素、胰高血糖素等分解激素的释放大量增加,糖异生增多、血糖升高、机体负氮平衡。

三、营养支持治疗的原则与适应证

1. 原则　①对急危重症患者应做营养状态的评估,合理安排营养支持治疗的方法和时间;②所需营养成分量应因人而异,因病而异,按所需比例认真计算;③营养支持首选肠内营养,尽量口服;④当胃肠功能紊乱、进食不足时,应尽早行肠外营养;⑤当胃肠功能得以恢复时,应及时过渡到肠内营养。

2. 适应证　①本次起病前原有营养不良,如肝硬化合并食管静脉曲张破裂出血;②原有营养状况良好,但患者因病进入高代谢状态,如严重烧伤、严重创伤等;③胃肠道因损伤或疾病需禁食超过 5 天的患者,如急性重症胰腺炎;④应用呼吸机辅助呼吸的患者,尤其是慢性肺疾病患者,如果营养状态不能得到改善,呼吸肌萎缩、无力,影响脱机时间;⑤胃肠功能减退,食欲差,进食量不足超过 1 周。

四、急危重症患者的营养状态评估

在实施肠内、肠外营养支持前,应先对患者的营养状况做一客观评估,并依此制订相应的营养治疗方案。治疗过程中,要经常检测有关指标加以评定,一般每 1～2 周一次。营养评估大致包括了解病史及营养史、全面体格检查、人体测量、生化检查及免疫学测定,肠外营养前评估应更详尽。营养评定的常用指标有以下几个方面。

(一)人体测量

1. 体重　是衡量有无营养不良的浅显指标。营养不良分轻、中、重三度,即当体重较标准体重分别减少 10%、20% 和 30% 时称之。

标准体重可以按下列简易公式计算,此标准上下波动 10% 属正常范围。

$$男性标准体重(kg) = 身高(cm) - 105,女性标准体重(kg) = 身高(cm) - 100$$

2. 上臂中段周径(AMC)、三头肌皮皱厚度(TSF)及上臂肌围(AMMC)　三者均为反映肌肉蛋白的指标。

$$AMMC(cm) = AMC(cm) - 3.14 \times TSF(cm)$$

3. 握力　成年人正常参考值男性为 34 kg,女性为 23 kg,低于正常值的 85% 可以诊断为蛋白质缺乏。

4. 身体质量指数(body mass index,BMI)　被公认为反映营养不良及肥胖的可靠指标。计算公式为:$BMI = 体重(kg) / 身高^2(m^2)$。BMI 正常值为 18.5～24 kg/m^2。< 18.5 kg/m^2 者为营养不良,25～30 kg/m^2 者为超重,> 30 kg/m^2 者为肥胖。

(二)生化指标

1. 血清蛋白　是反映内脏蛋白是否充足的指标。目前常规检测的血清蛋白有:人血白蛋白,正常值 40～60 g/L;血清转铁蛋白,正常值 1.7～2.5 g/L;血清前蛋白,正常值 2.24 mg/L;血清视黄醇结合蛋白,正常值 0.51 mg/L。

2. 肌酐身高指数　24 h 尿肌酐(mg/dl)除以标准身高肌酐 ×100%,其比值低于 0.6 时提示重度营养不良。

3. 其他　餐后 2 h 血糖、血胆固醇、血甘油三酯、丙氨酸氨基转移酶、天冬氨酸转移酶、血尿素氮和肌酐等。

(三) 免疫指标

营养状况与机体免疫功能有相当密切的关系。

1. 淋巴细胞计数　正常值 $(0.8 \sim 4.0) \times 10^9/L$，$< 1.2 \times 10^9/L$ 时被认为免疫功能低下。

2. 免疫球蛋白　常检测 IgM、IgG 和 IgA 等。

3. 氮平衡　计算公式：24 h 摄入总氮量 (g)−24 h 尿 BUN (g)+3.5 (g)。结果是正数提示正氮平衡，负数则提示负氮平衡。负氮平衡说明患者有可能存在营养不良，机体以分解代谢为主，也可能是患有某种高代谢疾病所致。

五、急危重症患者营养支持治疗方案的选择

急危重症患者营养支持治疗方案的选择一般根据患者的实际情况并遵循以下原则：①周围静脉营养和中心静脉营养之间应首选周围静脉营养；②当预计胃肠外营养需要较长时间时，宜首选中心静脉营养；③当所需营养量较高或病情需要在较短时间内改善营养状况者，可选用胃肠外营养。

六、急危重症患者的能量补充

合理的热量供给是实现急危重症患者有效营养支持的保障。2019 年欧洲肠外与肠内营养学会发布的重症营养指南明确提出，危重症患者在疾病的不同时期能量供给采用充足的目标量还是滋养性营养应有区别。

应激早期，合并有全身炎症反应的急危重症患者，能量供给在 $83.68 \sim 104.00$ kJ/ (kg·d)，被认为是多数急危重症患者能够接受并可实现的能量供给目标，即所谓"允许性"低热量喂养。其目的在于避免营养支持相关的并发症，如高血糖、高碳酸血症、胆汁淤积与脂肪沉积等。值得注意的是，对急危重症患者来说，营养供给时应考虑到机体的器官功能、代谢状态及其对补充营养底物的代谢、利用能力。在肝、肾功能受损的情况下，营养底物的代谢与排泄均受到限制，供给量若超过机体的代谢负荷，将加重代谢紊乱及脏器功能损害。

对于病程较长、合并感染和创伤的重症患者，病情稳定后的能量补充需要适当增加，目标喂养可达 $125.5 \sim 146.5$ kJ/ (kg·d)，否则将难以纠正患者的低蛋白血症。由于急危重症患者肠内营养不耐受的发生率增高，常影响肠内营养的有效实施而导致喂养不足，并会导致获得性血源性感染的发生率增高。肥胖的急危重症患者应根据其理想体重计算所需能量。

七、肠内营养支持治疗

肠内营养 (enteral nutrition, EN) 是经胃肠道以口服或管饲 (经鼻胃管、鼻肠管或胃、空肠造瘘管) 补充营养物质的营养支持方式，是改善和维持营养最符合生理、最经济的措施。

1. 适应证　严重营养不良或近期进食减少的急危重症患者；脑血管意外或其他颅脑疾病导致吞咽困难或神志不清者；急慢性心功能不全不宜过多输液者；气管插管或气管切开机械辅助呼吸者；严重烧伤、晚期肿瘤、消化道造瘘等患者；胃肠外大手术围术期及胃肠道手术后 2 ~ 3 天者。

2. 禁忌证　各种原因所致的肠梗阻、严重腹腔内感染及肠吸收不良综合征患者等。

3. 途径选择与放置营养管　根据患者情况采用鼻胃管、鼻空肠、经皮内镜下胃造口、经皮内镜下空肠造口术、术中/空肠造口或经肠瘘口等途径进行。

4. 制剂选择　目前尚无证据表明哪一种特殊的肠内营养制剂更适合危重患者，可以参考表 1-5-3 选择合适的制剂。

5. 并发症

（1）机械性并发症：由置管不当引起，如鼻胃管长期留置导致鼻腔黏膜的损害、胃空肠造瘘术产生的并发症、饲养管阻塞等。

（2）感染性并发症：肠内营养制剂装封前的污染，肠内营养制剂因稀释、混合配置及放置时间长导致的细菌污染，以及吸入性肺炎等。

（3）胃肠道并发症：包括恶心、呕吐、胃潴留、胃食管反流、误吸、便秘、腹胀、痉挛性腹痛、腹泻等。腹痛与腹泻是肠内营养不能进行的主要原因。

（4）代谢性并发症：主要有水、电解质紊乱，维生素缺乏，必需脂肪酸缺乏，肝功能异常等，其发生率远较肠外营养低，且较易控制和治疗。

八、肠外营养支持治疗

肠外营养（parenteral nutrition，PN）是从静脉（包括中心静脉和周围静脉）、肌内、皮下、腹腔等胃肠以外的途径供应营养物，满足机体营养代谢需要的方法。以静脉为主要途径，采用其他途径者极少。若将患者所需要的全部营养均经胃肠外供给，则称全肠外营养（total parenteral nutrition，TPN）。不同配方肠内营养制剂的特点及适用患者见表1-5-3。

表 1-5-3　不同配方肠内营养制剂的特点及其适用患者

配方	主要营养物质			特点	适用患者
	糖类	氮源	脂肪		
整蛋白质配方	双糖	完整蛋白质	长链或中链脂肪酸	营养完全、可口、价廉	胃肠道消化功能正常者
预消化配方	糊精	短肽或短肽＋氨基酸	植物油	易消化、吸收，少渣	胃肠道有部分消化功能者
单体配方	葡萄糖	结晶氨基酸	植物油	易消化、吸收	消化功能障碍者
免疫营养配方	双糖	完整蛋白质	植物油	添加谷氨酰胺、鱼油等	创伤患者、大手术后患者
匀浆膳	蔗糖	牛奶鸡蛋	植物油	营养成分全面，接近正常饮食	肠道的消化吸收功能要求较高，基本上接近正常功能
组件膳			单一营养成分	适合补充某一营养成分	
低糖高脂配方	双糖	完整蛋白质	植物油	脂肪提供50%以上热量	糖尿病、通气功能受限的重症患者
高能配方	双糖	完整蛋白质	植物油	热量密度高	限制液体摄入的患者
膳食纤维配方	双糖	完整蛋白质	植物油	添加膳食纤维	便秘或腹泻的重症患者

1. 适应证

（1）不能从消化道正常进食：口腔疾病影响进食或围术期，食管瘘、空肠瘘等消化道瘘，胃肠道损伤，麻痹性肠梗阻，短肠综合征，脑血管疾病导致的昏迷，放射治疗或化学治疗期间有胃肠道反应者等。

（2）代谢过旺或消耗过度：如全身大面积烧伤、严重创伤或多发性内脏损伤、脓毒症等严重感染，存在高分解代谢情况者等。

（3）其他：如坏死性胰腺炎、急性肾衰竭、呼吸衰竭、心力衰竭及多脏器衰竭者等。应用呼吸机辅助通气的患者，尤其是慢性阻塞性肺疾病患者，静脉营养支持有助于改善呼吸肌的疲劳、缩短患者脱机的时间。

总之,肠外营养支持有两个目的,即营养支持和营养治疗。应针对肠外营养的适应证恰当选用。否则,不仅会造成营养品的浪费,还可能引起严重的并发症。

2. 经肠外补充的主要营养素及其应用原则

(1) 糖类:是非蛋白质热量的主要部分,临床常用的是葡萄糖。葡萄糖是肠外营养中主要的糖类来源,一般占非蛋白质热量的 50% ~ 60%。1 g 葡萄糖产生 4 kJ 的能量。其他如果糖、山梨醇、木糖醇等亦可作为能量的来源,其代谢过程不需要胰岛素的参与。但代谢后会产生乳酸、尿酸,如输注量过大,可能出现高乳酸(果糖、山梨醇)或高尿酸(木糖醇)血症。

(2) 脂肪乳剂:是肠外营养支持的重要营养物质和能量来源。其可提供必需脂肪酸并携带脂溶性维生素,参与细胞膜磷脂的构成,脂肪可供给较高的非蛋白质热量。长链脂肪乳剂(LCT)和中长链混合脂肪乳剂(MCT/LCT)是目前临床上常选择的静脉脂肪乳剂类型,1 g 脂肪产生 9 kJ 的能量。LCT 提供必需脂肪酸(EFA),MCT 由于不依赖肉毒碱转运进入线粒体,有较高的氧化利用率,故更有助于改善应激与感染状态下的蛋白质合成。急危重症成年患者脂肪乳剂的用量一般可占非蛋白质热量的 40% ~ 50%,高龄及合并脂肪代谢障碍的患者应减少脂肪乳剂的补充量,脂肪乳剂需与葡萄糖同时使用。

(3) 氨基酸/蛋白质:多项国际营养学会指南推荐危重症患者蛋白质摄入量为 1.2 ~ 2.0/(kg·d),一般以氨基酸溶液作为补充肠外营养蛋白质的来源,1 g 氨基酸产生 4 kJ 的能量。静脉输注的氨基酸溶液含有各种必需氨基酸(EAA)及非必需氨基酸(NEAA),EAA 和 NEAA 的比例为 1 : 1 ~ 1 : 3。鉴于疾病的特点,氨基酸的需要(量与种类)也有差异。ICU 患者人体测量结果提示,蛋白质(氨基酸)的需要量供给至少应达到 1.2 ~ 1.5 g/(kg·d)。氨基酸发挥其营养底物作用的前提是充足的能量供应,否则氨基酸就作为能量燃烧了。

(4) 水、电解质:营养液的容量应根据病情及患者自身的具体需要,综合考虑每日液体平衡与前负荷状态来确定,并根据需要予以调整。营养支持时应每日常规监测所需要的电解质,主要包括钾、钠、氯、钙、镁、磷等。

(5) 维生素与微量元素:重症患者血清抗氧化剂含量降低,全肠外营养和肠内营养时可添加维生素 C、维生素 E 和 β 胡萝卜素等抗氧化物质。急性呼吸窘迫综合征患者血清维生素 C、维生素 E 和硒的含量低于正常人,脂质过氧化物浓度升高,提示应增加抗氧化物的补充量,以满足其恢复机体抗氧化能力的需要。

3. 营养液的输注

(1) 中心静脉输注:经皮锁骨下静脉或颈内静脉,插入硅胶管或聚氨酯管(单腔、双腔或三腔管)至上腔静脉进行输注。通过深静脉可输注高浓度的液体,最好用输液泵调节输液的速度和液量。应避免使用输注营养液后的输液导管输血、血浆或白蛋白等,以免管腔阻塞或形成血栓。

(2) 周围静脉输注:中心静脉插管有困难或不能实施中心静脉输注营养液者,可采用周围静脉输注的方法。周围静脉输注营养液一般不超过 15 d。静脉营养液的输入可采用将一天内拟输入的液体量于 24 h 内均匀输入的方法,或将一天内拟输入的葡萄糖溶液量分段与 3% 氨基酸溶液加脂肪乳剂于 24 h 内交替输注的方法给患者输入。

4. 临床及实验室监测

(1) 临床监测:包括全身营养状况、体重、体温、中心静脉插管部位等。准确记录出入量,其中出量包括尿量、大便量、各种引流液量、透析量、呕吐量等,据此计算每日出入量是否平衡。

(2) 实验室监测

1) 为监测营养代谢情况,需每日监测氮平衡直至稳定于正氮平衡后。计算公式见前述。

2) 输较高浓度葡萄糖溶液时,需监测尿糖、血糖、酮体等,每天 1 次。病情稳定、输常规浓度葡萄糖溶液时,每周 1 次。

3) 监测血红蛋白、淋巴细胞计数、血浆白蛋白、前白蛋白、视黄醇结合蛋白、免疫球蛋白、尿素氮、肌酐、谷丙转氨酶、谷草转氨酶、血脂等,酌情每周 1 ~ 2 次。

4）电解质和酸碱平衡监测,如血钾、钠、钙、镁、磷及微量元素锌、铜等的测定。

5）每日配置的营养液取残余液 3～5 mL 送细菌培养,插管、伤口分泌物送培养,更换导管时将拔出导管的尖端剪下送细菌和真菌培养。

5. 并发症

（1）代谢性并发症

1）低血糖症:在输注营养液的过程中,若因某种原因造成输注速度减慢或在快速输注后突然停止输注,极易发生低血糖。应用外源性胰岛素与葡萄糖溶液混合输注时,中断输液也可发生低血糖。最好在 24～48 h 逐渐减少葡萄糖用量,使胰岛素分泌调节先恢复常态。

2）高渗性非酮症昏迷:是全肠外营养最危险的代谢性并发症。接受 TPN 的患者若有感染、烧伤、创伤等应激情况,或是幼儿、老年患者及糖耐量下降者,常规输注全静脉营养液就可能出现高血糖。最常见的诱因是葡萄糖起始输注速度过快、营养液糖浓度过高。高渗性非酮症昏迷的病死率可达 20%～40%,应用 TPN 时应注意防治。

3）其他:必需脂肪酸缺乏、各种电解质紊乱、酸碱平衡失调及各种微量元素缺乏等。

（2）感染性并发症:接受 TPN 者常为重症患者,常伴有营养不良、体内已有感染灶或癌瘤,或处于大手术或创伤阶段,接受广谱抗生素、抗癌化学药物治疗或免疫抑制剂。最常见和最严重的并发症是脓毒症,发病率为 2%～33%。最常见的病原体是表皮葡萄球菌。导管及导管－皮肤造口、营养液的配置和输注过程,是细菌入侵、增殖的常见部位和原因。接受 TPN 的患者若出现寒战、高热,即应拔出导管并将其尖端送细菌培养。大多数确实由于导管引起的感染在导管拔除后更易于控制。

（3）中心静脉导管并发症:大多数并发症与锁骨下静脉导管置入有关,发病率为 2.4%～3.7%。包括气胸、空气栓塞、导管位置不当和深静脉血栓形成等。

（4）其他:包括肝胆系统异常和肠道屏障受损。

九、急危重症患者营养支持治疗的新策略

作为急危重症患者治疗必不可少的手段,新近发展的免疫营养（immunonutrition）、生态营养（ecology nutrition）和生态免疫营养（ecoimmunonutrition）等治疗策略对预防感染的作用已备受关注,现予以介绍。

（一）免疫营养

严重创伤、大手术、重症胰腺炎等急危重症患者处于以高分解代谢为特征的负氮平衡状态,免疫系统、肠黏膜结构和功能严重受损,加上禁食和使用抗生素等因素导致肠道微生态的破坏,均可促进肠道细菌移位,引发肠源性感染。

普通患者肠内营养缺乏某些特殊营养素或使用不当时,改善机体免疫的能力有限,也可导致肠道菌群失调而促进细菌移位。因此,补充具有一定药理学作用的特殊营养素,如谷氨酰胺、精氨酸、ω－3 脂肪酸、牛磺酸、抗氧化剂、核苷和核苷酸及非淀粉多糖（如纤维素）等,以特定方式刺激免疫细胞,增强免疫应答功能,维持正常、适度的免疫反应,调整细胞因子的产生与释放,减轻有害或过度炎症反应,同时能保护肠屏障功能完整性而减少细菌移位。

（二）生态营养

消化道为人体最大的细菌库,寄居着大约 1 013 亿个细菌,分共生、致病和中间性三个类型,正常状况下三者保持生态平衡。

急危重症患者因禁食、使用制酸剂及抗生素等诸多因素,可破坏肠道内微生态稳定性,由此引起的肠道菌群失调已成为细菌移位及肠源性感染的最主要原因。肠道屏障包括机械、生物、化学及免疫四部分,任何一个部分受损,都可导致细菌或毒素移位。生态营养即在传统肠内营养的基础上补充肠道拮抗作用,以减少致病菌的过度生长,同时提高肠道细菌的酵解效能,以改善肠道内环境,最终达到维护肠道微生态

及肠道功能、改善机体营养状态及抵抗力、减少急危重症患者感染率的目的。

(三)生态免疫营养

生态营养虽能改善肠道微生态环境,但对改善全身免疫功能的能力有限;免疫营养在改善免疫功能方面虽有独特之处,但对改善肠道菌群紊乱却显得逊色。因此,Bengmark提出生态免疫营养的概念,即在免疫营养支持治疗的基础上,增加应用以益生合剂为主的生态制剂来增强营养支持的效果,减少与肠内营养有关的并发症,降低急危重症患者的感染率,以改善患者预后。该类型制剂能在保证各种营养素充分利用的同时,促进应激个体免疫功能的改善及肠道微生态的稳定。

总之,危重症患者的机体代谢改变复杂多变,常伴有器官功能紊乱和血流动力学不稳定等病理生理改变,受基础营养状态和对因对症治疗措施等多种因素的影响。合理实施危重症患者的营养支持治疗,尤其是早期肠内营养,对于改善预后具有重要作用。临床医师应根据现有研究证据和最新指南建议,结合自身临床经验,为急危重症患者制订最佳治疗措施,开展规范的个体化营养支持治疗。

思考题

1. 常用的评价呼吸功能的实验室检查包括哪些?
2. 肺血管通气/血流比值的变化及动脉血氧分压变化有什么具体的临床意义?
3. 如何通过对呼吸功能的监测,鉴别诊断肺源性心脏病和非肺源性心脏病?
4. 循环监测的主要参数有哪些?
5. 动脉压监测与中心静脉压监测的适应证有何不同?
6. 何为Swan-Ganz导管?有何临床意义?
7. 心排血量监测方法有哪些?基本原理是什么?
8. 脱水的常见类型及补液方法有哪些?
9. 高钾的急诊处理方法有哪些?
10. 危重患者营养支持治疗时应遵循什么原则?
11. 分别简述肠内营养和肠外营养的概念、使用原则、适应证及并发症。
12. 什么是生态免疫营养支持治疗?

(尹 文)

第四节 重症患者的镇痛镇静

危重患者在治疗过程中面对各种伤病和诊疗手段带来的应激与痛苦,常伴有疼痛、焦虑、紧张、烦躁、失眠等不适。这些应激可能会加重原有疾病对于机体器官的损伤,甚至危及生命。镇痛镇静治疗特指应用药物手段减轻或消除患者的疼痛、焦虑和躁动。恰当的镇痛镇静方案可有效减轻疼痛的不良影响,缓解上述精神症状,减少氧耗,降低应激并可达到有益的遗忘,是重症监护病房(intensive care unit,ICU)治疗的重要组成部分。

一、重症患者的镇痛

疼痛是因为躯体损伤、炎症刺激或情感痛苦而产生的一种不适的躯体感觉及精神体验。疼痛的病因及诱因包括原发病、手术、外伤、创伤、有创性操作及各种监测治疗措施等。疼痛可导致应激过度、睡眠不足和代谢改变,进而出现疲劳和定向力障碍,同时可伴有组织耗氧增加、心动过速、凝血功能异常、免疫功能抑制和分解代谢增加等。疼痛还可以引起刺激疼痛区周围肌肉的保护性反应,全身肌肉僵直或痉挛等,限制胸壁和膈肌运动,进而造成呼吸功能障碍。由于疼痛是患者焦虑和躁动的主要原因,因此在镇静治疗之前,应首先对疼痛进行评估,并给予充分的镇痛治疗。

(一)疼痛的概述

疼痛是一种主观感受,具有很大的个体差异。最可靠有效的疼痛评估方法是患者的自我描述。对能够沟通的患者直接进行沟通,根据患者的主观感觉来评估;对于无法沟通的患者,如机械通气者,可以根据患者疼痛相关的行为(面部表情、肢体活动、姿势、对机械通气的依从性等)和生理指标(心率、呼吸、血压等)进行间接的判断。应根据患者的具体情况选择合适的评估方法,定时评估并记录,根据其动态变化来评价镇痛的效果并据此调整治疗方案。

(二)疼痛的评估方法

1. 数字评分表(numeric rating scale,NRS)　采用一条从 0 到 10 点刻度的标尺,0 代表不痛,10 代表疼痛难忍,由患者从上面选一个数字描述疼痛程度(图 1-5-1)。其在评价老年患者急慢性疼痛的有效性及可靠性上已获得证实。对于能自主表达的 ICU 患者应用 NRS 评分,目标值为 <4 分。

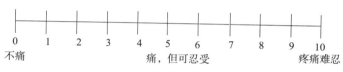

图 1-5-1　数字评分法(NRS)

2. 面部表情评分表(faces pain scale,FPS)　由 6 种面部表情及 0～10 分(或 0～5 分)构成,程度由不痛到疼痛难忍。由患者选择图像或者数字来反映最接近疼痛的程度(图 1-5-2)。

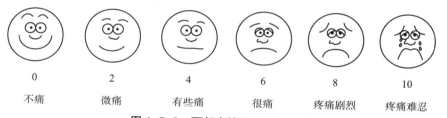

图 1-5-2　面部表情评分表(FPS)

3. 行为疼痛量表(behavioral pain scale,BPS)　从面部表情、上肢活动、机械通气顺应性三个疼痛相关行为指标方面进行评估。评估患者的疼痛程度时,每个指标根据患者的反应情况分别赋予 1～4 分,将 3 个指标的得分相加,总分为 3～12 分,总分越高说明患者的疼痛程度越高。但这一评分量表有一定的局限性,即在没有行机械通气的患者中无法使用。Chanques 等对该量表进行了改良,将原量表中"通气依从性"这个指标更换为"发声",另外两个指标保留不变,发展为 BPS-NI。每个指标同样根据患者的反应情况分别赋予 1～4 分,3 个指标的评分相加,总分为 3～12 分,总分越高说明患者的疼痛程度越高(表 1-5-4)。

表 1-5-4　行为疼痛量表(BPS)

项目	1分	2分	3分	4分
面部表情	放松	部分紧张	完全紧张	扭曲
上肢运动	无活动	部分弯曲	手指、上肢完全弯曲	完全回缩
通气依从性(插管)	完全能耐受	呛咳,大部分时间能耐受	对抗呼吸机	不能控制通气
发声(非插管)	无疼痛发声	呻吟≤3 次 /min 且每次持续时间≤3 s	呻吟 >3 次 /min 或每次持续时间 >3 s	咆哮或使用"哦""哎呦"等言语抱怨,或屏住呼吸

4. 重症监护疼痛观察量表（critical-care pain observation tool, CPOT）　包括面部表情、动作、肌张力、发声/对机械通气的依从性等 4 个疼痛行为,每个条目 0~2 分,总分 0~8 分。其中 0 分代表不痛,8 分代表最痛。近年来也有一些在特殊人群中的研究,如心脏外科重症患者、创伤患者和神经外科患者等,表明 CPOT 评分是一种有效的疼痛评估工具（表 1-5-5）。

表 1-5-5　重症监护疼痛观察量表（CPOT）

指标	0 分	1 分	2 分
1 面部表情	无肌肉紧张,放松的	皱眉,面部肌肉紧张	除以上表情外,双眼紧闭
2 身体运动	安静 正常体位	动作慢而小心,按摩疼痛部位	拉管道,试图坐起或下床,四肢活动剧烈,不听指令,攻击行为
3 四肢肌肉紧张度	被动运动时无阻力	被动运动有阻力,紧张僵硬	被动运动阻力非常大,无法完成伸缩动作
4a 人机同步（气切/插管）	呼吸机报警次数少	报警可自动停止,咳嗽可耐受	频繁报警,人机对抗
4b 发声（无气切/插管）	没有声音或音调正常	叹气或呻吟	哭泣或呜咽

注:对于不能表达、运动功能良好、行为可以观察的患者,应用 BPS 评分或 CPOT 评分,其目标值分别为 BPS < 5 分、CPOT < 3 分。

5. 术后疼痛评分法（Prince-Henry 评分法）　此方法主要适用于胸腹部手术后疼痛的评估。从 0 到 4 分共分为 5 级,对术后因保留气管导管或气管切开不能说话的患者,可在术前训练患者使用五个手指表示 0 到 4 的选择（表 1-5-6）。

表 1-5-6　术后疼痛评分法

分值	描述
0	咳嗽时无疼痛
1	咳嗽时有疼痛
2	安静时无疼痛,深呼吸时有疼痛
3	安静状态下有轻微疼痛,可以忍受
4	安静状态下有剧烈疼痛,难以忍受

（三）疼痛的治疗

因 ICU 患者处于强烈的应激环境中,躯体和精神上都常常经历很多导致疼痛、焦虑和躁动的因素,如发热、尿潴留、体位不适、环境干扰等。在镇痛治疗中应首先尽量设法去除上述诱因,并积极采用心理安慰、物理治疗及改善环境等非药物治疗方法。镇痛药包括中枢性镇痛药、非甾体类抗炎药、解痉药、抗焦虑药等不同种类的药物。中枢性镇痛药为一类选择性作用于中枢神经系统特定部位、能消除或减轻疼痛、同时可缓解疼痛引起的不愉快情绪的药物,以阿片类镇痛药为主。需要根据患者的疾病和个体特点,结合镇痛药的药理学性质来选择合适的药物,并注重个体化差异。同时也要权衡镇痛药可干扰呼吸动力、降低胃动力及增加实施肠内营养的难度,还要考虑停药所导致的疼痛复发等因素。

1. 阿片类镇痛药　指从阿片中提取的天然有镇痛作用的生物碱、部分合成的此类生物碱衍生物及全合成的与之有类似作用的药物,如吗啡、哌替啶、芬太尼、瑞芬太尼、舒芬太尼等。阿片类镇痛药与机体各部位特异性受体结合产生多种药理作用,脑内疼痛传递有关的部位和对痛性伤害性刺激产生反应的部位都是此类药物的作用位点,并由此产生中枢镇痛作用。此外,中枢和外周尚存在一些阿片类药物的其他作用位点,如肠道神经丛等。阿片类药物通过与阿片受体的结合来抑制中枢的疼痛反应。阿片受体存在于中枢神经系统,在脑内的分布广泛而且不均一,与痛觉传入整合及感受有关的神经结构（脊髓胶质区、丘脑内侧、中脑导水管周围灰质)中阿片受体的密度较高;与情绪及精神活动较为密切的边缘系统及蓝斑中阿片受体的密度最高。阿片类药物除了镇痛作用以外,还有镇静、解除恐惧和抗焦虑的作用。

(1) 吗啡:为强效镇痛药,成年患者镇痛时常用剂量 5~10 mg,成人中毒剂量为 60 mg。静脉注射后 5~10 min 起效,清除半衰期 3~4 h,蛋白结合率 26%~36%,一次给药镇痛作用维持 4~6 h。适用于严重创伤、烧伤、晚期癌症等疼痛。心肌梗死而血压正常者,使用吗啡可使病人镇静,并减轻心脏负担。应用于心源性哮喘可使肺水肿症状暂时缓解。吗啡有抑制呼吸、升高颅内压等副作用,对于呼吸功能受损、颅内压增高、支气管哮喘等患者应慎用或禁用。平滑肌的兴奋性作用较强,故不能单独用于内脏绞痛(如胆、肾绞痛)。此外,还有肝、肾累积损伤和组胺释放等副作用,肝肾功能损害时其活性代谢产物可造成延时镇静及不良反应加重。

(2) 芬太尼:具有强效的镇痛作用,镇痛的效价是吗啡的 100~180 倍,静脉注射 1 min 即起效,4 min 达高峰,清除半衰期 2~4 h,蛋白结合率 80%,维持 30~60 min。每间歇 0.5~1 h 可静脉给药 0.35~0.5 μg/kg,静脉输注速度为 0.7~10 μg/(kg·h)。芬太尼对循环的抑制较吗啡轻,肝功能损害时有蓄积。大剂量快速静注可引起颈、胸、腹壁肌强直,胸廓顺应性降低,影响通气功能。支气管哮喘、呼吸抑制及重症肌无力且无气道保护的患者禁用。

(3) 瑞芬太尼:是新型的短效阿片 μ 受体激动剂,在人体内 1 min 左右迅速达到血脑平衡,在组织和血液中被迅速水解,故起效快,维持时间短,清除半衰期 3~10 min,血浆蛋白结合率约 70%。静脉负荷剂量 0.5~1.0 μg/kg,静脉维持剂量 0.02~0.15 μg/(kg·min),体重≥130% 时,按理想体重计算。瑞芬太尼代谢不受肝、肾功能及年龄、体重、性别的影响,其主要通过血浆和组织中非特异性酯酶水解代谢。长时间输注给药或反复注射用药其代谢速度无变化,体内无蓄积。瑞芬太尼对呼吸有抑制作用,但停药后 3~5 min 可恢复自主呼吸。

(4) 舒芬太尼:是一种强效的阿片类镇痛药,也是一种特异性 μ 受体激动剂,对 μ 受体的亲合力比芬太尼强 7~10 倍,作用持续时间是芬太尼的 2 倍,蛋白结合率 92.5%。舒芬太尼有良好的血流动力学稳定性,可同时保证足够的心肌氧供应,静脉给药几分钟就能发挥最大的药效,同时不存在免疫抑制、溶血或组胺释放等不良反应。

(5) 哌替啶:镇痛效价为吗啡的 1/10。哌替啶有明显的抗 M 胆碱受体作用,因此心动过速者不宜使用。此外,大剂量使用哌替啶产生的代谢产物去甲哌替啶有中枢兴奋作用,可能导致惊厥或者癫痫发作,临床应用时应引起注意。

2. 其他中枢性镇痛药

(1) 曲马多:为中枢性镇痛药,镇痛强度约为吗啡的 1/10,呼吸抑制作用弱,对胃肠道无影响,无明显的心血管作用。镇痛机制不明。本药的代谢产物 O- 去甲基曲马多对阿片 μ 受体的亲和力比原形高 200 倍,本品有较弱的 μ 受体激动作用,通过抑制神经元突触对去甲肾上腺素的再摄取,增加神经元外 5- 羟色胺浓度,影响痛觉传递而产生镇痛作用。曲马多的治疗剂量不抑制呼吸,适用于中度以上的急、慢性疼痛,如手术、创伤、分娩及晚期肿瘤疼痛等。

(2) 布桂嗪(强痛定):镇痛效力约为吗啡的 1/3,口服 10~30 min 或皮下注射 10 min 后起效,作用时间持续 3~6 h。布桂嗪的呼吸抑制和胃肠道作用较轻,多用于偏头痛、三叉神经痛、炎症及外伤性疼痛、关节痛、痛经及晚期癌症等。

3. 非甾体类抗炎药(NSAIDs) 具有解热、镇痛和抗炎作用。此类药物的主要作用机制是通过非选择性、竞争性抑制前列腺素合成过程中的关键酶——环氧化酶达到镇痛效果。代表药有对乙酰氨基酚等。近年来有证据表明,NSAIDs 可能通过对外周及中枢神经元的直接作用产生镇痛效应。NSAIDs 适用于轻、中度疼痛,对炎症引起的疼痛尤为有效,对空腔脏器的疼痛效果不佳,对手术后的慢性疼痛有效。它与阿片类联合使用时有协同作用,此时可减少阿片类药物的用量。其镇痛作用弱于阿片类镇痛药,但不产生呼吸抑制、耐受性及成瘾性等中枢不良反应。主要不良反应包括胃肠道出血、血小板抑制后继发出血、肾功能损害等。

二、重症患者的镇静

镇静是产生一种放松而平静的状态,镇痛是镇静的前提。保持患者安静,解除患者焦虑、不适及疼痛状态,但不过度抑制正常生理反射,是 ICU 患者镇静的目标。理想的镇静水平既能保证患者安静入睡,又易被唤醒。在镇静治疗开始时就应明确所需的镇静水平,并且随着患者临床状态的变化随时评估,随时调整镇静用药,以达到并维持所需的镇静水平。

(一)镇静的评估

目前临床常用的镇静评分系统包括 Ramsay 评分、镇静 – 躁动评分(sedation-agitation scale,SAS)、运动反应估价评分(motor activity assessment scale,MAAS)、Richmond 躁动 – 镇静评分(Richmond agitation-sedation scale,RASS)等主观性镇静评分,以及脑电双频指数(bispectral index,BIS)等客观镇静评估方法。

1. Ramsay 评分　是临床上使用最广泛的镇静评分标准,分为 0～6 级,分别反映 3 个层次的清醒状态和 3 个层次的睡眠状态(表 1-5-7)。Ramsay 评分是简单可靠的镇静评分标准,但缺乏特征性指标来区分不同的镇静水平。

2. 镇静 – 躁动评分(sedation-agitation scale,SAS)　也称 Riker 镇静躁动评分。根据患者 7 项不同的行为对意识和躁动程度进行评分(表 1-5-8)。

表 1-5-7　Ramsay 评分

分数	描述
1	患者焦虑、躁动不安
2	患者配合、有定向力、安静
3	患者对指令有反应
4	患者嗜睡,对轻叩眉或大声听觉刺激反应敏捷
5	患者嗜睡,对轻叩眉或大声听觉刺激反应迟钝
6	患者嗜睡,对刺激无任何反应

表 1-5-8　SAS 评分

分值	定义	描述
7	危险躁动	拉拽气管内导管,试图拔除各种导管,翻越床栏,攻击医护人员,在床上辗转挣扎
6	非常躁动	尽管经常被口头提醒,仍不能平静,咬气管导管,需要固定患者肢体
5	躁动	焦虑或身体躁动,经言语提示劝阻可安静
4	安静合作	安静,容易唤醒,服从指令
3	镇静	嗜睡,语言刺激或轻轻摇动可唤醒并能服从简单指令,但又迅即入睡
2	非常镇静	对躯体刺激有反应,不能交流及服从指令,有自主运动
1	不能唤醒	对恶性刺激无或仅有轻微反应,不能交流及服从指令

3. 运动反应估价评分(motor activity assessment scale,MAAS)　通过 7 项指标来描述患者对刺激的行为反应(表 1-5-9),有较好的可靠性及安全性。

表 1-5-9　MAAS 评分

分值	定义	描述
6	危险躁动	无外界刺激就有活动,不配合,拉扯插管及各种导管,在床上翻来覆去,攻击医务人员,试图翻越床栏,不能按要求安静下来
5	躁动	无外界刺激就有活动,试图坐起或将肢体伸出床沿。不能始终服从指令。
4	烦躁但能配合	无外界刺激就有活动,摆弄床单或插管,不能盖好被子,能服从指令
3	安静、配合	无外界刺激就有活动,有目的地整理床单或衣服,能服从指令
2	触摸、叫姓名有反应	可睁眼,抬眉,向刺激方向转头,触摸或大声叫名字时有肢体运动
1	仅对恶性刺激有反应	可睁眼,抬眉,向刺激方向转头,触摸或大声叫名字时有肢体运动
0	无反应	恶性刺激时无运动

4. RASS 评分(Richmond agitation-sedation scale)　目前认为 RASS 评分和 SAS 评分是评价重症患者躁动与镇静的最有效和最可靠的方法(表 1-5-10)。

表 1-5-10　RASS 评分

分值	状态	描述
+4	攻击性	明显的攻击性或暴力行为,对医护人员有直接危险
+3	非常躁动	拔、拽各种插管,或对医护人员有过激行为
+2	躁动	频繁的无目的动作,无法配合呼吸机
+1	烦躁或不安	焦虑或紧张,但身体只有轻微的移动
0	清醒平静	清醒的自然状态
−1	昏昏欲睡	不完全警觉,但对呼唤有超过 10 s 持续清醒,能凝视
−2	轻度镇静	对呼唤有短暂(少于 10 s)清醒,伴眨眼
−3	中度镇静	对声音刺激有反应,但不能睁眼
−4	深度镇静	对声音刺激无反应,对身体刺激有反应
−5	昏迷	对声音和身体刺激均无反应

5. 脑电双频指数(bispectral index,BIS)　是一种判断镇静水平的脑电监测指标,一种可以定量评估患者意识状态的客观监测手段。BIS 值 100 代表清醒状态,0 代表完全无脑电活动状态(大脑皮层抑制期)。85～100 为正常状态,65～85 为镇静状态,40～65 为麻醉状态,低于 40 可能呈现暴发抑制。但是它在 ICU 环境中有局限性,相同的主观镇静水平下,会得到不同的 BIS 评分,而在轻度镇静时主观评分可能有更好的重复性。应用肌松药的成人 ICU 患者推荐使用 BIS 作为补充,因为无法取得这些患者的主观镇静监测。

(二)谵妄的评估

谵妄是多种原因引起的一过性意识混乱状态伴有认知功能障碍。短时间内出现意识障碍和认知能力改变是谵妄的临床特征,意识清晰度下降或觉醒程度降低是诊断谵妄的关键。谵妄的病因及诱因主要包括 ICU 患者焦虑、手术麻醉、代谢异常、缺氧、循环不稳定或神经系统病变,长时间置身于陌生而嘈杂的 ICU 环境会加重谵妄的症状。谵妄分为兴奋型、缄默型和混合型,缄默型因不易被识别而往往预后更差。目前推荐使用 ICU 谵妄诊断的意识状态评估(the confusion assessment method for diagnosis of delirium in the ICU,CAM-ICU)来对谵妄进行诊断(表 1-5-11)。

表1-5-11　ICU谵妄诊断的意识状态评估（CAM-ICU）

临床特征	评价指标
1. 精神状态突然改变或起伏不定	任一问题回答"是",该特征为阳性 过去24 h是否有反常行为。如:时有时无或者时而加重时而减轻? 过去24 h镇静评分（SAS或RASS）或昏迷评分（GCS）是否有波动?
2. 注意力散漫	注意力筛查试验,错误≥3个该特征为阳性 数字测验:"我读10个数字,你听到1时就握我的手" 用正常语调读数:8、1、7、5、1、4、1、1、3、6 患者在读"1"时未握手为错误 患者在读"1"以外的数字时握手也为错误
3. 思维无序	若患者已撤机拔管,需要判断其是否存在思维无序或不连贯。常表现为对话散漫离题,思维逻辑不清或主题变化无常。 若患者在带呼吸机状态下,检查其是否能正确回答以下问题: 1）石头是否会浮在水面上? 2）海里有鱼吗? 3）一磅比两磅重吗? 4）你能用锤子砸烂一颗钉子吗? 在整个评估过程中,患者能否跟得上回答问题和执行指令? 1）你能否有一些不太清楚的想法? 2）举这几个手指头（检查者在患者面前举两个手指头） 3）现在换只手做同样的动作（检查者不用再重复动作）
4. 意识程度变化（指清醒以外的任何意识状态,如:警醒、嗜睡、昏睡或昏迷）	清醒:正常、自主地感知周围环境,反应适度。 警醒:过于兴奋 嗜睡:瞌睡但易于唤醒,对某些事物没意识,不能自主、适当地交谈,给予轻微刺激就能完全觉醒并应答适当。 昏睡:难以唤醒,对外界部分或完全无感知,对交谈无自主、适当的应答;当强烈刺激时,有不完全清醒和不适当的应答,强刺激一旦停止,又重新进入无反应状态。 昏迷:不可唤醒,对外界完全无意识,给予强烈刺激也无法进行交流。

注:1+2+3或4,可诊断患者存在谵妄

（三）常用的镇静方法

1. 非药物治疗　当患者出现焦虑、烦躁等临床表现时,在实施镇静之前,应先尽可能去除引起患者躁动的原因,如缺氧、疼痛、组织灌注不足等。如通过调整呼吸支持改善缺氧,通过心理安慰、物理治疗、药物治疗等方式减轻患者疼痛,也有利于患者保持安静状态,充分镇痛后甚至可以避免使用镇静药。当患者存在组织灌注不足,尤其是脑灌注不足时,也可引起意识状态改变。预防和及时纠正各种可能导致脑组织灌注不足的因素非常重要。

2. 药物治疗　理想的镇静药应该具备以下特点:起效快,剂量-效应可预测;半衰期短,无蓄积;对呼吸循环抑制量最小;代谢方式不依赖肝肾功能;抗焦虑与遗忘作用;停药后可迅速恢复;价格低廉等。但目前尚无任何药物能符合以上所有要求。目前常使用的镇静药如下:

（1）苯二氮䓬类（benzodiazepines,BZ）:是理想的镇静催眠剂,主要作用于脑干网状结构和大脑边缘系统,产生催眠、镇静、抗焦虑、遗忘、抗惊厥和中枢性肌肉松弛作用。苯二氮䓬类的中枢作用主要与药物加强中枢抑制性神经递质 γ-氨基丁酸（GABA）的功能有关,还可能和药物作用于不同部位的 $GABA_A$ 受体密切相关。苯二氮䓬类与 $GABA_A$ 受体复合物上的苯二氮䓬类位点结合,可以诱导受体发生构象变化,促进 GABA 与 GABA$_A$ 受体结合,增加 Cl$^-$ 通道开放的频率而增加 Cl$^-$ 内流,产生中枢抑制效应。苯二氮䓬类药物的作用存在较大的个体差异,如老年患者、肝肾功能受损者药物清除减慢,肝酶抑制剂亦影响药物的代谢,其负荷剂量可引起血压下降,尤其是血流动力学不稳定的患者。用药过程中应经常评估患者的镇静水平以防镇静延长,必须按照个体化原则进行调整。

　　常用的苯二氮䓬类药物有咪唑安定(短效)、氯羟安定(劳拉西泮、中效)及安定(地西泮、长效)。咪达唑仑是苯二氮䓬类中水溶性相对较强的药物,作用强度是地西泮的 2～3 倍,其血浆清除率高于地西泮和劳拉西泮,起效快,静脉注射后 2～5 min 起效,持续时间短,半衰期 1.7～2.6 h,清醒相对较快,适用于治疗急性躁动患者。但注射过快或剂量过大时可引起呼吸抑制、血压下降,低血容量患者多见。咪达唑仑的代谢产物活性低,但长时间用药会有蓄积和镇静时间的延长,在肾衰竭的患者尤为明显,部分患者还可产生耐受现象。劳拉西泮是一种水溶性低的药物,但其效能是咪达唑仑的 4～7 倍。由于其脂溶性较地西泮低,透过血脑屏障较慢,故起效缓慢,静脉注射后 5～20 min 起效。该药在体内分布不如地西泮广泛,因此有效血药浓度维持持久,作用时间长,故不适于治疗急性躁动。劳拉西泮是 ICU 患者长期镇静治疗的首选药。但其清除半衰期 12～15 h,注射用药不容易调节,镇静的维持可通过间断和持续静脉给药来完成。劳拉西泮的优点是对血压、心率和外周阻力无明显影响,对呼吸无抑制作用。缺点是易于在体内蓄积,苏醒慢。其溶剂丙二醇长期大剂量输注可能导致急性肾小管坏死、乳酸酸中毒及高渗透压状态。地西泮具有抗焦虑及抗惊厥的作用,大剂量可引起一过性的呼吸抑制和血压下降。静脉注射可引起注射部位的疼痛。地西泮单次给药有起效快、苏醒快的特点,静脉注射后 2～5 min 起效,半衰期 20～50 h,可用于急性躁动患者的治疗。但其代谢产物去甲安定和去甲羟安定有类似地西泮的药理活性,且半衰期长,因此反复用药可致蓄积而使镇静作用延长。

　　氟马西尼是一种竞争性拮抗苯二氮䓬类受体的拮抗剂,可逆转苯二氮䓬类药物的中枢镇静作用。但对长期应用苯二氮䓬类药物镇静治疗的患者,除用于测试,不推荐常规使用拮抗剂。

　　(2)丙泊酚:其作用机制可能是通过与 GABA- 受体和 β 亚基结合,增强 GABA 诱导的氯电流,从而产生催眠作用,目前还不清楚其确切的作用机制。丙泊酚起效快,作用时间短,撤药后迅速清醒,且镇静深度呈剂量依赖性,容易控制,目前已成为临床广泛使用的镇静药。丙泊酚具有减少脑血流、降低颅内压、降低脑代谢率的作用,用于颅脑损伤患者的镇静,可减轻颅内压的升高。而且丙泊酚半衰期短,停药后清醒快,有利于神经系统的评估。此外,丙泊酚还有直接扩张支气管平滑肌的作用。由于其作用时间短暂,临床镇静时多采用注射泵持续缓慢静脉输注的方式。丙泊酚可引起暂时性呼吸抑制和血压下降、心动过缓,对血压的影响与剂量有关,低血容量和心功能不全易受影响。肝肾功能不全对丙泊酚的药代动力学参数影响不明显。丙泊酚的溶剂为乳化脂肪,长期或大量应用可能导致高甘油三酯血症。

　　(3)中枢性 α$_2$ 受体激动剂:α$_2$ 受体激动剂抑制环磷酸腺苷(cAMP),使 cAMP 和蛋白激酶减少,改变调节蛋白,减少神经元的激活和抑制神经递质的释放,临床常用药物为右美托咪定。右美托咪定是一种高效、高选择性的 α$_2$ 肾上腺素受体激动剂,具有镇静、镇痛、少量的阿片样作用,没有抗惊厥作用。使用右美托咪定镇静的患者更容易唤醒,呼吸抑制较少,且具有很强的抗交感作用,可减低心血管反应(高血压、心动过速)。同时,最常见的不良反应为低血压和心动过缓。

　　3. 镇静药的给药方式　　以持续静脉输注为主,首先应给予负荷剂量以尽快达到镇静目标。间断静脉注射一般给予负荷剂量,以及短时间镇静且无须频繁用药的患者。对急性躁动患者可有使用咪达唑仑或丙泊酚,以达到快速的镇静;需要快速苏醒的镇静,可选择丙泊酚;短期的镇静可选用咪达唑仑或丙泊酚。

三、谵妄的预防及治疗

　　对谵妄状态必须给予及时诊断及治疗。一般不宜单纯增加镇静药,以免意识障碍加重。镇静药使用不当可能会加重谵妄症状,但对于躁动或有其他精神症状的患者,则必须给药予以控制,防止意外发生。

对于谵妄诊断明确的患者,应积极寻找引起谵妄的原因,针对病因进行治疗,如脓毒症、疾病严重程度、低灌注、机械通气等。目前共识推荐通过改善睡眠及早期活动等措施减少 ICU 患者谵妄的发生;右美托咪定可以减少 ICU 谵妄的发生;不建议应用氟哌啶醇、他汀类药物、多奈哌齐和抗精神病药来预防及治疗谵妄。

思考题

1. 疼痛的评估方法有哪些?
2. 镇痛药分类和使用原则是什么?
3. 如何进行镇静评估?
4. 常见镇静药的不良反应有哪些?

(王爱民　曾　凤)

第五节　体外膜肺氧合技术

体外膜肺氧合技术(extracorporeal membrane oxygenation ECMO)是近年来国内外飞速发展起来的一项体外生命支持技术,其原理是在体外应用离心泵将患者的静脉血(非氧合血)输送到气体交换设备(膜肺),在人工膜肺中将非氧合血液转变成富含氧气的血液,并去除二氧化碳,然后将这些血液重新输入患者的循环系统中。根据回输的血管不同,分为静脉 – 静脉体外膜肺氧合技术(VV-ECMO)(图 1-5-3)和静脉 – 动脉体外膜肺氧合技术(VA-ECMO)(图 1-5-4)。它能部分替代人的心肺功能,逐渐应用于危重症患者的救治,在各种原因导致的常规治疗无效的循环衰竭和(或)呼吸衰竭的治疗中发挥了重要作用。

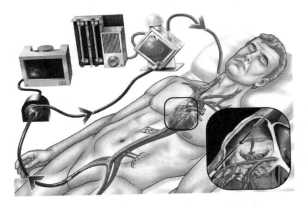

图 1-5-3　双腔静脉 – 静脉 ECMO 模式

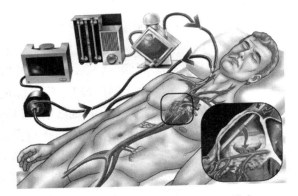

图 1-5-4　单腔静脉 – 静脉 ECMO 模式

一、静脉 – 静脉体外膜肺氧合技术(VV-ECMO)

ECMO 引血端(多为股静脉)及回血端(多为颈内静脉)均位于腔静脉内,相当于人工膜肺与患者肺串联,从而使患者动脉血氧含量得以改善。

1. 适应证与时机

(1)可逆病变导致的急性呼吸衰竭。

(2)即将行肺移植治疗的患者,ECMO 能起到桥梁作用。

(3)ARDS 的上机时机包括:①氧合指数 < 50,持续 > 3 h;②氧合指数 < 80,持续 > 6 h;③动脉血气 pH < 7.25,$PaCO_2 \geqslant 60$ mmHg,持续 > 6 h。

2. 禁忌证

（1）正压机械通气大于 7 d。

（2）高龄（>75 岁）。

（3）血管通路狭窄。

（4）出血抗凝禁忌。

3. 分类和插管方式

（1）类型：表 1-5-12。

表 1-5-12 VV-ECMO 的类型（按照插管部位来分）

插管部位	具体类型
两部位 VV	分别在两处静脉插单腔管
	（1）颈内静脉引流，股静脉回输
	（2）股静脉引流，颈内静脉回输
	（3）一侧股静脉引流，一侧股静脉回输
单部位 VV	颈内静脉双腔插管完成血液引流和回输

（2）插管方式

1）两部位 VV-ECMO：目前临床上最常用的循环回路是经股静脉引流，再经颈内静脉回输到右心房，该方法是成人严重呼吸衰竭的主要辅助模式。此外，在颈内静脉通路被占据或血管条件不允许置管时，可选择双侧股静脉置管（图 1-5-5）。

2）单部位 VV-ECMO（DLVV-ECMO）：此种插管方式最初应用于新生儿呼吸衰竭，因新生儿股静脉细小，静脉引流管如置于股静脉，引流量往往不足。针对此情况设计出单根双腔管放置于颈内静脉，将血液从右心房引流出，经过膜式氧合器氧合后再通过灌注口回输到右心房，即 VV-ECMO 辅助时利用一根静脉插管即可实

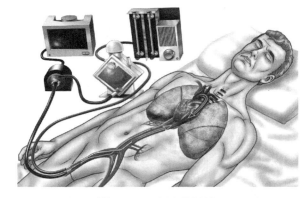

图 1-5-5 VV-ECMO

现血液的引流和回输，又可减少氧合血再循环，提高 VV-ECMO 的氧合能力。设计合理的双腔插管是 DLVV-ECMO 辅助成功的关键，随着技术进步，目前单部位插管的成人双腔插管在国外已应用于临床（图 1-5-6）。

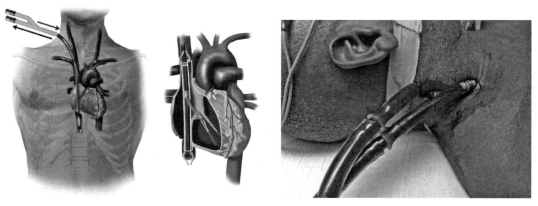

图 1-5-6 单部位 VV-ECMO

（3）插管前评估：动静脉插管前，应用超声评估血管条件。超声可以显示目标血管直径并帮助判断置管位置，利于减少插管并发症。

（4）插管技术：置管是否成功是进行ECMO的前提条件。ECMO血管内导管周径一般为15~23 Fr，ECMO导管置入要比普通导管更为困难。置管方式一般采用经皮穿刺，穿刺困难时可采用血管切开。

经皮穿刺置管是目前动静脉置管都采取的主流置管方式。目前大部分ECMO置管能在床旁通过穿刺方式建立，无需切开。穿刺采用Seldinger技术，即导管导丝交换技术。以股静脉穿刺置管为例，患者取仰卧位，术侧下肢外展，选择腹股沟韧带中点下2~3 cm股动脉搏动最强点内侧为穿刺点（如有床旁超声，可在床旁超声引导下穿刺），皮肤常规消毒，铺无菌单，利多卡因作局部麻醉。穿刺针穿中股静脉后，导丝循穿刺针进入血管腔内，退出穿刺针，以尖刀切开皮肤约0.5~1 cm，将细扩张器循导丝扩张皮下隧道，退出细扩张器，更换粗扩张器循导丝再扩张皮下隧道，退出粗扩张器，最后将带有导芯的导管置入血管腔内，退出导丝和导芯。在进行穿刺置管过程中，应确保导丝没有阻力，使用扩张器扩张皮下隧道时应确保扩张器无阻力地通过导丝。避免导丝在血管打折，导致扩张器进入困难，置管失败（图1-5-7）。

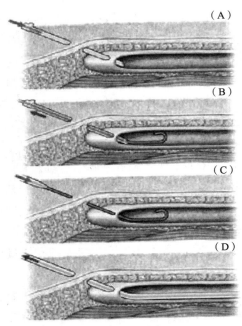

图1-5-7　经皮穿刺示意图

（5）上机基本操作流程：主要步骤包括穿刺、置管、与预充好的ECMO套包的连接、开机试运行、导管位置的确认和固定、连接水箱等。

4. 设备与管路的管理

（1）血泵：目前临床上最常用的血泵为离心泵和滚压泵。离心泵运转时能耗低，不会产生过大的正压或负压，也能捕获少量气体并使其滞留在头中，因而安全性能优越；其主要缺点为流量不稳定，低流量时溶血风险增大。相反，滚压泵能够提供稳定的流量，在新生儿低流量运转时，溶血风险低；缺点是无论血容量是否足够、管路压力改变，滚压泵会持续运行，容易出现过大的管路负压或正压，空气栓塞的风险也增加，通过在血泵的引血端和回血端安装伺服控制的压力传感器，可增加使用的安全性。每台血泵均应配有备用电源，或自带蓄电池。另一必备的配套设备是手摇柄，保证在血泵故障时启用手摇柄驱动血泵泵头。增加血泵转速从而提高血流量是改善氧合最重要的手段，应密切监测血泵的转速与流量，通常在ECMO系统稳定运行时二者具有固定的比例关系。若出现转速不变而流量下降的情况（有时可能是很小的变化），提示整个ECMO系统阻力增加（管路打折、血栓形成等）或血容量不足，应及时排查原因。

（2）膜肺：是ECMO系统的另一核心部件，为进行气体交换的装置。目前市场上膜肺的材料有固体硅胶膜、微孔中空纤维膜（聚丙烯）或固体中空纤维膜（聚甲基戊烯，PMP）等。与固体硅胶膜相比，微孔中空纤维膜预冲时排气快，气体交换能力强，膜面积小，膜材料生物相容性好，跨膜压差低，操作简单、高效，同时能有效减少血小板的激活、红细胞的破坏和血栓形成。但这种微孔膜易发生血浆渗漏而失去功能，尤其是静脉输注脂类更容易发生，限制了其临床应用。

目前常用的固体中空纤维膜结合以上两种膜的优点，克服了血浆渗漏的缺点，使临床使用时间明显延长。尽管目前的膜肺大都使用肝素涂层，但血栓形成仍是导致其功能下降的最重要原因。临床应密切观察，并通过监测膜肺后的血气情况来判断血栓对其功能的影响。

（3）氧供气流（sweep gas）：通常情况下，氧供气流为100%的纯氧或二氧化碳与氧气的混合气，常规设置氧供气流流量与血流量相等（1∶1）。增加氧供气流流量可以增加CO_2的清除，但对氧合影响较小。水蒸气可凝集于膜肺内,间断提高氧供气流的流量,可以避免水蒸气凝集形成"肺水肿"导致的膜肺功能下降。

(4) 管路:患者通过管路与 ECMO 的主要部件如血泵和膜肺连接。在充分考虑连接和转运便利等因素下,管路的长度越短越好,管路中的接头越少越好,以尽量减少湍流和血栓的形成。血管内导管(ECMO 插管)是 ECMO 系统中提供理想血流量的主要限制因素。

通常在给予充分支持时,ECMO 系统的血流量为 60 ~ 120 mL/kg·min。插管口径越大,能够提供的血流量越大,但穿刺时的难度会加大,血管损伤增大。口径太小则不能提供足够的血液流量。这种矛盾在引血端尤为明显。回血端由血泵提供动力,其阻力大小对血流影响相对较小,但过细的动脉插管将使回血阻力显著增加。成人患者静脉引血端插管的大小为 21 ~ 23 Fr,动脉插管的大小为 15 ~ 17 Fr。在 VV-ECMO 采用双腔静脉插管是一种简单的替代方法。

(5) 水箱:由于大量血流持续流经体外,患者热量丢失较大,以水箱维持血温必不可少。一般水箱水的温度保持在 37℃。若患者出现发热,可以采用水箱降温。水箱中的循环水不是无菌的,与血液不发生直接接触。若循环水中发现少量血细胞或蛋白,或出现无法解释的溶血或感染时,应警惕发生血液与水的混合,这往往与膜肺破损有关,需立即更换。

(6) ECMO 系统的更换:ECMO 系统开始运行后,随时间的延长,可能出现氧合器功能下降、血栓形成、溶血等情况,如有必要,需考虑更换除血管内导管外的整套管路(包括泵头和氧合器)或仅更换氧合器。更换过程需反复演练,直至熟练配合,应控制在 1 min 以内。

5. 模式与参数调节 VV-ECMO 通常将氧供气流和血流量设置于相同水平,使其通气血流比为 1:1。如需要提高氧合,则增加 ECMO 血流量,如需降低 CO_2 水平,则应增加氧供气量的流量。

6. 患者管理

(1) 机械通气的管理:ECMO 时机械通气的主要目标是"肺休息",降低或避免呼吸机诱导肺损伤(VILI)的发生,因此其机械通气参数的调节有别于常规机械通气。给予小潮气量通气 3 ~ 6 mL/kg,平台压 < 30 cmH_2O,呼吸频率 5 ~ 10 次/min,呼气末正压 PEEP 10 ~ 20 cmH_2O,吸氧浓度推荐降低吸氧浓度至 50% 以下,以减少氧中毒的发生。通气模式推荐使用定压型的部分通气支持模式。

(2) 镇静问题:为减少疼痛、降低呼吸氧耗量和避免 ECMO 导管的脱出,常规给予适度镇静,维持 Ramsay 评分为 3 ~ 4 分。待病情恢复,应逐渐减少镇静药的用量,恢复自主呼吸,增加患者活动。

(3) 容量管理:对于 ECMO 患者,因本身心肺功能严重受损,以及早期 ECMO 所继发的炎症反应,常常会发生毛细血管渗漏,如输入过多液体将会加重全身水肿和心肺衰竭,因此其液体管理的目标是使细胞外液容量恢复并保持在正常水平(干体重)。

如果血流动力学稳定,可持续使用利尿药直至达到干体重。如对利尿药反应不佳,或者患者出现肾功能不全,可加用持续肾脏替代治疗(CRRT)。

(4) 营养支持:与其他危重症患者的营养支持相比,ECMO 患者的营养支持在能量需求、营养物质需求、并发症的防治方面没有特别的不同。但考虑到 ECMO 治疗前的低氧、低血压、血管活性药的使用及 ECMO 期间镇静药和抗生素的使用,肠道结构与功能往往会受到较大影响,因此在此期间考虑短期使用肠外营养(PN)作为 ECMO 治疗初期的营养途径。随着通气、氧合及血流动力学的改善,应尽早开始肠内营养(EN)。研究结果表明,启动 VV-ECMO 支持治疗的 24 ~ 36 h,肠内营养是安全的,并且耐受性良好。虽然多数 VA-ECMO 存在严重血流动力学障碍,但在适当的管理下肠内营养也是安全的。

(5) ECMO 相关感染:ECMO 支持过程中合并感染将导致 ECMO 支持时间和 ECMO 撤离后的机械通气撤离时间明显延长,病死率和并发症显著增加,故需高度重视感染的诊断、治疗和预防。

1) 患者本身存在的基础疾病、ECMO 相关操作和治疗,以及同时接受其他多种有创监测和支持,均可增加感染的风险,极难判断感染来源于原发病还是继发于 ECMO 或其他的操作与治疗。

2) 监测体温、白细胞、CRP、PCT、尿液、气道分泌物、引流管与灌注管穿刺处有无脓液、床旁胸片。

3）应尽量减少在所有管路接口处进行任何操作；尽量选用外周静脉间断推注药物和输血；在ECMO患者病情稳定后，尽早拔除所有不必要的输液管路和血管内导管。

4）严格执行预防呼吸机相关肺炎（VAP）的操作，包括抬高床头、口腔护理、药物治疗胃食管反流等。气管切开有利于气道管理，但切口易污染ECMO颈内静脉导管，需结合患者情况充分权衡利弊。早期给予肠内营养以维持肠道黏膜功能，防止菌群移位，避免静脉高营养及相关感染。

（6）抗凝与出血的处理

1）抗凝药的选择：普通肝素为ECMO最常用的抗凝药。在置入ECMO导管前，应以冲击剂量给药（50～100 U/kg），此后在ECMO运行过程中持续静脉泵入。对于少数合并肝素诱导性血小板减少症者，阿加曲班通常是备选药物。

2）抗凝效果监测指标：活化凝血时间（activatedclotting time，ACT）：是纤维蛋白单体激活剂作用下反应的全血凝血时间（以秒计算）。各种ACT检测装置对于正常血液样本均存在各自的正常值上限（大多数为120～140 s）。应每2～4 h监测一次ACT，ECMO治疗初期，或当ACT波动较大时可增加监测的频率。通常维持ACT为正常值的1.5倍。

部分凝血活酶时间（activated partial thromboplastintime，APTT）：是不含钙离子的血浆在纤维蛋白单体激活剂联合钙离子作用后形成血间（以秒计算）。一般而言，ECMO抗凝所用肝素剂量胸手术体外循环时的剂量小很多，血中的肝素浓度较低此时APTT较ACT更加敏感。

血栓弹力（thromboelastography，r ITEG）：TEG能对一份血样进行从凝血开始，至血凝块形成及纤维蛋白溶解的全过程，对凝血因子、纤维蛋原、血小板聚集功能及纤维蛋白溶解等方面进行凝血全貌的检测和评估，其结果不受肝素类物质的影响。可用于ECMO时复杂性出血的监测。

3）抗凝目标：ECMO抗凝的基本目标是不出血、适度抗凝、适度纤溶，即凝血、抗凝及纤溶之间的平衡。为达此目标，需进行如下操作：

每日监测1～2次凝血酶原时间（PT），保证PT延长不超过3～5 s，否则提示患者凝血功能障碍，可输注新鲜冰冻血浆；保证APTT为60～80 s，或ACT为160～200 s；使血小板计数维持在80 000以上；纤维蛋白原维持在2～4 g/L水平；若使用大剂量肝素仍然发生血栓形成，需考虑血浆抗凝血酶Ⅲ（ATⅢ）水平较低的可能，可输注新鲜冰冻血浆直至血栓形成得到控制；动态监测D-二聚体水平，升高提示抗凝不充分、血栓形成所致纤溶亢进的可能，应仔细检查膜肺等部位是否有新的血栓形成，同时加强抗凝，出血明显时可考虑使用抗纤溶治疗。

4）少数情况下可能发生肝素诱导血小板减少症合并血栓形成的并发症，该并发症以动脉内多发白色血栓形成和血小板计数＜10 000/mL为特点，此时可选择阿加曲班抗凝。

（7）出血的预防与处理：出血是ECMO最常见的并发症，在ECMO过程中预防出血尤为重要，需特别注意：①应按上述抗凝基本目标对体内出凝血功能进行调整，保证凝血、抗凝及纤溶之间的平衡；②应尽量减少静脉穿刺、手指针刺、气管内吸痰、经鼻腔或尿道留置导管、胸腹腔穿刺等操作，以避免由此导致的难以控制的出血；③在ECMO建立之前常规放置动脉导管以备采血和监测血压，尽量减少穿刺采血；④血管穿刺之后应对穿刺点进行加压止血，确认无出血后方可减压；⑤吸痰和留置体内导管时需动作轻柔；⑥每日监测血常规2次；⑦严密监测出血相关临床表现。

常见的出血原因包括凝血功能异常（凝血因子消耗、血小板数量与功能降低、纤维蛋白原含量与功能降低等）、抗凝剂过量、纤溶亢进、DIC形成、手术或穿刺部位出血等。

出血处理的基本原则与程序：①通过实验室检查及临床表现，积极寻找出血原因并加以处理；②将凝血状态尽量恢复至正常范围，可输注新鲜冰冻血浆或特异的凝血因子、血小板、纤维蛋白原；③如果确发生纤维蛋白溶解，或疑似存在纤溶反应（尤其是近期大手术后），应给予抗纤溶治疗；如果为继发于ECMO系统血栓导致的严重纤溶，应立即更换ECMO系统；④如果仍无法止血，可在加大ECMO流量的同时部分或完全停用肝素,但这会导致主要循环管路中血栓形成,所以当停用肝素时,应该准备好完成预冲的 ECMO 系统,时刻备用;⑤局部止血(加压、缝合结扎、止血胶等);外科性出血需要外科积极处理。

7. ECMO 的撤离

(1)试验性脱机:随着患者脏器功能改善,ECMO 支持力度随之逐渐降低。当 ECMO 支持力度低于患者心肺功能总体的 30% 时,提示患者本身的心肺功能可能足以耐受断开 ECMO,此时可考虑试验性脱机。如果 ECMO 支持仍需维持在 30% ~ 50% 的水平,则无试验性脱机指征。

采用 VV-ECMO 方式的患者试验性脱机方法较为简单,患者自身的心脏功能尚可,仅需要测试其气体交换能力。将机械通气参数(呼吸频率、平台压、PEEP、吸入氧浓度等)设置在患者断开 ECMO 后可以接受的水平,维持 ECMO 的血流量和抗凝不变,暂停氧供气流,监测患者的 SaO_2 和 $PaCO_2$,如果在上述机械通气参数的支持下患者的肺功能足以维持 1 h 以上的时间,则可考虑拔管。

试验性脱机期间需持续抗凝,并周期性开放管路以防止血流淤滞。在试验性脱机期间,心脏彩超是评价心功能的重要方法。如果脱机试验成功,可断开管路并用肝素盐水为血管内导管封管,以备拔管。如果脱机试验成功但患者病情仍不稳定,则可撤离体外循环管路,但仍需保留血管内导管,以便于患者需要重新接受 ECMO 时再连接另一套体外循环管路,通常需要应用小剂量肝素盐水封管,血管内导管可保留 24 h 以上。如果确定患者无需再次应用 ECMO,最好在试验性脱机成功后立刻拔除血管内导管。

(2)拔管:只要患者情况允许,即可拔除血管内导管。为防止血栓形成,拔除导管后逐渐减量肝素,之后可常规给予低分子肝素。若导管是经皮置入,则直接拔出后局部加压止血(静脉至少 30 min,动脉至少 60 min)。若导管是切开血管后置入,在拔出套管后需要外科缝合。

在导管拔出过程中,需要压迫穿刺点以避免大量出血,但压迫力不宜过大,以避免插管远端可能附着的血栓脱落形成肺栓塞,压迫时用力大小以拔出瞬间有少量血液随插管溢出为宜。拔管时还应注意气体通过插管通道入血形成气体栓塞的风险,尽量将穿刺置管部位水平放低,拔管同时保持机械通气的正压,或在拔管时应用短效肌肉松弛剂。若加压止血后仍然出血,则继续压迫 20 ~ 30 min。止血后 6 h 仍需注意以下事项:平卧位,减少患者屈腿与翻身,若必须翻身应采取平板滚动法;暴露穿刺局部,前 2 h 内每半小时查看一次穿刺口是否出血,以后每小时一次;如果穿刺的是股动脉,每小时检查一次动脉搏动情况。

二、静脉－动脉体外膜肺氧合技术(VA-ECMO)

通过腔静脉(股静脉或颈内静脉)置管,人工泵将体循环血流引至体外,经膜肺氧合后再经颈动脉或股动脉导管回到体内,相当于膜肺与患者肺进行并联运行过程中的 SaO_2 受到 ECMO 和患者自身心脏功能的共同影响,从而保证机体组织器官得到充分的氧合血流灌注。

1. 适应证与时机

(1)院内心搏骤停(in-hospital cardiac arrest,IHCA)患者:有医务人员见证的心搏骤停,患者年龄 < 75 岁,积极有效的 CPR 抢救持续 10 min 仍未能恢复有效自主循环。

(2)急性心肌梗死、爆发性心肌炎、急性肺栓塞导致右心功能不全、心脏毒性药物过量或脓毒症心肌病导致的心源性休克。

(3)等待心脏移植。

(4)左室辅助装置辅助期间右心衰;脱离体外循环困难。

(5)时机:心指数 < 2.0 $L/min/m^2$、收缩压 < 90 mmHg、肺毛细血管楔压 ≥ 24 mmHg、依赖两种以上的血管活性药或血管升压素、伴或不伴使用 IABP,仍然有低灌注,Lac 水平 4 ~ 15 mmol/L。

2. 禁忌证

(1)相对禁忌证:高龄(年龄 > 75 岁)、严重肝功能障碍、恶性肿瘤晚期和合并存在抗凝禁忌证等。

(2)绝对禁忌证:主动脉瓣重度关闭不全与急性主动脉夹层动脉瘤。

（3）心搏骤停患者严重内环境紊乱，pH＜6.8或血乳酸水平＞15 mmol/L。

3. 分类和插管方式

（1）类型：表1-5-13。

表1-5-13　VA-ECMO的类型（按照插管部位来分）

插管部位	具体类型
外周型VA	分别在两处外周血管插单腔管 （1）一侧股静脉引流，同侧或对侧股动脉回输 （2）一侧股静脉引流，一侧锁骨下动脉回输 （3）一侧股静脉引流，一侧颈内动脉回输
中央型VA	右房引流，升主动脉回输（图1-5-9）

（2）插管方式：根据体外生命支持的类型、患者年龄和体重及具体的临床情况决定。

1）外周型VA-ECMO：目前临床上最常用的循环回路是经股静脉引流，同侧股动脉回输到主动脉，即将静脉插管从股静脉置入，插管向上延伸至右房，引出的静脉血在氧合器中氧合，经泵从股动脉注入体内。该插管方式可将80%回心血流引至氧合器，降低肺动脉压和心脏前负荷。VA-ECMO不同的置管方式具有不同的血流动力学特征。股静脉引流、股动脉灌注时，经ECMO氧合的血和经肺氧合的血在主动脉混合，各器官的灌注取决于两股血流的比例。通常认为上半身包括心、脑等重要器官由经肺氧合血灌注，下半身腹腔内脏及下肢由经ECMO氧合血灌注。股静脉引流、颈动脉灌注方式可保证全身除心脏以外大部分组织的灌注，而心脏自身灌注由来源于主动脉根部冠脉血流灌注，其通常认为是经肺氧合的血液。如果患者自身肺功能极差，为了改善心脏的灌注，可以再留置一根相对细的灌注管，将灌注血液分流一部分到股静脉或颈静脉返回心脏，即所谓的静脉-动脉-静脉（VAV）方式。这样可以保证一部分氧合的血返回心脏，但分流量较难把控（图1-5-8）。

2）中央型VA-ECMO：中央型、胸内VA-ECMO的使用频率较周围型低。它通常用于心脏术后，由于标准的胸骨切开术已经实施，保留中央插管用于心脏术后心源性休克或原发性移植物衰竭。此时，使用CPB的标准技术直接动静脉置管。在升主动脉和右心房上做荷包缝合，通过圈套器使缝线紧绕插管并固定，防止插管周围漏血，在静脉端则是防止空气进入循环系统。此外，中心VA-ECMO是外周股-股VA-ECMO患者发生肺水肿时卸载左心室（LV）的有效方法（图1-5-9）。

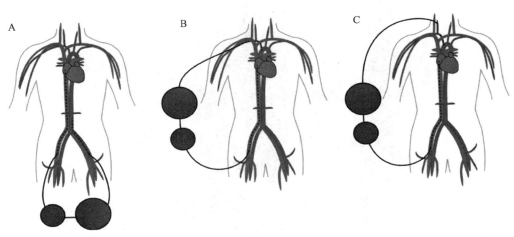

A. 股静脉-股动脉　　　　　　B. 股静脉-腋动脉　　　　　　C. 股静脉-右颈内动脉

图1-5-8　外周型VA-ECMO

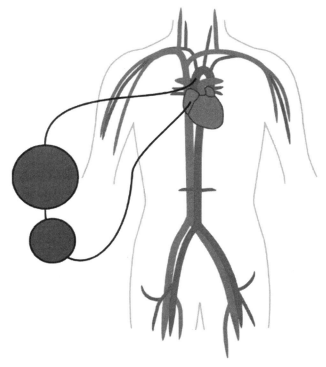

图 1-5-9　中央型 VA-ECMO

　　(3)插管前评估:动静脉插管前,应用超声评估血管条件。超声可以显示目标血管直径并帮助判断置管位置,利于减少插管并发症。股动脉置管时,应选择条件较好的一侧。如双侧股动脉均存在严重狭窄或明显钙化病变时,可选择腋动脉或锁骨下动脉置管。另外,腋动脉或锁骨下动脉置管发生置管部位感染较少,患者也容易进行康复训练,多用于等待移植的患者。股静脉置管型号决定 ECMO 流量大小。应选择型号较大的引流管,获得稳定的流量,获得稳定的辅助流量后,可放置远端灌注管,增加动脉置管侧下肢血液供应,预防下肢严重缺血发生。

　　(4)插管技术:置管方式有经皮穿刺和外科切开两种方式。

　　1)经皮穿刺插管:是目前动静脉置管都采取的主流置管方式(图 1-5-10)。

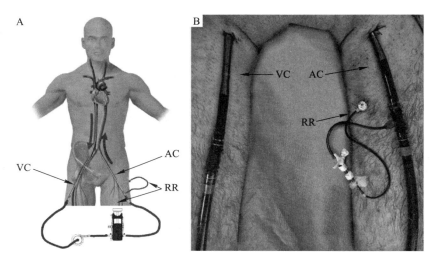

图 1-5-10　经皮股 - 股 VA-ECMO

AC,动脉插管;VC,静脉插管;RR,逆行再灌注管

2）切开置管技术:指使用外科手术方式切开血管置入导管,它适用于各种置管方式。切开需要外科医生在床旁或手术室进行。以股动脉置管行切开术为例,患者仰卧位,术侧下肢外展,选择腹股沟韧带中点下 2~3 cm 为切开部位,做皮肤常规消毒,铺无菌单,利多卡因局部麻醉。在切开部位做 3~4 cm 长度横切口,暴露游离股动脉。分别在股动脉血管下穿过粗棉线 2 根,血管切开部位近端和远端各一根,在两根棉线之间股动脉拟行置管部位做荷包缝合,将血管远端结扎。荷包中央股动脉管剪一小口,迅速插入导管至合适深度,结扎近端棉线以固定血管内导管。优点是操作确切简便,缺点是可能导致远端缺血,必须置入远端灌注管进行远端肢体灌注。

3）半切开置管技术:指外科手术切开皮肤,分离血管再使用血管穿刺技术进行血管内置管。以股动脉置管为例,患者仰卧位,术侧下肢外展,选择腹股沟韧带中点下为切开部位,做皮肤常规消毒,铺无菌单,利多卡因局部麻醉。在切开部位做 3~4 cm 长度纵切口,暴露游离股动脉。观察直径,选择合适口径动脉插管。使用穿刺针在切口下方 1~2 cm 处穿刺皮肤,在切口处直视进入股动脉。插入导丝,退出穿刺针。通过导丝置入扩皮器。皮肤出口使用锐器轻轻扩大,将插管通过导丝直视下插入动脉,置管部位用 5-0 滑线做荷包缝合,缝合切口固定插管。视股体远端供血情况及插管相对股动脉大小决定是否置入远端灌注管进行远端肢体灌注(图 1-5-11)。

手术入路是通过垂直切口进行的。AC 位于股总动脉,VC 位于股静脉,RR 导管位于股浅动脉,连接于动脉插管和股浅动脉导管之间。

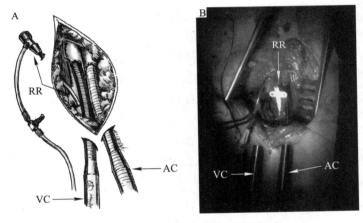

图 1-5-11　手术股 – 股 VA-ECMO

4）中心插管:中心插管 VA-ECMO 需开胸置管,临床较少应用,一般应用于颈部或腹股沟置管不可能或不现实,尤其是不能脱离 CPB 的患者或胸骨切开后进行复苏的患者。此时,使用 CPB 的标准技术直接动静脉置管。在升主动脉和右心房上做荷包缝合,通过圈套器使缝线紧绕插管并固定,防止插管周围漏血,在静脉端则是防止空气入循环系统(图 1-5-12)。

4. 设备与管路的管理　血泵、膜肺、管路、水箱,供氧气流,手摇泵管理与静脉静脉管理内容一致。

5. 模式与参数调节　VA-ECMO 参数调节包括血流量和氧气流量,但其设置的目标除了要考虑氧合水平,更应该关注心功能。由于 VA-ECMO 通常经股动脉回血,患者肺功能较差时仍然由肺循环通过的血流得不到充分氧合,导致氧合较差的血液供应主动脉根部和脑部。为改善冠状动脉、脑的氧供,此时可考虑在膜肺后的回血管路上分出一支管路(VAV-ECMO),经颈内静脉等大静脉回到右心房,以提高回心血流的氧含量。

6. 患者管理　接受 ECMO 循环辅助患者通常病情极为危重,再加上 ECMO 是一种高消耗、高创伤性高级生命支持方式,期间可能出现多种并发症。因此,应加强监测和管理,积极预防可能出现的各种并发

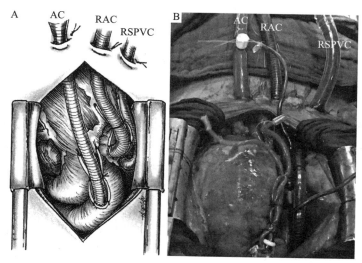

图 1-5-12　半切开手术股 – 股 VA-ECMO

中央型 VA-ECMO,AC:动脉插管(升主);RAC:右心房插管;RSPVC:右上肺静脉置管

症,早期发现,及时处理。各个 ECMO 中心都应有接受过 ECMO 相关培训的专业人员和团队,负责患者的管理工作。

1)流量与容量管理:应结合患者心脏功能状态、循环状态和组织灌注情况等因素综合考虑,进行液体管理。中心静脉压并不能真实反映患者的容量状态,但其数值可作参考。因此,严格限制液体入量,积极处理容量超负荷,已成为 ECMO 管理趋势。同时需注意避免出现有效循环血量严重不足,影响 ECMO 流量和患者血流动力学平稳。ECMO 辅助期间出现急性肾损伤时,应在充分考虑患者情况的前提下,尽早开始持续肾脏替代治疗,CRRT 装置可连接在 ECMO 环路上,以实现快速精准控制患者容量状态的目的。VA-ECMO 辅助为机体组织与器官提供稳定的血供,满足机体氧需的同时,也能够让病变的心脏得以“休息”。但是,ECMO 辅助流量越大,左心室后负荷增加越明显。因此,VA-ECMO 循环辅助的流量以既能保证氧供,又不明显增加左心室后负荷为标准。测定 ECMO 环路混合静脉血氧饱和度(SVO_2)可指导 ECMO 辅助流量,维持 $SVO_2 > 65\%$。血乳酸浓度一定程度上反映灌注状况,与 SVO_2 有协同作用。ECMO 辅助开始后,有效循环血量充足方能保证 ECMO 辅助流量稳定。血流动力学稳定后考虑维持一定剂量的正性肌力药,尽快降低血管收缩药物剂量,以减少心肌耗氧,缓解外周组织和器官缺血。

联合 IABP 可以减轻左心室后负荷。降低左心室舒张末压,进而降低左房压,减轻肺水肿。尽管 IABP 具有以上作用并且增加冠状动脉血供和血液搏动性灌注。

2)目标:血压结合脏器灌注指标,满足患者重要脏器需求即可。循环衰竭患者 ECMO 辅助期间可能由于多种原因导致患者血压较低,如使用镇静药、有效血容量不足、严重酸碱平衡紊乱、严重感染或血管麻痹综合征等。应积极寻找原因,及时给予纠正,避免重要脏器缺血性损伤。通常可以通过增加 ECMO 辅助流量或使用缩血管药来实现增加血压的目的。然而,这样可能增加左心室的后负荷和(或)加重远端脏器缺血。目标血压设定应结合患者组织、器官灌注和氧代谢情况,对于既往有高血压病史者,可适当维持较高血压。

3)预防下肢缺血。

4)预防左心室膨胀。VECMO 辅助增加左心室后负荷。辅助期间尽可能每日由固定的经验丰富的超声医师,对患者进行超声心动检查,以观察和评估左心功能状态。其观察指标主要有左心室大小、主动脉瓣瓣上流速、左心室室壁运动情况、是否合并二尖瓣中 – 重度关闭不全和心包积液等。放置肺动脉导管有助于评价左心功能。如果超声和胸片提示肺水肿进行性加重时,建议进行左心减压。在充分减轻液体负荷和运用正性肌力药物支持等治疗无效后进行左心减压。ECMO 辅助期间左心减压措施主要有肺动脉引流、经右上肺静脉或心尖放置左心减压引流管、经皮穿刺房间隔造瘘和联合使用 Impella 辅助装置等。临床工作中,应结合患者接受 ECMO 辅助的具体情况,采取相应的左心减压措施。

5）亚低温治疗:ECPR 患者需要联合使用亚低温治疗。理论上,亚低温能够降低脑氧代谢,具有一定的脑保护效果,但其临床有效性和安全性有待进一步研究。国际复苏指南指出,在心搏骤停后将体温降低至 32～34℃ 并保持 24 h,能降低脑损伤的概率,可以为 ECPR 所借鉴。ECMO 通过膜肺的变温装置,可以快速控制患者体温,但应注意低温对患者心率和凝血功能的影响。

6）VA-ECMO 患者的镇静、营养支持、出凝血管理、感染防控与 VV-ECMO 管理相同。

7. VA-ECMO 撤机

1）撤机时机:ECMO 提供的支持少于完整心肺功能的 30%。

2）具体指标:左室功能相关:心脏指数 2.2 L/min/m²,平均动脉压（MAP）65～80 mmHg,中心静脉压 8～12 mmHg,LVEF > 20%～25%;VTI（左室流出道 > 10 cm;无心室膨胀;无心包填塞;室壁运动基本协调。

3）撤机步骤:每天以 0.5 L/min 的幅度减少流量,下降到至少 2 L/min 时,等待大约 1 min,评估对 MAP 和中心压力的影响（下降 10～15 mmHg 或低于 65 mmHg）。撤机期间右心充盈压力的显著增加也可能导致撤机失败。观察血气、乳酸,较低的流量应维持至少 8 h。撤机试验至少每 24 h 进行一次。通常超声心动图用于评估流量降低对双心室功能的影响。如果可以接受,则进行撤机。

8. ECMO 的撤离

（1）试验性脱机:随着患者脏器功能改善,ECMO 支持力度随之逐渐降低。当 ECMO 支持力度低于患者心肺功能总体的 30% 时,提示患者本身的心肺功能可能足以耐受断开 ECMO,此时可考虑试验性脱机。如果 ECMO 支持仍需维持在 30%～50% 的水平,则无试验性脱机指征。

采用 VV-ECMO 方式的患者试验性脱机方法较为简单,患者自身的心脏功能尚可,仅需要测试其气体交换能力。将机械通气参数（呼吸频率、平台压、PEEP、吸入氧浓度等）设置在患者断开 ECMO 后可以接受的水平,维持 ECMO 的血流量和抗凝不变,暂停氧供气流,监测患者的 SaO₂ 和 PaCO₂,如果在上述机械通气参数的支持下患者的肺功能足以维持 1h 以上的时间,则可考虑拔管。

采用 VA-ECMO 方式的患者往往伴有心功能异常,国外常采用如下办法:将引血和回血管路夹闭,并通过动—静脉桥缓慢循环;调节正性肌力药和升压药用量,并调节呼吸机参数,使其达到适宜水平;然后夹闭体外循环管路,监测患者的灌注与气体交换能力。试验性脱机期间需持续抗凝,并周期性开放管路以防止血流淤滞。在试验性脱机期间,心脏彩超是评价心功能的重要方法。如果脱机试验成功,可断开管路并用肝素盐水为血管内导管封管,以备拔管。如果脱机试验成功但患者病情仍不稳定,则可撤离体外循环管路,但仍需保留血管内导管,以便于患者需要重新接受 ECMO 时再连接另一套体外循环管路,通常需要应用小剂量肝素盐水封管,血管内导管可保留 24 h 以上。如果确定患者无需再次应用 ECMO,最好在试验性脱机成功后立刻拔除血管内导管。

（2）拔管:只要患者情况允许,即可拔除血管内导管。为防止血栓形成,拔除导管后逐渐减量肝素,之后可常规给予低分子肝素。若导管是经皮置入,则直接拔出后局部加压止血（静脉至少 30 min,动脉至少 60 min）。若导管是切开血管后置入,在拔出套管后需要外科缝合。在导管拔出过程中,需要压迫穿刺点以避免大量出血,但压迫力不宜过大,以避免插管远端可能附着的血栓脱落形成肺栓塞,压迫时用力大小以拔出瞬间有少量血液随插管溢出为宜。拔管时还应注意气体通过插管通道入血形成气体栓塞的风险,尽量将穿刺置管部位水平放低,拔管同时保持机械通气的正压,或在拔管时应用短效肌肉松弛药。若加压止血后仍然出血,则继续压迫 20～30 min。止血后 6 h 内仍需注意以下事项:平卧位,减少患者屈腿与翻身,若必须翻身应采取平板滚动法;暴露穿刺局部,前 2 h 内每半小时查看一次穿刺口是否出血,以后每小时一次;如果穿刺的是股动脉,每小时检查一次动脉搏动情况。

思考题

1. 简述 VV-ECMO 和 VA-ECMO 的适应证与禁忌证。
2. 简述深静脉置管术的注意事项。
3. 简述颈内静脉、锁骨下静脉与股静脉穿刺点定位及穿刺途径。

（周利平　莫晓叶）

数字课程学习

⬇教学 PPT　　✐自测题

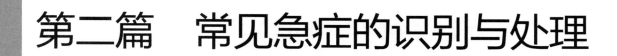

第二篇　常见急症的识别与处理

第一章 发 热

案例

患者,男性,21 岁,主因发热、咳嗽 7 天入院。患者 7 天前无明显诱因出现发热,体温 38℃,伴咽痛、干咳,无寒战,自服阿莫西林胶囊后无明显好转。3 天来患者体温逐渐上升,最高达 39.1℃,咳嗽加重,并咳白色黏液痰,遂来医院就诊。查体:T 38.6℃,P 98 次/min,R 18 次/min,BP 115/70 mmHg。颜面潮红,口唇无发绀。双肺呼吸音略粗,右肩胛下区可闻及少许小水泡音。律齐。腹软,全腹无压痛,肝区、肾区无叩痛。血常规:RBC 4.5×10^{12}/L,Hb 125 g/L,WBC 13.8×10^{9}/L,中性分叶核 88%,PLT 191×10^{9}/L。心电图示窦性心动过速。胸部 X 片示右侧肺野中内带见密度增高阴影,边界不清。该患者的初步诊断是什么? 如何进一步明确诊断?

发热(fever)指病理性体温升高,是内科急诊中最常见的症状。一般而言,当腋下、口腔或直肠内温度分别超过 37℃、37.3℃和 37.6℃,一昼夜体温波动在 1℃以上,称为发热(表 2-1-1)。发热时间超过两周为长期发热。女性在月经前及妊娠期体温稍高属生理现象。

表 2-1-1 人体不同部位的体温正常值及发热标准

部位	体温正常值(℃)	发热标准(℃)
腋窝	36.5 ~ 37.0	> 37.0
口腔	36.4 ~ 37.2	> 37.3
直肠	36.5 ~ 37.5	> 37.6
体温波动/d	< 1	> 1

注:根据体温上升的程度可分为低热(38℃以内)、中度发热(38.1 ~ 39℃)、高热(39.1 ~ 41℃)和超高热(41℃以上)。

一、病因与发病机制

发热是由于各种原因导致机体产热过多或散热过少,以及体温中枢功能障碍所致。

致热源可分为外源性和内源性两类:前者包括各种病原体如细菌、病毒、支原体、立克次体、衣原体、真菌、螺旋体、原虫和寄生虫等的毒素及其代谢产物,尤以内毒素为重要;后者包括白介素(IL-1,IL-2)、肿瘤坏死因子和干扰素等。外源性致热源一般不能直接作用于体温调节中枢引起发热,但能刺激和激活主要存在于白细胞、单核细胞和吞噬细胞内的内源性致热源前体,于短期内合成新的 mRNA 和致热源,这些具有活性的内源性致热源可能是通过某些生物活性物质作为中介,提高调节中枢调温点而引起发热。

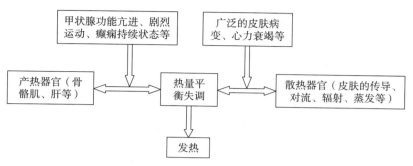

图 2-1-1　非致热源性发热的机制

　　非致热原性发热占发热病例的少数,多因机体产热和散热不平衡所致(图 2-1-1)。如甲状腺危象和癫痫持续状态引起的发热,主要是由于代谢明显亢进或肌肉持续性抽搐导致产热过多;高温中暑的发热与气温过高、机体散热困难有关;脑出血发热则可能与体温调节中枢功能障碍有关。

　　发热的病因绝大多数为感染,少数属于非感染性。常见的发热病种如下:

　　1. 感染性发热

　　(1)病毒性感染:流行性感冒、其他病毒性上呼吸道感染、急性病毒性肝炎、流行性乙型脑炎、脊髓灰质炎、传染性单核细胞增多症、流行性出血热、传染性淋巴细胞增多症、麻疹、风疹、流行性腮腺炎、水痘、淋巴细胞脉络丛脑膜炎、全身性巨细胞病毒感染(全身性巨细胞包涵体病)、登革热、传染性非典型性肺炎(严重急性呼吸综合征,SARS)、人禽流感、新型冠状病毒感染(COVID-19)等。

　　(2)细菌性感染:急性局灶性感染(如炎症、脓肿)、结核病、伤寒、副伤寒、细菌性心内膜炎、猩红热、白喉、大叶性肺炎、军团菌病、急性细菌性痢疾、细菌性脑膜炎、胸膜炎、心包炎、急性细菌性腹膜炎、丹毒、炭疽、人感染猪链球菌病、O_{157}出血性肠炎等。

　　(3)支原体、衣原体感染:鹦鹉热、肺炎支原体肺炎等。

　　(4)立克次体感染:斑疹伤寒、恙虫热、Q 热等。

　　(5)螺旋体感染:钩端螺旋体病、回归热、鼠咬热、莱姆病等。

　　(6)真菌感染:隐球菌病、念珠菌病、曲菌病等。

　　(7)原虫、蠕虫感染:疟疾、阿米巴肝脓肿、血吸虫病等。

　　(8)混合感染:由两种或两种以上致病微生物引起的感染,如细菌与病毒,寄生虫与细菌等。

　　2. 非感染性发热

　　(1)结缔组织病:系统性红斑狼疮、风湿病、成人斯蒂尔病、类风湿关节炎、结节性动脉周围炎、皮肌炎、硬皮病等。

　　(2)恶性肿瘤:恶性组织细胞病、淋巴瘤、白血病、肉瘤、癌肿等。

　　(3)变态反应与过敏性疾病:药物热、输血输液反应、血清病、注射异种蛋白等,一般只引起短期发热。

　　(4)组织损伤:严重创伤、大手术、无菌性坏死(注射引起或心肌梗死等)、烧伤、放射、化学毒物等。

　　(5)中枢性发热:体温调节中枢直接受损(如中暑、脑出血等)可致高热,自主神经系统紊乱可致低热。

　　(6)产热过多:甲状腺功能亢进、癫痫持续状态等。

　　(7)散热障碍:广泛性皮炎、广泛性瘢痕(如烧伤后)、先天性汗腺缺乏症、严重鱼鳞病等。

　　(8)致热性类固醇性发热:如某些周期热、肾上腺癌、慢性严重肝病、原胆烷醇酮治疗肿瘤等。多为低热。

　　(9)大量失血、脱水。

　　(10)原因不明的肉芽肿疾病:如结节病、坏死性肉芽肿、中线性肉芽肿等。

　　(11)其他原因不明的疾病:如眼、口、生殖器综合征,脂膜炎等。

二、临床特征

1. 病史

（1）起病缓急,有无诱因,发热前有无寒战:一般而言,急性感染性疾病的起病多较急骤,常有受凉、疲劳、外伤或不洁饮食等诱因。发热前有明显寒战者,多属化脓性细菌感染或疟疾;非感染性发热及结核、伤寒、副伤寒、立克次体和病毒感染,则多无寒战。

（2）热型:发热性疾病中有相当一部分具有独特的热型（图2-1-2）。

1）稽留热:多见于肺炎链球菌肺炎和某些传染病,如伤寒、恙虫病、斑疹伤寒的极期。

2）弛张热:多见于脓毒症、重症结核、感染性心内膜炎及恶性组织细胞病。

3）间歇热:多见于疟疾、化脓性局灶性感染等。

4）回归热:多见于回归热、霍奇金病等。

5）波状热:多见于布鲁氏菌病、恶性淋巴瘤等。

6）不规则热:多见于风湿热、感染性心内膜炎等。

值得注意的是,目前由于抗生素的广泛应用（包括滥用）,或由于应用（包括不适当使用）解热镇痛抗炎药、肾上腺皮质激素等,使上述典型热型已不常见。此外,热型也与机体反应性有关。年老体弱者由于反应性差,即便为化脓性细菌感染,也常无寒战、高热,而表现为低热甚至体温正常。

（3）伴随症状:如果发热伴有鼻塞、流涕、咽痛、咳嗽,而一般情况良好者,多为上呼吸道感染;若有胸

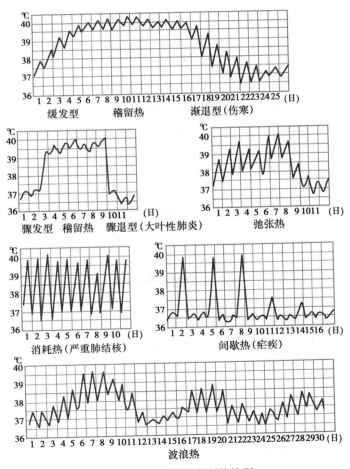

图2-1-2 部分典型的热型

痛、咯铁锈色痰和呼吸困难者,则多为下呼吸道感染(如肺炎)。同理,发热伴恶心、呕吐、腹痛、腹泻者,应多考虑急性胃肠炎;若发热、黄疸伴右上腹痛,应注意肝胆系统感染;发热伴腰痛、尿急、尿频、尿痛者,多为泌尿系统感染;发热伴意识障碍、头痛、抽搐者,应考虑中枢神经系统感染;发热伴多系统症状者,应除外脓毒症或全身性感染,余可类推。

（4）流行病史:对疑为传染病或流行病者,应注意地区和发病季节。注意询问有关接触史、预防接种史和当地流行情况等。

2. 体征

（1）全身情况:遇病情较急较重的发热患者,首先应测量其血压、呼吸和脉搏等重要生命体征,尽快作出初步诊断。如发热伴呼吸急促、口唇紫绀,多提示肺炎等呼吸道感染;若发热伴血压降低、脉搏细速、烦躁,要警惕脓毒症或感染性休克。

（2）面容:一般急性感染多呈急热面容。伤寒、副伤寒患者常表情淡漠,即所谓"伤寒面容";感染性休克常表现为面色苍白,急性白血病、再生障碍性贫血和恶性组织细胞病常因贫血亦可呈面色苍白;活动性红斑狼疮可有面部蝶形红斑;口角疱疹常见于肺炎、疟疾和流行性脑脊髓膜炎;流行性出血热、斑疹伤寒可呈醉汉样面容;麻疹患者常见眼睑水肿、结膜充血、分泌物增多等。

（3）皮肤:注意有无皮疹或出血点。一些急性发疹性传染病如猩红热、水痘、伤寒、斑疹伤寒等均有特征性皮疹,其出疹日期亦有助于诊断;出血性皮疹或出血体质常提示重症感染或血液病,前者包括脓毒症、流行性脑脊髓膜炎、感染性心内膜炎、流行性出血热、登革热、重症肝炎和钩端螺旋体病等,后者包括白血病、急性再生障碍性贫血和恶性组织细胞病等;皮肤或软组织有化脓性病灶,常提示为发热原因或脓毒症的来源;发热伴皮肤巩膜黄染(黄疸)要注意肝胆道感染、钩端螺旋体病、重症肝炎和急性溶血等。

（4）淋巴结:局部淋巴结肿大常提示局部有急性炎症,如口腔和咽部感染常有颌下淋巴结肿大,下肢感染可有腹股沟淋巴结肿大等。全身性淋巴结肿大要排除淋巴瘤、急性淋巴细胞性白血病、恶性组织细胞病、淋巴结结核等。

（5）发热伴有胸部体征:闻及肺部干湿性啰音等体征时,应考虑呼吸系统感染。

（6）发热伴有栓塞、心脏听诊异常:特别是当原有器质性心脏病者的心脏杂音发生明显改变时,应注意感染性心内膜炎;发热伴心包摩擦音或心包积液体征时,常提示为心包炎。急性心肌炎常表现为体温与心率不成比例。

（7）发热伴腹部体征:应考虑消化系统疾病,但也要注意全身性疾病。

（8）发热伴肝脾肿大:常见于血液病、风湿性疾病和某些感染性疾病,如伤寒、病毒性肝炎、疟疾、黑热病、感染性心内膜炎、布鲁氏菌病、血吸虫病、传染性单核细胞增多症、淋巴瘤、恶性组织细胞病、白血病及肝、胆道感染等。

（9）发热伴肾区叩击痛:合并尿路刺激征,应考虑肾盂肾炎、肾周围炎或肾周脓肿等。

（10）发热伴关节肿痛:应考虑风湿热、脓毒症、系统性红斑狼疮或局部感染。发热伴肌肉疼痛一般无特征性诊断意义,但腓肠肌剧痛常提示为钩端螺旋体病。

（11）发热伴脑膜刺激征或中枢神经系统损害征象:常提示为脑膜炎或脑膜脑炎。

（12）发热伴多器官损害体征:一般为全身性疾病或脓毒症。

三、诊断与鉴别诊断

通过病史询问和体格检查,可对发热患者的病因获得初步印象,但应结合辅助检查对病情进行更为准确的判断。发热的诊断流程见图2-1-3。

内科急性发热常用的实验室检查包括:

1. 血白细胞分类计数 白细胞增多常表现为中性粒细胞增多,其原因主要是细菌感染,尤其是化脓性细菌感染,大多数病毒感染无白细胞增多。其他可引起白细胞增多的原因包括少数病毒感染如流行性乙型脑炎、流行性出血热、钩端螺旋体病和原虫病等。此外,白血病、急性溶血、严重组织创伤和急性中毒时白细胞亦常增多。白细胞减少常见于某些革兰氏阴性杆菌感染,如伤寒、副伤寒、布鲁氏菌病、病毒及立克次体感染等。白细胞数的增减亦受机体抵抗力和反应性影响,高龄体弱者即便为化脓性细菌感染,亦可表现为白细胞数不增多,甚至减少。另外,某些血液病如再生障碍性贫血、粒细胞缺乏症、恶性组织细胞病等白细胞常明显降低。白细胞分类中,嗜酸性粒细胞增多常见于变态反应性疾病、寄生虫病和各种嗜酸性粒细胞增多症;嗜酸性粒细胞减少常见于伤寒、副伤寒和应激状态。淋巴细胞增多常见于病毒感染和某些杆菌感染,以及

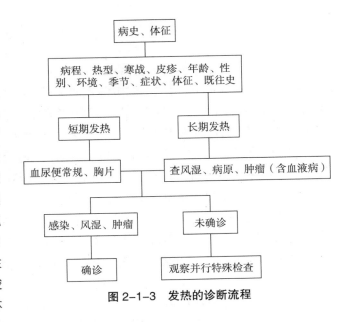

图 2-1-3　发热的诊断流程

一些血液病。单核细胞增多见于某些细菌感染,如活动性肺结核、亚急性感染性心内膜炎、布鲁氏菌病等,某些病毒感染如传染性单核细胞增多症等。

2. 尿常规检查　对于任何病因引起的发热,尿常规结果可表现为轻度血尿或蛋白尿。若有显著蛋白尿伴血尿或脓尿,则表示可能有尿路化脓性感染,如肾盂肾炎、膀胱炎或肾结核等。

3. 便常规检查　腹泻患者应做此项检查。显微镜下若能见到有关寄生虫卵或找到阿米巴滋养体,则有确诊价值。若便内有红、白细胞,则有助于对肠炎、痢疾的诊断。

4. 血沉、C- 反应蛋白、降钙素原　对于判断是否为感染性疾病有重要意义。

5. 血清学检查　对自身免疫病、感染相关病原学等有诊断价值。

6. 体液或分泌物培养　包括血、尿、便、脑脊液、骨髓、痰液、分泌物及浆膜腔积液培养等,对某些感染性疾病有决定性的诊断价值,并可指导抗生素的选择。

7. 胸部 X 线检查　伴有呼吸系统或循环系统的症状体征者,或疑有心肺或支气管病变者,可做胸部 X 线检查。

8. 超声检查　对于疑有急性渗出性心包炎或感染性心内膜炎者,可行超声心动图检查。腹部超声检查适用于腹腔内疑有占位性病变、肝脓肿、肝胆道结石及肾脓肿和尿路结石等患者。

9. 组织活检。

四、急诊处理原则

1. 在传染病流行时期和地区,须落实预检分诊制度,加强发热门诊管理,做好医务人员个人防护。对传染病疑似或者确诊病例,应采取隔离措施并及时报告。

2. 处理发热的关键是针对病因治疗。低热和中度发热一般可不予特殊处理,即使高热患者亦不要轻易应用退热药和抗菌药,以免改变其原有热型或掩盖其他临床表现,给诊治带来困难。对临床最常见的单纯上呼吸道感染,若无基础疾病和明显合并症,应以多饮水、多休息为主,不宜积极应用药物治疗。

3. 对于过高的发热(如 39℃以上)患者,如有明显不适,应及时适当解热;小儿38.5℃,即考虑予以降温;已明确诊断的肿瘤发热,为减轻患者自身消耗,应降温;心肌劳损、心肌梗死、心脏手术患者,为减轻心肌负荷,应及时解热;若高热疑为感染所致,应在迅速完善实验室检查和各种培养标本采集之后,给予相应抗菌药。

遇下列情况应做紧急降温处理:①体温超过40℃;②高热伴惊厥或谵妄;③高热伴休克或心功能不全;④高温中暑。

高热对症治疗的具体措施包括:

(1)物理降温:一般可用冷毛巾湿敷额部,每5~10 min更换一次,或将冰袋置于额、枕后、颈、腋及腹股沟处降温,也可用温水擦浴。上述物理患者降温尤适用于儿童、体质较差者或老年患者。对于高温中暑或超高热(41℃)者,可采用冰水(4℃)灌肠,将患者置于冰水浴盆中或空调病房内。

(2)药物降温:视热程度可采用口服或肌内注射解热镇痛药,常用的有对乙酰氨基酚、复方氨基比林等。出现惊厥或谵妄者,可应用冬眠疗法。若因高热引起脑水肿,应在积极治疗原发病的同时,给予甘露醇快速静脉滴注并酌情使用糖皮质激素,以利于降低体温和减轻脑水肿。

4. 对症处理　卧床休息,补充水分、营养,对于病情较重或脱水者,应给予适当补液。对于超高热者,输注冰化葡萄糖生理盐水不仅可补充水分和能量,还能迅速降温,但需注意输液速度过快可能造成患者不适。此外,高热惊厥或谵妄者也可酌情应用镇静剂,如苯巴比妥口服或肌内注射。

思考题

1. 常见的热型有哪些? 分别见于哪些疾病?
2. 简述发热的诊断流程。
3. 高热患者对症治疗的具体方法有哪些?

（赵　敏　韩新飞）

数字课程学习

📥 教学PPT　　　✏️ 自测题

第二章

呼吸困难

患者,女性,50 岁,主因咳嗽、咽痛 1 周,加重伴胸闷、气短 1 天就诊。患者于 1 周前感冒后出现咳嗽、咽痛,为干咳,在家自服感冒药后未见缓解,后在当地诊所打针治疗(具体不详)亦未见明显好转,并有咳痰、发热,自测体温 39.5℃,痰为黄脓痰。昨日夜间,患者出现胸闷、气短,并呈进行性加重。查体:T 39.8℃,P 128 次 /min,R 26 次 /min,BP 120/80 mmHg,呼吸急促,大汗,可见三凹征,双肺呼吸音粗,右肺可闻及较多湿啰音,心界不大,心率 128 次 /min,未闻及心脏杂音。血常规示白细胞增高,生化全项示低钾血症,胸片示右下肺大面积片状阴影,心电图示窦性心动过速。该患者的诊断考虑什么?如何处理?

呼吸困难(dyspnea)是一种常见的临床表现,指患者某种不同强度、不同性质的空气不足、呼吸不畅、呼吸费力及窒息等呼吸不适感的主观体验,也可伴有呼吸频率、深度与节律的改变。呼吸费力表现为张口呼吸、鼻翼扇动、呼吸肌辅助参与呼吸运动等。患者的精神状况、生活环境、文化水平、心理因素及疾病性质等对其呼吸困难的描述具有一定的影响。

【分类】

按照病程可分为急性呼吸困难与慢性呼吸困难。急性呼吸困难通常指病程 3 周以内的呼吸困难,慢性呼吸困难指持续 3 周以上的呼吸困难。

按照病因可分为肺源性呼吸困难、心源性呼吸困难、中毒性呼吸困难、血源性呼吸困难和神经精神性呼吸困难。

【病因】

引起呼吸困难的病因可归纳如下(表 2-2-1)。

表 2-2-1　急性呼吸困难的常见病因

病因	具体疾病名称
肺源性呼吸困难	
肺部疾病	肺炎、肺结核、肺水肿、慢性阻塞性肺疾病、肺栓塞、肺梗死、弥漫性肺间质纤维化、急性呼吸窘迫综合征等
呼吸道梗阻	支气管哮喘、肺气肿、气管内肿瘤、气管或喉头水肿或狭窄
胸廓活动障碍	脊柱后凸及侧弯、自发性气胸、大量胸腔积液等

病因	具体疾病名称
膈肌运动受限	腹部巨大肿块、高度肠胀气、膈肌麻痹、大量腹腔积液、过度肥胖
心源性呼吸困难	高血压心脏病、心脏瓣膜病变、冠状动脉粥样硬化性心脏病、心肌病、心包积液等
中毒性呼吸困难	酸中毒、尿毒症、药物中毒、化学毒物中毒等
血源性呼吸困难	重度贫血、白血病、输血反应等
神经精神性呼吸困难	脊髓灰质炎、重症肌无力、吉兰－巴雷综合征、脑卒中等
其他	中暑、高山病、癔病等

【临床表现】

1. 肺源性呼吸困难　是呼吸系统疾病引起的通气、换气功能障碍,导致缺氧和(或)二氧化碳潴留。临床上分为三种类型。

(1) 吸气性呼吸困难:吸气费力,重者由于呼吸肌极度用力,胸腔负压增加,吸气时显"三凹征",常伴干咳及高调吸气性哮鸣音,发生于各种原因引起的喉、气管、大支气管的狭窄和阻塞。

(2) 呼气性呼吸困难:呼气费力,呼气时间明显延长且减慢,常伴干啰音。主要由于肺泡弹性减弱和(或)小支气管狭窄阻塞(痉挛或炎症)所致。当支气管痉挛时,可闻及哮鸣音。此外,由于肺泡通气/血流比例失调和弥散膜面积减少,导致缺氧、发绀、呼吸增快。常见于支气管哮喘、喘息型慢性支气管炎和慢性阻塞性肺疾病合并感染等。

(3) 混合性呼吸困难:吸气与吸气均感费力,呼吸频率增快、变浅,常伴呼吸音减弱或消失,可有病理性呼吸音。其原因是肺部病变广泛或胸腔病变压迫而导致呼吸面积减少,从而引起换气功能下降。如重症肺结核、大面积肺不张、肺栓塞、弥漫性肺间质纤维化、大量胸腔积液、气胸、膈肌麻痹和广泛显著胸膜增厚等。后者发生呼吸困难主要与胸壁顺应性降低,呼吸运动受限,肺通气明显减少,肺泡氧分压降低导致缺氧有关。

2. 心源性呼吸困难　主要由于左心和(或)右心衰竭引起。两者发生机制不同,左心衰竭所致呼吸困难较为严重。

(1) 左心衰竭:发生呼吸困难的主要原因是肺淤血和肺泡弹性降低。左心衰竭所致呼吸困难的特点是活动时出现或加重,休息时减轻或缓解;仰卧加重,坐位减轻。病情较重的患者,常被迫采取端坐呼吸体位。

急性左心衰竭时,常出现阵发性夜间呼吸困难,常在夜间睡眠中发生"心源性哮喘"。发作时,患者突感胸闷气急而惊醒,被迫坐起,惊恐不安。轻者数分钟至数十分钟后症状逐渐消失,重者气喘、发绀、出汗,肺部听诊可闻及哮鸣音。急性左心衰竭患者咳粉红色泡沫样痰,两肺底部可闻及湿啰音,心率加快,有奔马律。高血压心脏病、冠心病、风湿性心脏瓣膜病、心肌炎、心肌病等常易发生左心衰竭。

(2) 右心衰竭:呼吸困难的主要原因是体循环淤血。患者呼吸运动受限,肺受压,呼吸面积减少。主要见于慢性肺源性心脏病、渗出性或缩窄性心包炎等。

3. 中毒性呼吸困难　在急慢性肾衰竭、糖尿病酮症酸中毒和肾小管性酸中毒时,血中酸性代谢产物增多,强烈刺激主动脉体化学感受器或直接强烈刺激兴奋呼吸中枢,出现深长规则的呼吸,可伴有鼾声,称为酸中毒大呼吸(库斯莫尔呼吸)。急性感染和急性传染病时,升高的体温和毒性代谢产物刺激呼吸中枢,使呼吸频率增加。某些药物和化学物质中毒,如吗啡类、巴比妥类药物、有机磷中毒时,呼吸中枢受抑制,致呼吸变缓慢,可表现为呼吸节律异常(如陈－施呼吸,间停呼吸)。此外,某些毒物可作用于血红蛋白,如一氧化碳中毒时,一氧化碳和血红蛋白结合成碳氧血红蛋白;亚硝酸盐和苯胺类中毒,含氢氰酸较多的苦杏仁、木薯中毒时,氰离子抑制细胞色素氧化酶的活性,影响细胞的呼吸作用,导致组织缺氧,均可导致呼吸困难,严重时可引起脑水肿,抑制呼吸中枢。

4. 血源性呼吸困难　重度贫血、高铁血红蛋白血症或硫化血红蛋白血症等,致红细胞携氧量减少,血含氧降低,引起呼吸加速,心率亦加快。在大出血或休克时,也可因缺血和血压下降刺激呼吸中枢,从而使呼吸加速。

5. 神经精神源性呼吸困难　在严重颅脑疾病时,呼吸中枢因受增高的颅内压和供血减少的刺激,使呼吸变慢变深,并常伴有呼吸节律的异常,如呼吸遏制(吸气突然终止)、双吸气(抽泣样呼吸)等。

癔病患者受精神或心理因素的影响,可有呼吸困难发作,其特点是呼吸浅表且频率较高,可达60~100次/min,并常因通气过度而发生呼吸性碱中毒,出现口周、肢体麻木和手足搐搦,严重时可有意识障碍。

叹息样呼吸即患者常诉呼吸困难,但并无呼吸困难的客观表现,偶然出现的一次深大呼吸,伴有叹息样呼气。在叹息样呼吸之后患者暂时自觉轻快,这也属神经官能症范畴。

6. 伴随症状

(1)发作性呼吸困难伴有哮鸣音:见于支气管哮喘、心源性哮喘。突然发生的呼吸困难也可见于急性喉水肿、气管内异物、大片肺栓塞、自发性气胸等。

(2)伴一侧胸痛:见于大叶性肺炎、急性渗出性胸膜炎、肺梗死、自发性气胸、支气管癌、急性心肌梗死、纵隔肿瘤等。

(3)伴发热:见于肺炎、胸膜炎、肺结核、肺脓肿、急性心包炎、咽后壁脓肿等。

(4)伴咳嗽、咳浓痰:见于慢性支气管炎、阻塞性肺气肿并发感染、化脓性肺炎、肺脓肿、支气管扩张症并发感染等,后两者脓痰量较多。

(5)伴大量泡沫样浆液样痰:见于急性左心衰竭和有机磷农药中毒。

(6)伴昏迷:见于脑出血、脑膜炎、尿毒症、糖尿病酮症酸中毒、肺性脑病、急性中毒等。

【评估与诊断】

1. 评估　在急诊就诊的呼吸困难患者当中,如何进行其严重程度的评估尤为重要。呼吸困难的评估包括临床感知情况评估、呼吸困难感受严重程度的评估及呼吸症状的影响和负担三个方面。

(1)对原因未明确的急性呼吸困难患者,主要进行的是临床感受评估和严重程度评估,首先应评估其生命体征是否平稳,症状是否进行性加重,迅速判断气道、呼吸、循环情况,尤其应注意甄别隐匿和不典型的潜在致命性紧急症状,以便进一步临床处理。

下述情况应视为患者症状紧急,应立即给予相应处理:①心力衰竭患者静息或轻微活动时即有呼吸困难;②冠心病患者出现急性胸痛、多汗、心动过速或心动过缓、出现高血压、低血压或晕厥等;③肺栓塞患者静息时即出现呼吸困难、发热、低氧血症、心动过速及高血压等情况;④肺炎患者出现血氧饱和度降低、自觉虚弱气短、呼吸频率>30次/min、心动过速、血压降低;⑤气胸患者出现躁动不安、低血压;⑥慢性阻塞性肺疾病和支气管哮喘患者出现三凹征、奇脉;⑦急性胰腺炎及严重创伤者,出现呼吸困难、呼吸频率>20次/min、进行性发绀、烦躁不安等。

(2)对慢性呼吸困难患者,应侧重于评估呼吸困难症状的影响和负担,以便长期治疗和管理,主要通过综合问卷或疾病特异性问卷等方法进行评估。

2. 诊断　可根据病史、体征及辅助检查结果进行综合分析判断,伴随症状有助于急性呼吸困难的诊断。急性呼吸困难的常见病因及诊断要点见表2-2-2。

【鉴别诊断】

呼吸困难最常见于心血管、呼吸和神经肌肉疾病,其鉴别诊断需要医生具有一定的综合判断能力。因此,应全面、系统了解患者的病情基础,并遵循“系统、有序、快捷、准确”的原则进行呼吸困难的鉴别诊断。

所谓“系统”的原则,即呼吸困难不仅应考虑呼吸系统疾病,还应考虑到循环系统、血液系统、内分泌系统、神经系统、运动系统等疾病。

表 2-2-2　急性呼吸困难的常见病因及诊断要点

病因	提示诊断要点
气道阻塞、喉痉挛、异物吸入	有异物吸入或者呛咳史,听诊可在喉部或者大气道闻及吸气相哮鸣音
急性呼吸窘迫综合征	有肺部感染、误吸、脓毒症等高危因素;呼吸增快、呼吸窘迫;胸部 X 线示两肺浸润阴影;$PaO_2/FiO_2 \leqslant 300$ mmHg;除外心源性肺水肿
肺栓塞	有制动、创伤、肿瘤、长期口服避孕药等诱发因素;合并深静脉血栓形成的症状与体征;血 D- 二聚体测定有排除意义
肺炎	伴有咳嗽、咳痰、发热、胸痛等,肺部听诊可闻及湿啰音及哮鸣音
慢性阻塞性肺疾病急性加重	有吸烟、粉尘接触史;慢性咳嗽、咳痰及喘息病史;进行性呼吸困难;桶状胸、呼气相延长,肺气肿体征等
支气管哮喘急性加重	过敏史、支气管哮喘病史、双肺呼气相哮鸣音
气胸	有抬举重物等用力动作或外伤史;合并一侧胸痛;体检发现气管向健侧移位,患者胸部膨隆,呼吸运动减弱,叩诊呈过清音或鼓音,听诊可闻及呼吸音减弱或消失
心功能不全	多有高血压、冠心病、糖尿病等基础疾病,以及感染、劳累等诱因;体检发现双肺可闻及湿啰音,左心扩大,可闻及奔马律或心脏杂音;胸部 X 线显示肺淤血、心脏增大等征象
精神性	情绪异常、神经质、焦虑和抑郁等;伴有叹气

所谓"有序"的原则,即应首先区分急性、慢性和发作性呼吸困难。如急性呼吸困难可见于急性左心衰竭、急性呼吸窘迫综合征等;慢性呼吸困难常见于慢性阻塞性肺疾病;发作性呼吸困难可见于支气管哮喘持续发作等。其次应区分两类呼吸困难,一类为病因尚未明确的新发呼吸困难,另一类为已有心肺及神经系统等基础疾病的呼吸困难加重。前者鉴别诊断的目标为尽快明确潜在的疾病;后者鉴别诊断的目标为分清是否为原有疾病的恶化及其引起恶化的原因或是否合并新的疾病。

所谓"快捷"的原则,即应尽快判断是否为危及患者生命的急危重症,以减少呼吸困难鉴别诊断过程中存在的危险性。

所谓"准确"的原则,即力求准确判断呼吸困难的性质和程度,尽早针对呼吸困难的病因进行有效的治疗。

由于目前尚无统一、有效的呼吸困难病因鉴别程序,对呼吸困难的鉴别诊断主要依靠患者的病史和体格检查,正确运用、理解、判断相关辅助检查的临床意义,对鉴别呼吸困难的原因十分重要。鉴别呼吸困难原因的步骤可依据呼吸困难的特征进行,包括起病方式、诱因、伴随症状等,在此基础上进行针对性的检查。急诊常见的实验室检查包括血常规、动脉血气分析或血氧饱和度、胸部 X 线、心电图、心脏超声、肺部高分辨 CT 等检查。当除外器质性疾病后,需要考虑精神性因素,如合并焦虑、抑郁等可加重症状。

【急诊处理】

呼吸困难的处理通常分为一般性处理、紧急处理和对症处理、病因处理和特殊处理。由于引起呼吸困难的病因不同,很难有适用于所有呼吸困难的共同的处理模式。对任何原因引起的呼吸困难,最根本有效的处理措施为针对患者原发病的治疗即病因治疗,但往往不能快速起效。因此,必须重视对呼吸困难的急诊处理(图 2-2-1),具体措施包括:

1. 保持呼吸道通畅　若患者有异物或痰液阻塞气道,应立即清除异物,清除积痰。如有明显的低通气,应立即行气管插管,必要时给予人工辅助呼吸。

2. 氧疗　是呼吸困难患者重要的支持治疗的方式之一,通常情况下,吸氧不仅用于治疗,也可以缓解患者主观感觉呼吸费力的紧张状态。如对于慢性阻塞性肺疾病患者,常给予 1~2 L/min 的低流量吸氧;其他原因引起的呼吸困难患者,吸氧流量可达 4~5 L/min,必要时可给予无创或有创正压通气。

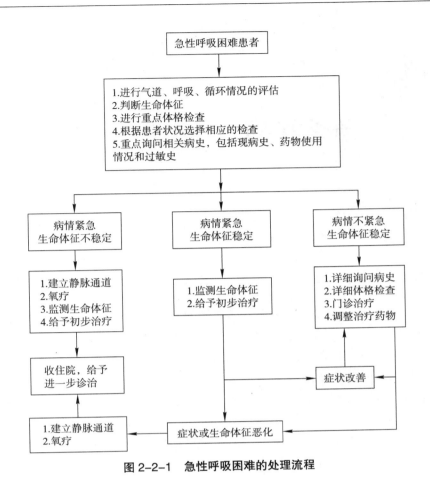

图 2-2-1　急性呼吸困难的处理流程

3. 监测生命体征　呼吸困难患者就诊于急诊时,通常会有明显或者隐匿的风险,需要进行基本生命体征的监测和评估,以了解该呼吸困难患者的危重程度。

4. 建立静脉通路,给予初步治疗　呼吸困难的症状常会引起患者病情的恶化或突然的病情变化,故需尽早建立静脉通道,以期能给予患者尽早的治疗。其治疗首先应通过各种药物缓解患者的症状,并对患者进行支持治疗,如解除支气管痉挛可应用糖皮质激素、氨茶碱等药物;在气道通畅的前提下,可应用尼可刹米、山梗菜碱等呼吸兴奋剂兴奋呼吸中枢,以纠正缺氧及促进二氧化碳排出。与此同时,可以积极寻找病因,以期尽早给予病因治疗,如控制感染,纠正心衰,纠正水、电解质、酸碱平衡紊乱等。

思考题

1. 呼吸困难按病因可分为哪几类?
2. 肺源性呼吸困难的临床分型包括哪些?
3. 急诊就诊患者中,哪些情况需要紧急进行处置?
4. 呼吸困难的鉴别诊断应遵循什么原则?

（彭　鹏）

数字课程学习

⬇ 教学 PPT　　✍ 自测题

第三章

急性胸痛

患者,男性,57岁,主因胸痛半小时就诊于我院急诊。患者自诉起床后大便时突发胸痛,以胸骨后为主,放射至背部,疼痛剧烈,难以忍受,伴大汗、气促,舌下含服硝酸甘油后症状不能缓解。予以肌内注射吗啡 5 mg 后症状稍缓解,20 min 后再次加重。既往有高血压、冠心病、心绞痛病史。查体:BP 210/100 mmHg,双肺呼吸音粗,可闻及少许细湿啰音,心界轻度左下扩大,心率 112 次/min,律齐,心音低钝,未闻杂音。腹部无阳性体征。心电图示窦性心动过速,左室肥厚劳损。快速肌钙蛋白测定为阴性。

一、概述

急性胸痛是急诊科常见的较为凶险的症状之一,许多致死性疾病的起病症状就是胸痛。因此,快速准确地查明胸痛的原因,评估胸痛的危险性,及时做出合理的处置,是急诊科医生所面对的挑战之一。

二、病因

胸痛患者的病因多种多样,严重程度不一,轻则为相对良性疾病,重则危及生命,所以诊断有一定难度。但通过病史、体格检查和特定辅助检查常能得出诊断。

(一)心源性胸痛

1. 心肌缺血　心肌缺血常导致心绞痛患者自诉胸痛。稳定型心绞痛的典型症状包括胸骨正中或左侧压迫感、沉重感、胸闷或紧束感,多由劳力诱发,休息后可缓解。其他相关症状包括情绪应激或寒冷诱发心绞痛、放射痛(颈部、下颌及肩部)、呼吸困难、恶心呕吐、出汗、晕厥前兆或心悸。心肌缺血的临床表现因人群而异。女性、中老年人及糖尿病患者很可能无胸痛表现,但常有呼吸困难、乏力、恶心呕吐、心悸或晕厥等症状。与中老年患者相比,年轻患者很少出现稳定型心绞痛,但急性冠脉综合征(ACS)的发病率较高。心肌梗死和不稳定型心绞痛患者的临床表现包括:静息时心绞痛症状、新发心绞痛不稳定且不可预测(如不是劳力诱发),或进展性症状(心绞痛较既往更频发、持续时间更长或更轻度活动即可诱发)。冠心病(CHD)是心肌缺血最常见的原因,能够诱发或加重心肌缺血的情况。

2. 非缺血性心源性病因

(1)主动脉夹层:典型表现为急性、剧烈的胸背部锐痛,可呈刀割样或撕裂样,疼痛可放射至胸腹任意部位。

(2)心力衰竭:急性失代偿性心力衰竭患者可能有胸部不适,常伴进行性呼吸困难、咳嗽、乏力及外周性水肿。

（3）心包炎、心肌心包炎：急性心包炎指心包腔炎症，病因包括感染、药物、自身免疫病和恶性肿瘤等。患者常诉"胸膜炎性胸痛"（随呼吸运动疼痛加重），坐位或前倾位可缓解，通过病史、体格检查和心电图即可确诊。心肌心包炎是以心包炎为主的综合征，伴心肌轻度受累。

（4）应激性心肌病：应激性心肌病常见于躯体、情绪应激或危重病时，其胸骨后疼痛等症状类似于急性心肌梗死。

（5）二尖瓣病变：二尖瓣狭窄患者偶有胸痛，其原因常为肺动脉高压和右心室肥厚。二尖瓣脱垂患者可能出现胸痛，但通常轻微，不同于典型心绞痛。

（二）肺源性胸痛

危及生命的肺源性胸痛病因包括肺栓塞和张力性气胸。肺源性胸痛患者通常还有呼吸系统症状，可能存在低氧血症。

1. 肺栓塞　最常见的症状为呼吸困难，其次是胸膜炎性胸痛、咳嗽及深静脉血栓形成。

2. 气胸　自发性气胸患者可突发胸膜炎性胸痛和呼吸困难。血流动力学不稳定提示张力性气胸，后者可能危及生命。原发性自发性气胸指无临床肺部病史个体在无诱因时发生气胸，多见于年轻患者（通常20多岁）。继发性自发性气胸是慢性阻塞性肺疾病（COPD）等基础性肺部疾病的并发症，其症状严重程度与气胸量有关。

3. 肺炎　可能引起胸痛，常为胸膜炎性胸痛，多伴发热和咳痰。

4. 恶性肿瘤　肺癌患者可诉胸痛，通常位于原发肿瘤侧，伴随症状包括咳嗽、咯血及呼吸困难等。

5. 哮喘和COPD　哮喘和COPD急性发作常引起胸闷和呼吸困难，但其诱发因素（如肺炎）也可引起胸痛。

6. 胸膜炎　可致胸膜炎性胸痛，病因包括自身免疫病（如系统性红斑狼疮）和药物（如普鲁卡因胺、肼屈嗪和异烟肼）。自身免疫病可引起发热、皮疹、关节痛等全身症状及体征。

7. 结节病　肺结节病常出现胸痛，往往伴有咳嗽和呼吸困难。心脏结节病可致心律失常（包括心脏传导阻滞）甚至猝死，在此之前可能有胸痛、心悸、晕厥或头晕等先兆表现。

8. 急性胸部综合征　镰状细胞贫血所致的急性胸部综合征可能表现为胸痛。患者胸片可见浸润灶。其他症状包括发热、呼吸过速、咳嗽及血氧饱和度下降等。

9. 肺动脉高压　肺动脉高压患者除了出现劳力性呼吸困难和晕厥，还可出现劳力性胸痛。

（三）消化道源性胸痛

胃食管反流病（GERD）是非心源性胸痛的常见原因，食管穿孔则相对罕见，但危及生命。胸痛可能还与腹腔脏器放射痛或牵涉痛有关。

1. GERD　其所致胸痛类似于心绞痛，患者可能自诉胸骨后挤压感或烧灼感，并放射至背部、颈部、下颌或手臂。疼痛持续数分钟至数小时，可自行缓解或应用抗酸剂后缓解。胸痛可在餐后发作，也可在睡眠中发作导致患者痛醒。此外，情绪应激亦可能加重胸痛。

2. 食管源性胸痛　部分患者可能存在除了GERD之外的食管源性胸痛。提示性线索包括疼痛持续>1 h、餐后疼痛、无放射痛、伴烧心或反流，以及应用抗酸剂后可缓解。

3. 食管炎　药物所致食管炎可表现为突发胸骨后疼痛和吞咽痛。食管炎也可能与假丝酵母菌病、巨细胞病毒（AIDS并发症）或放疗损伤有关。

4. 食管破裂、穿孔　应力或呕吐所致自发性食管破裂表现为胸骨后剧痛。

5. 其他　食管裂孔疝可致胸痛和反流症状。食管动力障碍通常表现为吞咽困难，但部分患者诉胸痛。

（四）肌肉骨骼源性胸痛

1. 孤立性肌肉骨骼源性胸痛综合征　该综合征患者仅有局部或区域胸部压痛，而无其他症状。肋胸骨（肋软骨炎）和下肋骨疼痛综合征最常见。

2. 肋骨疼痛　肋骨骨折可致局部胸膜炎性疼痛,触压可再现疼痛。患者常述合并有外伤,但一些患者可能没有创伤。多种全身性疾病也能导致肋骨病变的胸壁痛,包括骨质疏松性肋骨骨折、肋骨肿瘤,以及镰状细胞贫血所致肋骨梗死。

3. 创伤　外伤可致多种损伤,从而引起肌肉骨骼源性胸痛。

（五）精神障碍

胸痛的精神病因主要为惊恐发作、惊恐障碍。惊恐发作通常表现为自发性、非连续性发作的突然强烈恐惧,持续数分钟至 1 小时。惊恐障碍患者常诉胸痛,可出现反复惊恐发作。没有或只有极轻度冠心病的胸痛患者中,至少 30% 可能存在惊恐障碍。惊恐发作时过度通气可致非心绞痛性胸痛,偶尔导致心电图异常,尤其是非特异性 ST-T 改变。但精神障碍患者可能出现或合并冠心病。冠心病患者惊恐发作时可出现心肌缺血。在绝经后女性中,惊恐障碍是冠心病的独立危险因素。胸痛的其他精神病因包括抑郁、躯体化或做作性障碍。

（六）其他

1. 药物相关　可卡因相关心脏问题中,心肌缺血最常见,其他心脏并发症包括主动脉夹层、冠状动脉瘤、心肌炎、心肌病和心律失常等。可卡因肺部并发症亦可引起胸痛,但其通常伴有呼吸系统症状,如急性肺毒性损伤、急性嗜酸性粒细胞性肺炎、气胸和纵隔气肿,以及肺血管疾病。

甲基苯丙胺中毒的临床表现可类似于可卡因中毒,并可导致相似的心脏并发症。

2. 牵涉痛　胸壁痛可能是由相同脊髓节段支配的脏器或躯体结构疼痛引起的牵涉痛,相应的皮节和肌节会感知疼痛。例如,牵涉痛可能源于腹腔脏器（如胆绞痛）、颈椎间盘病或颈椎和胸椎的韧带、肌肉和骨膜。

3. 带状疱疹　胸痛可能是带状疱疹出现典型皮疹之前的主诉症状,受累皮节常有感觉倒错。带状疱疹后神经痛也可引起胸痛。

三、临床特征

（一）病史

胸痛患者病史应包括胸痛描述和伴随症状。

1. 胸痛描述　常有助于鉴别心源性与非心源性胸痛。心肌梗死相对危险度最高的症状包括疼痛放射到上肢（尤其是双臂）,以及疼痛伴出汗或恶心呕吐。但没有哪种或哪组症状能够完全排除心源性疼痛。

（1）性质:胸痛可能是胸膜炎性（呼吸时加重,病因包括心包炎、肺栓塞、气胸、胸膜炎和肺炎等）、体位性（坐位时改善,则提示心包炎）、锐痛或钝痛、刀割样或撕裂样（考虑主动脉夹层）,也可能在触压时再现。务必询问胸痛的性质是否与已知疾病既往发作时相似。冠心病确诊患者中,若疼痛与心肌缺血既往发作时类似,应考虑是否为再发心肌缺血。

（2）部位及放射:缺血性疼痛常呈弥漫性,定位困难。如疼痛定位明确,压之疼痛,则更可能为肌肉骨骼性原因。心肌缺血所致疼痛可能放射至颈部、喉部、下颌、牙齿、上肢或肩部。胸痛大范围放射则提示更可能由心肌梗死引起。胸痛伴腹部或背部不适,可能提示为胸外病变所致牵涉痛。

（3）时间因素:突发胸痛多提示气胸,主动脉夹层,食管破裂、穿孔或肺栓塞。心肌缺血性疼痛发作往往更徐缓（数分钟）,并逐渐加重。持续仅数秒的胸部不适或稳定数周至数月的胸痛多不是心肌缺血所致。心肌缺血引起的疼痛一般不会超过 30 min,但心肌梗死时的疼痛时间可能较长。

（4）诱发因素:劳力诱发性胸部不适是典型的心绞痛症状,食管病变所致疼痛可与之相似。可诱发心肌缺血性疼痛的其他因素包括寒冷、情绪应激、进食或性行为。静息时心绞痛、进行性加重的心绞痛及轻度活动时心绞痛多提示 ACS。如果不适总是在进食时发生,则提示病因源于消化道。若吞咽加重疼痛,则病因很可能源于食管。肌肉骨骼源性胸痛可因体位或移动而加重。

(5)缓解因素:活动停止后疼痛减轻,则强烈提示病因为心肌缺血。心包炎所致胸痛常在坐位或前倾位时缓解。若抗酸药或进食能确切地反复缓解疼痛,则提示病因很可能源于消化道。但即使"消化道鸡尾酒疗法"(如黏性利多卡因和抗酸药)能缓解疼痛,也不能完全鉴别胸痛病因是消化道疾病还是心肌缺血。同样,若舌下含服硝酸甘油后疼痛缓解,常考虑是心源性胸痛,但也不排除为食管源性。

2. 伴随症状　有助于鉴别胸痛的不同病因,但不能有效鉴别心源性与消化道源性胸痛。

(1)心脏症状:心肌缺血可引起晕厥前兆,但晕厥前兆或晕厥也可见于其他疾病,例如主动脉夹层、具有血流动力学意义的肺栓塞或危急性主动脉瓣狭窄(尤其是有劳力性呼吸困难病史时)。缺血(由心室异位起搏所致)或心房颤动患者可能自觉心悸。

(2)肺部症状:劳力性呼吸困难可能提示心绞痛等危症,但胸痛的其他心肺病因也可引起呼吸困难,例如主动脉瓣狭窄、心房颤动、哮喘、COPD 或肺动脉高压等。咳嗽可见于肺病(如感染、肿瘤和栓塞)和 GERD 时。

(3)消化道症状:GERD 可引起烧心、反流和吞咽困难。嗳气、口臭、吞咽困难或吞咽痛提示食管病变,但嗳气和消化不良也可见于心肌缺血患者。恶心、呕吐可见于心肌缺血合并消化道疾病的患者。自发性食管破裂患者可有重度恶心、呕吐史。

(4)肌肉骨骼症状:疼痛和伴随症状的某些特征可说明病因源于肌肉骨骼。胸外肌肉骨骼不适提示胸痛多为肌肉骨骼疾病引起。例如,颈部、胸椎或肩部疼痛可能引起胸部牵涉痛,慢性广泛性肌肉骨骼痛与纤维肌痛有关。

(5)全身症状:发热多提示感染或自身免疫病。乏力、体重减轻和其他全身症状则提示恶性肿瘤或风湿性疾病。心肌梗死者比食管病变者更常出汗。

(6)精神症状:疼痛伴重度惊恐可能归因于惊恐障碍。情绪低落、食欲不振或睡眠障碍可能提示抑郁。

3. 其他病史

(1)年龄:单凭年龄即可判定某些病因的可能性更高。例如,即使无其他危险因素,老年人的心血管疾病(CVD)风险也更高于年轻人。

(2)既往史:有助于评估不同胸痛病因的风险。糖尿病、高血压和高血脂是冠心病的危险因素,有恶性肿瘤病史者更易发生肺栓塞。了解这些危险因素有助于判断疾病存在的概率。

(3)风险评估:虽然大部分风险评估取决于采集的病史信息,但临床仍会通过症状、体征和实验室检查评估所有患者的心血管疾病和肺栓塞风险。需要询问心血管疾病家族史、药物使用(包括可卡因)及生活方式(如是否吸烟)等。

(二)体格检查

1. 生命体征和血氧饱和度　病情稳定时,生命体征可用于对后续的评估。例如,存在低氧血症时,应加大对肺源性或心源性胸痛的怀疑;发热时,则应考虑感染性疾病或自身免疫病。

基于病史和查体表现的问题,也可帮助确定是否需要进一步评估生命体征。例如,若考虑主动脉夹层,则应测量双臂血压。若考虑心包炎,则应查看有无奇脉,以评估有无心包填塞。

2. 心脏检查　应针对心律、杂音和额外心音,实施心脏全面检查,仔细听诊。

考虑心包炎时,应进行仰卧位、坐位和前倾位的心脏检查。这可评估患者在坐位时症状能否改善,还可评估有无心包摩擦音,因其仅可能在坐位闻及。

3. 肺部检查　应实施肺部检查,评估呼吸音是否对称、有无哮鸣音和湿啰音,并寻找实变的证据。

4. 肌肉骨骼和皮肤检查　若胸壁触痛,应询问患者该疼痛是否与主诉相同。若根据病史怀疑胸痛病因是肌肉骨骼病变,应检查肌肉骨骼。如果触压可再现疼痛,则说明可能是肌肉骨骼源性胸痛。如患者存在感觉过敏,特别是伴有皮疹时,往往提示病因为带状疱疹。如存在皮下气肿,则提示病因可能为气胸或自发性食管破裂。

5. 腹部检查　评估有无牵涉痛时,必须仔细检查腹部,特别注意右上腹、上腹正中和腹主动脉。

(三)心电图

凡是新发胸痛或疼痛不同于既往非心源性病因相关发作的患者,都应该检查心电图,除非存在明显胸痛病因(如肺炎或疑似气胸)和(或)心血管疾病风险较低。心电图有助于评估疑似心肌缺血及许多其他病因的患者。

病史提示 ACS 但心电图正常时,应实施动态心电图检查。如心电图结果正常,说明急性心肌梗死所致胸痛的可能性不大,但尚不能完全排除心肌缺血病因,尤其是不稳定型心绞痛。必须结合病史和体格检查评估心电图结果。

(四)其他诊断性检查

实验室检查和其他检查(如胸片和血清肌钙蛋白)取决于初始评估结果,视疑似病因而定(表 2-3-1)。许多患者可能不需要另行任何检查来评估胸痛。但若考虑 ACS,则应检测血清肌钙蛋白。

表 2-3-1　急性胸痛的常见辅助检查项目

实验室检查项目	器械检查项目
血常规	心电图
心肌酶学	胸部 X 线
肌钙蛋白	腹部 B 超
D- 二聚体	心脏超声
动脉血气	CT 血管成像
大便隐血	冠状动脉造影

四、诊断策略

(一)危及生命的病因特征

1. 生命体征不稳定。

2. 突发胸痛和(或)病因可能危及生命,例如肺栓塞、主动脉夹层、食管破裂、张力性气胸等。

3. 基于症状(心绞痛发生于静息状态、时间较长或进行性加重)或心电图改变而考虑 ACS。症状疑似ACS 者应行心电图检查。

(二)稳定型心肌缺血评估

存在稳定型心绞痛症状时,应评估患者有无心肌缺血。选择哪种诊断性检查取决于最可能的病因。例如,高度怀疑冠心病时,可能需行负荷试验和(或)心肌灌注显像。若考虑主动脉瓣狭窄或肥厚型心肌病,则更宜行超声心动图检查。缺血性心脏病与非缺血性心脏病的胸痛鉴别可参考表 2-3-2。

胸痛患者未见典型心绞痛症状,也没有其他明显的胸痛病因时,也需评估有无冠心病。有研究表明,"非特异性"胸痛患者死亡风险增加,尤其是冠心病所致死亡风险。因此,应首先评估这些患者有无心肌缺血,尤其是有多种心血管疾病危险因素时(如糖尿病、高脂血症、高血压、吸烟等),或可能发生无典型心绞痛症状的心肌缺血时(如女性、中老年人或糖尿病患者)。

表 2-3-2　缺血性心脏病与非缺血性心脏病的胸痛鉴别

鉴别	缺血性心脏病的胸痛	非缺血性心脏病的胸痛
性质	缩窄性,压榨性,烧灼性	隐痛性,刀割样,锐痛,刺痛
	"沉重感"	"猛戳性",随呼吸加重
部位	胸骨后,胸部正中	左乳房下区
	双肩双臂,前臂,手指	心尖部
	颈,颊,颌,牙齿	左半胸
	肩胛间区	局限于某一点
诱因	运动,情绪激动,寒冷,餐后	运动后疼痛
	其他形式的应激	由特殊的身体动作诱发

五、急诊处理原则与流程

对急性胸痛患者的处理应注意两个原则:①要快速排除最危险、最紧急的疾病,如急性冠脉综合征、主动脉夹层、肺栓塞、张力性气胸等;②对不能明确诊断的患者,应常规留院观察病情变化,严防离院后发生心源性猝死等严重心脏事件。

急性胸痛的诊断和处理流程见图 2-3-1。

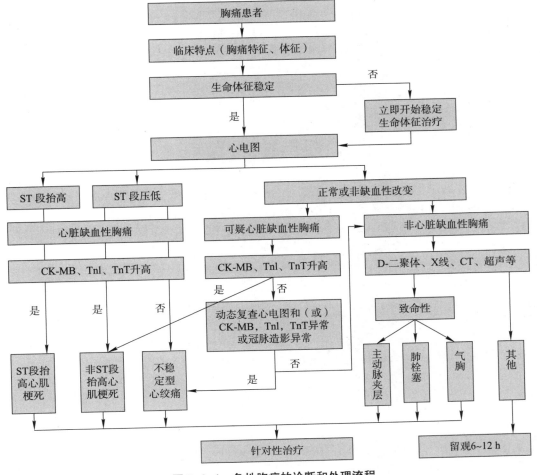

图 2-3-1　急性胸痛的诊断和处理流程

（1）首先判断病情严重性,对生命体征不稳定的患者,应立即开始稳定生命体征的治疗。

（2）对生命体征稳定的患者,首先获取病史,同时进行有针对性的体格检查。

（3）进行有针对性的辅助检查。

（4）在上述程序完成后,即对能够明确病因的患者进行有针对性的病因治疗。

（5）对不能明确病因的患者,建议留院观察,每 30 min 复查心电图,每 2 h 复查心肌损伤标志物。对于心电图连续三次无变化且心肌损伤标志物连续两次无异常者,在留观 6~12 h 后予以出院。

思考题

1. 急性胸痛的病因中,有哪些常见的预后不良的疾病?

2. 心脏缺血性胸痛的临床表现有哪些特点?

3. 急性胸痛的诊断流程是什么?

4. 急性胸痛的处理原则是什么?

（何青春　杨　宁）

数字课程学习

⬇ 教学 PPT　　✎ 自测题

第四章　急性腹痛

患者,男性,68岁,主因剧烈上腹痛伴恶心、呕吐3 h就诊于我院急诊。患者当晚进餐时吃了较多油腻食物,饮白酒约300 g。睡前自觉腹胀、嗳气,自行服用"江中健胃消食片"3片后入睡。当夜11时,患者突感上腹部剧烈疼痛,伴恶心、呕吐、心悸、胸闷,就诊于附近医院,肌内注射0.5 mg阿托品半小时后症状无缓解。既往有高血压、胆囊炎病史。查体:BP 120/75 mmHg,急性痛苦面容,面色苍白,皮肤巩膜无黄染。双肺呼吸音清,未闻及干湿性啰音。心界不大,心律不齐,心率102次/min,各瓣膜听诊区未闻及杂音。腹软,全腹无压痛,墨菲征阴性。辅助检查:WBC 9×10^9/L,中性粒细胞78%,血淀粉酶185 U/L,胸、腹部X线未见异常,B超发现胆囊壁增厚。该患者诊断是什么? 应采取哪些措施?

急性腹痛(acute abdominal pain)指患者自觉腹部突发性疼痛,常由腹腔内或腹腔外器官疾病所引起,一般最长持续时间不超过5天。急腹症指病情凶险、不及时处理可能危及患者生命的急性腹痛。急腹症的病因复杂,涉及内科、外科、妇产科、儿科甚至传染科、精神科疾病,包含轻度自限性疾病及威胁生命的疾病。对于急腹症患者,必须尽快明确诊断,给予病因治疗。对于诊断不明确者,必须遵守降阶梯思维、严密动态观察、对症支持治疗的原则,以避免误诊、漏诊。

【病因和发病机制】
(一)病因
急性腹痛的病因可分为腹腔内脏器和腹腔外脏器的疾病,也可分为器质性疾病和功能性疾病。器质性疾病包括脏器的急性炎症、损伤、破裂、穿孔、梗阻、出血、坏死等,功能性疾病包括痉挛、麻痹等。

1. 腹腔脏器疾病

(1)炎症性疾病:急性胃炎、急性肠炎、胆囊炎、胰腺炎等。

(2)溃疡:胃十二指肠溃疡、溃疡性结肠炎等。

(3)穿孔:消化性溃疡穿孔、肠穿孔、胆囊穿孔等。

(4)阻塞和扭转:肠梗阻、输尿管结石梗阻及卵巢囊肿蒂扭转等。

(5)破裂:肝破裂、脾破裂、胰腺破裂、异位妊娠破裂等。

(6)血管病变:肠系膜动脉血栓形成、腹主动脉瘤和脾梗死等。

(7)其他:腹壁挫伤、腹壁皮肤带状疱疹、急性胃扩张、肠痉挛等。

2. 腹腔外脏器与全身性疾病

(1)胸部疾病:急性心肌梗死、大叶性肺炎、胸膜炎等。

(2)变态反应性疾病:腹型紫癜、腹型风湿热等。

（3）中毒及代谢性疾病：铅中毒、糖尿病酮症酸中毒等。

（4）神经精神性疾病：神经官能症、肋间神经炎等。

（二）发病机制

根据腹痛产生机制与特点，可将其分为内脏痛、躯体痛和牵涉痛三种。

1. 内脏痛（visceral pain）　是腹腔内某一器官受到刺激，信号经交感神经通路传入脊髓所致。其疼痛特点为：多为定位模糊的弥漫性钝痛，常伴恶心、呕吐、出汗等其他自主神经兴奋症状。

2. 躯体性腹痛（somatic abdominal pain）　是来自腹膜壁层及腹壁的痛觉信号，经体神经传至脊神经根，反映到相应脊髓节段所支配的皮肤。其疼痛特点为：定位准确，程度剧烈而持续，常出现防御性肌紧张、反跳痛，腹痛可因咳嗽、体位变化而加重。

3. 牵涉痛（referred pain）　是腹部脏器引起的疼痛，刺激经内脏神经传入，影响相应脊髓节段而定位于体表。其疼痛特点为：部位明确，疼痛剧烈，局部有压痛、肌紧张及感觉过敏等。

【临床表现】

（一）腹痛部位

一般来说，疼痛显著且有固定的部位，多数即病变所在部位，因此根据腹腔脏器解剖位置可以做出疾病的初步判断，但也要注意反射性腹痛和转移性腹痛的情况，如阑尾炎的转移性右下腹痛。

（二）腹痛性质和程度

腹痛按照性质，通常分为持续性腹痛、阵发性腹痛和持续性腹痛阵发性加剧三类，也可分为钝痛、隐痛、胀痛、烧灼样疼痛、绞痛、刀割样疼痛等。腹痛的性质与病变的性质密切相关。如阵发性绞痛一般是腔道梗阻后平滑肌痉挛所致（如肾绞痛）。

（三）诱发因素

急性胰腺炎、胆绞痛常与暴饮暴食、情绪剧变等有关，肠套叠多与饮食突变有关，嵌顿性疝多与腹内压增加有关。胃十二指肠溃疡穿孔患者常有多年慢性胃病史，肠道蛔虫和蛔虫性肠梗阻常有吐蛔虫史。腹部外伤后出现剧痛并有休克者，可能是肝脾破裂所致。

（四）发作时间与体位的关系

餐后痛可能由于胆胰疾病、胃部肿瘤或消化不良所致，饥饿痛发作呈周期性、节律性者多见于胃窦、十二指肠溃疡，子宫内膜异位者腹痛多与月经周期相关。

（五）伴随症状

1. 腹痛伴有发热、寒战　显示有炎症存在，见于急性胆道感染、胆囊炎、肝脓肿等。发热先于腹痛者多为内科疾病，腹痛先于发热者多为外科疾病。

2. 腹痛伴黄疸　可能与肝、胆、胰疾病有关。

3. 腹痛伴休克　同时有贫血者可能是腹腔实质性脏器破裂（如肝、脾破裂或异位妊娠），无贫血者则多见于胃肠穿孔、绞窄性肠梗阻、肠扭转、急性出血坏死性胰腺炎。腹腔外疾病如心肌梗死、肺炎等，也可有腹痛与休克。

4. 腹痛伴呕吐　提示食管、胃肠病变。

5. 腹痛伴排便异常　腹痛伴血性大便者，须考虑肠套叠、绞窄性肠梗阻等。腹痛伴脓血便者，应考虑细菌性痢疾及结肠癌。腹痛伴排尿困难者，见于尿道梗阻。腹痛伴尿路刺激征者，常为泌尿系统结石或感染。

【诊断与鉴别诊断】

（一）高危腹痛的评估

在任何时候，对于腹痛的患者，最首要的问题是评估患者生命体征及心肺功能。在展开病史询问、详细的体格检查前，应首先确保患者生命体征的相对稳定。优先排除和处置高危腹痛，如空腔脏器穿孔、实质脏器破裂、急性心肌梗死、肠系膜栓塞、夹层动脉瘤、急性胰腺炎、糖尿病酮症酸中毒等。高危腹痛的评估与诊断路径见图2-4-1。

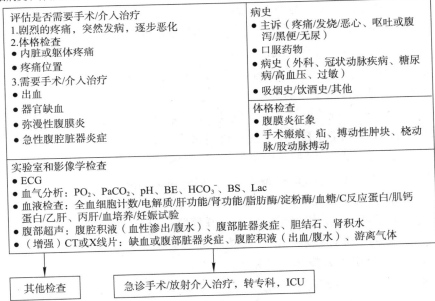

步骤1：检查生命体征

生命体征评估（ABCD）
A：气道；B：呼吸（SPO$_2$，呼吸频率）；C：循环（心率，血压）；D：中枢神经系统障碍

正常　　不正常

生命体征稳定和检查正常的患者，转到专科评估
- 气道保护或通气
- 建立静脉通路（快速输液）
- 胸部X线检查
- 心电图/心电监护
- 腹部超声
- 腹部CT（也可能不需要）
注意：在治疗同时进行病史采集/最基本的检查

高危腹痛
- 空腔脏器穿孔
- 实质脏器破裂
- 急性心肌梗死
- 肠系膜栓塞
- 夹层动脉瘤
- 急性胰腺炎
- 糖尿病酮症酸中毒
- ……

急诊手术/放射介入治疗/转ICU

步骤2：评估病史和体格检查

评估是否需要手术/介入治疗
1.剧烈的疼痛，突然发病，逐步恶化
2.体格检查
- 内脏或躯体疼痛
- 疼痛位置
3.需要手术/介入治疗
- 出血
- 器官缺血
- 弥漫性腹膜炎
- 急性腹腔脏器炎症

病史
- 主诉（疼痛/发烧/恶心、呕吐或腹泻/黑便/无尿）
- 口服药物
- 病史（外科、冠状动脉疾病、糖尿病/高血压、过敏）
- 吸烟史/饮酒史/其他

体格检查
- 腹膜炎征象
- 手术瘢痕、疝、搏动性肿块、桡动脉/股动脉搏动

实验室和影像学检查
- ECG
- 血气分析：PO$_2$、PaCO$_2$、pH、BE、HCO$_3^-$、BS、Lac
- 血液检查：全血细胞计数/电解质/肝功能/肾功能/脂肪酶/淀粉酶/血糖/C反应蛋白/肌钙蛋白/乙肝、丙肝/血培养/妊娠试验
- 腹部超声：腹腔积液（血性渗出/腹水）、腹部脏器炎症、胆结石、肾积水
- （增强）CT或X线片：缺血或腹部脏器炎症、腹腔积液（出血/腹水）、游离气体

其他检查

急诊手术/放射介入治疗，转专科，ICU

图2-4-1　高危腹痛的评估与诊断流程

（二）诊断

急性腹痛是一个常见但又复杂的临床症状，患者的初始主诉可能并不准确，且随着时间的推移，腹痛的症状可能会发生变化。急性腹痛诊断的第一步是临床评估，包括病史及体格检查。经过临床评估后可通过辅助检查进一步增加诊断的准确性。在进行诊断时应充分结合病史、症状、体征及实验室检查结果等各方面的资料，综合分析。老年腹痛的发生相对缓慢，病程进展相对慢，腹痛位置常不明确，腹痛症状、体征不明显，发现时往往已危及生命，容易漏诊及误诊。

1. 体格检查　腹部体征的检查是诊断的重要环节，应按视、听、叩、触进行。

观察腹部有无膨隆或凹陷，腹式呼吸有无消失或减弱，有无胃肠型或蠕动波等。听诊肠鸣音亢进提示肠梗阻,肠鸣音消失则提示肠麻痹。腹部叩诊如肝浊音界消失和缩小提示胃肠穿孔可能,腹部移动性浊音说明有腹腔积液存在。触诊应查明有无腹肌紧张、压痛与反跳痛,是全腹压痛还是局部压痛。全腹压痛表示病变弥散,如弥漫性腹膜炎;局部压痛往往能提示病变的所在,如麦氏点压痛为阑尾炎的体征。肌紧张往往提示为炎症,反跳痛则表示病变涉及腹膜。下腹部和盆腔的病变常需做直肠指诊检查。右侧陷窝触痛或扪及包块,提示阑尾炎或盆腔炎。直肠子宫陷窝饱满、子宫颈有举痛,可能提示异位妊娠破裂等。

　　由于腹外脏器的病变亦可引起腹痛,故心、肺、生殖器等部位的检查必不可少。对于有尿路症状的男性前列腺压痛、直肠疼痛、便血、隐匿性消化道出血、粪便嵌塞的便秘患者或异物等应进行直肠指诊。生命体征如体温、脉搏、呼吸、血压等,也必须检查。重复的查体及对体征变化的分析有助于诊断及鉴别诊断,也有助于排除高危腹痛。

　　2. 辅助检查

　　(1)便常规:感染性腹泻导致的腹痛常有水样便、血便、黏液便或脓血便等。镜检时应注意有无红细胞、白细胞、虫卵、真菌、阿米巴滋养体等。

　　(2)尿常规:有无管型、白细胞、细菌、酮体、胆红素等。

　　(3)血常规:白细胞及中性粒细胞比值增高提示腹痛可能是由感染性疾病导致。

　　(4)C反应蛋白(CRP)及血沉(ESR):CRP及ESR增高常提示存在炎症,但其敏感性和特异性较低。

　　(5)降钙素原(PCT):可作为感染性和非感染性疾病导致腹痛的鉴别诊断指标之一。存在感染性疾病时,PCT常增高,且PCT越高提示感染越严重。

　　(6)妊娠试验:包括血、尿HCG等检查,育龄期妇女应注意行妊娠试验以排除妊娠可能。

　　(7)血、尿淀粉酶:常用于急性胰腺炎的诊断。

　　(8)床旁快速检测(POCT):可在床旁快速获取包括血气分析、心肌酶学、血乳酸、凝血功能等相关检查结果,利于急腹症的快速诊断及鉴别。

　　(9)心电图检查:提示或诊断急性心肌梗死,应作为中老年上腹痛患者的常规检查。

　　(10)X线片检查:肠梗阻时腹部X线片可见液气平,空腔脏器穿孔时膈下可见游离气体,部分尿路结石可在X线片下显影。胸部X线片有助于肺炎、肺癌、气胸、胸膜炎、肝脓肿及膈下脓肿等的鉴别诊断。

　　(11)创伤超声重点评估(focused assessment with sonography for trauma,FAST):具有简便、快速、无创、价廉的特点,可用于快速筛查危及生命的腹部情况,也是腹痛鉴别诊断的重要手段之一。对肝、胆、胰、脾、肾、子宫及附件、盆腔等器官的相关疾病具有良好的鉴别诊断作用。FAST能够快速明确有无严重的腹腔损伤出血,其对腹腔内脏器损伤和积血的敏感度可达79%~87%,特异度达95%~100%,在部分疾病的诊断及鉴别诊断上明显优于B超及X线检查。

　　(12)腹部CT:是目前急腹症中应用最多的检查之一,对肝、胆、胰疾病的鉴别诊断有重要作用。

　　(13)腹部MRI:较腹部CT能提供更多的信息。

　　(14)诊断性腹腔穿刺:根据腹腔穿刺抽出液性质判断疾病和脏器损伤的情况,是一种简单但有价值的诊断方法。

　　(15)内镜检查:包括胃肠镜、结肠镜等检查,主要用于肠道疾病的诊断及鉴别诊断。在检查的过程中还可通过内镜取活检或进行相应治疗。

　　(16)腹腔镜检查:可作为腹痛诊断、鉴别诊断的检查及治疗方法之一。

　　(二)鉴别诊断

　　见表2-4-1。

　　【急诊处理原则与流程】

　　对急性腹痛的患者,诊断上坚持降阶梯思维的原则,治疗上坚持抢救生命第一的原则,尽早识别高危腹痛,注意高危腹痛的诊疗时间窗(如心肌梗死的溶栓及 PCI 治疗)。对于出现休克、ARDS、MODS 等危重患者,立即给予相应生命支持治疗;对于病因明确者,立即病因治疗(包括手术治疗等);对于病因不明的患者,应严密、动态观察患者的病情变化,以及早明确诊断(图 2-4-2)。

表 2-4-1　常见急性腹痛鉴别表

疾病名称	诱因及病史	伴随症状	腹痛特点	腹部体征	实验室和器械检查
急性胃肠炎	不洁饮食史	腹痛、腹泻、可伴恶心呕吐	上腹部或左下腹疼痛	上腹部及或左下腹压痛、无肌紧张	便常规异常,血白细胞计数及分类可正常或增高
急性胆囊炎、胆石症	进食油腻食物	畏寒、发热、黄疸	持续性右上腹痛向右肩背部放射	Murphy 征阳性,可触及肿大的胆囊	白细胞计数及分类增高,B 超示胆囊增大,囊壁增厚,囊内有强回声
急性胰腺炎	暴饮暴食、酗酒史	恶心、呕吐、发热、腹胀可伴休克症状	突然中上腹偏左持续性剧痛,向腰部放射	中上腹及左上腹压痛伴肌紧张,可出现腹膜刺激征	白细胞计数增高,血、尿淀粉酶增高,B 超、CT 检查示胰腺增大
胆道蛔虫病	多见于儿童及青少年,有肠道蛔虫病史	恶心、呕吐、发热、黄疸	右上腹阵发性疼痛,有钻顶感	剑突下	嗜酸性粒细胞增高,大便找到蛔虫卵,B 超、十二指肠镜有助于诊断
腹型过敏性紫癜	过敏原刺激	皮肤紫癜、恶心、呕吐、便血	阵发性绞痛或钝痛	脐周或下腹部	嗜酸性粒细胞增高、毛细血管脆性试验阳性
心肌梗死、心力衰竭	多为中老年,常有高血压、高血脂、缺血性心脏病史	胸闷、胸痛	突然剑突下疼痛	中上腹轻压痛	心电图异常、心肌酶谱改变
肺炎、胸膜炎	多有受凉、劳累、上呼吸道感染病史	发热、胸闷,呼吸道症状	上腹部隐痛,咳嗽或深呼吸时加重	压痛不明显	白细胞增高、胸片异常
胃十二指肠穿孔	男性多见,有胃病史,劳累、暴饮暴食可诱发	恶心、呕吐、发热、可伴休克症状	突感上腹部持续性剧烈灼烧样疼痛,迅速蔓延至全腹	腹膜刺激征明显,"板状腹",肝浊音界缩小或消失	白细胞计数及中性粒细胞增多,腹部 X 线发现膈下游离气体,腹腔穿刺常有阳性发现
肾输尿管结石	男性多见,有反复发作史	尿频、尿急、血尿	肾区、上腹部阵发性绞痛,向会阴部放射	肾区扣痛,同侧输尿管处压痛	尿常规、X 线片、B 超有阳性发现
急性阑尾炎	青壮年多见	恶心、呕吐、发热	转移性右下腹痛	麦氏点压痛,腰大肌试验阳性	白细胞计数及中性粒细胞增多
异位妊娠破裂	育龄妇女,有短期停经史	阴道出血、恶心、呕吐、心慌、晕厥,可伴休克症状	突感下腹一侧撕裂样疼痛,可迅速扩散至下腹或全腹	下腹压痛、反跳痛,以患侧为重	后穹隆穿刺抽出不凝血,尿 HCG 和 B 超有助于诊断

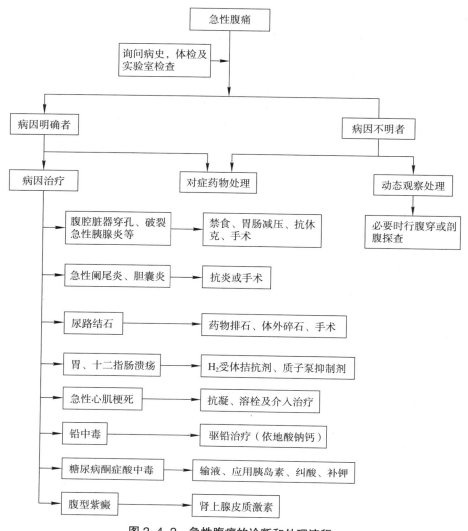

图 2-4-2　急性腹痛的诊断和处理流程

思考题

1. 哪些常见疾病可引起急性腹痛?
2. 如何根据急性腹痛的位置初步判断引起腹痛的疾病?
3. 简述常见急性腹痛的鉴别诊断。
4. 简述急性腹痛的处理程序。

（杨立山）

数字课程学习

教学 PPT　　　　自测题

第五章 咯 血

案例

患者,男性,21 岁。主因慢性咳嗽伴脓痰 6 年余,反复咯血 2 天,量约 650 mL 急诊就诊。查体:T 37.6℃,P 96 次 /min,R 32 次 /min,BP 100/70 mmHg。营养欠佳,喘息状,无发绀,轻度杵状指,桶状胸,肺肝界下移;双肺对称性呼吸音减低,散在干性啰音,右肺后下部湿性啰音,心音以剑突下明显,律齐,$P_2 > A_2$,未闻及杂音。腹部未发现阳性体征,双下肢轻度水肿。血常规:Hb 135 g/L,RBC 4.5×10^{12}/L,WBC 15.0×10^9/L,中性分叶核 89%,PLT 180×10^9/L。心电图:窦性心动过速,电轴右偏,重度顺钟向转位,肺性 P 波,不完全性右束支传导阻滞。胸部 X 线片示双肺透过度增强,右下肺肺纹理粗乱,有不规则的蜂窝状透光阴影。胸部 CT 示右下支气管壁增厚,柱状扩张或囊性改变。腹部超声检查示肝轻度下移。超声心动图示:右心室流出道内径≥30 mm,右心室内径≥20 mm,右肺动脉内径增宽,右心房和心室肥大。动脉血气分析:pH 7.36,PaO_2 61.4 mmHg,$PaCO_2$ 54.6 mmHg。

咯血(hemoptysis)指喉以下呼吸道或肺组织出血经口腔咯出。可与痰液相混,或为纯血。通常根据咯血量的多少将咯血分为大咯血和非大咯血。大咯血是指 24 h 内咯血量≥600 mL。通常急诊患者不能准确估计出血量。因此,有人将每次咯血 50 mL 以上也称大咯血。呼吸系统接受双重血液供应,95% 通过低压的肺动脉供应肺毛细血管,5% 由高压的支气管动脉供应大气道和支撑结构。约 90% 的咯血源于肺动脉,5% 源于支气管动脉。肺血管损伤出血量少,支气管血管损伤出血量较大。咯血是一种急症,文献报道,肺泡腔内积血量达 400 mL 就可发生严重低氧血症。严重的大咯血可因窒息引起猝死。年老体衰或有严重慢性基础疾病者,因咳嗽能力减弱,即使出血量较小,也可导致气道阻塞致命。咯血分为真性咯血和假性咯血,气管和肺部病变出血咯出称真性咯血;喉以上部位(如鼻、咽部)病变出血咯出称假性咯血。上消化道出血也易与咯血相混淆。患者既往史、咯血量、咳痰的性质及与咯血关系都有助于诊断。对于大咯血患者要积极抢救和处理,尽可能改善患者预后。

【病因】

咯血常见的原因是急慢性支气管炎和肺炎、肺结核和肺癌(图 2-5-1)。Marshall 等报道,在咯血的原因中,非结核感染约占 25%,结核感染约占 5%,肿瘤 28%,混合及多种原因占 13%,不明原因 28%。在各个年龄组中,咯血病例男:女为 3:2,并且随年龄增加,发病率增高。

咯血的常见病因有(图 2-5-1):

1. **肺部感染** 是导致咯血的最常见原因。常见疾病有支气管炎、肺炎(细菌、真菌、寄生虫)、肺结核、支气管扩张、肺囊性纤维化和肺脓肿。人类免疫缺陷病毒(HIV)和流感病毒感染也可发生咯血。

2. **肺部肿瘤** 肺癌、支气管腺瘤、肺转移癌(多为乳腺、结肠和肾癌转移而来)或绒毛膜上皮细胞癌、恶性葡萄胎肺转移和卡波西肉瘤。

3. 心血管疾病 二尖瓣狭窄、肺梗死、充血性心力衰竭、先天性心脏病、肺动静脉瘘、遗传性出血性毛细血管扩张症、结节性多动脉炎。

4. 创伤 肺挫伤、异物穿透伤、气管支气管撕裂伤、医源性原因(肺活检、支气管镜检查、血管内导管)。

5. 其他 肺囊肿或肺大疱、特发性肺含铁血黄素沉着症、肺出血 – 肾炎综合征、支气管结石病、肺子宫内膜异位症等。凝血功能障碍和应用抗凝或溶栓药。

【临床特征】

咯血患者的临床特征取决于原发性疾病、咯血量的多少和并发症。

(一)年龄特征

1. 儿童 幼儿咯血注意先天性心脏病。既往健康儿童突发咯血应注意异物吸入。少年儿童慢性咳嗽伴反复咯血、贫血者,注意特发性肺含铁血黄素沉着症。大咯血者少见。

2. 青壮年 常见疾病为肺结核、支气管扩张。大咯血者较多。

3. 中老年 40岁以上男性有吸烟史者咯血,以肺癌多见。

(二)发病急缓

1. 急性咯血 多见于急性肺感染、肺栓塞等。

2. 慢性咯血 反复慢性咯血者多见于慢性支气管炎、肺结核、支气管扩张和支气管腺瘤等。

(三)咯血量多少

1. 小量咯血 通常急性肺部病毒或细菌感染、浸润型肺结核、肺癌、肺寄生虫病(如并殖吸虫病、肺棘球蚴病)、肺囊肿、严重二尖瓣狭窄时咯血量较少。转移性肺癌很少咯血。

2. 大量咯血 肺结核空洞、支气管扩张、急性肺脓肿早期、严重肺动脉高压等,都有可能出现大咯血。

(四)伴随症状

1. 咯血伴发热 常为呼吸道感染性疾病引起的咯血。如上呼吸道感染(如急性鼻旁窦炎)急性支气管炎、肺感染和肺脓肿,支气管扩张合并急性感染或肺结核等。

2. 咯血伴脓痰 咯大量脓痰是支气管扩张的特征,咯大量脓臭痰伴发热和消耗大者为肺脓肿特征。

3. 咯血伴呼吸困难 咯血伴劳力性或阵发性夜间呼吸困难常为急性心力衰竭引起。体弱多病或老年人咯血误吸引起气道堵塞时,也会出现不同程度的呼吸困难,甚至窒息威胁生命。

4. 咯血伴胸膜炎性胸痛 同时有腓肠肌压痛伴呼吸困难时,常为肺栓塞或肺梗死的特征性表现。

5. 咯血伴阴道出血 咯血伴月经期阴道出血为肺子宫内膜异位症的特征;流产后阴道出血伴咯血常为绒毛膜上皮细胞癌或恶性葡萄胎肺转移所致。

6. 咯血伴鼻塞和头痛 常为化脓性鼻旁窦炎或鼻窦癌引起的假性咯血。

(五)伴随体征

对于咯血患者,除需进行全面查体外,还应仔细检查肺部呼吸音,有无啰音,其性质、部位及分布范围,这对病因学诊断都有帮助。老年人咯血,发现右锁骨上肿大淋巴时,是肺癌转移的征兆。有桶状胸时,提示存在慢性肺部疾病,如支气管扩张、慢性支气管炎或肺结核等。此外,尚应注意:

1. 咯血伴发绀 见于先天性发绀心脏病肺动脉高压和肺心病合并感染者。

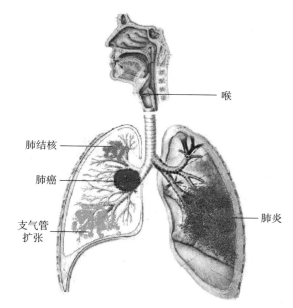

图2-5-1 咯血常见病因和部位模式图

2. 咯血伴杵状指 多见于支气管扩张、慢性肺脓肿、肺动静脉瘘等。杵状指及骨关节肿大咯血者多见于肺癌。

3. 咯血伴心脏杂音 二尖瓣狭窄引起咯血常可在心前区听到舒张期隆隆样杂音。

4. 咯血伴肺部啰音 右下肺局限性湿性啰音多见于支气管扩张;肺尖部位局限性湿性啰音多见于肺结核;双肺底或双肺湿性啰音多提示心力衰竭或肺水肿;双肺散在干湿性啰音多提示支气管炎。

5. 咯血伴蜘蛛痣或脾大 咯血者查体发现蜘蛛痣或脾大时,注意肝硬化合并上消化道出血引起的假性咯血。

6. 咯血伴低血压或休克 常为大咯血引起的失血性休克,或合并感染、缺氧发生的休克。

（六）是否伴有肺外疾病

1. 咯血伴先天性心脏病 多见于严重房间隔缺损、室间隔缺损和艾森曼格综合征等,最终是由于严重肺动脉高压导致咯血。

2. 咯血伴出凝血功能障碍 如急、慢性白血病或应用抗凝药期间发生咯血,常为凝血功能障碍所致。

【诊断与鉴别诊断】

咯血的诊断与鉴别诊断有赖于详细的病史、查体和相关实验室检查。

（一）病史

病史可为咯血原因提供重要线索,也可帮助识别出血解剖部位。突然咳嗽,血性脓痰伴有或无发热,可提示急性肺炎或支气管炎。幼年时患麻疹、百日咳,反复慢性咯血无其他症状者,多为干性支气管扩张。反复发生同一部位肺感染,常咯大量脓痰的咯血多为湿性支气管扩张。慢性咳嗽、咯脓痰、反复咯血,可为慢性支气管炎。咯大量脓臭痰,病前酗酒、昏迷、口腔卫生不良者咯血,首先应想到肺脓肿。既往有结核病史或结核密切接触史,出现咯血、发热、盗汗、体重减轻,常为肺结核表现。40 岁以上男性患者,有吸烟史,厌食、体重减轻、咳嗽改变,右锁骨上淋巴结肿大和肌肉消耗,提示肺癌,应进行胸部 CT 和气管镜检查。年轻女性反复咯血要注意支气管内膜结核和支气管腺瘤,咯血发生于月经期应考虑肺子宫内膜异位症。长期卧床、下肢水肿或骨折患者,突发呼吸急促、严重胸痛和咯血者,应考虑肺栓塞。呼吸困难、轻度咯血,同时有肾疾病和尿血者,应想到肺出血－肾炎综合征。在并殖吸虫病流行区有生食蟹或喇蛄史者,对诊断肺吸虫病咯血意义较大。

此外,患者的年龄、营养状态对咯血的诊断和处理也有一定帮助。

（二）体格检查

体格检查对判断咯血严重性和定位有一定帮助。遇到咯血患者,首先要注意其生命体征,包括呼吸、脉搏、血压、体温和神志,判断患者有无气道阻塞、窒息和休克。咯血不伴咳嗽多为喉以上部位出血,注意检查有无高血压及鼻咽、齿龈处出血疾病。咯血伴咳嗽时,多为下呼吸道咯血。肺部检查可有啰音、哮鸣音或局灶性的肺实变征。二尖瓣听诊区舒张期杂音为风湿性心脏病二尖瓣狭窄咯血。肺动脉瓣第二音亢进常提示肺栓塞。咯血者肺动脉瓣区双期杂和(或)胸骨左缘第 4 肋间双期杂音,可能为艾森曼格综合征。咯血伴发热者,常为肺感染所致;咯血伴杵状指,提示慢性肺部疾病咯血,如支气管扩张或肺结核伴间质纤维化。咯血伴杵状指、骨关节肿大者,应考虑肺癌。咯血伴杵状指、发绀、心脏病体征,多为先天性心脏病。咯血、胸部广泛杂音伴毛细血管扩张,常提示肺动静脉瘘。锁骨上淋巴结肿大的中老年人咯血,应注意肺部肿瘤转移。假性咯血脾大者,常为肝硬化伴上消化道出血呕血。有时呕血也易误认为咯血,应注意鉴别(表 2-5-1)。血压明显升高时,可为鼻出血。

（三）辅助检查

1. 胸部 X 线 所有咯血患者都应检查胸部 X 线片(图 2-5-2)。90% 肺癌咯血者胸片有异常表现。咯血但胸片正常者,肺癌发生率不足 5%。肺部有空洞性肿块,肺门或纵隔淋巴结肿大,应行胸部 X 线体层摄影或 CT 检查。

表 2-5-1　咯血与呕血的鉴别要点

咯血	呕血
病史	**病史**
咳嗽、胸痛、气短	恶心、呕吐
血液被咳出	血液被呕出
肺部疾病史	胃和肝疾病史
有可能窒息	罕能窒息
痰液检查	**痰液检查**
泡沫,可混有痰液	罕有泡沫
外观液状或凝块	外观咖啡样
鲜红色或粉红色	暗红色或棕褐色
实验室检查	**实验室检查**
碱性	酸性
含有巨噬细胞和中性白细胞	含有食物残渣

2. 胸部 CT　较胸片对肺癌或支气管扩张诊断敏感性高(图 2-5-3 至图 2-5-4)。

3. 肺动脉和支气管动脉血管造影　对肺栓塞和肺梗死咯血患者能明确诊断。可发现血管病变和畸形,是诊断肺动静脉瘘最可靠的方法。还可确定出血部位,行局部栓塞止血治疗。

4. 支气管碘油造影　对支气管扩张咯血者有诊断价值,可了解支气管扩张的类型和病变范围。碘过敏者禁用此方法(图 2-5-5)。

5. 纤维支气管镜检查　病情稳定时行支气管镜或活体组织检查能明确病因学诊断。病情不稳定或大咯血者发生气道阻塞时,需用硬支气管镜清除血块,明确出血来源。

6. 超声心动图　对心血管系统引起咯血的疾病诊断有所帮助。可发现瓣膜病变、先天性心脏病和血管畸形。

(四)实验室检查

1. 血液学检查　血常规、出凝血时间测定可诊断血液系统、出血性疾病。红细胞计数和血红蛋白测定可判断出血的程度及有无活动性出血。外周血嗜酸性粒细胞增多提示寄生虫感染。外周血白细胞总数及中性粒细胞增多提示肺、支气管化脓性感染性疾病。降钙素原升高提示细菌性感染。红细胞沉降率、结核抗体及 T-SPOT A、B 检测有助于结核病的诊断。肺部肿瘤标志物检测有助于肺癌的诊断。自身抗体、类风

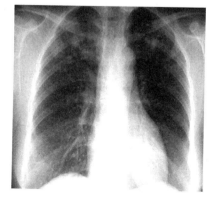

图 2-5-2　胸部 X 线示右上肺浸润性结核

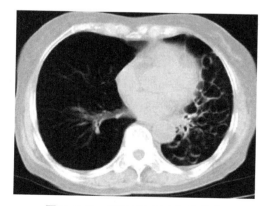

图 2-5-3　胸部 CT 示支气管扩张

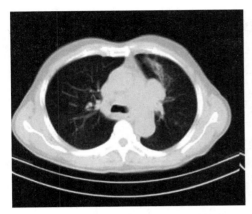

图 2-5-4 胸部 CT 示左中心型肺癌

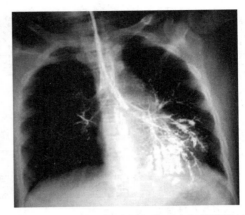

图 2-5-5 支气管碘油造影示左下支气管囊状扩张

湿因子、抗中性粒细胞胞质抗体等免疫指标检测有助于风湿性疾病和 ANCA 相关性血管炎的诊断。D- 二聚体检测有助于肺血栓栓塞的诊断。脑钠肽及 N 端脑钠肽前体的检测有助于心力衰竭的诊断。

2. 动脉血气分析 咯血伴呼吸窘迫和精神改变者应进行动脉血气检查,以了解有无肺通气或弥散功能障碍。

3. 痰液检查 临床和胸片有肺炎或肺结核证据时,应进行痰培养或痰查结核菌,明确感染病原学。

【急诊处理原则与流程】

急诊处理取决于咯血的严重性和原发病情况。急诊处理目的为:立即止血、预防误吸和治疗原发病。具体流程见图 2-5-6。

(一)紧急复苏

1. 立即吸氧,保持气道通畅,防止误吸窒息。患者应取头低足高位,已知出血部位时取患侧卧位,避免健侧肺血液吸入。大咳血者需要收住 ICU 治疗。

2. 呼吸衰竭和不能自行由气道清除血和气道梗阻者,行气管内插管。必要时行机械通气。

3. 建立静脉通道,进行液体复苏;交叉配血,预防失血性休克。

4. 应用心电监测、血压和脉搏氧流计监测氧合状态。

(二)对症治疗

1. 止血治疗

(1)凝血功能障碍:静脉输注新鲜冰冻血浆补充凝血因子。血小板减少者输注血小板。

(2)明确出血部位后,药物治疗无效时,行纤维支气管镜局部注射肾上腺素(1∶20 000)、4℃生理盐水、凝血酶止血,在支气管镜下直接看到出血点时,可采用激光、电刀、氩气刀或冷冻技术止血,也可通过导管介入技术行选择性支气管动脉栓塞止血。为防止健侧肺血液吸入,可行支气管内球囊填塞。

(3)致命性大咯血时,可放置带气囊的双腔支气管内插管(图 2-5-7)。在防止健侧肺吸入的同时,可以进行通气和吸出支气管腔内血液。

(4)上述处理无效时,必要时应紧急手术止血。

2. 镇咳治疗 应用可待因或阿片类药抑制咳嗽,减少出血,但是有抑制呼吸和增加误吸的危险。

(三)病因治疗

1. 肺部感染者在对症治疗的同时,应选用适当抗生素控制感染。

2. 严重二尖瓣狭窄和肺癌等咯血者,应行手术治疗原发病变。

(四)随访

40 岁以上男性持续小量咯血者,特别是有吸烟史但胸片正常者,属于肺癌高危人群,应定期随访检查。

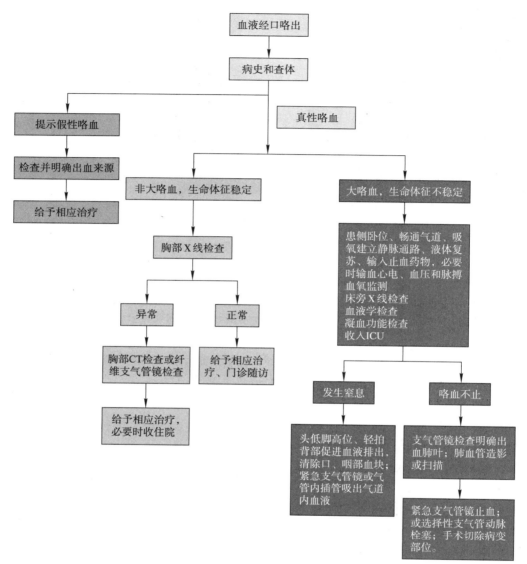

图 2-5-6　咯血的诊断和处理流程

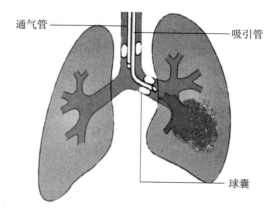

图 2-5-7　双腔支气管内导管

思考题

1. 诊断咯血时应注意排除哪些情况？
2. 肺癌咯血的诊断要点是什么？
3. 简述咯血患者的诊断流程。
4. 处理大咯血患者的基本原则是什么？

（柴艳芬）

数字课程学习

⬇ 教学 PPT　　　✎ 自测题

第六章　便　血

案例

　　患者，男性，60岁。主因渐进性消瘦伴左下腹隐痛不适2月，鲜红色血便2天于急诊入院。发病以来，患者经常感到腹胀，时有阵发性腹部痉挛性疼痛，粪便间断带有血液、黏液和脓液，心悸、乏力和体重下降（约8 kg）。查体：身高1.68 m，体重56 kg；T 36.8℃，P 89次/min，R 23次/min，BP 130/80 mmHg；神清合作，轻度贫血貌，未见蜘蛛痣；心尖部闻及2/6级收缩期杂音；双肺未闻及异常呼吸音；腹部平坦，未见肠型，左中下腹部可触及一鸡卵大小肿块，有压痛，无肌紧张，未及肿块，肝脾不大，无移动性浊音，可听到活跃肠鸣音。血常规：Hb 85 g/L，WBC 11.6×10^9/L，PLT 100×10^9/L；便常规：血、便混杂，带有黏液。心电图：窦性心律，正常心电图。胸部X线片示心肺未见异常。腹部B超示肝胆胰脾肾未见异常。

一、概述

　　消化道出血经肛门排出，粪便呈鲜红、暗红、柏油样，或粪便带血、混有血时，称为便血（hematochezia）。便血可为鲜血便、隐血便或柏油样便。通常，便血多为下消化道出血，特别是结肠或直肠出血的常见表现。便血的量和颜色与病变性质、部位、出血量、出血速度、肠蠕动快慢和血液在消化道停留时间长短有关。10%～15%上消化道出血患者出现便血。下消化道出血占整个消化道出血的20%，其年住院率为（20～30）/10万人口。男性患者明显多于女性，平均患病年龄65岁以上，病死率为0～25%。

二、病因

（一）上消化道疾病

1. **食管疾病**　见于食管静脉曲张破裂、食管炎、食管憩室炎、食管癌、食管裂孔疝或食管外伤等。
2. **胃十二指肠疾病**　见于消化性溃疡、急性糜烂性胃炎、应激性溃疡或胃癌等。
3. **肝胆疾病**　见于肝硬化合并食管或胃底静脉曲张破裂或急性出血性胆管炎等。

（二）下消化道疾病

见图2-6-1。

1. **肿瘤**　小肠腺癌、淋巴瘤、肉瘤、结肠癌和直肠癌等。
2. **炎症性肠病**
（1）感染性炎性肠病：小肠结核、急性细菌性痢疾或阿米巴性痢疾、急性出血性坏死性肠炎等。
（2）特发性炎性肠病：克罗恩病、溃疡性结肠炎等。

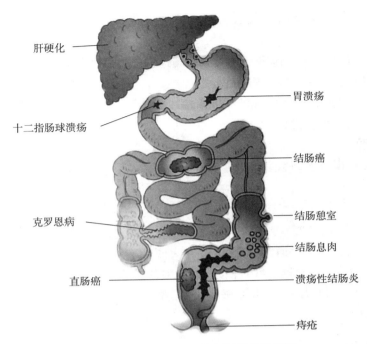

肝硬化

胃溃疡

十二指肠球溃疡

结肠癌

结肠憩室

克罗恩病

结肠息肉

溃疡性结肠炎

直肠癌

痔疮

图 2-6-1 消化道出血病因及部位示意图

（3）放射性肠病：多发生于盆腔肿瘤放疗后。

3. 血管瘤或血管畸形 小肠海绵状血管瘤、毛细血管瘤、肠血管畸形、先天性毛细血管扩张症、结肠静脉曲张等。

4. 憩室 梅克尔憩室、小肠憩室、结肠憩室和肠道憩室病。

5. 息肉 小肠息肉、结肠息肉、直肠息肉和家族性结肠息肉病等。

6. 缺血性肠病 肠系膜动脉栓塞或血栓形成、结节性多动脉炎、韦格纳肉芽肿、风湿性血管炎等。

7. 肛管疾病 痔、肛裂或肛瘘等。

（三）全身性疾病

1. 感染性疾病 斑疹伤寒、伤寒及副伤寒、流行性出血热、钩虫病或血吸虫病等。

2. 血液病 急性白血病、血小板减少或过敏性紫癜等。

3. 中毒 嗜盐菌食物中毒、毒蕈中毒或化学性毒物中毒、药物性肠炎等。

4. 寄生虫病 钩虫病、血吸虫病等。

（四）其他

腹部创伤、绞窄性肠梗阻、肠扭转、肠套叠、子宫内膜异位症和医源性出血。

三、临床特征

便血的颜色取决于消化道出血部位的高低。上消化道出血时多为暗红色血便或呈柏油样便，下消化道出血时多为暗红色或鲜红色血便。急性上消化道大出血时如伴有肠蠕动加快时，也可排出鲜红色血便。小肠出血时，如血液在肠内停留时间较长，可呈柏油样便；小肠出血量多、排出较快时，也可出现暗红色或鲜红色便。结肠与直肠出血时，由于血液停留于肠内时间较短，往往排出鲜红色血便。

（一）便血的几种特征

1. 鲜血便 通常来自回肠下端、结肠、直肠或肛门。大便颜色鲜红或暗红，可混有黏液和脓血。常为痔、肛裂或肛瘘出血。痔疮患者常有便秘，排便后喷血或滴血。肛裂者便血时明显疼痛，粪便外带血，血量少。

直肠息肉出血,便血量不大,血液附在大便表面,有时粪便变细呈条状或有压迹。痢疾便血呈脓血便,便次多,伴左下腹痛。

2. 柏油样便 常为上消化道出血表现。血液在肠道内停留时间较长,血液中血红蛋白与肠内硫化物结合成硫化亚铁,使大便发黑发亮,犹如柏油,故名。

3. 隐血便 消化道出血量较小时(如消化性溃疡或胃癌),大便颜色无明显改变,只有通过化验检查才能发现,称为大便隐血试验阳性或隐血便。

(二)严重失血表现

急性大量便血者可出现血流动力学不稳定,如心率增快,血压降低,甚至休克;慢性便血者可出现进行性贫血症状和体征。

(三)原发病特征

1. 下消化道疾病 外痔和肛裂等病变伴有便血时常有肛门疼痛,便血量少,鲜红、呈线状,在粪便表面;内痔、直肠息肉和直肠癌便血时通常无痛感,并且大便后滴鲜血,血与粪便不混合;直肠或结肠癌患者可伴有左下腹痛、腹胀、肿块、不全性肠梗阻、消瘦、乏力和贫血等全身症状。

2. 上消化道疾病 食管和胃底静脉曲张破裂出血引起便血时常为黑便,罕见鲜血便,同时有肝硬化的体征,如黄疸、蜘蛛痣和脾大。

四、诊断与鉴别诊断

(一)临床表现

1. 便血伴有上腹压痛时,年轻人便血,特别是柏油便同时伴有上腹压痛时,要想到溃疡病。

2. 便血伴有黄疸和蜘蛛痣,皮肤检查发现黄疸和蜘蛛痣时,首先考虑肝硬化门静脉高压引起的便血。

3. 便血伴有贫血、消瘦和左锁骨上肿大淋巴结者,要考虑到胃癌。

4. 便血伴有里急后重、消瘦、贫血者,要考虑到直肠癌。

5. 便血不与大便混合或血色鲜红,在便后滴下或射出,提示为直肠肛管疾病的,要考虑到痔疮、息肉、肛裂等。

6. 便血伴有腹部疼痛、肿块、消瘦和贫血者,要考虑到小肠肿瘤。

7. 便血伴有腹泻、腹部肿块、消瘦和进行性贫血者,要考虑到结肠癌。

8. 便血伴有腹痛、腹泻和发热者,应注意到结肠炎性疾病。

9. 有心血管疾病的老年人便血时,应考虑到缺血性肠病或血管发育异常。

(二)实验室检查

1. 便常规 不同部位病变出血、出血量多少和血液在肠道停留时间长短都与便血颜色有关。不同疾病引起的粪便形状及与血液混合情况也不同。粪便肉眼可见鲜血色、暗红色、黑色或柏油粪便等;粪便可以带血、混有血或便后滴血等,也可仅为潜血阳性。粪便也可呈脓血便,或血便伴黏液。根据以上血液与粪便的关系来考虑便血原因和部位。

2. 血常规和凝血常规 便血时间较长者,血红蛋白降低;有血液病者,血小板减少,凝血功能异常。

3. 内镜检查 直肠镜和乙状结肠镜对直肠或降结肠病变有直观的诊断价值。纤维结肠镜可达回盲部,能检出全结肠和直肠病变。紧急(8~24 h)内镜检查安全,并且诊断率高。有时还可取活体组织进行病理检查或镜下局部止血。可疑小肠出血时可行可视胶囊内镜检查,在此基础上发现的病变可行小肠镜检查。经口或/和经肛途径进入小肠,进行组织活检和内镜下治疗。

4. 钡剂灌肠或气钡双重造影 可以显示肠道病变的轮廓,观察结肠功能,了解癌肿远端肠道情况。该法不能发现微小病灶,需在出血停止以后才能进行。

5. 血管造影 可明确出血来源和部位,且不需要肠道准备,但需出血速率≥0.5~1.0 mL/min。主要用于内镜检查不能确定的活动性出血和小肠出血检查(图2-6-2)。

6. 放射性核素显象 该法用 ^{99m}Tc 标记体内红细胞,静脉注射后 10~15 min 由血管内完全清除。活动性出血部位呈现异常浓聚现象,通过闪烁照相,确定出血部位。该法无创、安全、简便易行。出血速率为 0.05~0.1 mL/min 即可有阳性发现(图2-6-3)。

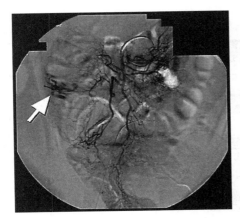

图2-6-2 血管造影检查示升结肠出血

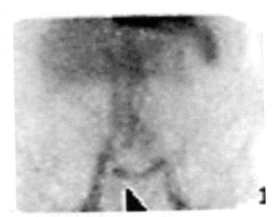

图2-6-3 放射性核素显像示下消化道出血

五、急诊处理原则与流程

便血的急诊措施取决于便血失血的严重程度和原发病的性质。80% 的病例经保守治疗,出血可自动停止。对保守治疗无效者,需积极局部止血或手术治疗。便血处理原则包括:积极复苏,稳定血流动力学状态;止血治疗和原发病处理。

(一)紧急复苏

对于失血性休克患者,应立即给予输血、输液、供氧等抗休克治疗,稳定血流动力学,赢得病因学治疗时间。

(二)止血治疗

1. 应用止血药

(1)凝血酶:使血液中纤维蛋白原转变成纤维蛋白发挥止血作用。可以局部或静脉用药。

(2)其他止血剂:可静脉注射酚磺乙胺、氨甲苯酸等,也可经静脉滴注血管升压素。生长抑素及其类似物在急性消化道出血治疗中的短期应用较为广泛,长期应用对胃肠道毛细血管扩张和蓝色橡皮大疱痣综合征引起的慢性肠道出血有一定的治疗作用,其机制包括抑制血管生成、减少内脏血流量、增加血管阻力和改善血小板聚集来减少出血。

2. 内镜下止血 直肠或乙状结肠部位出血可在直肠镜或乙状结肠镜下对出血部位进行电灼、激光、结扎、喷洒或涂抹止血药。

3. 选择性血管栓塞止血 可在血管造影检查时经动脉注射加压素,或用明胶海绵、聚乙烯醇及金属微圈选择性栓塞止血。

(三)手术治疗

下消化道肿瘤合并大出血、再发性出血、止血药无效、梗阻或穿孔者,应手术治疗。

(四)其他治疗

感染性肠病所致便血者,需给予适当的抗菌药治疗。特发性肠病需应用糖皮质激素或免疫抑制剂治疗。

便血的诊治流程见图2-6-4。

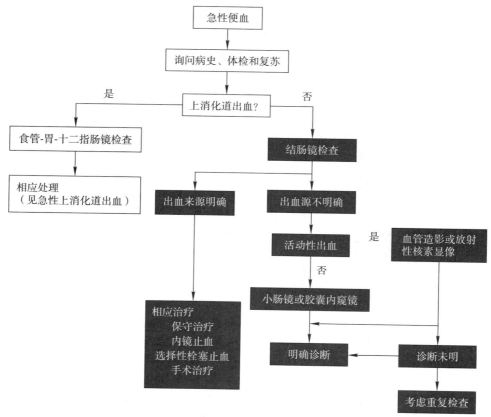

图 2-6-4 便血的诊治流程

思考题

1. 怎样根据血便的性状来粗略判断出血的原因?
2. 周期性上腹饥饿痛伴柏油便常见于哪种疾病的出血? 诊断的方法是什么?
3. 老年人持续性大便隐血伴有体重下降,应考虑什么病? 确诊的方法是什么?
4. 门静脉高压所致的静脉曲张出血常见的部位是什么?
5. 胃肠道隐匿性出血,特别是小肠出血时,怎样诊断出血部位?

(柴艳芬)

数字课程学习

📥 教学 PPT   📝 自测题

第七章 抽　搐

案例

　　患者,男性,34岁,主因突发四肢抽搐伴意识丧失1h由家属送至医院急诊。1h前患者在看电视时,突然出现四肢阵发性抽搐,继而倒地,意识丧失,口吐白沫,口唇发绀,持续3~4 min逐渐缓解,约半小时后恢复清醒,醒后诉头痛,伴恶心、呕吐一次,呕吐物为内容物,未见咖啡样液体,无大小便失禁。患者1年前曾有车祸致头部外伤史,经当地医院治疗后好转出院。急诊头颅CT检查示左额叶散在低密度影,脑外伤后改变。急诊心电图检查无异常,生化全项示肝肾功能无异常。该患者的初步诊断考虑什么? 该如何急救?

一、概述

　　抽搐(tic)指全身或局部骨骼肌非自主的抽动或强烈收缩,伴或不伴意识障碍,为临床常见的症状。全身性抽搐为全身骨骼肌的抽动,常伴意识丧失。局部性抽搐为某一局部肌肉(如面部、颈部、四肢等)的抽动,一般不伴意识丧失。

二、病因及发病机制

(一) 病因

1. 脑部疾病

(1) 颅内肿瘤:颅内原发性肿瘤、颅内转移瘤等。

(2) 脑血管病:脑动脉瘤、脑动脉血栓形成、脑出血等。

(3) 颅内感染:细菌、病毒、真菌等引起的脑膜炎、脑炎、脑脓肿等。

(4) 外伤性、先天性、遗传性疾病。

2. 全身性疾病

(1) 感染:狂犬病、破伤风、中毒型菌痢等。

(2) 理化损伤:毒鼠强、乙醇、铅、有机磷农药等中毒,触电、中暑等。

(3) 心血管疾病:高血压脑病、Adams-Stokes综合征等。

(4) 代谢障碍:低血糖、低钙血症、低镁血症等。

(5) 风湿病:系统性红斑狼疮、脑血管炎等。

(6) 其他:戒断症状、妊娠高血压综合征等。

（二）发病机制

抽搐发病机制复杂,主要是由上、下运动元异常放电所致。各种原因导致脑内神经元同步化放电,异常的电兴奋信号传至肌肉,引起广泛肌肉群的强烈收缩导致抽搐。异常电兴奋信号也可以来源于下运动神经元如脊髓的运动神经元,造成局部性抽搐。

三、临床特征

（一）临床分类

临床常根据是否伴有意识障碍分类。

1. 伴意识障碍性抽搐

（1）大脑器质性损害抽搐,其特点为:①抽搐为阵挛性和（或）强直性;②意识障碍较严重,持续时间较长,且多伴有颅内高压、瞳孔散大、大小便失禁、面色发绀等表现;③脑脊液和脑电图等检查多有异常。

（2）大脑非器质性损害抽搐,其特点有:①意识障碍程度相对轻,持续时间短,去除病因后可自行恢复,全身性表现更明显;②无明显的神经系统定位特征;③脑脊液检查和脑电图检查多正常。

2. 不伴意识障碍性抽搐　特点是呈疼痛性、紧张性肌收缩,可伴感觉异常。分为神经肌肉兴奋性增加（低钙血症和低镁血症、破伤风或马钱子碱中毒）和神经肌肉兴奋性正常（药物戒断反应、癔病性抽搐）两类。

（二）临床表现

不同疾病引起抽搐的具体表现及伴随症状有所不同。

1. 癫痫　是引起抽搐的最常见疾病,主要包括癫痫大发作和单纯部分性发作。

（1）癫痫大发作:是癫痫的一种最常见的发作表现。患者表现为意识丧失,突然跌倒,四肢强直,摒气,继之出现阵发性肢体抽动,伴口吐白沫或咬破舌头、尿失禁。每次抽搐时间持续 2～4 min,抽搐停止后出现深呼吸和昏睡,意识逐渐清醒。患者清醒后多主诉头痛和疲倦,不能回忆发作时的情况。继发性癫痫发作前多有先兆症状或先有局部抽搐,然后发展至全身抽搐。先兆形式多样,如闪光、幻嗅、幻听等,多因癫痫病灶部位而异。

（2）单纯部分性发作:表现为一系列的局部重复抽搐发作,大多见于一侧口角、眼睑、手指或足趾,也可涉及整个一侧面部或一个肢体的远端,也可由远端开始发作,按大脑皮质运动区的分布顺序缓慢向近端扩展,如自一侧拇指开始向手指、腕、肘、肩扩展。较严重的发作之后,发作部位可遗留暂时性瘫痪或原有瘫痪加重。局部抽搐偶可持续数小时、数日、数周,病灶在运动区或其邻近额叶,多为症状性癫痫。

2. 药物中毒或停药不当　最常见的为农药中毒,如有机磷农药、毒鼠强等。中毒可以出现全身性抽搐或局部抽搐,多有明显的毒物接触史,伴口吐白沫等。士的宁中毒意识不丧失,开始有阵挛性抽搐,逐渐发展成强直性发作。甲氧氯普胺（胃复安）、多潘立酮（吗丁啉）过量时可引起抽搐,多见于儿童,有明确的用药史。卡马西平偶可引起抽动,抽动出现的时间与卡马西平治疗之间存在联系,没有卡马西平治疗时可逆转。此外,癫痫患者长期服用抗癫痫药,由于突然停药或漏服药物,使得体内的有效血药浓度下降,造成抽搐的发生。

3. 急性颅脑疾病　颅脑外伤、肿瘤、出血、血栓、炎症等病变引起的抽搐多表现为癫痫大发作,常伴中枢神经系统其他症状和体征,脑脊液检查及头颅 CT、MRI 检查常有阳性发现。

4. 代谢内分泌异常

（1）维生素 D 缺乏引起的抽搐:有三种形式。手足搐搦,以 6 个月内的婴儿和儿童多见;痫样抽搐,多见于婴儿期,表现为全身抽搐;喉头痉挛和支气管痉挛,有呼吸困难和哮喘发作。

（2）维生素 B_6 缺乏引起的抽搐:见于与遗传有关的维生素 B_6 依赖症,常在出生后几周至十个月内发生抽搐,应用抗惊厥药不能控制发作,静脉滴注维生素 B_6 后症状可以控制或减轻。

（3）高血糖性抽搐：常见于非酮症性高渗性糖尿病性昏迷。患者由于血浆渗透压的改变引起神经元功能异常而抽搐。此类抽搐的抗惊厥药治疗效果很差。

（4）低血糖性抽搐：发生时可出现浑身出汗，脸色苍白，意识朦胧或昏迷。多见于血糖浓度 < 2.8 mmol/L 时。

（5）严重水、电解质平衡失调及酸碱平衡紊乱：低钙血症、低镁血症、低钠血症、碱中毒等可引起四肢抽搐，纠正内环境紊乱后抽搐停止。

（6）尿毒症：尿毒症患者可因高肌酐血症、低钙血症、高钾血症引起抽搐。常常是预后不良的表现。

（7）肝昏迷：前期可出现双手扑翼样震颤。此外，还可有意识错乱、睡眠障碍、精神和行为失常等。抽搐偶尔发生多见于晚期，常伴随其他明显症状，如肝功能损害、黄疸、出血倾向、肝肾综合征、脑水肿、血氨明显增高等。

（8）甲状腺功能亢进：多见于女性，以 20 ~ 40 岁多见。患者伸舌和双手平举时可出现轻微震颤，典型病例还有高代谢症候群、甲状腺肿、突眼症与 T_3、T_4 增高，经抗甲状腺药治疗后震颤可改善。

5. 破伤风、狂犬病　破伤风患者全身肌肉疼痛、强直性痉挛，偶见阵挛性抽搐，间歇期肌肉也不松弛，以咀嚼肌明显，牙关紧闭。狂犬病患者咽部痉挛，恐水症、意识清醒、受外界轻微刺激即可诱发抽搐，每次发作仅数分钟。

6. 心源性抽搐　心律失常（如病窦综合征、窦房传导阻滞、预激综合征、室性心动过速、心室颤动）、主动脉狭窄、先天性心脏病等引起心排出量急剧下降及脑灌注不足，可出现意识丧失、四肢抽搐、口唇青紫、大小便失禁，相关病史及心电图、超声心动图检查对诊断有帮助，积极控制原发病后发作终止。

7. 发热惊厥　最常见于幼儿，发病多在 6 个月至 5 岁之间，以 1 ~ 2 岁为多见。多在发热快速进入高峰、体温常在 39℃ 以上时出现抽搐。发作形式多为单次、全身性强直、阵挛性发作，持续时间常在 30 s 以内，一般不超过 10 min，脑电图常有节律变慢或枕区高幅慢波，在退热后一周内消失。

8. 抽动 - 秽语综合征　又称慢性多发性抽动，是一种运动障碍病，多在 2 ~ 13 岁起病，男孩多见。表现为动作性抽动，如面肌、眼肌、颈肌或上肢肌迅速、反复规则抽动，以及肢体或躯干短暂的、暴发性不自主运动。多数患者喉部发出各种怪声，如喉部干咳样声音"啊哼""嘿嘿"声，或发出令人难以承受的犬吠声等。症状呈波动性，抽搐形式亦有波动。无意识障碍，精神紧张时加重，注意力分散时减轻，入睡时消失。多巴胺受体拮抗剂、镇静剂、吩噻嗪类药物治疗或进行心理治疗可取得疗效。

9. 面肌抽搐　又称面肌痉挛，为阵发性半侧面肌的不自主抽搐，通常抽搐仅限于一侧面部，可能与面神经受小脑前下动脉分支受压有关。多数在中年以后起病，女性较多。起病时多为眼轮匝肌间隙性抽搐，逐渐缓慢扩展至一侧面部的其他肌肉，口角抽搐最易引起注意。抽搐可因疲劳、精神紧张而加重，入睡后停止。神经系统检查除面肌抽搐外，无其他阳性体征。

10. 癔病性抽搐　多见于年轻女性，在精神刺激下出现突然倒下，伴有肢体僵直、牙关紧闭、双手握拳、肢端麻木、过度通气等，持续数分钟到数小时。经休息、暗示后可自行缓解，是一种功能性异常。

四、诊断与鉴别诊断

（一）诊断

抽搐不是一种特异性疾病，而是许多疾病的一种临床表现或征象。抽搐在神经系统疾病和儿童疾病中较多见。因此，在诊断过程中，综合分析各方面资料，明确其发病原因，是诊断的关键。

1. 病史

（1）问诊的注意点：①发作年龄、病程；②发作诱因，是否为孕妇；③发作形式：全身性还是局部性；④发作时意识状态，有无大小便失禁、舌咬伤；⑤有无脑部疾病、全身性疾病、癔病、毒物接触、外伤等相关病史及症状；⑥患儿应该询问分娩史、生长发育异常史等。

（2）伴随症状：见表 2-7-1。

表 2-7-1　抽搐常见伴随症状及疾病

伴随症状或体征	常见疾病
发热	急性颅内感染、破伤风、中暑等
血压增高	脑出血、脑外伤、高血压脑病、肾炎、子痫、铅中毒
脑膜刺激征	脑膜炎、脑膜脑炎、蛛网膜下腔出血等
瞳孔放大或缩小	癫痫大发作、缺氧性脑病、脑疝、急性有机磷中毒等
剧烈头痛	高血压、急性颅内感染、蛛网膜下腔出血等
意识丧失	癫痫大发作、颅脑疾病、严重心律失常、急性有机磷中毒等

2. 体格检查

（1）全面体格检查：几乎体内各重要脏器的疾病均可引起抽搐。如血压下降、脉搏消失、休克常见于心源性抽搐，角弓反张、苦笑面容、牙关紧闭常见于破伤风。

（2）神经系统检查：有助于判断引起抽搐的病变部位。若有局灶体征如偏瘫、偏盲、失语等，对脑损害的定位更有价值。精神状态的检查对功能性抽搐的确定有价值。

3. 辅助检查

（1）全身性疾病：血尿便常规、生化全项、动脉血气分析、心电图等检测有助于分析疾病大致所在系统。

（2）神经系统疾病：脑脊液检查、脑血流图、血管造影、肌电图、CT、MRI、脑电图等可进一步明确神经系统的病变部位。

对于抽搐患者，必须结合病史、体检及必要辅助检查进行综合分析。首先，鉴别抽搐是大脑功能障碍还是非大脑功能障碍所致；其次，是原发于颅内的疾病还是继发于颅外的全身性病变；第三，必须判断抽搐发作是器质性还是功能性；最后，进一步寻找引起抽搐的可能原因。

（二）鉴别诊断

首先抽搐应与各种不自主动作即假性抽搐（震颤、舞蹈动作、手足徐动、扭转痉挛、肌痉挛、肌阵挛等）鉴别。其次是各种抽搐的鉴别诊断，具体参见上述临床常见的各种抽搐。

五、抽搐的急诊处理原则及流程

（一）处理原则

1. 尽快控制抽搐发作

（1）镇静药：①地西泮：成人首剂 10 ~ 20 mg，儿童每次 0.25 ~ 0.5 mg/kg，以 1 ~ 5 mg/min 缓慢静脉注射。若仍抽搐者，20 ~ 30 min 后可重复应用。抽搐停止后停药。②氯硝西泮：成人 1 ~ 4 mg/ 次，缓慢静脉注射，20 min 后可重复原剂量 1 ~ 2 次。儿童用量酌减。抽搐停止后停药。未建立静脉通路者，可以通过肌内注射、气道、直肠、骨髓腔内等途径给药。

（2）抗癫痫药：①丙戊酸钠：成人 600 ~ 1 200 mg/d，分 2 ~ 3 次给药；儿童 20 ~ 30 mg/（kg·d），分 3 次给药；入院后开始服用，用药 1 个月。②苯巴比妥钠：成人 0.1 ~ 0.2 g/ 次，肌内注射，4 ~ 6 h 后可重复 1 次。剂量：0.25 g/ 次，0.5 g/d。抽搐停止发作后逐渐减量，维持 3 ~ 5 d 停药。

（3）肌松剂：肌痉挛严重、用镇静药效果不明显者，可选择性使用肌松剂，如左旋筒箭毒碱等。宜从小剂量开始，且应在气管插管或切开接呼吸机辅助通气的情况下应用。

2. 病因治疗　是根本的治疗。一旦抽搐即应积极寻找病因，并针对不同病因，选用不同的治疗方法。

3. 对症治疗　对于频发抽搐及严重抽搐者，应住入 ICU。严重发作有可能引起酸中毒、电解质紊乱等并发症，进而加重抽搐发作，甚至危及生命。临床上有时用抗癫痫药仍无效果，此时应注意寻找并处理并发症。

（1）维持呼吸、循环、体温、水电解质平衡。

（2）保证供氧，供给充足热量，避免缺血缺氧性脑损害。

（3）酌情给予 20% 甘露醇或利尿药减轻脑水肿。

（4）适当选用抗生素，预防和控制并发感染。

（二）处理流程

见图 2-7-1。

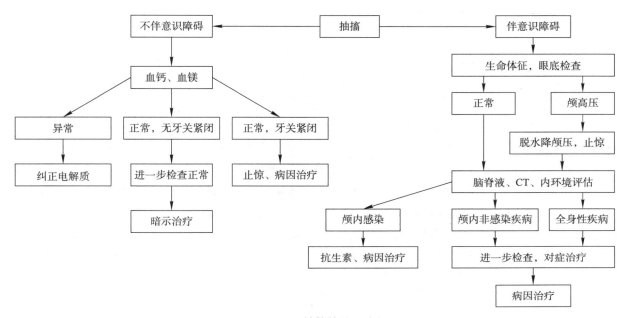

图 2-7-1 抽搐的处理流程

思考题

1. 临床上常见的抽搐有哪些？

2. 抽搐发作的急诊抢救措施有哪些？

（卢中秋 廖少华）

数字课程学习

📥 教学 PPT   📝 自测题

第八章 晕 厥

案例 🌱

患者,女性,25 岁。主因发热 3 天,胸闷气促 1 天,突发晕厥 1 次入院。患者 3 天前受凉后发热,最高体温 38℃,自行服用感冒药后好转。1 天前突感胸闷气促,1 小时前突发晕厥,意识不清约 2 min,后自行恢复。无抽搐及大小便失禁。既往体健。入院检查:T 37℃,P 75 次 /min,R 20 次 /min,BP 100/70 mmHg,神清,HR 75 次 /min,可闻及早搏,无杂音。心电图示频发室性早搏。WBC 4.9×10^9/L,Hb 93 g/L,K$^+$ 3.0 mmol/L,Na$^+$ 140.6 mmol/L,Cl$^-$ 106.5 mmol/L,Glu 5.0 mmol/L。初步诊断为晕厥原因待查(心源性?),频发室性早搏。建议住院治疗,家属拒绝,自动出院。患者出院后多次出现类似症状发作,未予治疗。1 周后患者再发晕厥入院,大动脉搏动消失,呼吸停止,抢救无效死亡。该患者的死亡原因是什么?此病例带给我们怎样的思考?

一、概述

晕厥(syncope)是由于短暂的全脑组织灌注降低导致的一过性意识丧失(transient loss of conseiousness,TLOC),以快速发作、短时间和自发性完全恢复为特点。发作时患者肌张力丧失,倒地或不能保持正常姿势,可于短时间内自行恢复,有时可出现逆行性遗忘。有些晕厥有先兆症状,但更多的是意识丧失突然发生,无先兆症状。

晕厥是一种常见急症,可以发生在老年人或年轻人,可以很少发生或频繁发作,可以预后良好或致死。

二、分类

2009 年欧洲心脏病学会发布的晕厥诊断和治疗指南对晕厥的常见病因进行了归类,将晕厥分为三个常见类型,它们有相似的临床表现,即短暂的意识丧失,但病因各异。

(一)反射性晕厥

反射性晕厥即正常的心血管反射被突然阻断,导致血压降低和一过性脑缺血发作。此类型的典型代表为迷走神经反射性晕厥。它经常发生于年轻体弱者,在发作前常表现为大汗、恶心等前驱症状,多为良性过程,但可能因晕厥而导致外伤。该类型又分为:

1. 迷走神经反射性晕厥。

2. 体位反射性晕厥。

3. 颈动脉窦晕厥。

4. 非典型形式的晕厥(没有典型的触发因素或表现形式不典型)。

（二）直立性低血压

直立性低血压是由变换姿势引起的血压迅速且显著的降低。此类晕厥多在体位改变的 3 min 内，收缩压和舒张压分别至少下降 20 mmHg 和 10 mmHg。直立性低血压又可分为：

1. 药物性直立性低血压。

2. 自主神经功能障碍（原发性或继发性）直立性低血压。

3. 血容量不足直立性低血压。

（三）心源性晕厥

1. 心律失常性晕厥 如窦房结功能障碍、房室传导系统疾病，阵发性室上性和室性心动过速、遗传性心律失常（如长 QT 综合征、Brugada 综合征、儿茶酚胺依赖性室性心动过速、致心律失常性右室心肌病等）、植入抗心律失常器械（起搏器、ICD 等）功能障碍、药物诱发的心律失常等。

2. 器质性心脏病或心肺疾病所致的晕厥 如梗阻性心脏瓣膜病、急性心肌梗死、肥厚型梗阻性心肌病、心房黏液瘤、主动脉夹层、心包疾病/心脏压塞、肺栓塞等。

三、初始评估

对短暂意识丧失的患者的初步评估包括：病史、体格检查（包括直立位血压测量）和心电图。在此基础上，还需考虑做如下检查：①对 40 岁以上的患者做颈动脉窦按摩；②已知患者患有心脏病或检查提示结构性心脏病或晕厥继发于心血管因素时，需做超声心动图检查；③怀疑为心律失常性晕厥时，应立即进行心电监测；④晕厥与直立位有关或怀疑存在反射机制时，需做体位试验（卧位到站立和倾斜试验）。

初始评估应考虑以下 3 个问题：①是否为晕厥发作？②是否为高危患者？③是否已确定病因诊断？

在初始评估中病史的采集可提供诊断线索，对于晕厥患者应从以下几方面采集病史：①发作前所处的环境：体位、活动（静息、姿势改变、排尿、排便、咳嗽或吞咽）；易患因素（环境拥挤、炎热、长时间站立、餐后）；促发事件（恐惧、紧张、疼痛）。②发作前表现：有无头晕、恶心、腹胀、视物模糊、冷汗、面色苍白、无力等。③发作时表现：意识丧失持续的时间，跌倒的方式，有无血压下降，脉缓，大小便失禁或抽搐。④发作后的表现：恶心、呕吐、冷汗、精神错乱、肌痛、皮肤颜色、损伤、胸痛、心悸、尿便失禁。⑤疾病背景：有无晕厥、猝死家族史；有无心脏病史、神经病史、代谢性疾病；用药史（降压药、抗抑郁药、抗心律失常药、利尿药等）；是否反复发作。

不同的临床特征提示不同原因导致的晕厥（表 2-8-1）。

表 2-8-1 不同病因晕厥的临床特征

临床特征	考虑诊断
不快的视觉、声音、气味刺激或疼痛之后发作	反射性性晕厥
排尿或排便后发作	反射性性晕厥
咳嗽时发作	反射性性晕厥
餐后发作	反射性性晕厥
有头部的转动，颈动脉窦的压迫	反射性性晕厥
直立后发作	直立性晕厥
药物治疗或改变剂量时发作	直立性晕厥
存在自主神经性疾病或帕金森病	直立性晕厥
存在严重的结构性心脏病	心源性晕厥
用力或平卧位发作	心源性晕厥

续表

临床特征	考虑诊断
之前有心悸或伴胸痛	心源性晕厥
猝死的家族史	心源性晕厥
心电图有以下表现:	心源性晕厥
双束支阻滞	
Ⅱ度Ⅰ型房室阻滞	
未使用负性心率药时出现无症状的窦性心动过缓	
非持续性室速	
预激波	
QT间期延长或缩短	
早期复极	
Brugada综合征	
致心律失常性右室心肌病	

经过初始评估,能确定23%～50%患者晕厥的原因。初始评估后如晕厥原因仍不确定,应进行危险分层,评估主要心血管事件或心源性猝死(SCD)的风险(表2-8-2)。

表 2-8-2　心血管事件或心脏性猝死高风险标准

严重器质性心脏病

临床或心电图特征提示心律失常性晕厥

在劳力或平卧时发作晕厥

晕厥时感心悸

心源性猝死家族史

严重贫血

电解质紊乱

四、实验室检查

1. 常规检查　血常规、电解质、心肌酶、血糖等检查可协助判断晕厥的原因。

2. 心电图　包括常规心电图、动态心电图,运动平板试验有助于发现引起晕厥的心律失常。

3. 超声心动图　当病史、体格检查和心电图检查不能发现晕厥的原因时,超声心动图检查是发现包括瓣膜病在内的器质性心脏病的有效方法,为判断晕厥的类型、严重程度及危险分层提供重要的信息。如果发现中重度器质性心脏病应考虑心源性晕厥。另一方面,如果超声心动图仅发现轻微心脏结构病变,则心源性晕厥的可能性较小,应进行非心源性晕厥方面的检查。

4. 心电图　晕厥患者如果症状发作不频繁,Holter监测对诊断意义不大,这种情况下应考虑植入式循环记录仪。了解自发性晕厥发作过程中心电图及其他循环指标是评估晕厥的最好标准。

5. 心电生理检查　包括无创电生理检查和有创电生理检查,能够评估窦房结功能、房室传导功能和发现室上性和室性心动过速。

6. 直体倾斜试验　倾斜试验有助于诊断神经介导性晕厥,但是其敏感性、特异性、诊断标准和重复性存在很大问题,敏感性和特异性与检查方法有密切关系。倾斜试验阴性的患者如果没有心肌缺血或器质性心脏病的证据,神经介导的晕厥可能性很大,因此,倾斜试验对确诊帮助不大。

7. 颈动脉窦按摩   是诊断颈动脉窦过敏综合征晕厥的一种检查方法。某些晕厥患者,特别是年龄大于 40 岁的患者,对其进行颈动脉窦按摩的表现为室性停搏持续≥3 s,收缩压下降≥50 mmHg,称为颈动脉窦过敏。

8. 心导管和心血管造影   由于是有创检查,一般不作为筛查心源性晕厥的检查。对怀疑冠状动脉狭窄引起直接或间接性心肌缺血导致的晕厥,推荐做冠状动脉造影以明确诊断及治疗方案。

9. 头部 CT 或 MRI   当考虑晕厥的原因可能为神经系统疾病时,可行头部 CT 或 MRI。

六、诊断流程

见图 2-8-1。

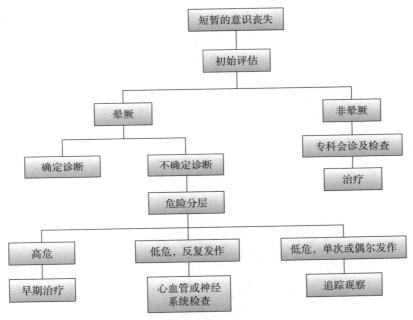

图 2-8-1   晕厥的诊治流程

七、鉴别诊断

癫痫小发作:以发作性的短暂意识丧失而无抽搐为特征。晕厥发作时常跌倒,癫痫小发作则无;晕厥发作时血压降低,面色苍白,可持续数分钟,而癫痫小发作无此改变;晕厥的发作与终止均较癫痫小发作为慢;晕厥发作后全身无力,癫痫小发作后仍如正常人一样可继续活动;晕厥发作为偶发,癫痫小发作则为经常性,且多有家族史或头部外伤史。

八、治疗

晕厥的防治因类型而异。

1. 心源性晕厥   死亡率高,应立即处理危及生命的心律失常及心力衰竭、休克等,再针对病因治疗。对于风湿性心脏病、先天性心脏病、肥厚型心肌病等所致晕厥,可考虑手术治疗。

2. 反射性晕厥   治疗目标:预防症状复发及相关性损伤,改善生活质量,尽量避免诱因。

3. 直立性低血压性晕厥   首先调整影响血压的药物,多进食盐,多饮水,穿弹力袜,腿部和腹部肌肉适当运动。必要时给予氟氢可的松 0.1 ~ 0.2 mg/d。

（张　娟）

数字课程学习

⬇ 教学 PPT　　　　✍ 自测题

第九章 昏 迷

案例

患者,女性,82 岁。晨起被家属发现神志不清,呼之不应,伴小便失禁,由"120"急送入院。查体:T 36.4℃,P 83 次 /min,R 14 次 /min,BP 120/70 mmHg,SpO$_2$ 98%。双侧瞳孔正大等圆,直径约 3 mm,对光反射存在。颈软,心、肺、腹无异常,四肢肌张力减低,肌力检查欠配合,未引出病理反射。辅助检查:血糖 5.4 mmol/L,肝功能、肾功能、电解质无异常,心电图大致正常,头颅 CT 未见异常。该患者的病因诊断首先考虑什么? 应与哪些疾病相鉴别?

昏迷(coma)泛指对外界的一切刺激无自主反应。当患者对语言和物理刺激不能做出正确的反应时,称为意识障碍。意识障碍由轻到重依次分为嗜睡、意识模糊、昏睡、昏迷。昏迷是意识障碍的最严重阶段,患者的觉醒状态、意识内容及躯体运动均完全丧失,处于对语言和物理刺激均完全无反应状态,即为真性昏迷。浅昏迷可以出现肢体简单防御反射,而深昏迷无任何反应。真性昏迷需区别于假性昏迷,如癔症、木僵状态、闭锁综合征、醒状昏迷、失语、痴呆、去皮质综合征、晕厥、植物状态、休克等,这些意识并非真正丧失,只是不能表达和反应。昏迷在医学上并非独立性疾病,而是各种病因导致脑功能严重受损的意识水平表象。

【病因与发病机制】

(一)病因

根据昏迷的始动因素,可将昏迷病因分为原发脑部损害和继发脑部损害两大类。

1. 原发脑部损害

(1)颅内感染:化脓性脑膜炎、脑脓肿、结核性脑膜炎、病毒性脑膜炎、新型隐球菌性脑炎等。

(2)脑卒中:脑血栓形成、脑梗死、脑出血、蛛网膜下腔出血、高血压脑病等。

(3)颅内占位:脑肿瘤、脑积水、自发性颅内血肿等。

(4)颅脑创伤:脑震荡、脑挫裂伤、外伤性颅内血肿、弥漫性轴索损伤等。

(5)癫痫发作后状态。

2. 继发脑部损害

(1)全身感染性疾病:流行性出血热、脓毒血症等。

(2)内分泌及代谢障碍性疾病:低血糖、糖尿病酮症酸中毒、糖尿病高渗高血糖状态、甲状腺危象、垂体性昏迷、尿毒症性脑病、狼疮性脑病、肺性脑病、肝性脑病、胰性脑病等。

(3)水、电解质代谢紊乱:低钠血症、高氯血症性酸中毒、低氯血症性碱中毒、乳酸酸中毒等。

(4)中毒性疾病:一氧化碳中毒、硫化氢中毒、甲醇中毒、有机溶剂中毒、乙醇中毒、氟乙酰胺中毒、有机磷中毒、安眠药中毒、急性阿片类毒品中毒等。

（5）物理性及缺氧性损害：热射病、高山缺氧、触电、淹溺、异物窒息等。

（二）发病机制

意识的生成路径为：语言或物理刺激→各种感觉传导通路→脑干网状上行激动系统→双侧丘脑投射纤维→双侧大脑半球。其中感觉传导通路和脑干网状上行激动系统是维持意识的"开关"，双侧大脑半球的皮质功能活动产生意识内容。意识的"开关"系统激活大脑皮质并使之维持一定的兴奋性，使机体处于觉醒状态，在此基础上产生意识内容。各种病因原发或继发导致糖代谢异常、酶代谢异常、缺血缺氧等引起脑细胞功能失常，严重损害了意识的生成路径，即可导致昏迷。

【临床表现】

昏迷患者意识完全丧失，各种强刺激不能使其觉醒，无有目的的自主活动，不能自发睁眼。昏迷按严重程度可分为三级（表2-9-1）。

表2-9-1　昏迷程度分级

昏迷程度	疼痛刺激	脑干反射	病理反射	生命体征
浅昏迷	有反应	有	有	稳定
中度昏迷	重度刺激有反应	迟钝	不明显	有波动
深昏迷	无反应	无反应	偶有	极不稳定

注：脑干反射包括角膜反射、瞳孔对光反射、眼球运动、吞咽反射。

格拉斯哥昏迷评分（Glasgow coma scale，GCS）（表2-9-2）是一个评定患者神经功能状态的工具，包括睁眼、语言和运动反应三项指标，三者相加表示意识障碍程度。最高15分，表示意识清醒，8分以下为昏迷，分数越低表明意识障碍越严重，4~7分的患者预后极差，最低3分。缺点：GCS评分法没有包括瞳孔大小、对光反射、眼球运动及其他脑干反应，也没有生命体征的观察，故临床上除记分之外，还要对这些指标详细记录。

表2-9-2　格拉斯哥昏迷评分

睁眼反应		语言反应		运动反应	
自动睁眼	4	回答切题	5	遵嘱动作	6
呼唤睁眼	3	答非所问	4	疼痛定位	5
刺痛睁眼	2	用词错乱	3	疼痛逃避	4
无反应	1	只能发音	2	刺激屈曲	3
		无反应	1	刺激过伸	2
				无反应	1

疼痛刺激：按压眼眶观察反应。

疼痛定位、疼痛逃避：对某部位疼痛刺激能明确指出或移动肢体尝试去除刺激源。

刺激屈曲、刺激过伸：疼痛刺激时双上肢屈曲，即"去皮质强直"姿势，或四肢强直，即"去脑强直"姿势。

【诊断与鉴别诊断】

（一）诊断

1. 病史　正确、详尽的病史可迅速缩短确诊时间，为抢救争分夺秒。需要重点了解以下内容：

（1）患者的年龄、既往史。

（2）昏迷的诱因及进程,昏迷发生的急缓,伴随症状和体征。

（3）有无外伤及药物、毒物中毒。

老龄伴高血压、糖尿病等慢性病患者需要首先排除脑卒中和血糖异常。活动中突然起病的昏迷患者常提示为血管源性,常见于急剧进展的大量脑出血或脑干病变或蛛网膜下腔出血;数小时内进展的昏迷伴有半球体征（如偏瘫、偏身感觉障碍或运动性失语）考虑颅内出血、大面积脑梗死;数日或更长的较缓慢的昏迷,可见于颅内占位病变、颅内感染、自发性或外伤性颅内血肿等疾病。无定位体征、无病理反射、生命体征比较稳定的昏迷首先考虑内分泌、代谢性疾病和中毒。对于老年、安静状态起病、无明显定位体征的患者,要尤其注意排除镇静安眠药中毒,即便患者既往无口服该类药物史。

2. 查体　依据病史,重点快速查体。若仍诊断思路模糊,则应反复详细查体,以助诊断。

（1）基本生命体征

①体温:高热多见于颅内或全身感染性疾病,少见于非感染性疾病,如脑部疾病损害使下丘脑体温调节中枢异常和在高热环境下中暑。体温过低可见于各种代谢性或中毒性昏迷,如低血糖、甲状腺功能低下和镇静安眠药中毒等。

②脉搏:脉搏浅慢有力提示颅内压增高,脉搏显著减慢或消失提示缓慢性心律失常。脉搏增快见于发热、甲亢、颠茄类和酚噻类药物中毒等。

③呼吸:浅慢规律性呼吸见于吗啡类、巴比妥类药物中毒所致的呼吸中枢抑制;深快规律性呼吸常见于糖尿病酮症酸中毒;深大带有鼾音呼吸常见于脑出血;节律异常如暂停呼吸、间停呼吸,提示呼吸中枢受损。

④血压:血压明显增高常见于高血压脑病、脑出血、颅内压增高等。血压降低常见于麻醉剂或安眠药中毒、慢性肾上腺皮质功能减退等疾病,需除外脱水、休克等假性昏迷。

（2）气味:呼气带氨臭味提示尿毒症;呼气带烂苹果味提示糖尿病酮症酸中毒;呼气带肝臭味提示肝性脑病;乙醇中毒时呼气带浓酒味;有机磷中毒时呼气带大蒜味。

（3）皮肤黏膜:多汗提示有机磷中毒、甲状腺危象或低血糖;皮肤黏膜苍白提示休克、贫血等假性昏迷;皮肤黏膜潮红提示高热、阿托品中毒;发绀多为心肺疾病等引起缺氧;黄染提示感染或中毒引起肝功能急剧受损,如急性化脓性梗阻性胆管炎合并昏迷。

（4）头颅外伤体征:①眶周瘀斑;②鼻腔或耳道流出无色或血色液体,提示脑脊液鼻漏或耳漏,考虑颅底骨折;③耳后区瘀斑（Battle 征）,耳后乳突骨表面肿胀变色,提示颞骨骨折。

（5）神经系统:重点检查瞳孔,以及有无脑膜刺激征、锥体束征和偏瘫。

双侧瞳孔不等大常见于小脑幕疝,双侧瞳孔等圆扩大可见于癫痫发作、颠茄类或巴比妥类中毒或缺氧,瞳孔固定而散大常提示深昏迷。双侧瞳孔等圆缩小可见于吗啡、有机磷、乙醇中毒及脑桥出血。在大多数代谢性疾病中,瞳孔对光反射都正常。

脑膜刺激征包括颈强直、布鲁津斯基征和凯尔尼格征。阳性伴发热提示颅内感染,阳性不伴发热提示蛛网膜下腔出血。

锥体束征包括巴宾斯基征、奥本海姆征、戈登征、查多克征。阳性多提示原发脑部损害性疾病,阴性多提示继发脑部损害性疾病。

偏瘫的存在提示原发脑部损害,脑卒中可能性大。

3. 辅助检查　辅助检查对明确诊断是不可或缺的,必要时应行脑脊液、排泄物鉴定等特殊检查。

（1）血糖测定:有的糖尿病患者是以首发糖尿病酮症或高渗昏迷来就诊的,故无论有无糖尿病病史,均应即刻行血糖测定,排除糖代谢异常。

（2）血气分析:可以迅速排除缺氧和肺性脑病,同时通过乳酸值及电解质结果了解是否存在休克及电解质紊乱。

（3）血常规：可辅助判断有无感染，亦可排除血液系统疾病。

（4）尿常规：尿糖、尿酮均阳性提示糖尿病酮症酸中毒或乳酸性酸中毒；尿糖阳性而酮体阴性或弱阳性，可考虑高渗高血糖状态昏迷。大量蛋白尿伴有红白细胞、管型者，提示尿毒症可能。尿胆红素阳性、尿胆原大于1：20者，提示肝损害。

（5）其他生化检测：包括肝肾功能、电解质、血氨、甲状腺功能等，排除继发性脑部损害疾病。血胆碱酯酶活性测定有助于诊断有机磷中毒。

（6）脑脊液检查：怀疑颅内感染或颅内出血时，应作脑脊液检查。基本检查包括脑脊液常规检查、生化检测、压力测定和病原学检测。必要时行墨汁染色排除新型隐球菌感染，病毒抗体检测排除病毒性脑炎。脑脊液压力高而常规、生化均正常者，多考虑中毒性或代谢性疾病。血性脑脊液提示蛛网膜下腔出血、脑出血破入脑室、外伤性颅内出血。脑脊液中白细胞增多提示颅内感染或炎性疾病。脑脊液细胞数正常而蛋白质增高则可能为感染性多发性神经根炎、颅内肿瘤、脱髓鞘疾病。颅内压严重升高时禁忌腰椎穿刺，以免脑疝形成。

（7）排泄物鉴定：若怀疑毒物或药物中毒，应将呕吐物存留，或洗胃时将流出胃原液留取行毒理学检查。

（8）心电图：昏迷患者常规行全导联心电图检查，包括右心室导联心电图，以排除部分心源性疾病。

（9）头颅CT或MRI：不明原因的昏迷患者均应行头颅CT检查，可排除脑卒中、颅内占位病变等，必要时行头颅核磁共振及弥散加权成像，排除早期缺血改变。MRI及其增强检查可进一步明确颅内占位性病变的性质。

（10）脑电图：可区别癫痫发作的真性昏迷和癔症的假性昏迷。

（11）经颅多普勒超声检查：对颅内压增高、脑死亡的判定有一定辅助作用。

昏迷的快速诊断见图2-9-1。

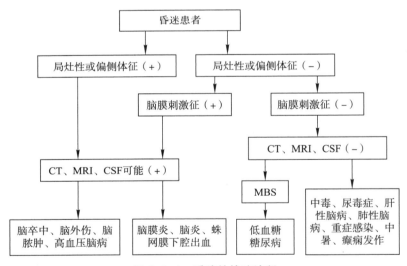

图2-9-1 昏迷的快速诊断

（二）鉴别诊断

除了排除假性昏迷外，临床上昏迷还应与短暂性意识障碍鉴别，如晕厥、休克等。如果短暂性意识障碍持续进行，可能进入昏迷。

1. 晕厥 晕厥是因心、脑血管等原因引起的脑部缺血、缺氧的突然发作，是历时短暂的意识丧失。昏迷常表现为持续性意识障碍。

2. 休克 是各种强烈因素作用于机体，引起有效循环血容量减少，导致组织灌流障碍，重要脏器缺血缺氧引起的临床综合征,表现为表情淡漠、反应迟钝、四肢冰凉等。如休克持续无法纠正,则可导致不可逆性昏迷。

3. 癔症　是一种神经症。患者常伴有眼睑眨动,对突然较强的刺激可有瞬目反应甚至睁眼反应,拉开其眼睑有明显抵抗感,并见眼球向上翻动,放开后双眼迅速紧闭。脑干反射存在,无病理反射。脑电图呈觉醒反应。暗示治疗可恢复常态。

4. 闭锁综合征　除睁闭眼和上下活动眼球外,几乎丧失全部运动功能,感觉功能正常,理解和认知均正常,以睁眼或闭眼表示"是"或"否"与周围人交流。多见于脑血管病引起的脑桥基底部病变。脑电图正常。

5. 植物状态　即心血管调节功能、呼吸节律和脑神经功能存在,表现为生命体征稳定,可自主睁眼,但无目的,不能注视,有睡眠 – 觉醒周期,对自身及外界缺乏认知,不能执行命令。

6. 脑死亡　是所有的脑功能不可逆终止的状态。除对言语和刺激无反应外,脑干反射和呼吸反应均缺失。脑死亡属于生物学死亡,无抢救意义。

【急诊处理的原则与流程】

导致患者昏迷的病因多数是致命性的,因此处理强调及时性(图2-9-2)。临床医师首先想到的应是挽救患者生命,处理和评估应同时进行,不可反复评估意识水平和检查病因,忽略对基本生命体征的监测,延误治疗时机。

(一)基本治疗

1. 调整体位　对于昏迷患者,应立即取头抬高15°～30°,偏向一侧,防止呕吐物误吸导致窒息或吸入性肺炎。

2. 监测生命体征　监测心率、血压、血氧饱和度、呼吸,必要时行中心静脉压和有创血压监测。

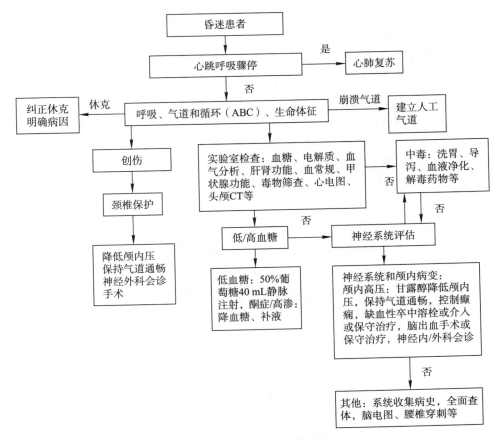

图 2-9-2　昏迷的处理流程

3. 保持呼吸道通畅　维持呼吸道功能稳定,检查口腔、咽喉部有无异物梗阻,并设法清除异物。给予吸氧、鼻咽通气管,必要时可行气管插管甚至机械通气。

4. 维持循环功能稳定　应立即建立静脉通路,以保证输液和给药途径。如血压过低,则应在液体复苏基础上给予血管活性药,如去甲肾上腺素、多巴胺、多巴酚丁胺等,使平均动脉压在 65 mmHg 以上。如血压过高,则可给予硝酸甘油、硝普钠、尼莫地平、乌拉地尔等药物控制血压,并随时监测调整。

5. 快速检测血糖及基本生化指标　即刻床边血糖可立即排除低血糖、酮症酸中毒、高渗高血糖状态等原因导致的昏迷,如血糖过低(如小于 2.8 mmol/L),应立即静脉注射 50% 葡萄糖 40 mL,并监测维持血糖稳定;如高渗高血糖昏迷或酮症酸中毒,则可静脉泵入胰岛素 0.05～0.1 u/kg·h 并给予补液等治疗,同时应注意预防低血糖、低血钾等情况。此外,还需检测血尿常规、肝肾功能、电解质等基本生化指标,以指导液体治疗。

6. 快速检测血气分析　床边血气分析可立即发现酸中毒、呼吸衰竭、电解质紊乱等病情。若 pH < 7.1,可静脉应用碳酸氢钠纠正酸中毒;若 CO_2 分压增高,提示肺性脑病,应使用呼吸兴奋剂或呼吸机辅助通气;若 O_2 分压 < 60 mmHg,应加强吸氧,必要时呼吸机辅助通气;若伴有发热,应行血培养等检查。

(二)加强治疗

1. 脱水　昏迷患者多伴有原发性或继发性脑水肿,尤其发病时伴有呕吐的患者,可静脉快速滴注 20% 甘露醇 125 mL～250 mL。老年或合并心功能不全者,视血压情况,可静脉推注呋塞米 20 mg。

2. 控制抽搐　抽搐是原发或继发脑损害加重的表现,持续发作可加重脑神经功能损害,需即刻处理。首选地西泮,10～20 mg 静脉推注,注意观察呼吸变化;抽搐停止后可肌内注射苯巴比妥钠 0.1～0.2 g,1 次 /12 h。

3. 控制高热　体温在 38.5℃ 及以上时,应在物理降温的基础上,给予适当退热药物。中暑患者可冰冻输液,中枢性高热必要时可给予人工冬眠治疗。

4. 预防或治疗应激性溃疡　昏迷患者易合并应激性溃疡,可常规给予抑酸药。

5. 防治原发或继发感染　发热患者,需完善感染性指标如咽拭子、血尿、伤口渗出液、脑脊液等检查及培养。考虑感染者,可优先选择广谱抗生素,以后再根据培养结果和药敏试验更换抗生素。

6. 营养支持治疗　昏迷患者应留置胃管或肠管,少量多次,按需给予营养液维持机体功能消耗。补充 B 族维生素可有利于神经恢复,必要时可给予静脉营养支持治疗,保证疾病状态下能量供给。

7. 改善脑细胞代谢及抗氧自由基治疗　如胞磷胆碱、依达拉奉等。

8. 应用催醒药物　临床常用药有纳洛酮、脑醒静、安宫牛黄丸等。

(三)病因治疗

1. 脑卒中　脑出血者应密切观察病情变化,根据病情随时复查颅脑 CT 或 MRI,避免错过手术时机;大面积脑梗死者必要时行去骨瓣减压术,以避免脑疝形成。

2. 颅内感染、脑脓肿　应选用可透过血脑屏障的抗生素,如青霉素类、头孢曲松、亚胺培南、万古霉素等,抗病毒药如利巴韦林、阿昔洛韦、更昔洛韦等,脑脓肿者必要时可行穿刺引流。

3. 内分泌代谢性疾病　低血糖者应快速静脉注射葡萄糖,以纠正并预防再发;糖尿病酮症酸中毒者应大量补液和应用胰岛素治疗,以预防低血糖和电解质紊乱;甲状腺功能低下者应口服左甲状腺素钠片,以维持甲状腺功能正常。

4. 中毒性疾病　根据毒物救治原则,在洗胃、导泻、水化基础上,尽快应用特效解毒药。有机磷中毒者,应用阿托品、碘解磷定和氯解磷定;吗啡中毒者,可给予纳洛酮;苯二氮䓬类药物如地西泮中毒者,可给予拮抗药氟马西尼注射液;亚硝酸盐中毒者,应给予 2% 亚甲蓝。血液净化治疗可迅速清除部分毒物或其代谢产物,对大部分毒物有效,常用模式有血液透析和血液灌流。

5. 缺血缺氧性脑病　高压氧舱治疗有助于脑细胞功能恢复,特别是一氧化碳中毒者,应尽早行高压氧治疗。

    6. 癫痫 应及时控制癫痫持续状态,并规范治疗,以防再次发作。

思考题

    1. 昏迷的病因中,继发脑部损害疾病有哪些?

    2. 昏迷患者的常规检查有哪些?

    3. 昏迷应与哪些疾病进行鉴别?

(张剑锋)

数字课程学习

   📥 教学 PPT   📝 自测题

第三篇　重症急救

第一章　休　克

案例

　　患者,男性,35 岁,因车祸后 2 h 意识不清送至医院。查体:T 36.8℃,P 140 次 /min,R 30 次 /min,BP 60/40 mmHg。嗜睡,双侧瞳孔正大等圆,面色苍白,口唇发绀,右肺呼吸音低,未闻及干湿性啰音,心率 140 次 /min,律齐,心音低,腹部大片瘀斑,全腹压痛、反跳痛,肠鸣音弱,右下肢肿胀,活动受限。

第一节　概　述

　　休克是有效循环血量不足,组织器官微循环灌注急剧减少所导致的危及生命的急性循环衰竭。从血流动力学和氧输送的角度,休克是由氧输送减少和(或)氧消耗增加或氧利用障碍导致的一种细胞和组织缺氧状态,常导致多器官功能障碍。

【分类】

休克按血流动力学分为 4 类:低血容量性休克、心源性休克、分布性休克和梗阻性休克。

(一) 低血容量性休克

1. 失血性　外伤失血、消化道出血等。

2. 非失血性　经胃肠道丢失(如腹泻、呕吐和外部引流);经皮肤丢失(如中暑、烧伤);经肾丢失(如过度的药物诱导性或渗透性利尿、失盐性肾病);经第三间隙丢失,液体进入血管外间隙或体腔(如术后及创伤、肠梗阻、挤压伤、胰腺炎和肝硬化)。

(二) 心源性休克

由心脏自身原因引起的心脏泵血功能衰竭所致心排血量下降称心源性休克。可分为以下 3 类。

1. 心肌病变性　急性心肌梗死、暴发性心肌炎、应激性心肌病等。

2. 心律失常性　室上性、室性快速性和缓慢性心律失常。

3. 机械性　重度主动脉瓣或二尖瓣关闭不全,以及乳头肌或腱索断裂所致急性瓣膜功能障碍,严重室间隔缺损、心房黏液瘤及心室游离壁室壁瘤。

(三) 分布性休克

分布性休克包括感染性休克、过敏性休克、神经源性休克、药物和毒物诱导的休克(如长效麻醉剂,蛇咬伤,虫咬伤,输血反应,重金属中毒)及内分泌性休克(盐皮质激素缺乏导致的肾上腺功能衰竭)。

(四) 梗阻性休克

梗阻性休克包括肺血管性(如肺栓塞或重度肺动脉高压)和机械性(如张力性气胸、心脏压塞、缩窄性心包炎、限制型心肌病)。

【病理生理】

组织灌注、氧供减少和(或)氧耗增加或氧利用不足都可导致细胞缺氧,细胞缺氧进而触发免疫应答及失控的炎症反应,细胞膜离子泵功能障碍、细胞水肿、细胞内液渗漏至细胞外间隙。这些过程若得不到及时纠正,则会导致酸中毒、血管内皮功能障碍,以及炎症反应的进一步激活,从而加重微循环障碍,进一步减少组织灌注。

(一)休克时体液及细胞因子的变化

1. 儿茶酚胺 休克时由于交感－肾上腺髓质系统激活,血内儿茶酚胺浓度升高,这是机体的一种应激反应。如果休克未纠正,微血管长期收缩,会加重细胞的损害。

2. 肾素－血管紧张素系统 休克早期肾素－血管紧张素系统激活,以维持正常的血压和血容量。血管紧张素 II 加重休克的原因是使血管平滑肌痉挛,增加儿茶酚胺的释放,使组织的血液灌注进一步降低,同时抑制心肌收缩力。

3. 心肌抑制因子(MDF) 内脏微循环障碍,胰腺缺血,溶酶体释放酸性蛋白水解酶,蛋白质被分解成 MDF,通过淋巴管进入血流。MDF 能抑制心肌收缩力,使心脏小血管收缩,以及抑制单核吞噬细胞系统的吞噬功能,加重休克时心血管系统功能的障碍。

4. 氧自由基 无论何种原因的休克,均可使组织细胞发生缺血缺氧。再灌注开始,缺血的细胞重新获得氧合血的灌注,导致缺血－再灌注损伤。白细胞在这种损伤和"无复流现象"中起着关键性作用。缺血后再氧合时,内皮细胞内的黄嘌呤脱氢酶转换成黄嘌呤氧化酶,产生大量氧自由基和活性氧,包括超氧阴离子、羟自由基、单线态氧、过氧化氢,引起再灌注损伤。

5. 肿瘤坏死因子(TNF) 是巨噬细胞受到内毒素等的刺激而释放的。TNF 直接对内皮细胞产生毒性,内皮细胞受损后使血浆逸出血管外间隙。TNF 可诱发其他炎症介质的释放,也是引起休克的原因,如发热、低血压、中性粒细胞和血小板减少时。TNF 可降低细胞跨膜电位,使细胞膜 $Na^+–K^+$ 泵失效,导致细胞水肿和有效循环血量减少。

6. 白细胞介素 –1(IL-1) 可增加内皮细胞产生 PGE_2、PGI_2 和 PAF,也增加中性粒细胞和巨噬细胞产生 TXB_2,导致全身血管阻力降低。

(二)休克对微循环的影响

各种原因所致休克,最终必导致组织灌注不足和细胞功能障碍。但在休克发展的不同阶段,微循环的变化不同,可分为 4 个阶段。

1. 缺血期(代偿期) 各种休克通过不同的途径激活交感－肾上腺髓质系统、肾素－血管紧张素－醛固酮系统及 $TXA_2–PGI_2$ 系统,使皮肤和内脏的血管收缩而缺血,周围阻力增加,进而调节全身肌性微静脉和小静脉收缩,使血管容积缩小,迅速短暂地增加回心血量,起到"快速自身输液"的作用;由于毛细血管内压降低,有利于组织间液的重吸收,组织液进入血液循环,起到"缓慢自身输液"的作用,又称为休克时增加回心血量的"第二道防线"。快速和缓慢自身输液在血容量减少初期,对维持有效循环血量、回心血量及血压有一定代偿意义,故称为代偿期。又由于微血管收缩,局部组织苍白、缺血,而称为缺血期。

2. 淤血期(失代偿期) 休克进一步发展或治疗不当,内脏微循环由缺血期转入淤血期。产生这种变化的原因主要是微动脉对代谢产物的敏感性比微静脉强。在持久的缺血缺氧条件下,微动脉比微静脉先舒张,当微动脉丧失对儿茶酚胺的反应时,微静脉仍保持有收缩反应。若休克不能及时控制,出现微动脉舒张而微静脉收缩,造成毛细血管网内淤血,即使补充大量血液也不能恢复有效循环血量。缺氧刺激肥大细胞产生组胺,使肺外阻力血管舒张。局部的代谢产物如 CO_2、乳酸等也有舒血管作用。毛细血管网淤血的后果是减少回心血量,血浆外渗导致血液浓缩,血流缓慢导致红细胞聚集,使休克恶化,形成恶性循环。

3. 弥散性血管内凝血(DIC)期 各种休克的病因和休克本身均可激活凝血因子和血小板的功能,使血液呈高凝状态;纤维蛋白原浓度增加,促进红细胞凝集,血液黏滞性增加,代谢障碍加剧,代谢性酸中毒越来越重;肝素在酸性环境下失活,内皮细胞受到损害,这些条件均促进 DIC 的发生。DIC 后期,由于凝血因子和血小板减少、纤溶系统激活可引起广泛出血,从而使循环血量进一步减少,加重微循环障碍。

4. 器官功能衰竭期　细胞内多数酶都需要在一定的 pH 环境下发挥其功能。细胞代谢功能障碍,就是酶的活性发生障碍。休克晚期,组织中的乳酸堆积过多,pH 愈来愈低,不仅使大多数酶体系活性降低甚至灭活,而且导致溶酶体膜破裂,蛋白水解酶释放使细胞自溶。

【临床表现】

1. 休克早期　在原发症状、体征为主的情况下,出现轻度兴奋征象,如烦躁焦虑,精神紧张,面色、皮肤苍白,口唇、甲床轻度发绀,心率加快,呼吸频率增加,出冷汗,脉搏细速。休克早期患者血压可以正常或为高血压,因而诊断休克并非必须存在低血压;相反,并非所有低血压患者均发生休克(如慢性低血压、药物诱导的低血压、自主神经功能障碍、血管迷走性晕厥、周围血管病)。

2. 休克中期　患者烦躁,意识不清,呼吸表浅,四肢温度下降,心音低钝,脉细数而弱,血压进行性降低,皮肤湿冷花斑,尿少或无尿。

3. 休克晚期　表现为 DIC 和多器官功能衰竭。

(1) DIC 表现:顽固性低血压,皮肤发绀或广泛出血,甲床微循环淤血,血管活性药疗效不佳,常与器官衰竭并存。

(2) 急性呼吸衰竭表现:吸氧难以纠正的进行性呼吸困难,进行性低氧血症,呼吸急促,发绀,肺水肿和肺顺应性降低等表现。

(3) 急性心力衰竭表现:呼吸急促,发绀,心音低钝,可有奔马律、心律失常、心率缓慢,中心静脉压及肺动脉楔压升高,严重者可有肺水肿表现。

(4) 急性肾衰竭表现:少尿或无尿、氮质血症、高血钾等水、电解质紊乱和酸碱平衡失调。

(5) 其他表现:意识障碍程度反映脑供血情况。肝衰竭可出现黄疸,血胆红素增加,由于肝具有强大的代偿功能,肝性脑病发病率并不高。胃肠道功能紊乱常表现为腹痛、消化不良、呕血和黑便等。

【临床观察指标】

1. 一般监测　血压最好测量动脉血压,脉率增快出现在血压下降之前,是休克的早期诊断指标。皮肤温度、色泽可反映末梢灌注,尿量可以评估血容量是否补足及心、肾功能的情况。

2. 中心静脉压(CVP)　并不是单纯的容量指标,受血容量、心功能和血管张力的影响,如血管活性药物、肺部疾患及测量的零点水平等,需要动态评估。

3. 肺动脉楔压(PAWP)　反映左心房平均压,与左心室舒张末期压力相关,有助于明确左心室功能,评估血容量情况,指导液体管理。

4. 超声心动图　可发现乳头肌断裂或室间隔缺损等机械性并发症,评估左、右心室功能,判断是否存在严重的心室壁节段性运动异常及心肌病导致的弥漫性运动降低,同时对于心包积液和室壁瘤的诊断也极具价值。重症超声检查可以为血流动力学治疗提供重要的数据,并可起到反馈性指导治疗的作用。如对循环系统,可对心包积液、左心及右心腔室的大小及功能、下腔静脉内径及其变异度等进行快速的定量和定性评估;对肺部,可以迅速了解即刻的通气状态,明确或除外气胸、肺水肿、肺实变等肺部病变;对肾、肝、脑可以提供器官血流灌注相关的指标等。这些指标可以与其他血流动力学指标组合形成快速评估方案或流程,有助于快速诊断和鉴别诊断休克或血流动力学不稳定的病因。因此条件允许时,休克患者均应尽快行重症超声检查,快速判别休克病因,使治疗方向更加准确。

5. 阻抗法无创血流动力学监测　利用颈部和胸部的胸腔生物阻抗电极来测定血流动力学变化和心功能,可为休克的分类和治疗提供依据,但易受呼吸、机械通气、肥胖及心律失常的影响。

6. 脉搏指示　连续心排血量监测(PiCCO)　获得心功能及血流动力学指标,对容量的判断实现了从压力监测到容量监测的进步,但需经肺热稀释法校正,系统的正确性与动脉波形密切相关。

7. 血气分析 由于组织细胞缺氧,出现代谢性酸中毒,碱剩余(BE)可以很好地反映组织代谢情况及全身酸中毒程度。同时可通过检测动脉及混合静脉血的血气,了解混合静脉血氧饱和度,评估氧输送与氧耗的平衡,静脉 – 动脉血二氧化碳分压差可以帮助判断流量情况。

8. 毛细血管充盈时间(CRT) 为远端毛细血管床在受压后恢复其原有颜色所需的时间。由于其易于床旁操作,而成为评估外周循环灌注的常用指标。

9. 血乳酸 休克时,高乳酸血症提示组织灌注不足,其程度往往被作为判断休克严重程度和预后的指标。乳酸清除率是反映组织低灌注改善和组织细胞无氧代谢被纠正的指标。

10. 胃肠黏膜 pH 监测(pHi) 休克时,胃肠道较早处于缺血/缺氧状态,因而易于引起细菌移位,诱发脓毒症和 MODS。测量胃黏膜 pH,能反映该组织局部灌注和供氧的情况,也可能发现隐匿性休克。

【鉴别诊断】

1. 体质性低血压 又称原发性低血压,常见于体质瘦弱的人,女性较多,可有家族遗传倾向,一般无自觉症状,多在体检中发现。收缩血压可仅为 10.6 kPa(80 mmHg),但无重要临床意义,少数患者可出现精神疲倦、健忘、头昏、头痛,甚至晕厥,也有出现心前区重压感、心悸等类似心脏神经症的表现者。这些症状也可由于合并慢性疾病或营养不良引起,无器质性病变表现,心率往往不快,微循环充盈良好,无苍白和冷汗,尿量正常。

2. 直立性低血压 是由于体位改变引起的低血压,严重的直立性低血压可以引起晕厥。直立性低血压可以是特发性的,也可以为继发性的。前者可能为自主神经功能失调,直立时小动脉收缩功能障碍的缘故,可能还与肌肉张力下降有联系,患者发病突然,可有大小便失禁,明显与体位改变有关。后者可继发于某些慢性疾病或某些药物的影响。

【治疗】

(一)一般治疗

在休克的早期复苏中,通过提高氧输送,可尽快恢复组织灌注,减少组织缺氧导致的器官功能损害。如果患者有呼吸衰竭,应建立人工气道,尽早机械通气提高氧输送,减少呼吸肌做功,降低氧耗。维持比较正常的体温,低体温时注意保温,高温时尽量降温;尽量保持患者安静,避免人为搬动,可用小剂量镇痛、镇静剂。

(二)调整循环容量

容量复苏应该尽早将容量维持到最佳水平,适当的前负荷是维持心功能和静脉回流的基础。临床上可结合患者皮肤温度、脉率及毛细血管充盈时间等情况,通过 CVP、容量负荷试验等评估容量状态。

1. 晶体液 包括生理盐水、林格液、乳酸林格液、葡萄糖盐水,高渗盐水等,作用时间短暂,大量应用可干扰血管内外体液平衡。

2. 胶体液 如血浆、冻干血浆、白蛋白。扩容作用持久,可为人体提供优质蛋白质。

3. 浓缩红细胞 Hb < 70 g/L 时输注浓缩红细胞。

对创伤性休克的液体复苏:在活动性出血控制前积极地进行液体复苏反而会增加出血量,使并发症和病死率增加,所以在活动性出血控制前应限制液体复苏,称为限制液体复苏。

(三)纠正酸中毒

患者在休克状态下,由于组织灌注不足和细胞缺氧,常存在不同程度的代谢性酸中毒。这种酸性环境对心肌、血管平滑肌和肾功能都有抑制作用,应予纠正。但在机体代偿机制的作用下,患者产生过度换气,呼出大量 CO_2,可使患者的动脉血 pH 仍在正常范围内。由此可见,对于休克患者盲目输注碱性药物不妥。因为按照血红蛋白氧解离曲线的规律,碱中毒环境不利于氧从血红蛋白释出,会使组织缺氧加重。另外,不很严重的酸性环境对氧从血红蛋白解离是有利的,并不需要去积极纠正。而且机体在获得充足血容量和微循环得到改善之后,轻度酸中毒常可缓解而不需再用碱性药物。但重度休克经扩容治疗后仍有严重的代谢性酸中毒时,仍需使用碱性药物,用药后 30~60 min 应复查动脉血气,了解治疗效果并据此决定下一步治疗措施。

(四)血管活性药的应用

血管活性药的应用是基于对血流动力学不稳定的关键环节的评估后,再根据药物特点及其主要作用位点有针对性地进行选择。在多巴胺与去甲肾上腺素持续多年的争论过程中,人们逐渐认识到去甲肾上腺素的多重药理作用,多巴胺逐渐淡出了感染性休克治疗的一线用药阵容。新的缩血管药如特力加压素等可用于顽固性血管麻痹。传统的依赖 cAMP 途径的药物可能带来心脏储备耗竭,独立于 cAMP 途径之外的强心药的临床应用正逐渐增多。临床应用时,应深入了解药物的药理药效特性,在诸多药物中选择作用位点最符合目前血流动力学及器官功能状态的药物。

(五)病因治疗

病因治疗是休克治疗的基础,低血容量性休克主要纠正循环容量减少的原因,如止血、补液;心源性休克主要是对心脏本身的治疗,如血管再通、手术、纠正心律失常;分布性休克主要是控制感染或去除变应原等。

(六)支持治疗

改善心功能、营养支持、纠正内环境紊乱均是改善组织灌注、提高氧输送的重要措施。

第二节 低血容量性休克

低血容量性休克是临床上最常见的休克类型,指各种原因引起的循环血量丢失(包括各种显性或不显性丢失),导致有效循环血量减少,心排血量降低,组织灌注不足,细胞代谢紊乱,器官功能障碍或衰竭的临床综合征。

低血容量性休克的主要病理生理改变是有效循环血量急剧减少,导致组织低灌注、无氧代谢增加、乳酸酸中毒、再灌注损伤及内毒素移位,最终导致 MODS。低血容量性休克的最终结局自始至终与组织灌注相关,因此,提高其救治成功率的关键在于尽早去除休克病因的同时,尽快恢复有效的组织灌注,以改善组织细胞的氧供,重建氧的供需平衡和恢复正常的细胞功能。

【诊断】

1. 有导致有效循环血量降低的病因。

(1)失血:创伤、大手术的失血,消化道大出血,动脉瘤破裂等,妇产科疾病如异位妊娠破裂等。

(2)失液:中暑,糖尿病酮症酸中毒,严重呕吐、腹泻,肠梗阻,胃肠道瘘,急性重型胰腺炎,腹膜炎、大面积烧伤伴有血浆大量丢失。

(3)循环容量进入体腔:如大量腹水、胸腔积液。

2. 血压下降(收缩压 < 90 mmHg 或较基础血压下降大于 40 mmHg),或脉压减小(< 20 mmHg)。

3. 患者有口渴、烦躁不安、淡漠、精神改变或昏迷,皮肤湿冷,脉搏细速,尿量 < 30 mL/h 等组织器官灌注不足的表现。

4. 血流动力学特征:CVP < 5 mmHg,PAWP < 8 mmHg。

5. 组织灌注氧代谢指标:血乳酸水平是反映休克与组织灌注状态较好的生化指标。

此外,每搏量(SV)、心排血量(CO)、氧输送量(DO_2)、氧消耗量(VO_2)、胃黏膜 CO_2 张力($PgCO_2$)、混合静脉血氧饱和度(SvO_2)等指标也具有一定的临床意义,但尚需要进一步的循证医学证据支持。

【病情评估】

1. 临床表现

（1）代偿期：主要以液体丢失，容量血管收缩代偿为主要表现，包括早期的皮肤或面色苍白，手足发冷，口渴，心动过速，精神紧张、焦虑，注意力不集中，烦躁，呼吸加快，尿量正常或减少等。此时期血压可能正常甚至偏高。

（2）失代偿期：组织缺血进一步加重，可能出现神志淡漠、反应迟钝甚至昏迷；口唇、黏膜发绀，四肢湿冷，脉搏细数，血压下降，脉压明显缩小，少尿、无尿，皮肤花斑。此时期可以出现脏器功能障碍或MODS。

2. 一般监测　主要对血压、脉搏、呼吸、体温、意识状态、皮肤、尿量进行监测。

3. 血流动力学监测　对休克患者应进行血流动力学监测，如有创血压、中心静脉压、肺动脉楔压，床旁超声检查可动态评估心脏功能、下腔静脉变异度等指标。也可行脉搏指数连续心排血量监测。

4. 实验室监测

（1）血常规：动态观察血常规，尤其是红细胞计数、血细胞比容、血小板计数等，对判断失血程度、凝血情况非常重要。

（2）动脉血气分析：可反映机体通气、氧合及酸碱平衡状态，有助于评价呼吸和循环功能。

（3）组织灌注指标的监测：对低血容量性休克患者监测和评估全身灌注指标（DO_2、VO_2、血乳酸、SvO_2等）及局部组织灌注指标（如 pHi 与 $PgCO_2$ 等）具有较大的临床意义。混合静脉血氧饱和度是反映供氧量和耗氧量之间平衡状态的最佳参数。血乳酸在临床上也被作为反映组织灌注不足的敏感指标。血乳酸 > 2 mmol/L 的创伤失血性休克患者病死率显著升高，持续动态监测血乳酸水平对休克的早期诊断、治疗指导及预后评估有重要意义。

（4）凝血功能指标：应对患者的凝血功能、血栓弹力图进行早期和连续性监测。

（5）生化指标：监测电解质和肝肾功能对了解病情变化和指导治疗亦十分重要。

（6）影像学检查：床旁快速超声、CT 检查有助于早期发现出血、病变部位。CT 检查比超声有更好的特异性和敏感性。

【急诊救治】

1. 气道与呼吸管理　有效的气道管理是休克患者呼吸支持治疗的前提和基础。创伤患者开放气道时，应注意有无颈椎损伤，呕吐或呕血的患者应注意防止误吸。

2. 循环支持

（1）静脉通路的建立：低血容量性休克患者进行液体复苏时，输液的速度应快到足以迅速补充丢失的液体，以改善组织灌注。因此，必须迅速建立有效的静脉通路。

（2）液体复苏：可以选择晶体液和胶体液。由于 5% 葡萄糖溶液会很快分布到细胞间隙，因此不推荐用于液体复苏治疗。

1）晶体液：常用的晶体液为生理盐水和乳酸林格液。低血容量性休克患者以大量晶体液进行复苏，可以引起血浆蛋白的稀释而致胶体渗透压下降，出现组织水肿；大量输注生理盐水可引起高氯性代谢性酸中毒；大量输注乳酸林格液应考虑其对血乳酸水平的影响。对于创伤性失血性休克患者，输入大量晶体液会导致稀释性凝血病的发生。

2）胶体液：临床中应用的胶体液主要有人工胶体和白蛋白。人工胶体如羟乙基淀粉、明胶和右旋糖酐，都可以达到容量复苏的目的。而在应用安全性方面，需要关注药物对肾功能及凝血功能的影响。白蛋白作为天然胶体，是构成正常血浆中维持容量与胶体渗透压的主要成分，因此在容量复苏过程中常被选择用于液体复苏。但白蛋白价格昂贵，并有传播血源性疾病的潜在风险。

3）输血及血制品：输注血制品在低血容量性休克治疗中应用广泛。血红蛋白 70 g/L 时，应考虑输注浓缩红细胞。血小板主要适用于血小板数量减少或功能异常伴有出血倾向,血小板计数 $< 50 \times 10^9/L$,或血小板功能低下,尤其对需要手术去除病因的休克患者可考虑输注。新鲜冷冻血浆含多种凝血因子和纤维蛋白原,对于失血性休克患者的凝血功能障碍,可通过输注新鲜冷冻血浆加以改善。而冷沉淀适用于特定凝血因子缺乏所引起的疾病,肝移植围手术期及肝硬化食管静脉曲张等出血。进行输血治疗时,血浆与红细胞的比例为 1∶1。

4) 容量负荷试验:目的在于分析与判断输液时的容量负荷与心血管反应的状态,以达到既可以快速纠正已存在的容量缺失,又尽量减少容量过度负荷的风险和可能的心血管不良反应。

5) 限制性液体复苏:指在活动性出血控制前给予小容量液体复苏,在短期允许的低血压范围内维持重要脏器的灌注和氧供。低血容量性休克未控制出血时,早期积极复苏可能引起稀释性凝血功能障碍,血管内已形成的血凝块脱落,造成再出血、血液过度稀释,血红蛋白降低,而减少组织氧供。限制性液体复苏可降低病死率,减少再出血率及并发症。

6) 伴颅脑损伤的低血容量性休克的患者,合适的灌注压是保证中枢神经组织氧供的关键。颅脑损伤后颅内压增高,此时机体血压降低,会因脑血流灌注不足而继发脑组织缺血性损害。因此,一般认为对于合并颅脑损伤的严重低血容量性休克患者,宜早期输液以维持血压,必要时合用血管活性药物,将收缩压维持在正常水平,以保证脑灌注压,而不宜延迟复苏。

(3) 血管活性药:不建议常规使用。通常对于进行充分的液体复苏之后仍存在低血压的低血容量性休克患者,可考虑应用。首选去甲肾上腺素,通过中心静脉通路输注,常用剂量为 $0.1 \sim 2\ \mu g/(kg \cdot min)$。此外,也可以选择多巴胺、多巴酚丁胺。

3. 病因治疗　尽快纠正引起容量丢失的病因是治疗低血容量性休克最基本的措施。对未控制出血的低血容量性休克存在进行性失血需要急诊手术的患者,应尽可能缩短创伤至接受决定性手术的时间,以改善预后,提高存活率。

4. 纠正酸中毒　严重的代谢性酸中毒可引起难以纠正的严重低血压、心律失常和心搏骤停。临床上使用碳酸氢钠能短暂改善酸中毒,但过度血液碱化使氧解离曲线左移,不利于向组织供氧,故碳酸氢盐只用于紧急情况或 pH < 7.2 时,不建议常规使用。

5. 肠黏膜屏障功能的保护　失血性休克时,胃肠道黏膜低灌注、缺血缺氧发生得最早、最严重,胃肠黏膜屏障功能迅速减弱,发生细菌移位或内毒素移位,该过程在复苏后仍可持续存在。保护肠黏膜屏障功能,减少细菌与内毒素移位,是低血容量性休克治疗的重要内容。

6. 控制体温　严重的低血容量性休克常伴有顽固性低体温,严重酸中毒,凝血障碍,应保暖和酌情给予升温治疗。但对于合并颅脑损伤的患者,治疗性低温可通过降低脑细胞代谢率,减轻脑水肿,抑制兴奋性神经递质释放及减少钙超载等保护机制,降低病死率,促进神经功能的恢复。

7. 再评估　低血容量性休克在治疗过程中需要反复评估。①临床指标,如生命体征、精神神经状态、皮肤色泽、尿量;②反映多器官功能的生化指标、凝血功能、脑钠肽水平等;③ DO_2、VO_2、血乳酸、SvO、pHi 与 $PgCO_2$;④动脉血气分析。

第三节　心源性休克

心源性休克指在血容量正常的情况下心排血量下降,导致外周循环低灌注,引起微循环功能障碍,从而出现组织缺血缺氧及器官功能障碍的临床综合征。休克的原发障碍是急性心力衰竭。

急性心肌梗死(AMI)继发心室衰竭是心源性休克最主要的原因。心肌梗死后室壁瘤破裂、乳头肌断裂、室间隔穿孔、心脏压塞也可导致心源性休克。其他原因还包括急性暴发性心肌炎、终末期心肌病、大量负性肌力药物的应用及严重的心律失常。

【诊断】

心源性休克的诊断标准如下:

1. 血容量充足的前提下,收缩压 < 90 mmHg 或平均动脉压 < 65 mmHg 时间超过 30 min,或需要应用血管活性药物或循环辅助装置支持收缩压才能维持 90 mmHg 以上。

2. 具有至少一项脏器灌注不足的表现:①周围血管收缩,表现为皮肤湿冷、发绀、脉搏细弱或不能触及;②神志改变,出现意识模糊、嗜睡、烦躁不安或昏迷;③尿量 < 17 mL/h;④代谢性酸中毒,乳酸 > 2.0 mmol/L。

3. 血流动力学标准:心脏指数 < 2.2 L/(min·m^2) 或 PAWP > 18 mmHg。

【病情评估】

1. 症状

(1) 低血压导致的组织低灌注的表现:①神志改变,烦躁不安,精神萎靡,甚至昏迷。②肾灌注不足导致少尿或无尿。③皮肤血管收缩导致湿冷、发绀、花斑。

(2) 肺淤血或肺水肿:呼吸困难,端坐呼吸,咳粉红色泡沫痰。

2. 体征

(1) 持续低血压:收缩压 < 90 mmHg 或原有基础血压降低 30 mmHg。

(2) 心力衰竭的表现:心音低钝,心率快、奔马律,新发的心脏杂音提示机械并发症可能。

(3) 肺淤血表现:呼吸急促,双肺干湿啰音。

(4) 器官功能障碍:急性呼吸衰竭,急性肝衰竭,脑功能障碍及凝血功能障碍。

3. 辅助检查

(1) 心电图:有助于明确是否存在急性心肌梗死,是否有心律失常。

(2) 超声心动图:可协助评估心功能及室壁运动,了解休克的原因,有无乳头肌断裂、室间隔穿孔,有无室壁瘤及心包积液。

(3) 影像学检查:了解肺淤血及肺部感染情况,评估治疗效果。

(4) 动脉血气分析:了解缺氧程度及酸碱平衡。

(5) 生化检查:心肌酶学、肌钙蛋白、BMP、血乳酸的监测。血乳酸水平 > 6.5 mmol/L 是心源性休克患者住院期间病死率明显升高的独立预测因素。

(6) 血流动力学监测:①有创血压:能更实时准确地观察血压水平;②中心静脉压:正常值 5 ~ 12 cmH$_2$O,不是单纯的容量指标,受肺部疾患、心脏疾患、机械通气、血管活性药物的应用等诸多因素的影响,需综合评价;③ PAWP:反映左室舒张末期压力,正常值 8 ~ 12 mmHg, > 18 mmHg 可协助诊断心源性休克。④心排血量及心脏指数:心脏指数 < 2.2 L/(min·m^2) 时可出现心源性休克。

【急诊救治】

处理原则:①病因治疗;②稳定血流动力学;③保护脏器功能;④纠正酸中毒,维持内环境稳定;⑤防治心律失常;⑥改善心肌代谢。

1. 尽早明确病因,对急性冠脉综合征所致的心源性休克应尽快启动血运重建。

2. 在补足血容量的基础上,尽早使用血管活性药物稳定血流动力学。①多巴胺以 5 ~ 15 μg/(kg·min) 的速度静脉滴注,逐渐增量至动脉压升高;②去甲肾上腺素:0.05 ~ 0.4 μg/(kg·min)。

对于心源性休克,如果收缩压在 80 ~ 90 mmHg,可用多巴胺增强心肌收缩,以升高血压;如果出现严重低血压,收缩压 < 80 mmHg,需要用去甲肾上腺素收缩血管以提升血压,或者联合应用多巴胺和去甲肾上腺素。

3. 正性肌力药

(1) 洋地黄:适用于伴有阵发性室上性心动过速、快速型心房颤动或扑动者。常用毛花苷 C(西地兰)

0.2～0.4 mg 静脉注射,必要时可重复。应用洋地黄时,应密切观察心率和心律变化。

（2）多巴酚丁胺:与多巴胺相比,其正性肌力作用较强,升压作用较弱,增快心率作用较小。应用时以 5～10 μg/(kg·min)的速度静脉滴注。

（3）左西孟旦:为钙增敏剂,负荷量 3～12 μg/kg,10 min 内缓慢静脉注射,然后以 0.05～0.2 μg/(kg·min)的速度滴注 24 h。

（4）米力农:为氨联吡啶酮的衍生物,负荷量 25～75 μg/kg,5～10 min 缓慢静脉注射,以后每分钟 0.25～1.0 μg/kg 维持。每日最大剂量不超过 1.13 mg/kg。

4. 经皮机械辅助装置

（1）主动脉球囊反搏(IABP):改善舒张期心肌灌注,增加心肌血供,降低收缩期主动脉压,降低左心室后负荷,增加心排血量。

（2）ECMO:V-A 模式的 ECMO 提供氧合和循环支持,降低心室前负荷。

（3）左室辅助装置(LVAD):可增加心脏指数,降低 PAWP,但不一定能降低 30 天病死率。

第四节　分布性休克

分布性休克的基本机制为血管收缩舒张功能异常。这类休克中,一部分表现为体循环阻力正常或增高,主要由于容量血管扩张、循环血量相对不足所致。常见的原因为神经节阻断、脊髓休克等神经性损伤或麻醉药物过量等。另一部分是以体循环阻力降低为主要表现,导致血液重新分布,主要由感染性休克所致。分布性休克早期常表现为循环血量的不足。与低血容量性休克不同的是,这种循环血量的改变不是血量丢至循环系统之外,而仍然保留在血管内,只是因为血管收缩与舒张功能的异常,导致容量分布在异常部位。所以,单纯的容量补充不能纠正休克。感染性休克是分布性休克的主要类型。虽然在严重感染时出现的毛细血管通透性增加等诸多因素可以导致循环血量的绝对减少,造成休克的基本原因仍然是血流的分布异常。

感染性休克的血流动力学特点为:体循环阻力下降,心排血量增高,肺循环阻力增加和组织缺氧。感染性休克时的血压下降主要继发于阻力血管的扩张,导致组织灌注不良的基本原因是血流分布异常。

【诊断】

严重脓毒症是脓毒症伴由其导致的器官功能障碍和(或)组织灌注不足,即下述任意一项:①脓毒症所致低血压;②乳酸大于正常值;③即使给予足够的液体复苏,尿量仍 < 0.5 mL/(kg·h)至少 2 h;④非肺炎所致的急性肺损伤且 $PaO_2/FiO_2 < 250$ mmHg;⑤肺炎所致急性肺损伤且 $PaO_2/FiO < 200$ mmHg;⑥血肌酐 > 176.8 μmol/L(2.0 mg/dL);⑦胆红素 > 34.2 μmol/L(2 mg/dL);⑧ PLT < 100×10^9/L;⑨凝血障碍(国际标准化比值 > 1.5)。

【急诊救治】

6 h 复苏集束化治疗是指在确诊严重感染后立即开始在 6 h 内必须完成的治疗措施,包括血清乳酸水平测定;抗生素使用前留取病原学标本;在 1 h 内开始广谱的抗生素治疗;如果有低血压或血乳酸 > 4 mmol/L,立即给予目标导向的液体复苏,使中心静脉压(CVP)≥8 mmHg,如低血压不能纠正,加用血管活性药,维持平均动脉压≥65 mmHg,中心静脉血氧饱和度(ScvO_2)≥70%。

1. 液体治疗　尽早恢复有效循环血量,保证组织灌注是治疗的关键。脓毒症休克初始液体复苏时首选晶体液与胶体液,对患者的病死率无影响,由于胶体液价格较高,因此液体复苏首选晶体液。羟乙基淀粉可增加脓毒症患者的急性肾损伤发生率及肾替代治疗的需求,因此不建议使用。

2. 血管活性药　去甲肾上腺素和多巴胺均能通过收缩血管而升高 MAP。与多巴胺相比,去甲肾上腺素对心率和 SV 的影响较小,却能更有效地改善脓毒症休克患者的低血压状态,因此,去甲肾上腺素作为脓毒症休克患者的首选血管升压药。但对无快速心律失常风险或存在绝对或相对缓脉的脓毒症休克患者,应使用多巴胺作为去甲肾上腺素的替代血管升压药。

脓毒性心肌抑制是严重脓毒症和脓毒症休克的严重并发症,约50%的严重脓毒症和脓毒症休克患者存在心功能抑制,左西孟旦作为一种钙增敏剂,可使SV、CO和心指数增加,而心率和心肌耗氧无明显变化。如果充足的液体复苏和足够的MAP,CO仍低,可考虑使用左西孟旦。

脓毒症休克时往往伴交感神经系统的过度激活,儿茶酚胺大量释放,心肌抑制,快速性心律失常的发生增加了心肌负荷和氧耗,限制心室舒张时间,减少冠状动脉的灌注,β受体拮抗药能抑制交感神经的过度兴奋,降低心率,如果充足的液体复苏后CO不低、心率较快,可考虑使用短效β受体拮抗药。

3. 控制感染　早期有效的抗感染治疗能降低脓毒症休克的病死率。一旦明确诊断,应在1 h内开始静脉抗感染药治疗,初始经验性抗感染治疗方案采用覆盖所有可能致病菌[细菌和(或)真菌],且在疑似感染源组织内能达到有效浓度的单药或多药联合治疗;一旦有明确病原学依据,应考虑降阶梯治疗以减少药物不良反应及费用。

4. 糖皮质激素　脓毒症休克患者存在相对肾上腺皮质功能不全,机体对血管活性药物反应不佳,用小剂量糖皮质激素可能改善预后。

5. 其他治疗　机械通气、营养支持、血糖控制、应激性溃疡及深静脉血栓的预防在脓毒症休克的治疗中均有重要意义。

第五节　梗阻性休克

梗阻性休克是指血液循环的主要通道(心脏和大血管)受到机械性梗阻,造成回心血量或心排血量下降,而引起循环灌注不足,氧输送减少,组织缺血缺氧,从而导致多脏器功能障碍。梗阻的部位一般指心脏以外的部位,如肺动脉栓塞、心脏压塞、张力性气胸等。

【诊断】

1. 血压符合休克的标准　收缩压 < 90 mmHg 或平均动脉压 < 65 mmHg。

2. 有休克的临床表现　皮肤湿冷、发绀、脉搏细弱,出现意识模糊、嗜睡、烦躁不安或昏迷;尿量减少或出现代谢性酸中毒。

3. 存在能够引起梗阻性休克的病因,并排除其他类型的休克。

引起梗阻性休克的原因有:①静脉阻塞:血栓或肿瘤压迫。②缩窄性心包炎、心脏压塞。③肺循环受阻:肺动脉栓塞、张力性气胸、大量胸腔积液、非栓塞性肺动脉高压。④主动脉夹层、主动脉缩窄。

【病情评估】

1. 临床表现　梗阻的部位和导致梗阻的原发病不同,其临床表现不尽相同。发生于腔静脉、心包、肺循环的梗阻,因为回心血量减少而导致体循环淤血;而梗阻部位在主动脉时,会导致体循环和肺循环均淤血。原发病不同,其临床表现会有不同的特点。

(1) 急性肺栓塞:急性肺栓塞引发休克主要见于大面积肺动脉栓塞。肺栓塞涉及2个以上肺动脉主干或者50%以上肺血管床就可以引起梗阻性休克,慢性肺栓塞可以影响75%血管床而没有休克症状。

常见症状有咳嗽、咯血、呼吸困难,胸痛,晕厥等。查体可有呼吸急促,血压下降,脉搏细速,发绀,颈静脉充盈,听诊可闻及干、湿啰音,肺动脉瓣区第二心音亢进或分裂,肝大。下肢深静脉血栓是引起急性肺栓塞的最常见原因。

(2) 张力性气胸:胸膜腔内压骤然升高,肺及血管受压,迅速出现严重呼吸、循环障碍,患者显著呼吸困难,烦躁不安,发绀,冷汗,甚至出现意识障碍、呼吸衰竭。查体可见气管向健侧移位,呼吸运动和触觉语颤减弱,叩诊为过清音或鼓音,听诊呼吸音减弱或消失。

（3）急性心脏压塞：在心包积液量达 150 mL 时即可有休克症状，而慢性心包积液可达 2 000 mL 而没有休克表现。临床表现为呼吸困难，心前区疼痛，胸闷，若有气管或食管受压，可出现干咳、声音嘶哑或吞咽困难。体格检查除休克及体循环淤血的表现外，心尖冲动减弱，心脏叩诊浊音界向两侧扩大，心音低钝遥远，脉压减小，可有奇脉。

（4）主动脉夹层：表现为突发、剧烈而持续的胸腹痛。疼痛的部位与撕裂部位有关，当夹层累及主动脉瓣或破入心包时，可出现急性心力衰竭、心脏压塞，血肿可堵塞冠状动脉导致急性心肌梗死；累及分支动脉可导致脑组织、脾、肾及肠道、脊髓及肢体等脏器缺血症状。累及部位不同，临床表现不尽相同，可表现为晕厥、截瘫、咯血、呕血等。

2. 辅助检查　可疑的梗阻性休克患者必须尽早完善检查，找到客观证据以明确病因。

（1）心电图：可表现为心律失常或继发的心肌缺血等表现，急性心脏压塞时可表现为 ST 段弓背向下抬高，QRS 低电压，可见电交替。更重要的是，在以胸痛为表现的疾病中排除急性心肌梗死。

（2）胸部 X 线检查：可以明确气胸、胸腔积液的诊断。肺动脉栓塞可见肺动脉高压的表现，可有肺野局部片状或阴影，肺不张或膨胀不全。急性心脏压塞可见心影向两侧扩大呈球形，而肺部无明显充血。主动脉夹层可见纵隔增宽。

（3）超声检查：急性肺动脉栓塞可发现右心室和（或）右心房扩大、运动异常，近端肺动脉扩张，下腔静脉扩张等。超声是诊断心包积液最敏感、可靠的检查方法，可见心包膜脏、壁层之间出现无回声区。主动脉夹层时可识别真、假腔或主动脉的内膜片。双下肢深静脉超声检查为诊断 DVT 最简便的方法。

（4）CT：肺动脉 CT 造影能够准确发现段以上肺动脉内的血栓。主动脉全程 CTA 可诊断主动脉夹层，其敏感性与特异性可达 98%。还可发现肿瘤及其对血管的压迫情况。

（5）实验室检查

1）血常规：可有白细胞计数增加，有心包、胸腔积血或主动脉夹层破裂时血红蛋白下降。

2）血浆 D- 二聚体：其水平升高，常提示血栓性疾病，如急性肺动脉栓塞、下肢深静脉血栓。

3）动脉血气分析：常表现为氧分压及二氧化碳分压降低，晚期可出现二氧化碳分压升高，代谢性酸中毒。

4）乳酸：> 2 mmol/L。

5）肿瘤标志物：对癌栓阻塞或肿瘤压迫导致的血液回流受阻有辅助诊断价值。

梗阻性休克的严重程度与原发病、起病的疾患及梗阻的程度有关。张力性气胸、急性大面积肺栓塞、主动脉夹层及急性心脏压塞等疾病起病迅速、进展快，不及时解除梗阻将危及生命。

【急诊救治】

1. 维持生命体征　吸氧并保持气道通畅，及时开放静脉通道。密切观察患者的生命体征，严密监测心电、血压、血氧、血气、尿量等，积极评价其灌注状态。监测血流动力学。

2. 积极补液　梗阻性休克时回心血量减少，有效循环血量不足，因此应该积极补液，可给予生理盐水或平衡盐静脉滴注。

3. 应用血管活性药　维持血压。

4. 病因治疗　及时解除梗阻是梗阻性休克治疗的关键。对于肺动脉栓塞导致的梗阻性休克，需要进行溶栓、抗凝治疗，内科治疗无效者可行肺动脉血栓摘除术或其他外科治疗手段。心脏压塞时，应行心包穿刺排液，迅速降低心包腔内压，以缓解症状，并开展针对积液形成病因的治疗。主动脉夹层并发休克，应行介入治疗或外科手术。张力性气胸者，应行胸腔穿刺抽气或胸腔闭式引流。

思考题

1. 休克按病因分类有哪几类？

2. 休克的临床表现有哪些？如何早期诊断？

（张　娟　李湘民）

数字课程学习

⬇ 教学 PPT　　　✎ 自测题

第二章

脓毒症和多器官功能障碍综合征

第一节　脓　毒　症

> **案例**
>
> 　　患者,女性,74 岁。主因上腹痛伴恶心、呕吐 4 天,发热、巩膜黄染 2 天来急诊。4 天前患者因上腹痛在院外行腹部超声检查,提示胆囊结石。予解痉、抗生素等治疗后腹痛无明显缓解。2 天前出现发热,体温最高达 39.6℃,同时出现巩膜黄染,伴心悸、气短。无胸痛、咳嗽、咳痰。既往 2 型糖尿病病史,予口服降糖药治疗。查体:神清,GCS 评分 15 分,T 39.2℃,P 136 次 /min,R 24 次 /min,BP 80/50 mmHg,巩膜中度黄染,颈软,气管居中,双肺呼吸音对称,未闻及干湿啰音,心界无扩大,心律齐,未闻及病理性杂音,全腹软,肝脾未扪及,右上腹压痛,无反跳痛,肝区叩痛,墨菲征阴性,右下腹无压痛。
>
> 　　入急诊抢救室后立即给予心电监护、鼻导管给氧(3 L/min),建立静脉通道后予生理盐水 800 mL 快速静脉滴注,30 min 后患者 BP 85/62 mmHg。查血常规及生化示:WBC 25.6×10^9/L,中性粒细胞百分比(NEUT%)91%,PLT 87×10^{12}/L,谷丙转氨酶(ALT)84 IU/L,总胆红素(TBIL)68 μmol/L,直接胆红素(DBIL)49 μmol/L,血葡萄糖(Glu)18.8 mmol/L,血肌酐(Crea)128 μmol/L,淀粉酶(AMY)178 U/L,血浆乳酸(Lac)2.6 mmol/L。血气分析示:pH 7.28,PO_2 136 mmHg,PCO_2 19 mmHg,BE −10 mmol/L,HCO_3^- 10 mmol/L。腹部超声:肝实质回声均匀,未见占位。胆总管扩张约 1.5 cm,胆总管下段结石。该患者初步诊断考虑是什么? 诊断依据是什么? 如何进行急诊早期处理?

　　脓毒症(sepsis)一词源自公元前 800 年的荷马史诗中单词“sepo”,意为“腐烂”。公元前 400 年,希波克拉底将危险的生物腐烂描述为“sepidon”。针对微生物所致严重后果,例如微生物或毒素进入血液并引发机体不良反应,近代曾有过“bacterium”(菌血症)、“septicemia”(败血症)等描述,但均不能很好反映“严重感染”的本质与全貌。1992 年,美国胸科医师学会和危重病医学会(ACCP/SCCM)以国际共识方式确认脓毒症(sepsis)这一名词,并定义脓毒症为“感染所致的全身炎症反应综合征”,全身炎症反应综合征(systemic inflammatory response syndrome,SIRS)被定义为以下 4 项中出现至少 2 项:呼吸频率增快、心动过速、发热或低体温、白细胞计数增多或减少。

　　20 余年来,随着对脓毒症病理生理本质的认识和临床实践的不断深入,基于 SIRS 的脓毒症定义已有越来越多的不足。2016 年,多家国际学术机构联合重新定义脓毒症,即脓毒症为宿主对感染反应失调所致的危及生命的器官功能不全。新概念强调器官功能损害是脓毒症区别于轻症感染的特征,并引入“脓毒症相关性器官功能衰竭评价(sepsis-related organ failure assessment,SOFA)来量化器官功能损害。同时定义脓毒症休克(septic shock)为脓毒症的亚型,以全身循环、细胞、代谢严重异常为特征,死亡风险显著增加,并引入乳酸来评价组织灌注。

由于脓毒症是一个临床综合征,临床上缺乏特异性的诊断学试验,而且其诊断标准在近 20 年间数次变化,使其发病率至今仍无准确数据,但总体上呈逐年上升趋势。根据脓毒症最新诊断标准,脓毒症一旦确诊,其病死率在 10% 及以上,且随器官损害个数增加和程度(即 SOFA 评价)加重而升高。脓毒症患者中约 15% 发展为脓毒症休克,一旦发展为脓毒症休克,其病死率可达到 40% 左右。

因其每年影响全球数百万人,脓毒症已成为一个世界关注的严峻医疗卫生问题。为规范管理,降低脓毒症病死率,2001 年,欧洲和美国的重症学会联合国际脓毒症论坛在全球发起"拯救脓毒症运动(Surviving Sepsis Campaign,SSC)",2004 年发布第 1 版脓毒症循证医学指南并定期更新。2017 年,世界卫生大会和世界卫生组织将脓毒症列为全球卫生重点,并通过决议以改善脓毒症的预防、诊断和管理。中国急诊医学专家充分认识到脓毒症早期识别和干预的重大意义,于 2018 年提出脓毒症"预防与阻断"理念,并在全国开展"中国预防脓毒症行动(Preventing Sepsis Campaign in China,PSCC)"。与多发伤、急性心肌梗死或卒中类似,脓毒症和脓毒症休克最初数小时急诊治疗的及时性、有效性很大程度上决定预后,因此急诊科已成为脓毒症救治的主战场之一。

【病因与发病机制】

(一)病因

脓毒症几乎可以由任何微生物的感染引起,其中最常见的病原体是革兰氏阴性细菌、革兰氏阳性细菌和混合细菌,特定患者可出现侵袭性真菌和非典型病原体感染。全球范围内,在细菌感染所致脓毒症患者中,革兰氏阳性细菌和革兰氏阴性细菌感染的患病率几乎相等。而我国的流行病学调查提示,革兰氏阴性细菌多于革兰氏阳性细菌。大肠埃希菌、金黄色葡萄球菌、假单胞菌是最常被鉴定出的微生物。

脓毒症的最常见感染部位是肺(约占 64%),其次是腹部(约占 20%)、血液(约占 15%)及泌尿生殖道(约占 14%)。

(二)发病机制

1. **炎症反应**　脓毒症本质是一种由固有免疫系统激活介导的炎症性疾病。单核巨噬细胞系统和其他炎症反应细胞因感染而激活,产生并释放大量炎性介质,促进脓毒症的发生、发展。除早期的肿瘤坏死因子 -α(TNF-α)之外,高迁移率族蛋白 B_1(HMGB$_1$)作为新的"晚期"炎性因子也参与了脓毒症的致病过程。严重感染时,细菌及其毒素不但可直接或间接作用于补体系统与凝血纤溶系统,导致各器官功能损伤,还能强烈促发体内单核巨噬细胞和中性粒细胞的聚集、激活,释放多种细胞因子和细胞毒性物质,如溶酶体酶、氧自由基、脂质代谢产物等。这些活性物质可破坏结构蛋白及生物膜,增高血管通透性并激活凝血过程,进一步加重微循环障碍。

2. **肠道细菌 / 内毒素移位**　20 世纪 80 年代以来,人们注意到肠道作为体内最大的细菌及内毒素储存库,可能是原因不明感染的"发源地",肠道细菌 / 内毒素移位所致感染与随后发生的脓毒症甚至 MODS 都密切相关。临床研究证实,大面积烧伤患者的肠道通透性可在伤后即迅速增高,导致血浆内毒素水平升高,在伤后 7~12 h 和 3~4 天形成两个高峰。烧伤患者内毒素血症的发生率为 58%。进一步研究后证实,肠源性内毒素经上调的脂多糖结合蛋白(LBP)/CD14 系统,介导机体广泛性炎症反应,在烧伤脓毒症及 MODS 发病中具有重要作用。

3. **金黄色葡萄球菌的外毒素及其致病作用**　革兰氏阳性菌脓毒症的发病率逐年上升,至 20 世纪 90 年代末,已达脓毒症发病率的 50% 以上,并呈继续升高趋势。其中金黄色葡萄球菌占首位,是烧伤创面感染、急性肝衰竭的重要病原菌。细菌学研究表明,可溶性外毒素的产生是革兰氏阳性菌感染的重要标志之一,其中金黄色葡萄球菌肠毒素尤其是肠毒素 B(staphylococcal enterotoxins B,SEB),因"超抗原"特性及在中毒性休克综合征发病中的特殊意义而备受关注。肠毒素 B 广泛分布于心、肺、肝、肾等重要脏器,与局部组织促炎/抗炎细胞因子失衡及相应器官的功能损害关系密切。

4. **免疫功能紊乱**　脓毒症病理过程中,机体天然免疫反应(中性粒细胞、单核巨噬细胞、淋巴细胞、树突状细胞等)障碍被认为是诱发脓毒症的重要因素。脓毒症患者免疫障碍的特征为:Ⅳ型超敏反应丧失,不能清除病原体,易受医源性感染。脓毒症免疫紊乱的机制包括两个方面,一是炎性介质向抗炎因子漂移,二是细胞凋亡与免疫麻痹。在探索脓毒症发病机制的过程中,人们逐渐认识到机体并非始终处于促炎状态,免疫功能紊乱与大量淋巴细胞凋亡及免疫受抑状态密切相关。动态监测单核细胞人类白细胞抗原 DR(monocyte human leukocyte antigen-DR,mHLA-DR)的定量表达,有助于临床更精确地了解脓毒症患者免疫功能状态并判断预后。

5. **凝血功能障碍**　研究证实,凝血系统异常在脓毒症的发生发展过程中具有重要作用。凝血系统在脓毒症时被活化,并促进炎症反应进一步发展,抑制凝血系统的活化则可抑制失控的炎症反应,改善脓毒症患者的预后。内皮细胞是凝血和炎症相互作用的"桥梁",脓毒症时内皮细胞受损,表达组织因子,激活外源性凝血途径;内皮细胞也可在凝血酶、纤维蛋白的诱导下表达黏附分子,释放炎症介质和趋化因子,进一步放大炎症反应。

【诊断与筛检】

(一)脓毒症的诊断标准

脓毒症被定义为宿主对感染反应失调所致的危及生命的器官功能不全。简言之,脓毒症就是感染所致器官功能不全。可见脓毒症的诊断应涉及 3 方面内涵:①感染的诊断;②器官功能不全的评估;③感染与器官功能不全的因果关系。

1. **感染的诊断**　感染是脓毒症发生的前提,导致急性器官功能不全的病因众多,只有感染所致器官功能不全才考虑脓毒症。因此,诊断感染是诊断脓毒症的第一步。由于感染性疾病表现的多样性及基础疾病或并发症的掩盖,部分感染在急诊科就诊时表现得不典型。通常可从感染的全身表现、局部症状体征、感染标志物和辅助检查等方面来诊断感染。

(1)感染的全身表现:有别于轻症感染,脓毒症通常有感染的全身表现,包括体温和白细胞计数的改变。合并营养不良、免疫抑制及特殊病原体(如伤寒)或严重感染的患者,可表现为体温不升甚至低体温,因此,体温异常升高或降低均要考虑全身性感染的可能。虽然病毒等非典型病原体感染时,白细胞可正常或降低,但急性细菌感染时可出现白细胞升高,而细菌又是脓毒症最常见的病原体,因此,白细胞计数升高仍是急性感染的早期全身表现。

(2)感染局部症状体征:常见感染部位的症状和体征包括:咳嗽、咳痰、腹泻、腹痛、尿频、尿痛、腰痛、头痛、皮肤黏膜肿痛等。特殊患者,如老年、意识障碍或免疫抑制者感染的局部表现可不典型,应详细询问病史。而肛周、会阴、腋下和肢端等部位的感染病灶易被体格检查忽略,应仔细检查。

(3)感染标志物:感染生化标志物能帮助临床医生快速判断感染的存在、感染严重程度和推断可能的病原体,被越来越多地运用于临床实践中。在细菌感染急性期,降钙素原(procalcitonin,PCT)、C 反应蛋白(C-reactive protein,CRP)、白细胞介素-6(interleukin-6,IL-6)和肝素结合蛋白(heparin-binding protein,HBP)均明显升高,具有早期诊断感染的价值。

(4)辅助检查:感染部位的影像学检查(如胸部 CT 和 X 线片、腹部超声等),体液(包括脑脊液、尿液、体腔积液)常规、生化和病原学培养,均对感染部位的诊断具有重要的临床价值。

综上所述,患者有下列表现时,可提示急性感染的存在:①发热或低体温;②白细胞计数升高或降低;③ CRP、IL-6 升高;④ PCT、HBP 升高;⑤有感染部位的影像学或实验室检查证据。一般而言,满足①~④中的 2 项即可诊断急性感染,满足①~④中的 1 项则怀疑急性感染,同时满足⑤可帮助确定感染部位。

2. **感染所致器官功能不全的诊断**　当前的脓毒症诊断标准以脓毒症相关性器官功能衰竭评价(SOFA)作为感染所致器官功能损害的定量指标。SOFA 评价由呼吸、凝血、肝、循环、神经和肾 6 个系统组

表 3-2-1　SOFA 评价

系统	评价指标	评分				
		0	1	2	3	4
呼吸	PaO₂/FiO₂(kPa)	≥53.33	40~53.33	26.67~40	13.33~26.67	<13.33
	PaO₂/FiO₂(mmHg)	≥400	<400	<300	<200	<100
	呼吸支持(是/否)				是	是
凝血	血小板计数(10⁹/L)	≥150	101~150	51~100	21~50	<21
肝	胆红素(μmol/L)	<20	20~32	33~101	102~204	≥204
循环	平均动脉压(mmHg)	≥70	<70			
	多巴胺剂量[μg/(kg·min)]			<5	5.1~15	>15
	肾上腺素剂量[μg/(kg·min)]				≤0.1	>0.1
	去甲肾上腺素剂量[μg/(kg·min)]				>0.1	>0.1
	多巴酚丁胺(是/否)			是		
神经	GCS 评分	15	13~14	10~12	6~9	<6
肾	肌酐(μmol/L)	<110	110~170	171~299	300~440	>440
	24 h 尿量(mL/24 h)				201~500	<200

注:儿茶酚胺类药物给药剂量单位为 μg/(kg·min),给药至少 1 h;格拉斯哥昏迷量表(GCS)评分范围为 3~15 分,分数越高代表神经功能越好。

成,每项器官功能单独评分后汇总为 SOFA 评价(表 3-2-1)。

3. 诊断标准　确诊或怀疑感染且 SOFA 评价≥2 分,或感染导致原有脏器功能不全的基础上 SOFA 评价增加程度超过 2 分即可诊断脓毒症。如果不知道既往器官功能,则假定基础 SOFA 评价为 0 分。

多种因素可导致急诊患者出现器官功能不全,只有感染所致器官功能不全才考虑脓毒症。因此,在诊断脓毒症时应仔细评估感染与器官功能不全之间的逻辑联系,这在实践中可能非常复杂。已知患者既往器官功能正常,本次感染导致器官功能损伤可考虑脓毒症;既往有肝硬化、慢性肾衰竭、慢性阻塞性肺疾病、血小板减少等慢性器官功能障碍的基础疾病,若发生急性感染,则不可轻易根据 SOFA 评价绝对值诊断脓毒症,应结合既往脏器功能,SOFA 评价在原有器官功能障碍的基础上因感染增加超过 2 分,才可考虑脓毒症。若不知道既往器官功能,只能假定基础 SOFA 评价为 0 分,并进行 SOFA 评价的动态评估,若器官功能因感染的控制而好转,SOFA 评价下降,则脓毒症诊断成立。

（二）脓毒症休克的诊断标准

在诊断脓毒症的基础上,经过充分液体复苏,患者仍然持续低血压,平均动脉压(MAP)<65 mmHg(或收缩压<90 mmHg)或需要升压药维持,并且乳酸水平>2 mmol/L,则可诊断脓毒症休克。

（三）脓毒症的危险因素评估

脓毒症早期表现不典型,在急诊环境中易漏诊,识别脓毒症发生的危险人群有助于及时预警脓毒症。脓毒症的危险因素包括:

1. 高龄,尤其>75 岁。

2. 免疫功能受损,如肿瘤放射和化学治疗后、器官移植后、HIV 感染、透析患者、激素和免疫抑制剂使用者、糖尿病患者、脾切除者、营养不良患者。

3. 近 6 周接受手术或侵入性操作。

4. 慢性器官功能不全,如慢性肾功能不全、肝硬化、慢性心力衰竭等。

5. 皮肤完整性受损,包括烧伤、创口、水疱或皮肤感染。

6. 体内导管或人工装置留置,如 PICC 管路、透析管路、人工关节、机械瓣膜等。

7. 长期静脉注射药物或毒品。

8. 过去 6 周妊娠、终止妊娠或流产。

(四)脓毒症早期筛查工具

虽然 SOFA 评价是脓毒症诊断标准的核心要素,但该评分由 6 个器官功能指标构成,评分过程繁琐,有 4 项指标需依赖实验室检查(血气分析、肝功能、肾功能、血小板计数)结果才能获得,这都不利于急诊科早期快速筛检脓毒症。因此,脓毒症国际协作组通过大数据分析,筛选出预测脓毒症患者不良预后最有效的 3 个指标(呼吸频率、意识状态和收缩压),构成"快速序贯性器官衰竭评分(quick sequential organ failure assessment,qSOFA)"。如果疑似或确诊感染的患者出现呼吸频率≥22 次/min,意识改变(GCS 评分 < 15),收缩压≤100 mmHg 中的 2 项,即 qSOFA 评分≥2,则怀疑脓毒症,需要进一步完善 SOFA 评分和其他评估,以确认是否已出现脓毒症。作为脓毒症床旁快速筛查工具,qSOFA 只需要检测 3 个生理指标,无需实验室检查,简单易得,有助于促进临床提高对脓毒症的警惕性并快速利用医疗资源,以降低感染患者潜在病死率(表 3-2-2)。

表 3-2-2 脓毒症快速筛检工具——qSOFA 标准

项目	标准	评分
呼吸频率	≥22 次/min	1
意识状态	改变,即 GCS 评分 < 15	1
收缩压	≤100 mmHg	1

注:总分 3 分,2 分或以上怀疑脓毒症。

(五)脓毒症和脓毒症休克的筛检与诊断流程

感染的发展可导致器官功能损伤,临床医生在面对任何急性或者慢性加重的器官功能损伤时,均要考虑感染所致可能,积极搜寻感染相关证据。相反,对于任何感染,均要全面考察器官功能,用 qSOFA 工具进行筛选,动态开展 SOFA 评分,以警惕感染发展成脓毒症,积极治疗,降低患者的病死率(图 3-2-1)。

【急诊处置】

作为临床急重症,脓毒症和脓毒症休克的救治原则类似于急性心肌梗死的"时间就是心肌"、急性脑卒中的"时间就是大脑",也有时间窗要求,即"时间就是组织(time is tissue)"。因此,一旦确诊,应尽早启动脓毒症的治疗,早期的积极干预和正确管理可显著改善预后。治疗措施是包括血流动力学支持、抗感染、病灶清除等手段为核心的综合救治。

(一)早期的集束化治疗

早期的系列强有力措施,称为脓毒症集束化治疗(sepsis bundle),对稳定脓毒症导致的组织低灌注并及时控制感染至关重要。一般建议在 1～3 h 内完成。具体措施如下。

1. 监测血清乳酸水平,如果最初血清乳酸 > 2 mmol/L,建议动态复查。

2. 尽早给予广谱抗生素治疗,在诊断脓毒症后 45 min 内开始。

3. 抗生素治疗前采集标本进行血培养。

4. 若存在低血压或乳酸≥4 mmol/L,给予 30 mL/kg 晶体液快速输注。

5. 在液体复苏同时或之后给予升压药以维持平均动脉压≥65 mmHg(或收缩压≥90 mmHg)。

脓毒症集束化治疗的目标是在心率、血压等大循环指标正常的基础上实现微循环的改善。微循环的

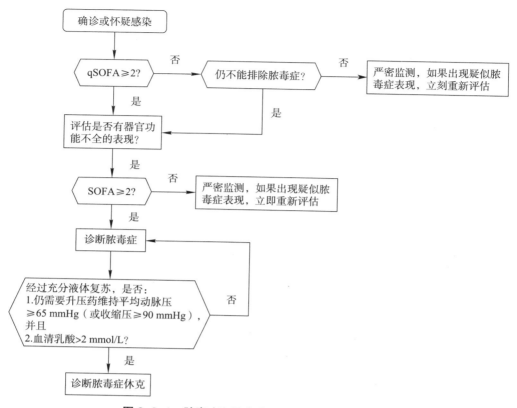

图 3-2-1 脓毒症和脓毒症休克的筛检与诊断流程

临床评估包括意识状态、末梢循环状况（温度、颜色、甲下循环恢复时间）、尿量等,实验室检查包括血清乳酸监测及碱剩余和 HCO_3^- 等反映代谢性酸中毒的指标。乳酸在组织缺血缺氧环境下产生,是反映组织灌注不良和微循环障碍的一个重要指标,它与尿量、体格检查相比,可以更客观地反映组织灌注。因此,脓毒症患者强调尽早进行乳酸水平监测,乳酸升高提示病情危重,预后不良;而经治疗后乳酸水平下降(即血清乳酸清除率),则可作为脓毒症患者的早期复苏目标。

（二）血流动力学支持与监测

1. 液体治疗　脓毒症通常并发微血管扩张、毛细血管渗漏和有效循环血量减少,进而导致组织灌注受损和器官功能障碍。给予适当的液体复苏可恢复血管内容量,增加组织氧供,逆转器官功能障碍。

确诊脓毒症相关低灌注或脓毒症休克后,应视循环障碍的程度,在 1～3 h 内,给予 30 mL/kg 的晶体液进行液体复苏。首选平衡晶体液,如以醋酸或碳酸作为缓冲对的平衡液。避免输注大量生理盐水,以免导致高氯性代谢性酸中毒。不推荐脓毒症患者使用人工胶体液,如羟乙基淀粉、明胶类等,人工胶体会导致肾损伤并可能增加脓毒症的病死率。若经过早期(如 3 h 内)足够的晶体液复苏,循环仍无改善(血压低、乳酸高)或者仍需要大量晶体液治疗时,可输注人血白蛋白,尤其是脓毒症合并明显低蛋白血症,白蛋白 < 30 g/L 时,更应尽早输注白蛋白。

同时,液体复苏时过度补液也需要引起临床医生的高度重视。过度补液会导致肺水肿、低氧性呼吸衰竭、器官水肿、腹内高压,住 ICU 时间及机械通气时间延长,甚至增加死亡风险。因此,在液体治疗过程中,应运用各种血流动力学监测手段严密监测液体反应性,根据液体复苏的三个层次,实施救治:①液体反应性:即输入的液体能增加心排血量(CO);②氧输送反应性:即增加的心排血量能改善氧输送(氧供);③氧耗反应性:即增加的 DO_2 最终可改善组织细胞对氧的利用。

实施分阶段液体管理的 ROSE 原则是:早期复苏(resuscitation),进一步优化(optimization),持续稳定

(stabilization),最后撤退(evacuation)的措施。在这 4 个过程中,都需要动态观察与评估,防止液体负荷过重(fluid overload)。

2. 血管升压药　致命性低血压时,血管升压药是维持重要脏器灌注、挽救生命的必要措施。脓毒症合并低血压和组织低灌注时,应积极使用血管升压药以维持平均动脉压(MAP)达到 65 mmHg。脓毒症合并低血压时,血管升压药应与液体复苏同时启动,以迅速提升灌注压,还可减少液体用量,避免液体负荷过重。同时,应个体化地考虑血管升压药的治疗目标,例如,既往有动脉粥样硬化或高血压的老年患者,其MAP 目标值应高于没有心血管合并症的年轻人,而不是千篇一律的 65 mmHg。

血管升压药首选去甲肾上腺素。当去甲肾上腺素用到较大剂量(如成人 40 或 50 μg/min)仍不能满意维持血压时,建议联用第 2 种血管升压药。垂体后叶素可作为去甲肾上腺素的首选联用药物,此外还可考虑血管升压素或肾上腺素。对顽固性休克的患者,去甲肾上腺素联用第 2 种血管升压药不仅能起到协同升压作用,还能减少去甲肾上腺素的用量,降低其不良反应。多巴胺已不是休克的首选血管升压药,不主张常规使用,仅适用于快速性心律失常风险较低、绝对或相对心动过缓患者。目前无证据支持低剂量多巴胺的肾保护作用,故不再推荐将低剂量多巴胺用于肾功能维护。

因为在休克状态下,用袖带进行无创血压的测量通常不准确,条件许可时,应对使用血管升压药的脓毒症休克患者进行动脉置管,以便更准确、更实时地了解血压变化,有利于更精确地指导治疗。动脉置管还便于开展更高级的床旁血流动力学监测,如基于动脉轮廓分析的心排血量监测等。

3. 正性肌力药　脓毒症常并发不同程度的心功能损伤,脓毒症患者一旦出现心功能不全,将显著影响预后。因此,当脓毒症患者经过足量的液体复苏和血管升压药治疗,组织灌注仍无明显改善,同时有心功能受损的客观依据(如心功能监测或心脏超声提示心排血量降低)时,应考虑患者可能出现脓毒症相关心功能不全,有使用正性肌力药的指征。建议进行床旁心功能监测,如肺动脉导管、脉搏轮廓分析连续心排血量监测、床旁心脏超声,以指导进一步治疗。

正性肌力药的治疗以血流动力学和灌注指标的改善为目标,包括临床表现改善、乳酸水平下降等。不主张用正性肌力药将心脏指数提高到预设的超常水平,这样可能会增加心脏氧耗,导致不良预后。作为 β 肾上腺素受体激动剂,多巴酚丁胺是首选的正性肌力药,但因其有导致心肌缺血和心律失常的风险,在用药过程中应严密监测心电图、心肌酶学的动态变化。脓毒症一旦出现心肌损伤,其程度往往广泛且严重,对洋地黄类药物耐受性降低,因此,脓毒症不选用洋地黄类正性肌力药。此外,还可以考虑非 β 肾上腺素受体激动剂类药物,如米力农或左西孟旦。

(三)病原学诊断、抗感染治疗与病灶管理

1. 病原学诊断　在使用抗生素前,对所有可疑感染源均要留取培养标本,包括血、尿、脑脊液、伤口渗液、呼吸道分泌物等。病原学标本采集应尽可能在 45 min 内完成,以免影响抗生素的使用。血培养应抽取两个部位的血样,若有超过 48 h 的血管内导管留置,则至少有一份血样应从血管内导管抽取。

病原菌的非培养性诊断技术,如聚合酶链反应(PCR)、质谱法、宏基因二代测序技术(mNGS)等不仅能快速诊断病原菌,还能检测耐药机制,这对于培养标本取材困难的患者尤其适用。怀疑侵袭性真菌感染时,推荐使用 1,3-β-D 葡聚糖检测(G 试验)或半乳甘露聚糖抗原检测(GM 试验)进行诊断,比常规培养能更早期获得结果,但要注意排除定植导致的假阳性。

2. 抗感染治疗　一旦确诊为脓毒症或脓毒症休克,无论患者在急诊、病房或 ICU,均应在 1 h 内经静脉使用抗生素进行抗感染治疗,抗生素每延迟 1 h,脓毒症的病死率即增加 7.6%。所以,脓毒症伴低灌注或脓毒症休克患者,应建立 2 条以上静脉通路,以便同时进行早期的液体治疗和及时的抗生素治疗。

初始经验性抗感染治疗应选择广谱抗生素,以覆盖所有可能的病原体,包括细菌、真菌或病毒等。针对脓毒症休克患者,建议早期经验性联合用药,至少使用两种不同种类的抗生素。没有休克的脓毒症,即便合并中性粒细胞减少或菌血症,也不建议常规经验性联合用药。

越来越多的证据表明,不恰当的抗生素经验性选择可能对脓毒症患者的预后造成严重影响。脓毒症早期的经验性抗感染治疗应严格遵循个体化原则,个体化需考虑以下因素:①感染的解剖学部位,该部位常见病原谱和抗生素在该部位组织的渗透能力;②社区、医院甚至医院病房的流行病原体;③流行病原体的耐药情况;④存在免疫缺陷,如中性粒细胞减少症、脾切除术、HIV 感染、获得性或先天的免疫球蛋白或补体缺乏;⑤年龄和合并症,包括慢性疾病(如糖尿病)和慢性器官功能不全(如肝硬化或尿毒症),体内留置物(如机械瓣膜、深静脉导管或尿管);⑥感染多重耐药病原体的危险因素,包括长期住院或透析、近期使用抗生素、曾发生多重耐药菌定植或感染。

早期经验性抗感染治疗开始后,应每日评估抗感染疗效。一旦获得病原微生物证据,应及时精准救治,减少毒性,避免耐药,降低费用。可通过监测降钙素原(PCT)水平的降低来指导抗生素的降阶梯。建议大多数脓毒症或脓毒症休克的抗生素疗程为 7 ~ 10 天,如果患者存在病情改善缓慢,病灶未充分引流,血培养出金黄色葡萄球菌、某些真菌或病毒感染,免疫缺陷、粒细胞减少等情况时,则可适当延长疗程。

3. 感染病灶管理　尽可能在初始复苏成功后 6 ~ 12 h 内,进行感染源控制,早期感染病灶清除不充分可致 28 天病死率从 26.7% 增加到 42.9%。为控制感染源,首先要尽快明确感染部位,如软组织感染、腹腔感染、胆管炎、肠梗阻等。尽早进行影像学检查有利于尽快确定感染部位。但要特别注意的是,影像学检查时应严格评估转运指征,脓毒症患者若血流动力学状态不稳定,应先就地复苏,待平稳后再行辅助检查。病情不稳定的患者最好安排床旁检查,如床旁超声、床旁 X 线等。

控制感染源的措施包括脓肿引流、感染坏死组织清创、去除潜在的感染植入物等。病灶清除最好采用对全身血流动力学干扰最小的方式进行,如腹腔脓液采用经皮引流,化脓性胆管炎采用 ERCP,而非传统的开腹引流方式。

(四) 抗炎和其他支持治疗

1. 糖皮质激素　脓毒症发生发展过程中,失控的炎症反应扮演重要角色。理论上糖皮质激素可减轻炎症反应,并有助于治疗感染所致肾上腺抑制或糖皮质激素组织抵抗引起的相对肾上腺功能不全;但当前的证据显示,糖皮质激素仅在脓毒症休克中发挥作用,包括可减少休克时间、呼吸机使用时间和住 ICU 时间,尚没有证据支持糖皮质激素可改善脓毒症或脓毒症休克的预后。因此,对感染或脓毒症但无休克的患者,或者经早期充分液体复苏和升压药物治疗可恢复血流动力学稳定的脓毒症休克的成年患者,不推荐常规使用糖皮质激素。只有成年脓毒症休克患者经过扩容和升压药治疗,血流动力学仍不稳定,如低血压持续 1 h 以上或血压需要升压药物长时间维持,才使用糖皮质激素。建议给予氢化可的松每天 200 mg,给药方法推荐持续小剂量静脉注射,以避免多次弹丸式注射引起的血糖波动。既往长期使用糖皮质激素(如自身免疫病、肾上腺功能不全)的脓毒症患者,应继续原先的激素治疗或替代。

2. 血液制品　除非合并心肌缺血、严重低氧血症或急性出血,脓毒症患者只有在血红蛋白低于 70 g/L 时,才有输注红细胞指征。与维持血红蛋白 100 g/L 以上相比,维持血红蛋白 70 ~ 80 g/L 并未增加 ICU 患者的病死率。脓毒症合并贫血患者不建议常规使用促红细胞生成素(EPO),除非存在具有促红细胞使用的其他病情(如终末期肾病)。脓毒症合并明显凝血功能异常(如 PT 或 APTT 延长 1.5 倍),且有出血倾向或者需进行侵入性操作时,可输注新鲜冷冻血浆。血小板计数 ≤ 20 × 10⁹/L,且有明显出血倾向,可考虑输注血小板。即便没有出血表现,血小板计数 ≤ 10 × 10⁹/L 时,也可预防性输注血小板。若存在持续活动性出血、外科手术或侵入性操作等情形,血小板应维持到相应手术要求的水平。

3. 脓毒症并发急性呼吸窘迫综合征　对脓毒症并发急性呼吸窘迫综合征(acute respiratory distress syndrome, ARDS)的患者,因高潮气量(10 mL/kg)或高平台压会加重肺损伤,增加病死率,现采用低潮气量、低平台压的"肺保护性通气策略"。设定潮气量的目标为 6 mL/kg(PBW),其中 PBW 为预计体重(predicted body weight)而非实际体重,成人 PBW 的计算方法为:男性 = 50 + 0.91[身高(cm)−152.4],女性 = 45.5 + 0.91 [身高(cm)−152.4]。平台压尽可能控制在 ≤ 30 cmH₂O 的范围。采用限制潮气量和平台压的策略,容易导致高碳酸血症,只要患者能耐受,无绝对禁忌,如合并颅内压增高,则可允许适当的高碳酸血症(如 PCO_2 达 50 mmHg 或更高)。

当 ARDS 为中、重度时($PaO_2/FiO_2 \leqslant 200$),除上述策略,还应使用相对高的 PEEP 水平,以保持 ARDS 患者肺泡单位开放,使更多肺泡参与气体交换。由于高 PEEP 会增加胸内压,影响静脉回流,可能导致血压进一步降低,应在严密血流动力学监测下,滴定式调节,实现氧合与血流动力学的平衡。

对难治性 ARDS,即患者的 $PaO_2/FiO_2 < 150$ 时,可使用肺复张技术和俯卧位通气,同时考虑使用神经肌肉阻滞剂(neuromuscular blocking agent,NMBA)以避免人机不协调,但应注意,神经肌肉阻滞剂的使用不宜超过 48 h。对于机械通气的脓毒症患者,应将床头保持抬高 30° ~ 45°,以减少误吸并防止发生呼吸机相关性肺炎(ventilator-associated pneumonia,VAP)。上述机械通气策略都无法维持氧合时,可进行人工心肺支持,如体外膜氧合(extracorporeal membrane oxygenation,ECMO)。

对无低灌注的脓毒症并发 ARDS 患者,宜采取保守性补液策略。保守性补液策略指对 ARDS 患者尽可能输入较少液体并控制液体所致的体重增加。

4. 镇静、镇痛　给重症患者进行镇静、镇痛,有利于减轻各种有创诊治措施导致的疼痛,降低组织氧耗,维持人机协调。鉴于镇静药有心血管抑制,导致机械通气或住院时间延长等不利影响,对脓毒症患者应实行镇静深度最小化策略,以减少镇静药的使用。可选用阿片类镇痛药(如吗啡、芬太尼)。制订镇静计划,实行每日唤醒策略,可显著降低镇静的不利影响,甚至改善预后。选择短效镇静剂(如丙泊酚或右美托咪定),比苯二氮䓬类药物可能获得更好的预后。

5. 血糖管理　对于 ICU 中的脓毒症患者,应制订规范化的血糖管理方案。当连续两次测量血糖水平均 > 10 mmol/L 时,即开始使用胰岛素。血糖控制目标为 6.1 ~ 10 mmol/L,无需强化胰岛素治疗将血糖降至完全正常范围,以避免致死性低血糖的发生。建议每 1 ~ 2 h 监测血糖,以避免血糖大幅波动,直到血糖水平和胰岛素输注剂量稳定,此后可延长到每 4 h 进行监测。

6. 肾替代治疗　对于并发急性肾损伤(AKI)的脓毒症患者,一旦出现非梗阻性少尿(UO < 200 mL/12 h)、严重高钾血症($K^+ > 6.5$ mmol/L)、代谢性酸中毒(pH < 7.1)、对利尿药无反应的肺水肿,都应积极实施肾替代治疗。由于实施连续性肾替代治疗(continuous renal replacement therapy,CRRT)和间歇肾替代治疗(IRRT)的短期生存率相似,两种方式均可采用。对于血流动力学不稳定的重症患者,建议连续性肾替代治疗以便更好地进行液体平衡管理。

7. 碳酸氢盐治疗　脓毒症休克导致组织低灌注,常出现代谢性酸中毒。严重酸中毒可抑制心肌,降低血管对儿茶酚胺的敏感性,进一步加重微循环障碍,需用碳酸氢钠治疗。但过多碱剂反而会抑制氧合血红蛋白的离解,且可能加重细胞内酸中毒。所以,只有在 pH≤7.10 的代谢性酸中毒患者中才会使用碳酸氢钠。在输注的过程中,还应严密监测动脉血气分析,当 pH 达 7.25 时,立即停止输注。

8. 深静脉血栓的预防　脓毒症患者发生静脉血栓栓塞(venous thromboembolism,VTE)的风险与普通 ICU 患者相当或略高,可一旦发生,后果更严重。因此,脓毒症患者应每日使用药物预防静脉血栓栓塞。药物预防首选皮下注射低分子肝素,次选未分级肝素。若肾功能不全,肌酐清除率 < 30 mL/min,推荐使用达肝素或未分级肝素(UFH)。有条件时,建议脓毒症患者在药物预防 VTE 的基础上联合应用节段式气动加压装置进行 VTE 的物理预防。

存在肝素使用禁忌证的患者,如血小板减少、严重凝血功能障碍、活动性出血、近期脑出血等,不建议使用药物预防,而是仅接受机械性物理预防措施,如节段式加压弹力袜或节段式气动加压装置。

9. 应激性溃疡的预防　若脓毒症患者存在胃肠道出血危险因素(如凝血功能障碍、机械通气至少 48 h、低血压等),建议使用 H_2 受体拮抗药或质子泵抑制剂预防应激性溃疡。但是抑酸剂可升高胃液 pH,导致呼吸机相关性肺炎(VAP)及难辨梭菌感染,所以,预防应激性溃疡时应权衡利弊,充分考虑患者的个体差异和当地的 VAP、难辨梭菌的流行情况。

10. 营养　对于没有肠内营养禁忌并且能耐受肠内营养的脓毒症或脓毒症休克患者,应尽早启动肠内营养。不主张完全禁食,也不建议单独肠外营养或肠外营养联合肠内喂养。若存在肠内喂养禁忌或不耐受,最初 7 天内不推荐单独给予肠外营养,此期间可以静脉注射葡萄糖以提供能量,并可使用胃肠道动力药。建议对脓毒症或脓毒症休克的重症患者给予早期滋养性 / 低热量喂养或早期全量肠内营养。对以滋养性 / 低热量喂养作为早期营养策略的患者,应根据其耐受性,逐渐增加肠内营养用量。

总之,脓毒症本质上是危及生命的严重感染,其发病机制迄今尚未完全阐明,在治疗上也无特效药物,以早期集束化治疗为核心的综合治疗手段为主。应把握早期评估和干预的黄金时间,及时采取系列救治措施,若未能早期及时识别与救治,一旦脓毒症发展到脓毒症休克或多器官功能衰竭阶段,则病死率显著升高。此外,还需与患者家属进行充分沟通,讨论治疗目标及预后,实现患者利益最大化和人文关怀。

第二节　多器官功能障碍综合征

案例

接本章第一节案例:

患者,女性,74 岁。主因上腹痛伴恶心、呕吐 4 天,发热伴巩膜黄染 2 天来急诊。诊断为急性化脓性胆管炎,脓毒症、脓毒症休克。在急诊科给予早期集束化治疗,并建议行急诊手术胆管引流,但患者家属要求暂不行手术或 ERCP。患者在到急诊后的 24 h 内,持续高热不退,体温波动在 38.9～39.8℃。到院 36 h 后,患者出现呼吸困难,呼吸频率达 38 次 /min,5 L/min 面罩给氧情况下,指脉氧饱和度也只能维持在 88%～90%,持续予去甲肾上腺素后血压维持在 95/50 mmHg 左右,24 h 尿量 820 mL。入院后 36 h 复查生化显示:ALT 121 U/L,TBIL 137 μmol/L,DBIL 76 μmol/L,Crea 145.4 μmol/L,AMY 126.3 U/L,Lac 4.8 mmol/L。血气分析示:pH 7.18,PO_2 64 mmHg,PCO_2 22 mmHg,BE −13 mmol/L,HCO_3^- 10 mmol/L。此时该如何评估患者,如何处置?

【概述】

多器官功能障碍综合征(multiple organ dysfunction syndrome,MODS)是指机体遭受严重创伤、休克、感染或外科大手术等急性损害 24 h 以后,同时或序贯出现 2 个或 2 个以上的器官功能障碍的临床综合征。MODS 具有高发病率、高病死率和治疗花费巨大等特点,其总病死率高达 70% 左右,并且与器官受累的数量密切相关(表 3-2-3)。

MODS 包含患者器官损害从轻到重的渐变过程,轻者发生器官功能异常,但可代偿;重者出现器官功能失代偿,甚至完全衰竭,即以往所谓的多器官功能衰竭(multiple organ failure,MOF)。强调早期发现和早期干预对 MODS 的重要性,就是希望尽量避免器官功能障碍进展到"衰竭"的阶段。

根据 MODS 器官功能障碍发生的主要原因和全身炎症反应综合征(SIRS)在 MODS 中发挥的作用,MODS 可分为原发性和继发性两类。原发性 MODS 有确切的损伤因子,器官功能障碍由损伤直接引起,且功能障碍出现较早,如严重多发伤导致肺挫伤进而引起呼吸衰竭,蜂蜇伤导致肾功能障碍,鱼胆中毒导致肝功能不全等,SIRS 在此类器官衰竭中参与度较弱。继发性 MODS 并非由损伤直接引起,损伤首先引起 SIRS,异常的炎症反应导致远处器

表 3-2-3　MODS 受累器官数量与预后的关系

受累器官数	病死率
0	3%
1	30%
2	50%～60%
3	72%～100%
4	85%～100%
5	100%

官发生功能障碍。继发性 MODS 与损伤之间有较长的时间间隔,容易继发感染。SIRS—脓毒症—MODS 是一个连续的过程,而脓毒症已属 MODS 的范畴。

综上,MODS 的概念包含以下要点:①原发致病因素是急性起病,不能将慢性疾病器官退化失代偿时的情形归属于 MODS,而继发受损器官可远离原发损伤的部位。②致病因素与 MODS 发生必须间隔一定时间,通常 > 24 h,器官受累常呈序贯性特征。③机体原有器官功能基本正常,功能损害可逆,一旦发病机制阻断,并经及时救治,器官功能可恢复。

【病因与发病机制】

（一）病因

1. 感染 严重感染是 MODS 的主要原因,大约 70% 的 MODS 由感染所致。导致 MODS 的常见感染有腹腔脓肿、脓毒症、急性重症胰腺炎、肺部感染、肠道感染,但在临床上近半数 MODS 患者找不到确切感染灶。

2. 组织损伤 严重创伤如多发伤、大面积烧伤、产科大出血等在无感染存在的情况下,也可发生 MODS。外科大手术也是 MODS 的常见原因之一。

3. 休克 休克时组织灌注不良、缺血缺氧,是导致 SIRS 和 MODS 的病理生理基础。各型休克晚期尤其在合并 DIC 时,MODS 的发生率更高。脓毒症休克和低血容量性休克相比其他类型休克更易导致 MODS。

4. 心肺复苏自主循环恢复后 心搏骤停导致的缺血缺氧和心肺复苏后的再灌注损伤,可导致 SIRS 和 MODS 的发生。

（二）影响病程的危险因素

有些因素虽不是 MODS 发生的主要病因,但是影响病情进展、治疗反应和预后的危险因素,也需要在临床实践中引起足够重视。危险因素包括:年龄 > 55 岁,复苏不充分或延迟复苏,感染病灶引流不充分,合并多重感染,代谢失调（高血糖、高渗、乳酸酸中毒等）,重要脏器基础功能不全,长期饮酒及药物滥用,反复大量输血,恶性肿瘤,长期使用皮质激素,糖尿病,创伤严重评分 > 25,营养不良、低蛋白血症等。

（三）发病机制

MODS 发病机制复杂,至今尚未完全阐明。其可能的机制包括:促炎症 / 抗炎反应的失衡,肠道细菌、毒素的移位,缺血再灌注和自由基损伤,基因多态性,二次打击学说等。

【临床特点】

MODS 的临床表现多样,个体差异极大,这与原发损伤、受累的器官与病情严重程度相关。病程为 14 ~ 21 天,一般由轻到重经历 4 个阶段,每阶段各器官的临床特点见表 3-2-4。

MODS 时,各器官发生功能障碍的先后顺序无固定模式,一般是呼吸系统功能障碍首先发生,这在创伤和术后患者中尤显突出。严重创伤和大手术合并脓毒症后 3 天首先出现呼吸功能障碍,然后是肝、胃肠道、肾功能障碍。了解 MODS 各器官损伤出现的时间先后顺序,有助于临床医生早期识别和提前预防 MODS 的发生。

【诊断】

（一）诊断要点

1. 2 个或 2 个以上的器官功能呈序贯性受损。

2. 存在急性原发致病因素。

3. 继发受损器官可在远隔原发伤的部位。

4. 致病因素与发生 MODS 必须间隔一定时间（通常 > 24 h）。

5. 机体原有器官功能基本正常。

6. 功能损害多为可逆性,消除病因、及时救治,器官功能有望恢复。

表 3-2-4　MODS 各阶段的临床特点

器官系统	第 1 阶段	第 2 阶段	第 3 阶段	第 4 阶段
一般状况	正常或轻度烦躁	急性病容,烦躁	一般情况差	终末期表现
循环系统	容量不足	高动力状态,容量依赖	休克,心排血量下降,水肿	相关升压药维持血压,$ScvO_2$ 下降
呼吸系统	轻度呼吸性碱中毒	呼吸急促、呼吸性碱中毒、低氧血症	严重低氧血症,ARDS	高碳酸血症、气压伤
肾	少尿,利尿药疗效差	肌酐清除率下降,轻度氮质血症	氮质血症,有血液透析指征	少尿,血液透析时循环不稳定
胃肠道	胃肠胀气	不能耐受食物	肠梗阻,应激性溃疡	腹泻,缺血性肠炎
肝	正常或轻度胆汁淤积	高胆红素血症,PT 延长	临床黄疸	肝性脑病
代谢	高血糖,胰岛素需要量增加	高分解代谢	代谢性酸中毒、高血糖	骨骼肌萎缩、乳酸酸中毒
中枢神经	意识模糊	嗜睡	昏迷	昏迷
血液系统	正常或轻度异常	血小板减少,白细胞增多或减少	凝血功能异常	不能纠正的凝血功能障碍

(二)诊断标准

随着对 MODS 认识的不断深入,MODS 的诊断标准也经历了不断修订和完善的过程。1980 年 Fry 提出的 MOF 诊断标准,操作虽简单,但不能反映 MODS 各器官变化的多样性和动态性。1997 年的修正 Fry-MODS 诊断标准涵盖了所有可能累及的器官系统,避免了繁杂的评分过程,简单易用,增加了临床可操作性(表 3-2-5)。

表 3-2-5　MODS 诊断标准

器官系统	诊断标准
循环系统	收缩压 < 90 mmHg,并且持续 1 h 以上,或需要升压药维持血压
呼吸系统	急性起病,PaO_2/FiO_2 < 200 mmHg(无论是否应用 PEEP),X 线胸片见双侧肺浸润,肺动脉嵌压 ≤ 18 mmHg 或无左心房压力升高的证据
肾	血肌酐 > 177.3 μmol/L 伴有少尿或多尿,或需要血液净化治疗
肝	血胆红素 > 35 μmol/L,并伴有氨基转移酶升高超过正常 2 倍,或出现肝性脑病
胃肠道	上消化道出血,24 h 出血量超过 400 mL,或胃肠蠕动消失不能耐受食物,或出现消化道坏死或穿孔
血液系统	血小板计数 < 50×10^9/L,或降低 25%,或出现 DIC
代谢	不能为机体提供所需的能量,糖耐量降低,需用胰岛素;或出现骨骼肌萎缩、无力
中枢神经	GCS 评分 < 7 分

(三)病情严重度评估

1995 年 Marshall 和 Sibbald 提出的 MODS 病情严重度评分,有助于对 MODS 的严重程度与动态变化进行定量评估(表 3-2-6)。

临床在运用 MODS 病情严重度评分时,应充分考虑到各系统器官之间的相互影响。虽然任何一个单独的器官功能不全均可促进 MODS 的产生,并影响患者的预后,但 MODS 并非各器官功能障碍的简单叠

表 3-2-6　MODS 病情严重度评分

器官或系统	器官评分				
	0	1	2	3	4
肺（PaO_2/FiO_2，mmHg）	> 300	226 ~ 300	151 ~ 225	76 ~ 150	≤75
肾（血清肌酐，μmol/L）	≤100	101 ~ 200	201 ~ 350	351 ~ 500	> 500
肝（胆红素，μmol/L）	≤20	21 ~ 60	61 ~ 120	121 ~ 240	> 240
心脏（PAR，mmHg）	≤10	10.1 ~ 15	15.1 ~ 20	20.1 ~ 30	> 30
血液（血小板计数，10^9/L）	> 120	81 ~ 120	51 ~ 80	21 ~ 50	≤20
脑（GCS 评分）	15	13 ~ 14	10 ~ 12	7 ~ 9	≤6

注：PAR：压力校正心率（pressure-adjusted heart rate）= 心率 × 右心房压（或中心静脉压）/ 平均动脉压。

加。另外，即使都是两个器官功能衰竭，但器官不同，对 MODS 患者的影响也不同。例如有研究表明，循环衰竭合并血液系统衰竭时，MODS 患者的病死率为 20%；而循环衰竭合并神经系统衰竭时，病死率可高达 76%。

【治疗】

MODS 的治疗原则包括：积极寻找并祛除病因，早期积极的器官功能支持及严密监护，消除触发因素，有效地抗休克，改善微循环，积极营养支持，维持内环境稳定，调节免疫和防治并发症。MODS 治疗是综合性治疗，需同时兼顾所有已经受累或即将受累的器官，不能因一个方面的治疗而导致其他器官的损害，各器官之间的平衡考虑是 MODS 治疗的难点。

在强调治疗的同时，应重视 MODS 的预防，对 MODS 的病因及危险因素要有充分认识，维持充分循环血量、严密监测重要器官功能是预防 MODS 的关键。当临床上出现某个器官功能不全时，在治疗的同时应监测其他器官功能，做到早发现、早诊断、早治疗，才能达到最大限度地降低病死率的目标。

（一）监护

MODS 患者病情危重，变化迅速，器官功能往往处于失代偿边缘，而各器官之间的平衡又非常脆弱，所以严密的监护至关重要。所有 MODS 患者均应收入急诊重症监护室（EICU），除进行常规心电监护外，往往需要更高级的血流动力学监测和器官功能监测，以实现重症 MODS 患者的"滴定式"治疗。

有条件的重症监护室应尽可能对 MODS 患者进行中心静脉置管，以监测中心静脉压（CVP），虽然 CVP 在反映前负荷方面还有很多局限性，但监测其趋势的动态变化仍有较大临床价值。

近年微创或无创的床旁血流动力学监测技术，如脉搏指示连续心排血量监测（pulse-indicator continous cardiac output，PiCCO）、体表超声、经食管超声等，可以实现对心功能、肺水、液体反应性等指标的动态监测，指导 MODS 的精确治疗。在其他器官功能监测方面，双频脑电指数（bispectral index，BIS）的脑功能监测、腹腔压力的监测、直视下的微循环监测等手段越来越得到广泛应用，使 MODS 和其他重症患者的治疗趋于更加精细化和目标导向性。

（二）器官功能的支持治疗

1. 呼吸支持　MODS 最容易且首先累及的器官是肺。大手术、严重多发伤、急性胰腺炎、脓毒症时，应密切监控和评估呼吸功能。早期积极实施气道管理，包括抬高床头和呼吸道清洁等。发生 ARDS 时，应尽早进行呼吸机辅助通气，早期可予无创通气。宜采用肺保护性通气策略。PEEP 应逐渐增加，以避免对循环的影响。吸入氧浓度一般不超过 60%，防止发生氧中毒。为减少呼吸肌做功和增加氧耗，应避免使用呼吸兴奋类药物。对顽固性低氧血症可考虑采用肺复张手法、俯卧体位通气或高频振荡通气，有指征时还可尝试液体通气或体外膜氧合（ECMO）等治疗。

2. 循环支持　首先应考虑的问题是,如何在积极血流动力学监测下,精确调节液体的入量,使前负荷处于最佳水平。其次,当合并低血压时,合理使用血管升压药将平均动脉压维持在合适水平(一般为65 mmHg),以保障充分的灌注压。合适的血压水平应充分考虑个体因素,如长期慢性高血压患者,其血压目标可能更高。使用正性肌力药物增加心排血量可提高全身氧输送。当患者的血细胞比容(hematocrit, Hct)过低时,应输注红细胞来维持适当的血红蛋白浓度,这也是改善氧输送的重要手段。应注意的是,血红蛋白浓度并非越高越好,太高的血红蛋白不仅增加心脏负荷,还会导致毛细血管内血流缓慢,最终影响组织氧合。一般认为,维持血红蛋白在 80 ~ 100 g/L 即可。

3. 肾功能的保护与支持　积极改善大循环,维持肾灌注是防止肾衰竭的基本策略。充分水化以保证尿量达 150 mL/h 可有效预防对比剂相关性肾损伤。此外,还应避免使用肾毒性药物。目前无证据支持小剂量多巴胺可改善肾循环,因此不主张常规使用。利尿药如呋塞米(速尿)等药物已被证实对预防急性肾损伤无效。急性肾衰竭可进行连续性肾替代治疗(CRRT),不仅能有效清除代谢废物,还能精确调节容量,纠正电解质紊乱,且有对血流动力学干扰小等优点。

4. 胃肠道功能的维护　胃肠道作为某些炎症介质的释放部位与 MODS 的靶器官,通常会因为缺血缺氧、炎症介质、菌群失调、内毒素等原因而导致损伤。只要不存在禁忌证,建议早期进行胃肠内营养,以维持胃肠道的生理状态,维护黏膜屏障的功能,防止细菌移位及肠源性感染。适当补充益生菌,有利于遏制致病菌的负荷,维护胃肠道微生态环境的平衡,减少肠源性感染。胃肠激素、谷氨酰胺可维护胃肠功能,促进黏膜再生。正常的肠道蠕动对胃肠功能的维持至关重要。纠正低钾或限制抗胆碱类药物可以防止肠麻痹,可用莫沙必利或针灸、中药等方法促进肠蠕动。过度抑制胃酸会引起致病菌繁殖、细菌移位,对能耐受肠内营养且无胃肠道出血危险因素的患者应慎用抑酸剂来预防应激性溃疡。

5. 凝血功能失衡的治疗　MODS,尤其是严重感染导致的 MODS,容易并发凝血功能失衡。在全身严重反应综合征,患者早期表现为高凝状态,微血栓形成加重微循环障碍。随着血小板、凝血因子与抗凝物质的持续消耗,患者可出现低凝状态和出血倾向,从而推动 MODS 病情渐次加重。

凝血功能失衡防治的关键在于早诊断、早治疗。MODS 导致器官损伤呈序贯性,故高凝期和纤溶期可叠加混合并存,所以肝素不仅用于高凝期,也可在纤溶期使用,但剂量宜小。肝素在高凝期可予每天100 ~ 150 mg,纤溶期予每天 25 ~ 50 mg,建议持续静脉泵入以避免血中肝素浓度波动。此外,还应根据凝血功能和血液成分情况及时输注血小板、凝血因子、新鲜冷冻血浆。

6. 免疫治疗　机体免疫功能紊乱造成的抗炎与促炎失衡是 MODS 发生发展的根本原因,因此,免疫治疗可以理解为某种意义上的病因治疗。目前临床上尚无成熟的免疫状态监测指标,可以应用外周血单核细胞表面 HLA-DR 的表达量、Th1/Th2 细胞功能改变、$CD4^+/CD8^+$ 比例的异常来粗略判断机体的免疫状态。近年来,国内外学者深入探索免疫调理治疗的疗效,虽然尚不能根本改善 MODS 的预后,但可以肯定的是,有效的免疫调理治疗始终被认为是可能对 MODS 治疗取得突破性进展的途径。MODS 的免疫调理治疗主要包括以下几方面:

(1)抗炎治疗:可阻断内毒素、TNF-α、IL-1 等炎症介质的释放或降低其毒性作用。近 30 年来,先后进行抗内毒素抗体、抗细胞因子抗体、抗黏附因子或抗补体成分的抗体或受体等抗炎制剂的临床试验,但均未取得满意临床疗效。原因可能在于 MODS 是由多种炎症因子参与的极其复杂的过程,没有哪种单一的炎症介质能起到唯一的决定性作用。非特异性、广谱的抗炎制剂如乌司他丁等,可减轻机体炎症反应、改善免疫功能。

(2)免疫增强制剂:胸腺肽、谷氨酰胺联合生长激素、静脉注射免疫球蛋白等免疫增强制剂可改善机体的免疫麻痹状态,在感染防御和免疫调节中发挥重要作用。

(3)血液净化治疗:通过清除炎症介质,改善 MODS 患者 Th1/Th2 的失衡。血液净化对于急性坏死性胰腺炎、挤压综合征、脓毒症等诱发的 MODS 具有较好的适用指征。其具体方式包括连续性血液滤过、免疫吸附、血浆置换等。

7. 代谢支持　MODS 患者常处于高分解代谢状态,蛋白质、脂肪分解增加,糖异生增加导致器官功能障碍进一步加重。MODS 代谢支持的目标在于既要供给器官足够的营养,以维持其代谢和基本功能,促进组织修复,又要避免因营养过多而增加器官(尤其是肝)负担。一般来说,非蛋白质热量一般为 $25 \sim 30$ kcal/(kg·d),其中 $40\% \sim 50\%$ 由脂肪提供热量,以防止糖代谢失调,减少二氧化碳生成,降低肺负荷。适当提高氮的供应,一般为 $0.25 \sim 0.35$ g/(kg·d)。血糖控制目标为 $6.1 \sim 10$ mmol/L,不主张强化胰岛素治疗将血糖降到正常范围。

思考题

1. 简述脓毒症、脓毒症休克和 MODS 的概念。
2. 简述脓毒症的早期集束化治疗内容。
3. 简述 MODS 的诊断标准。
4. 简述 MODS 的治疗原则。

(曹　钰　周亚雄)

数字课程学习

📥 教学 PPT　　　📝 自测题

第三章 急性呼吸衰竭

案例

患者,男性,28 岁。主因发热、咳嗽 5 天,呼吸困难 2 天入院。患者 5 天前因受凉后出现发热,体温最高达 40℃,伴寒战、咳嗽、咳少量白痰,2 天前上述症状加重,并伴有呼吸困难进行性加重,症状与体位无关。患者既往体健。当地给予常规抗炎、对症处理效果不佳,遂转我院进一步诊治。外院查血常规示:WBC $16.5×10^9$/L,N 89%,Hb 111 g/L,PLT $116×10^9$/L。入院查体:T 39.5℃,P 116 次/min,R 32 次/min,BP 120/65 mmHg。急性面容,口唇稍发绀。双肺呼吸音低,散在中小水泡音;HR 116 次/min,律齐,无杂音;腹部体征阴性;双下肢无水肿。我院血常规示:WBC $13.2×10^9$/L,N 92%,Hb 102 g/L,PLT $88×10^9$/L。血气分析:PaO_2 46 mmHg,$PaCO_2$ 26 mmHg,SaO_2 86%,HCO_3^- 20 mmol/L,SBE−5.5 mmol/L,面罩吸氧,$FiO_2$53%。X 线胸片为双下肺斑片状浸润影,以外周为主。患者诊断考虑什么?如何处理?

第一节 概　　述

急性呼吸衰竭(acute respiratory failure)是指因某突发原因,如严重肺部疾患、创伤、休克、电击、急性气道梗阻及呼吸中枢病变,引起通气或换气功能严重损害,突然发生呼吸衰竭的临床表现,如脑血管意外、药物中毒抑制呼吸中枢、呼吸肌麻痹、肺梗死、ARDS 等,如不及时抢救,会危及患者生命。急性呼吸窘迫综合征(acute respiratory distress syndrome,ARDS)是一种特殊类型的急性呼吸衰竭;慢性呼吸衰竭则多见于慢性呼吸系统疾病,如慢性阻塞性肺疾病、重度肺结核等,其呼吸功能损害逐渐加重,虽有缺氧,或伴 CO_2 潴留,但通过机体代偿适应,仍能从事日常活动。

按病理生理和动脉血气分析结果,急性呼吸衰竭的发展与严重程度可分为以下两种类型:Ⅰ 型呼吸衰竭,是因换气功能障碍所致,有缺氧,动脉血氧分压(PaO_2)< 60 mmHg,不伴有 CO_2 潴留,动脉血二氧化碳分压($PaCO_2$)正常或偏低;Ⅱ 型呼吸衰竭,是因通气功能障碍所致,既伴有缺氧,PaO_2 < 60 mmHg,又伴有 CO_2 潴留,$PaCO_2$ > 50 mmHg。

【病因】

1. **气道阻塞**　呼吸道感染、异物梗阻、喉头水肿、呼吸道烧伤等。

2. **肺实质性病变**　细菌、病毒、真菌等引起的肺炎,误吸胃内容入肺、淹溺等。

3. **肺水肿**

(1)心源性肺水肿:各种严重心脏病、心力衰竭所引起。

（2）非心源性肺水肿：急性呼吸窘迫综合征、复张性肺水肿、急性高原病等。

4. **肺血管疾患**　肺栓塞最常见。

5. **胸壁与胸膜疾患**　大量胸腔积液、自发性气胸、胸廓外伤或手术损伤等。

6. **神经肌肉病**　脑血管意外、颅脑外伤、脑炎、脑肿瘤、重症肌无力、吉兰 - 巴雷综合征、多发性肌炎、周期性瘫痪、低钾血症、安眠药中毒等。

【临床表现】

1. **呼吸困难**　多数患者表现为呼吸频率、节律和幅度的改变，病情严重时可出现三凹征：胸骨上窝、锁骨上窝和肋间隙明显凹陷。

2. **发绀**　是缺氧的典型体征，当动脉血氧饱和度低于 90% 时，因动脉血还原血红蛋白增加致耳垂、口唇、口腔黏膜、指甲呈现青紫色的现象。

3. **神经精神症状**　急性呼吸衰竭的神经精神症状较慢性明显且多见，可出现烦躁不安、扑翼样震颤、谵妄、抽搐、昏迷等。

4. **循环系统症状**　缺氧和 CO_2 潴留均可导致心率增快、血压升高。严重缺氧可出现各种类型的心律失常甚至心脏停搏；CO_2 潴留可引起表浅毛细血管和静脉扩张，表现为多汗、球结膜水肿、颈静脉充盈等。

5. **其他脏器的功能障碍**　严重缺氧和 CO_2 潴留可导致肝肾功能障碍，临床出现黄疸、肝功能异常，血尿素氮、肌酐增高，尿中出现蛋白管型，也可能出现上消化道出血等。

6. **酸碱平衡失调和水电解质紊乱**　因缺氧而通气过度可发生呼吸性碱中毒，CO_2 潴留则表现为呼吸性酸中毒，严重缺氧多伴有代谢性酸中毒及电解质紊乱。

【诊断】

急性呼吸衰竭的诊断除了原发疾病和低氧血症及 CO_2 潴留导致的临床表现之外，主要依靠血气分析。而结合肺功能、胸部影像学和纤维支气管镜等检查，有助于明确呼吸衰竭的原因。

1. **动脉血气分析**　对于判断呼吸衰竭和酸碱平衡失调的严重程度及指导治疗具有重要意义。

2. **肺功能检测**　能判断通气功能障碍的性质（阻塞性、限制性或混合性）及是否合并有换气功能障碍，并对通气和换气功能障碍的严重程度进行判断。

3. **胸部影像学检查**　包括普通 X 线胸片、胸部 CT 和放射性核素肺通气 / 灌注扫描、肺血管造影等。

4. **纤维支气管镜检查**　对于明确大气道情况和取得病理学证据具有重要意义。

【治疗】

急性呼吸衰竭的紧急救治原则为：加强呼吸支持，包括确保呼吸道通畅、纠正缺氧与改善通气等；加强重要脏器功能及内环境的监测与支持；消除和治疗呼吸衰竭的病因和诱因。

（一）保证呼吸道通畅

通畅的呼吸道是进行各种呼吸支持治疗的必要条件。

1. **正确的体位**　立即使患者头部取侧卧位，颈部后仰，抬起下颌。此种体位可以解除部分患者上气道的梗阻。

2. **有效的气管内负压吸引**　以负压吸引清除堵塞于呼吸道内的分泌物、血液或误吸的呕吐物，淹溺时的淡水、海水等，有时可立即解除梗阻、改善通气。

3. **建立人工气道**　当以上两种措施仍不能使呼吸道通畅时，则需建立人工气道。临床上常用的人工气道有 3 种：简便人工气道、气管插管和气管切开，后两种属气管内导管。简便人工气道主要有口咽通气道、鼻咽通气道和喉罩，是气管内导管的临时替代办法。

4. **气道湿化**　保证患者足够液体摄入是保持呼吸道湿化最有效的措施。目前已有多种提供气道湿化用的湿化器或雾化器装置，可以直接使用或与机械通气机连接应用。

（二）氧疗

氧疗即通过增加吸入氧浓度来纠正患者缺氧状态的治疗方法。

氧疗的原则是以尽可能低的吸氧浓度使 PaO_2 迅速提高到 60 mmHg 或脉搏容积血氧饱和度（SpO_2）达 90% 以上。对于单纯低氧的 Ⅰ 型呼吸衰竭，高浓度给氧可以迅速改善缺氧状况。吸氧浓度< 50% 是相对安全的，长时间吸入> 50% 的氧气可能因过多的氧自由基损伤而造成氧中毒。但对于伴有高碳酸血症的 Ⅱ 型呼吸衰竭，则往往需要降低给氧浓度（一般< 30%），否则容易引起 CO_2 潴留。

吸氧装置主要有：鼻导管或鼻塞、面罩。鼻导管吸氧简单、方便，但由于高流量时对局部黏膜有刺激，氧流量不宜> 7 L/min。吸入氧浓度与氧流量的关系为：吸入氧浓度（%）= 21+4 × 氧流量（L/min）。面罩主要有：简单面罩、带储气囊无重复呼吸面罩和文丘里面罩。其主要优点是吸氧浓度稳定，可按需调节，对鼻黏膜刺激小，最高可提供 50% 吸入氧浓度；缺点是一定程度上影响患者咳嗽、进食，且可能造成 CO_2 潴留，仅适用于 Ⅰ 型呼吸衰竭患者。

（三）增加通气量、改善 CO_2 潴留

1. 呼吸兴奋剂　原则是必须保持呼吸道通畅，脑缺氧水肿未纠正而出现频繁抽搐者慎用，患者呼吸肌功能正常，不可突然停药。适用于以中枢抑制为主、通气量不足引起的呼吸衰竭。换气功能障碍为主者不宜使用。常用的药物有：尼可刹米和洛贝林。

2. 机械通气　机体出现严重通气和（或）换气功能障碍时，以人工辅助通气装置（呼吸机）来改善通气和（或）换气功能，它可维持机体必要的肺泡通气量，降低 PCO_2，改善肺的气体交换效能；使呼吸肌得到休息，有利于恢复呼吸肌功能。

机械通气的主要并发症有：通气过度导致呼吸性碱中毒；通气不足加重原有呼吸性酸中毒和低氧血症；出现血压下降、心排血量下降、脉搏增快等循环功能障碍；气道压力过高或潮气量过大致气压伤，如气胸、纵隔气肿；并发呼吸机相关肺炎。

机械通气有有创和无创两种方法，当患者为呼吸中枢病变，呼吸肌无力，呼吸道分泌物增多，咳嗽和吞咽反射减弱、消失时，应当通过气管插管进行机械通气，为有创通气。无创正压通气（non-invasive positive ventilation，NIPV）经鼻 / 面罩进行，无需建立人工气道，简便易行，相关并发症发生率低，其优点已经得到公认，但必须满足以下条件：患者清醒能合作，血流动力学稳定，不需要气管插管保护（无误吸、严重消化道出血、气道分泌物过多且排痰不利等），无影响面罩使用的面部创伤，能够耐受鼻 / 面罩。

（四）重要脏器功能和水电解质、酸碱平衡的监测与改善

在治疗急性呼吸衰竭过程中，应当密切观察心、肾、脑、肝功能的指标，特别是当呼吸衰竭无明显改善时，要分析除呼吸功能障碍以外是否还存在着心功能不全、心排血量不足，同时，脑水肿的预防与治疗，肾血流量的维持及肝功能和各种电解质、酸碱平衡的维持都是不可忽视的重要环节。

（五）病因治疗

因病而异进行治疗和去除诱发急性呼吸衰竭的基础病因是十分重要的。例如，重症肺炎时需应用抗生素，哮喘持续状态时需使用支气管解痉剂和肾上腺皮质激素等。

第二节　急性呼吸窘迫综合征

急性呼吸窘迫综合征（acute respiratory distress syndrome，ARDS）是指由各种肺内外致病因素导致的急性弥漫性肺损伤和进而发展的呼吸衰竭，是脓毒症（sepsis）和多器官功能障碍综合征（MODS）在肺部的特殊表现。其主要病理特征为：肺微血管通透性增高，肺泡腔渗出富含蛋白质的液体，进而导致肺水肿及透明膜形成，常伴肺泡出血。其主要病理生理改变为：肺容积减少，肺顺应性减低，通气血流比例严重失调。其临床特征为呼吸频速和窘迫，进行性低氧血症和呼吸衰竭，肺部影像学表现为弥漫性肺泡浸润。

【病因】

引起 ARDS 的因素可以分为直接引起肺损伤的肺内因素和引起其他器官损伤而间接损伤肺的肺外因素（表 3-3-1）。

【发病机制和病理生理】

ARDS 的病因各异，发病机制错综复杂，至今尚未完全阐明。ARDS 的发生除了由于某些致病因素对肺造成直接损伤外，更重要的是多种炎症细胞及其释放的炎症介质和细胞因子间接导介了肺的炎症反应。全身性炎症反应综合征（SIRS）是机体内促炎抗炎自稳失衡所致的、伴有免疫防御功能下降的、持续不受控制的炎症反应。SIRS 时，机体介导的炎症级联的细胞因子可以分为：促炎因子［如肿瘤坏死因子（TNF-α）、

表 3-3-1 ARDS 的常见病因

肺内因素	肺外因素
肺炎	非肺源性感染中毒症
吸入性肺损伤	严重的非胸部创伤
肺挫伤	大面积烧伤
肺栓塞，如脂肪、羊水等	急性重症胰腺炎
放射性肺损伤	心肺复苏术后
溺水	输血相关急性肺损伤
	药物过量
	体外循环

IL-1、IL-6］和抗炎因子［如转化细胞生长因子 -β（TGF-β）、IL-4、IL-10、IL-13 等］两类，其中 IL-6 是最重要的促炎因子，抗炎因子如 IL-10 对炎症反应和凝血反应提供一种负反馈机制，并增强急性期反应物、免疫球蛋白功能的反应，介导了代偿性抗炎症反应综合征（compensatory anti-inflammatory response syndrome，CARS）的发生，炎症加重时促炎因子和抗炎因子均可泛滥入血，导致 SIRS 与 CARS。如 SIRS 占优势，可导致细胞死亡和器官功能障碍；如 CARS 占优势，则导致免疫功能抑制，而增加对感染的易感性。当 SIRS 与 CARS 同时并存又相互加强，则会导致炎症反应和免疫功能更为严重的紊乱，对机体产生更强的损伤，称为混合性拮抗反应综合征（mixed antagonist response syndrome，MARS），其结局是发生主要器官低灌注，导致多器官功能障碍综合征（MODS）。

在炎性细胞和炎症介质的作用下，肺毛细血管内皮细胞和肺泡上皮细胞损伤，肺泡膜通透性增加，毛细血管内液体和蛋白质漏入肺间质和肺泡，引起肺间质和肺泡水肿；肺泡表面活性物质减少，出现小气道陷闭和肺泡萎陷不张。ARDS 的肺 CT 提示，由于病变不均，处于下垂位肺区（仰卧时靠近背部的肺区）出现严重肺水肿和肺不张，通气功能极差，而非下垂肺区（仰卧时靠近前胸壁的肺区）的肺泡通气功能基本正常，从而进一步加重肺内分流，造成严重的低氧血症和呼吸窘迫；同时，由于肺水肿和肺萎陷，使功能残气量及参加气体交换的有效肺泡数量减少，可见 ARDS 的肺类似"婴儿肺（baby lung）"和"小肺（small lung）"。上述肺形态的改变可导致严重通气 / 血流比例失调、肺内分流和弥散障碍，造成顽固性低氧血症和呼吸窘迫。一方面，低氧血症刺激颈动脉体和主动脉体化学感受器，反射性刺激呼吸中枢，产生过度通气；另一方面，肺充血、水肿刺激肺毛细血管旁感受器，反射性使呼吸加深、加快，导致呼吸窘迫。

【病理】

ARDS 的病理学特征为弥漫性肺泡损伤（diffuse alveolar damage，DAD），主要表现为肺水肿、炎症、透明膜形成、肺泡出血、细胞坏死或纤维化。依其病理过程分为常重叠存在的以下 3 个阶段。

（一）渗出期

渗出期见于发病后第 1 周。肺呈暗红或暗紫的肝样变，可见水肿、出血，质量明显增加。24 h 内镜检见肺微血管充血、出血、微血栓，肺间质和肺泡内有蛋白质水肿液及炎症细胞浸润。若为感染性病因引起者，肺泡腔中性粒细胞聚集和浸润更为明显。72 h 后血浆蛋白凝结、细胞碎化、纤维素形成透明膜，灶性或大片肺泡萎陷不张。在急性渗出期Ⅰ型肺泡细胞受损坏死。

（二）增生期

损伤后 1~3 周，Ⅱ型肺泡细胞增生覆盖剥落的基底膜，肺泡囊和肺泡管可见纤维化，肌性小动脉出现纤维细胞性内膜增生，导致血管腔截面积减少。

（三）纤维化期

生存超过 3～4 周的 ARDS 患者,肺泡隔和气腔壁广泛增厚,散在分隔的胶原结缔组织增生致弥漫性不规则纤维化。肺血管床发生广泛管壁纤维增厚,动脉变形扭曲,肺毛细血管扩张。即使非感染性病因引起的 ARDS,在后期亦不可避免地合并肺部感染,常见有组织坏死和微小脓肿。

【临床表现】

ARDS 大多数于原发病起病后 72 h 内发生,很少超过 7 天。除与有关疾病相应的发病征象外,早期常出现呼吸频率加快,气促逐渐加重,肺部体征无异常发现,或可听到吸气时细小湿啰音。随着病情进展,患者呼吸窘迫,感胸部紧束,吸气费力、发绀,常伴有烦躁、焦虑不安,呼吸窘迫不能用通常的氧疗使之改善,也不能用其他心肺疾病(如肺炎、气胸、肺气肿、肺不张、心力衰竭)解释,此时听诊可闻及水泡音或管状呼吸音。

【辅助检查】

1. 胸部 X 线　早期 X 线胸片可无明显异常,随即出现肺纹理增加和随肺纹理分布的斑片状浸润影,斑片影多分布于外周,后期为大片实变影,可见支气管充气相。其演变过程符合肺水肿的特点,快速多变;后期可出现肺间质纤维化的改变。

2. 胸部 CT　现为被推荐检查,用以指导 ARDS 的诊断和治疗。ARDS 的 CT 表现为:不均一的双肺浸润影,主要集中在重力依赖区,而非重力依赖区肺泡通气良好。如 ARDS 早期出现纤维增生改变,常预示患者预后不良。最大肺复张能明显减少肺泡塌陷,明显改善氧合,其效果可通过 CT 检查评价。

3. 血气分析　典型的改变为 PaO_2 降低,$PaCO_2$ 降低,pH 升高。同时,临床常用氧合指数(PaO_2/FiO_2)来评价肺的氧合功能,$PaO_2/FiO_2 \leq 300$ mmHg 是诊断 ARDS 的必要条件。

早期,由于过度通气而出现呼吸性碱中毒,pH 可高于正常,$PaCO_2$ 可低于正常;后期出现呼吸肌疲劳,则 pH 可低于正常,$PaCO_2$ 可高于正常。

4. 血流动力学与氧动力学监测　利用右心漂浮导管,可以方便地测出肺动脉楔压(PAWP)、心排血量(CO)、氧供(DO_2)、氧耗(VO_2)、动静脉分流率(Qs/Qt),以及获得混合静脉血即肺动脉血标本。

ARDS 与急性左心衰竭在病理改变上均有肺水肿,而区分两者的最佳标准是监测 PAWP。PAWP 一般 < 12 mmHg,而 > 18 mmHg 则支持急性左心衰竭。考虑到心源性肺水肿可能合并 ARDS,PAWP > 18 mmHg 并非 ARDS 的排除标准,如果呼吸衰竭的临床表现不能完全用左心衰竭解释时,应考虑 ARDS 的可能。

【诊断】

根据 ARDS 柏林定义,满足以下 4 项条件方可诊断 ARDS。

1. 明确诱因下 1 周内出现的急性或进展性呼吸困难。

2. 胸部 X 线或 CT 显示双肺浸润影,不能完全用胸腔积液、肺叶或全肺不张和结节影来解释。

3. 呼吸衰竭不能完全用心力衰竭或液体负荷过重解释,如果临床没有危险因素,需要用超声心动图来评价心源性肺水肿。

4. 低氧血症　根据 PaO_2/FiO_2 可将 ARDS 分为轻度、中度和重度 3 种。

1)轻度:200 mmHg < $PaO_2/FiO_2 \leq 300$ mmHg。

2)中度:100 mmHg < $PaO_2/FiO_2 \leq 200$ mmHg。

3)重度:$PaO_2/FiO_2 \leq 100$ mmHg。

其中,PaO_2 的监测都是在机械通气参数 PPEP/CPAP ≥ 5 cmH$_2$O 的条件下测得的,海拔超过 1 000 m 时,采用校正后的 $PaO_2/FiO_2 = PaO_2/FiO_2 \times$(所在地气压值/760)。

【鉴别诊断】

ARDS 的临床特征主要为呼吸困难及肺水肿,必须与心源性肺水肿、急性肺栓塞、大面积肺不张、高原性水肿、弥漫性肺泡出血等相鉴别。其中,心源性肺水肿既往有心脏病史,发病急剧、端坐呼吸、咳粉红色泡沫样痰,两肺可闻及大量湿啰音及哮鸣音,胸片见双肺门呈蝶羽样阴影,肺动脉楔压升高。急性肺栓塞除呼吸困难外,常伴有胸痛及咯血,肺部可闻及干湿啰音及哮鸣音。心电图可见电轴右偏,P波高尖,并呈 $S_1Q_{III}T_{III}$ 改变。D- 二聚体检测、放射性核素扫描、增强胸部 CT 扫描及肺动脉造影均可明确诊断。

【治疗】

急性呼吸衰竭抢救流程见图 3-3-1。具体治疗措施如下。

(一)治疗原发病

积极寻找并彻底处理原发病是治疗 ARDS 的首要原则和基础,对最常导致 ARDS 发生或加重的感染,宜在早期即采用高效广谱的抗生素治疗。

(二)纠正缺氧

尽早采取高浓度给氧等有效措施改善缺氧,使 $PaO_2 \geq 60$ mmHg 或 $SaO_2 \geq 90\%$;如不能改善,则应改用面罩给氧甚至机械通气。

(三)机械通气

尽管 ARDS 机械通气的指征尚无统一的标准,多数学者认为一旦诊断为 ARDS,应尽早应用机械通气,保证氧能进入肺并通过呼吸膜进入血液。近十年来,无创正压通气(NIPV)比例逐年增加,因其成功应用降低了患者的气管插管率和呼吸机相关性肺炎(VAP)的发生率。虽然如此,ARDS 患者仍然以有创通气为主。机械通气模式则以压力控制呈明显递增趋势,压力支持通气的应用也明显增加。同时,俯卧位通气已逐渐成为 ARDS 治疗的标准手段,因为俯卧位通气可改善肺损伤的不均一性,降低肺应力和应变,改善氧合,减轻呼吸机相关肺损伤。至于什么水平的潮气量和呼吸末正压(positive end-expiratory pressure,PEEP)是合适的目前仍没有准确的结论,但近年倾向于应用小潮气量(6 ~ 8 mL/kg PBW)和较高水平的 PEEP(从低水平开始,先用 5 cmH₂O,可逐渐增加至合适的水平,争取维持 $PaO_2 > 60$ mmHg 而 $FiO_2 < 60\%$,PEEP 一般为 8 ~ 18 cmH₂O)。

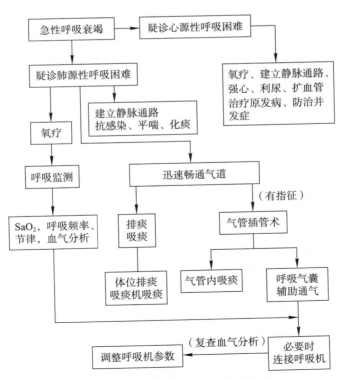

图 3-3-1 急性呼吸衰竭的抢救流程

（四）液体的管理

合理限制液体入量,确保轻度负平衡的液体出入量,以维持机体有效循环的最低循环血量,使肺处于相对"干"的状态,是减轻肺水肿的重要措施。在 ARDS 早期,除非有低蛋白血症,不宜输注胶体液;对于创伤出血多者,最好输注新鲜血,如需输库存 1 周以上的血时,应加用微过滤器,以免发生微栓塞而加重 ARDS。

（五）监护

ARDS 患者宜尽早收入重症监护室,动态监测呼吸、循环、水电解质、酸碱平衡及其他重要脏器的功能,以便及时观察患者的病情变化并合理调整治疗方案。

（六）营养支持

ARDS 患者存在高分解代谢,故需要充分的营养支持,每日一般需热量 83.68 ~ 125.52 J/kg,蛋白质 1 ~ 3 g/kg,脂肪供能占总热量的 20% ~ 30%。静脉营养易引起感染和血栓形成等并发症,宜早期改用全胃肠营养,以保护胃黏膜,防止肠道菌群失调。

（七）其他治疗

血必净、糖皮质激素、乌司他丁等常被用于抗炎症反应的药物及氧化亚氮（NO）、外源性肺表面活性物质（PS）、鱼油等在 ARDS 的治疗价值尚未完全确定。

思考题

1. 简述急性呼吸衰竭常见的病因及急诊处理原则。
2. 简述 SIRS、CARS、MARS、ARDS 及 MODS 之间的关系。
3. 简述 ARDS 的诊断标准,以及 ARDS 与心源性肺水肿、急性肺栓塞的鉴别要点。

（李湘民）

数字课程学习

⬇ 教学 PPT　　　📝 自测题

第四章　重症哮喘

案例

　　患者,女性,23 岁。主因突发咳嗽,咳痰伴喘息 1 天,加重 2 h 就诊。患者 1 天前受凉后出现咳嗽、喘息伴低热,在外院经过积极治疗,未见明显缓解。2 h 前上述症状加重,呈端坐呼吸,不能平卧,持续不缓解,伴大汗。既往有支气管哮喘的病史。查体:BP 130/85 mmHg,P 119 次 /min,R 33 次 /min,烦躁不安,端坐,大汗淋漓,双肺可闻及大量哮鸣音和干啰音,HR 119 次 /min,奇脉,双下肢无水肿。心电图:窦性心动过速。血气分析:pH 7.31,PaO_2 49 mmHg,$PaCO_2$ 25 mmHg,SaO_2 78%。胸部 X 线检查:肺部过度膨胀,肺野透亮度增加,肋间隙增宽,肺野外周血管纹理减少。支气管激发试验阳性。初步诊断考虑什么疾病?

　　支气管哮喘(bronchial asthma)是由多种细胞(如嗜酸性粒细胞、肥大细胞、T 淋巴细胞、中性粒细胞、气道上皮细胞等)和细胞组分参与的气道慢性炎症性疾患。这种慢性炎症导致气道反应性的增加,并引起反复发作性的喘息、气急、胸闷或咳嗽等症状,常在夜间或清晨发作、加剧。

　　重症哮喘(severe asthma)指哮喘患者经吸入糖皮质激素(≤1 000 µg/ 天)和应用长效 β 受体激动药或茶碱类药物治疗后,哮喘症状仍然持续存在或继续恶化;或哮喘呈爆发性发作,发作后短时间内进入危重状态,临床上常难以处理。2012 年发布的全球哮喘管理指南中对急诊需要立即处理的重症哮喘进行了明确的界定:①患者有严重的气短且不能说全简短的句子;②濒死性哮喘发作;③每 4 h 使用治疗哮喘药物但症状不缓解。

【病因】

哮喘发病的危险因素主要分为宿主因素(即遗传因素)和环境因素。

目前资料表明,哮喘发病机制涉及多种基因,不同基因在不同种族中表达不同,IL-4 基因发生相关突变,部分与肺功能降低有关,另一部分与濒死事件有关。两个非辅助性 T 细胞 2 型因子也与重症哮喘有关,TGF-β1 和单核细胞趋化因子 -1 都能促进纤维变性反应。

环境因素包括变应原、烟暴露、屋尘螨、蟑螂、吸烟,感染也导致重症发作,如儿童时期呼吸道合胞病毒感染,成人的支原体、衣原体感染。肺外因素可能包括肥胖、胃食管反流和慢性鼻窦炎。对重症或难治性哮喘进行大范围的流行病学调查显示,随着疾病严重程度的加重,体重指数增加,76% 的重症哮喘患者为超重或肥胖。然而,与胃食管反流和慢性鼻窦炎相同,治疗肥胖对于疾病严重程度的影响尚不明确。

【临床表现】

重症哮喘患者多有喘息、咳嗽、呼吸困难等,部分重症哮喘常呈现极度严重的呼气性呼吸困难,吸气浅、呼气时相延长且费力,强迫端坐呼吸,不能讲话,大汗淋漓,焦虑、恐惧,表情痛苦。病情严重患者可出现意识障碍,甚至昏迷。但并非所有征象都会出现,有 17% ~ 18% 的患者可不出现呼吸困难。尽管没有研究咳嗽的出现率,但其为显著的前驱症状。

重症哮喘典型发作时,患者面色苍白、口唇发绀,明显三凹征,辅助呼吸肌参与呼吸运动,胸锁乳突肌痉挛性收缩,胸廓饱满,甚至出现矛盾呼吸。双肺布满哮鸣音,有时不用听诊器也可闻及。但危重哮喘患者呼吸音或哮鸣音可明显降低甚至消失,表现为所谓"沉默肺"。可出现血压下降,HR > 120 次 /min,有时出现奇脉,若出现神志改变、意识模糊、嗜睡、神志淡漠等,则为病情危重的征象。出汗,辅助呼吸肌参与呼吸,奇脉及不能完全成句讲话皆与实质性气道狭窄有关。

体格检查发现呼吸急促、心动过速、喘鸣、过度充气、辅助呼吸肌参与呼吸、奇脉、出汗、发绀及反应迟钝。30% 的患者出现辅助呼吸肌参与呼吸,15% ~ 20% 的患者出现奇脉,12% 的患者出现出汗,不到 1% 的患者出现发绀,5% 的患者可不出现喘鸣。

【诊断】

临床上应根据患者的病史、哮喘发作先兆、临床症状、体格检查和必要的实验室检查立即做出临床诊断和进行治疗。

1. 病史　简要的病史可作为临床评估的一部分。首先尽快明确患者严重发病及死于哮喘增加的危险性,通过几个问题就可以判断慢性哮喘严重程度背景及哮喘急性发作的严重程度。死亡危险性增加的标准包括:前 12 个月以内曾经住院(最可靠也最易于明确),若伴随因哮喘发作而多次住院则意味着危险性大大增加。明确患者最长期的死亡危险因素包括:原有危及生命的哮喘发作;需要规则应用 β 受体激动药的量也提供信息,发作期间自我应用 β 受体激动药吸入的量是急性发作严重程度和不良预后危险性的良好标志。

还需要其他病史,包括长期难以控制的症状(如夜间憋醒)、促发因素(病毒性上呼吸道感染最常见)。变应原暴露、非甾体抗炎药的应用和精神紧张被认为是最重要的促发因素。

2. 急诊评估　急诊医师应该注重哮喘患者的严重程度评估,以期为患者提供适合的治疗方案。快速确诊并评估疾病严重程度是诊疗重症哮喘的关键。应用支气管扩张剂治疗之后肺功能改善程度,可以为急性发作期的严重程度及需要住院治疗提供最有用的信息(表 3-4-1)。

表 3-4-1　哮喘发作的严重程度评估

分度	表现
中度哮喘发作	出现喘息、咳嗽、呼吸困难症状,$FEV_1 > 50\%$
急性重症哮喘	有哮喘症状,不能一口气讲完一句话,同时具备下列任一指征时: RR ≥ 25 次 /min,HR ≥ 110 次 /min,FEV_1 30% ~ 50%
危及生命哮喘	有哮喘症状,同时具备下列任一指征时: $SpO_2 < 92\%$,$PaO_2 < 60$ mmHg,$PaCO_2 > 45$ mmHg,沉默肺,发绀,呼吸肌无力,意识障碍或昏迷,低血压,心动过缓,$FEV_1 < 30\%$
濒死性哮喘	$PaCO_2$ 明显升高,需要正压机械通气

注:峰流速降至 50% 基础值是哮喘患者突发死亡的危险标志。喘鸣不是肺功能受损的良好标志,经常在支气管阻塞解除之后,随着患者气流驱动的改善而明显。相反,不出现喘鸣却是重要的,在呼吸困难或反应迟钝患者出现"沉默肺"被认为是严重事件。

3. 辅助检查

(1)气道阻塞程度的检查:肺功能是评估哮喘发作严重程度的基础,可进行如呼气峰流速(PEF)或第 1 s 用力呼气容积(FEV_1)及动脉血氧饱和度等肺功能检查,因为单纯体格检查可能并不能全面反映哮喘急性加重的严重程度,特别是低氧血症的程度。如果不延误治疗,则应在开始治疗前就进行基线 PEF 或

FEV_1 检查。随后间断进行随访检查,直到患者出现明显疗效。

(2)动脉血气分析:哮喘持续状态患者均有中重度的低氧血症。PaO_2 与气道阻塞程度有关。应当注意的是,即使重症哮喘患者,氧疗仍可改善低氧血症,应密切监测血氧饱和度,首选脉氧仪进行。患者在检查期间必须持续吸氧。$PaCO_2 > 45$ mmHg 表明危及生命的哮喘发作,可能需要转至 ICU。

(3)常规实验室检查:重症哮喘可出现电解质紊乱,但无特异性。应该检测血钾浓度,17% 的患者可出现低钾血症,尤其对于曾用糖皮质激素和利尿药的患者,大剂量应用 β 受体激动药治疗所致的低钾血症在重症哮喘患者较少见。重症哮喘时,血常规中性粒细胞和嗜酸性粒细胞增多也常见,中性粒细胞增多提示可能存在阻塞性感染,也可能与 β 受体激动药及糖皮质激素的临床应用更为相关。中性粒细胞和嗜酸性粒细胞增多与哮喘严重程度无关。

(4)胸部 X 线检查:常见肺过度充气,也可见气胸、纵隔气肿、肺不张或肺炎等并发症表现。胸部 X 线检查并不作为常规,急诊患者一旦怀疑有并发症应立即摄 X 线片,胸部 X 线检查对于哮喘持续状态患者来说十分重要。儿童也无需常规进行胸部 X 线检查,除非提示出现肺实质疾病。

(5)心电图检查:常表现为窦性心动过速、电轴右偏,偶见肺性 P 波。重症哮喘患者在使用大剂量糖皮质激素和 β 受体激动药后,可出现房性或室性期前收缩、室上性心动过速,但可随哮喘病情的控制而缓解,无须特殊治疗。

【鉴别诊断】

对于严重喘息、气短患者,既往无哮喘病史,且对支气管扩张剂和糖皮质激素疗效不明显,则应慎重做出"哮喘"诊断,并应想到其他疾病的可能。其鉴别诊断包括上气道梗阻、充血性心力衰竭、肺栓塞等。

要特别注意除外声带功能异常,可以通过以下表现鉴别:患者频繁至急诊室就诊,肺功能测定结果总是很差,患者无论吸气还是呼气都可闻及明显的喘鸣音,喘鸣音源于喉部并非胸部。其他明显的特征包括:女性多见、精神心理因素背景、对标准哮喘治疗反应差。鉴别该病非常重要,不仅因为该病治疗效果好,而且通过包括长期口服激素在内的强化治疗能从很大程度上减少发病的危险性。

支气管哮喘的确诊需排除其他原因所致的呼吸困难。对中、老年首次发病者,首先要与心源性哮喘鉴别(表 3-4-2)。

表 3-4-2 支气管哮喘与心源性哮喘的鉴别

鉴别点	支气管哮喘	心源性哮喘
发病年龄	多见于幼年、青年	多在中青年以后
病史	有家族及个人过敏史,无心脏病史	无过敏史,有心脏病史
发作症状	间歇性哮喘发作,缓解期无症状	平时有活动后心悸、气短、夜间阵发性呼吸困难,发作时气喘,咳血性泡沫痰
肺部体征	两肺满布哮鸣音,肺部过度充气征	两肺底湿啰音,甚至两肺满布湿啰音
心脏体征	大致正常,P2 亢进	心脏可扩大,心率快,可有心律失常、心脏器质性杂音、奔马律
胸部 X 线表现	肺野清晰,肺过度充气征	肺淤血,心脏扩大
药物治疗反应	氨茶碱、肾上腺素受体激动药有效	强心药、利尿药、吗啡、氨茶碱有效

【急诊处理】

哮喘持续状态需要紧急处理,严密进行心电监护,并及早判断有无呼吸衰竭发生。许多国家制订了急性重症哮喘治疗的标准方案,但哮喘持续状态的治疗强调个体化。急性哮喘的主要治疗措施包括吸氧、反复吸入支气管扩张剂和全身应用激素。

1. 氧疗　重症哮喘患者应予以高流量吸氧,最好以缓解低氧血症为目的调整氧流量。通过血气分析测定血氧饱和度,不能不顾患者需要而给予所有呼吸困难患者以高流量吸氧。

2. β受体激动药　吸入性β受体激动药是支气管扩张治疗的主要药物,其使用剂量和次数由哮喘发作的严重性及对治疗的反应决定。应该定期使用速效吸入性β受体激动药。大多数速效β受体激动药的作用持续时间较短,而长效支气管扩张剂福莫特罗同时具有速效和长效的特点,研究显示,其疗效相同而不增加不良反应,但比较昂贵。福莫特罗这一特点的重要意义在于,在哮喘急性加重的早期,完全可以使用福莫特罗和布地奈德合剂。关于吸入性β受体激动药的主要观点有:除了增加β受体激动药剂量外,增加给药次数也可发挥较好的支气管扩张作用。对于急性重症哮喘患者,每20 min给予沙丁胺醇7.5 mg重复雾化吸入有等效的支气管扩张作用,如果对此方案的治疗反应不佳,最好措施为β受体激动药连续雾化吸入,随后根据需要间断给药(4 h)。吸入速效β受体激动药较口服和静脉给药起效更快,安全性更好。

3. 静脉应用支气管扩张剂　支气管扩张剂静脉给药在过去10年发生的变化最大。目前没有证据支持重症哮喘患者静脉应用β受体激动药,其作用并不强于β受体激动药反复雾化吸入。除了雾化吸入用的β受体激动药之外,静脉应用β受体激动药的作用没有被充分研究,包括机械通气患者。所以作为对于难治性危及生命的哮喘传统强化治疗的辅助治疗,应该禁止静脉应用。沙丁胺醇或特布他林静脉应用推荐剂量为0.2~0.25 g加入40 mL生理盐水中缓慢静脉注射(15 min以上),按照治疗反应调整注射速度。

4. 吸入性糖皮质激素　是最有效的抑制哮喘气道炎症的药物,也是中重度哮喘急性发作的重要治疗药物。吸入性糖皮质激素在防止复发方面与口服糖皮质激素一样有效。用法为:中重度患者每次1~2 mg,每日3次。

近来报道,成人重症哮喘患者反复应用大剂量吸入性糖皮质激素比静脉给予氢化可的松500 mg更有效,在急诊室90 min内可见治疗效果,对于有严重气道阻塞患者的效果尤其明显,可以明显减少住院次数。其作用可能与收缩血管和减轻黏膜充血有关,而并非与长时间治疗过程中基因表达的调整有关。

5. 全身性糖皮质激素　全身应用激素可以明显减少重症哮喘患者的住院次数,对危及生命的哮喘及当前没有进行激素治疗的哮喘患者起到的作用最大。全身性糖皮质激素可以加快哮喘急性加重的缓解,应该用于除轻度加重之外的所有患者,特别是存在以下情况时:①最初的速效吸入性β受体激动药不能取得哮喘的持续改善。②患者已经口服糖皮质激素但仍然出现急性加重。③以往的急性加重需要口服糖皮质激素。

用法:口服泼尼松或泼尼松龙0.5~1.0 mg/kg,或等效甲泼尼龙。严重的急性发作或者不宜口服激素的患者,应及时经静脉注射或者滴注激素,甲泼尼龙40~80 mg/d,或者琥珀酰氢化可的松400~1 000 mg/d分次给药。

6. 其他支气管扩张剂

(1)异丙托溴铵:联合雾化吸入β受体激动药和抗胆碱能药物(异丙托溴铵)的支气管扩张效果可能优于单药治疗,增加了重症哮喘患者的支气管扩张治疗反应,但应该在给予甲基黄嘌呤类药物之前使用。联合使用β受体激动药和抗胆碱能药物治疗可降低住院率,且改善PEF和FEV_1。

如果对初始吸入β受体激动药治疗反应差,则给予异丙托溴铵500 μg剂量雾化,只要有改善,60 min后重复1次。异丙托溴铵雾化吸入的标准剂量为500 μg 6 h 1次。即使是最严重的气流阻塞,异丙托溴铵联合β受体激动药也绝对有效。应用抗胆碱能支气管扩张剂的一项主要适应证就是作为β受体拮抗药导致哮喘发作的一线治疗药物。

(2)茶碱:由于速效β受体激动药的疗效和安全性,茶碱对急性哮喘的治疗作用很小。其应用可能导致严重的甚至有致死可能的不良反应,尤其是长期使用缓释茶碱治疗的患者,并且其支气管舒张的效果也不如β受体激动药。

重复应用β受体激动药雾化吸入的同时联合静脉应用二羟丙茶碱(喘定),并不增加疗效反而使不良反应增加。没有证据表明,应用氨茶碱可以起到更好的疗效。静脉应用二羟丙茶碱剂量为 6 mg/kg,超过 30 min 后,注射剂量范围为 0.5 ~ 0.9 mg/(kg·h)。已经口服应用氨茶碱的患者不应给予负荷量。按照血浆茶碱水平(应该在 24 h 内持续监测)调整维持静脉滴注的速度。对患有肝疾病或心力衰竭及口服西咪替丁、环丙沙星或罗红霉素的患者需要持续静脉滴注。吸烟患者应用较高的剂量。

(3)白三烯调节剂:早期研究显示,白三烯在急性哮喘的病理生理中发挥了一定作用。在标准急诊治疗的基础上加用白三烯调节剂,可减少急诊室长时间医疗保健服务的必要并降低出院 28 天后的复发率。在急诊室应用首剂即可出现症状和气道功能的改善,并通过实验可以证实有其他方面的改善。应用扎鲁司特 160 mg 使医疗保健服务的相对危险性减小了 34%,有统计学意义。自急诊室出院后 28 天,同单独应用泼尼松相比,在泼尼松标准治疗的基础上加用扎鲁司特 20 mg 2 次 /d 可以减少复发的相对危险性 18%。考虑到以上结果,白三烯调节剂可能对哮喘急性发作期有一定疗效。

7. 无创正压通气(NIPV)　适用于患者能够自我保护气道、耐受面罩,尤其是高碳酸血症呼吸衰竭患者。对于能够耐受正压通气的患者,NIPV 能够减少呼吸功和呼吸肌疲劳,应该从 5 cmH$_2$O 水平的 CPAP 及 10 cmH$_2$O 的 PS 开始(相当于吸气压为 15 cmH$_2$O),调整 FiO$_2$ 使 SaO$_2$ 达到 92%,并根据患者的舒适度予以调整。

8. 治疗反应　既决定了下一步治疗措施,又决定了住院治疗的必要性。治疗反应的评价基于反复的临床检查、肺功能测定和血气分析。支气管扩张剂治疗后,FEV$_1$ 改善程度及其绝对值的增加是住院必要性及出院后复发可能性的最重要指标。治疗前的 FEV$_1$、临床表现或实验室检查数据(如动脉血气)检测不如应用支气管扩张剂后的 FEV$_1$ 可靠。部分原因是对于重症哮喘患者,气流阻塞即使是较小的改善也可在临床上产生较明显的症状及体征改善,一旦 FEV$_1$ 达到预计值的 50%,通常呼吸困难症状就可消失。所以,严重程度最好通过大剂量支气管扩张剂吸入后肺功能对治疗的反应来评价,而不是按照患者的初始状态评价。

思考题

1. 需要急诊立即处理的重症哮喘情况有哪些?
2. 试述重症哮喘的严重程度的评估要点。
3. 重症哮喘的治疗原则是什么?

(彭　鹏)

数字课程学习

📥 教学 PPT　　　📝 自测题

第五章　急性肺栓塞

案例

患者,女性,24岁,1周前坐车回家,从车上跳下后突然觉得呼吸困难、心悸、气促,家人发现其面色苍白、口唇发绀,立即送往医院。患者无发热及关节、肌肉疼痛,无咳嗽、咯血,无恶心、呕吐。立即做心电图、X线胸片、肝胆超声、心肌酶谱、血常规等检查,发现心肌缺血,心肌酶谱升高,X线胸片未见异常。留院观察中,患者右季肋部剧烈疼痛,深呼吸加重。治疗观察1周,病情未见好转来我院。既往健康。查体:T 37℃,P 110次/min,R 30次/min,BP 90/60 mmHg。面色苍白、冷汗、口唇发绀。双肺叩诊清音,未闻及干、湿性啰音及胸膜摩擦音,律齐,肺动脉瓣第二心音亢进伴分裂。心电图示Ⅱ、Ⅲ、aVF导联的ST段下移1 mm,$V_1 \sim V_5$导联ST段轻度下移,T波低平,呈广泛心肌缺血的表现;X线胸片示上腔静脉略宽;血气分析:pH 7.42,PaO_2 58 mmHg,$PaCO_2$ 23 mmHg;谷草转氨酶(AST)40 U/L,肌酸磷酸激酶(CPK)385 U/L,乳酸脱氢酶(LDH)533 U/L。心脏彩色超声未见明显异常。患者诊断考虑什么? 如何处理?

急性肺栓塞(acute pulmonary embolism,APE)是内源性或外源性栓子堵塞肺动脉或其分支引起的肺循环障碍的临床和病理生理综合征。肺栓塞后,如果其支配区域的肺组织因血流受阻或中断而发生坏死称为肺梗死(pulmonary infarction,PI)。由于肺组织受支气管动脉和肺动脉双重血液供应,而且肺组织和肺泡间也可直接进行气体交换,所以大多数肺栓塞不一定引起肺梗死。肺栓塞后发生肺梗死者不到10%。

肺血栓栓塞症(pulmonary thromboembolism,PTE)指来自静脉系统或右心的血栓阻塞肺动脉或其分支所致疾病,以肺循环和呼吸功能障碍为主要临床表现和病理生理特征,占肺栓塞的绝大多数,是最常见的肺栓塞类型,通常所称的肺栓塞(PE)即指PTE。

80%以上的肺栓塞患者没有任何症状而易被临床忽略。有症状的患者其症状也缺乏特异性,主要取决于栓子的大小、数量、栓塞的部位及患者是否存在心、肺等器官的基础疾病。较小栓子可能无任何临床症状,较大栓子可引起呼吸困难、发绀、昏厥、猝死等。

【病因】

(一)栓子的来源

1. 血栓形成　肺栓塞常是静脉血栓形成的并发症。栓子通常来源于下肢和骨盆的深静脉,通过循环到肺动脉引起栓塞。但很少来源于上肢、头和颈部静脉。血流淤滞、血液凝固性增高和静脉内皮损伤是血栓形成的促进因素。因此,创伤、长期卧床、静脉曲张、静脉插管、盆腔和髋部手术、肥胖、糖尿病、避孕药或其他原因的凝血机制亢进等,容易诱发静脉血栓形成。早期血栓松脆,加上纤溶系统的作用,故在血栓形成的最初数天发生肺栓塞的危险性最高。

2. 心脏病 为我国肺栓塞的最常见原因,占 40%。遍及各类心脏病,合并心房颤动、心力衰竭和亚急性细菌性心内膜炎者发病率较高。以右心腔血栓最多见,少数亦源于静脉系统。细菌性栓子除见于亚急性细菌性心内膜炎外,亦可由起搏器感染引起。前者感染性栓子主要来自三尖瓣,偶尔先天性心脏病患者二尖瓣赘生物可自左心经缺损处分流进入右心而到达肺动脉。

3. 肿瘤 以肺癌、消化系统肿瘤、绒癌、白血病等较常见。恶性肿瘤并发肺栓塞仅约 1/3 为瘤栓,其余均为血栓。据推测,肿瘤患者血液中可能存在凝血激酶(thrombobplastin)及其他能激活凝血系统的物质(如组蛋白、组织蛋白酶和蛋白水解酶等),故肿瘤患者肺栓塞发生率高,甚至可以是其首发症状。

4. 妊娠和分娩 孕妇肺栓塞的发生率数倍于年龄相当的非孕妇,产后和剖宫产术后发生率最高。妊娠时腹腔内压增加和激素松弛血管平滑肌及盆静脉受压可引起静脉血流缓慢,改变血液流变学特性,加重静脉血栓形成;此外,伴有凝血因子和血小板增加,血浆素原 - 血浆素蛋白溶解系统活性降低,但这些改变与无血栓栓塞的孕妇相比并无绝对差异。羊水栓塞也是分娩期的严重并发症。

5. 其他 其他少见的病因有长骨骨折致脂肪栓塞,意外事故和减压病造成空气栓塞,以及寄生虫和异物栓塞。没有明显的促发因素时,还应考虑到遗传性抗凝因素减少或纤溶酶原激活物抑制物的增加。

(二)易患因素

任何可以导致静脉血液淤滞,静脉系统内皮损伤和血液高凝状态的因素,都是 PTE 的危险因素,包括原发和继发两类(表 3-5-1)。

表 3-5-1 PTE 的危险因素

原发危险因素		继发危险因素
抗凝血酶Ⅲ缺乏	创伤 / 骨折	慢性肺功能不全
先天性异常纤维蛋白原血症	外科手术后	真性红细胞增多症
血栓调节因子异常	植入人工假体	血液黏滞度增加
高同型半胱氨酸血症	中心静脉插管	克罗恩病(Crohn disease)
抗心脂抗体综合征	肾病综合征	充血性心力衰竭
纤溶酶原激活物抑制物过量	口服避孕药	急性心肌梗死
凝血酶原 20210A 基因变异	恶性肿瘤	肿瘤静脉内化学治疗
X因子缺乏	吸烟	因各种原因的制动 / 长期卧床
V因子 Leiden 突变	巨球蛋白血症	长途航空或乘车旅行
纤溶酶原不良血症	血小板异常	高龄
蛋白 S 缺乏	妊娠 / 产褥期	肥胖
蛋白 C 缺乏	脑卒中	静脉血栓栓塞症(VTE)病史 既往下肢静脉血栓

【临床表现】

(一)症状

常见的临床症状有呼吸困难、胸痛、咯血、晕厥等,它们可单独出现或共同表现。

1. 呼吸困难 迅速出现的单纯呼吸困难常是由靠近中心部位(不影响胸膜)的肺栓塞所致,有时呼吸困难表现为在数周内进行性加重,因此无其他原因解释的进行性呼吸困难应想到肺栓塞的可能。对于既往有心力衰竭或肺疾病的患者,呼吸困难加重可能是提示肺栓塞的唯一症状。

2. 胸痛 有两种类型,即胸膜性胸痛和心绞痛样胸痛。胸膜性胸痛较剧烈,部位明确,与呼吸运动有关,是肺栓塞的常见临床表现。这种疼痛是由于远端栓子刺激胸膜引起的。有些患者表现为心绞痛样胸痛,呈胸骨后胸痛,疼痛性质不明确,可能与右心室缺血有关。

3. 晕厥和休克　是合并严重的血流动力学紊乱的中心型肺栓塞患者的特点,低血压、少尿、肢端发凉和(或)急性右心衰竭为其临床体征。

4. 肺动脉高压体征　主要是急、慢性肺动脉高压和右心功能不全的一些表现。P2 亢进、肺动脉瓣区收缩期杂音、三尖瓣区收缩期杂音。急性肺血栓栓塞症致急性右心负荷加重,可出现肝大、肝颈静脉反流征和下肢水肿等右心衰竭的体征。

5. 下肢深静脉血栓　是肺栓塞的标志。查体可见双下肢不对称水肿、深静脉区压痛,浅表静脉曲张,臀部僵硬和色素沉着等。

6. 肺栓塞的三种类型　包括:大块肺栓塞,栓塞 2 个肺叶或以上,或小于 2 个肺叶伴血压下降(体循环收缩压 <90 mmHg,或下降超过 40 mmHg/5 min),需及时抢救;次大块肺栓塞,血流动力学稳定,但合并中 - 重度右心室功能不全或扩张;轻 - 中度肺栓塞,血流动力学稳定,右心室大小和功能正常,预后较好。

(二)辅助检查

1. 一般检查　白细胞计数可正常或增高,红细胞沉降率增快。血清谷草转氨酶及肌酸磷酸激酶正常,而 48 h 后乳酸脱氢酶增高,于 4~6 天恢复正常。血胆红素和纤维蛋白原降解产物(FDP)增高。所有患者尿中都有纤维蛋白,且纤维蛋白原降解产物增加。

心肌肌钙蛋白 T(cTnT)和肌钙蛋白 I(cTnI)升高与肺栓塞患者预后较差相关。Giannitsis 等的研究显示,50% 的大面积肺栓塞患者 cTnT 升高(>0.1 ng/mL),35% 的次大面积和非大面积肺栓塞患者 cTnT 升高。

急性肺栓塞导致右心室功能不全可增加心肌负荷,并促使 BNP 释放入血。因此,BNP 或 N 末端钠尿肽前体(NT-proBNP)水平升高,可反映右心功能不全的严重程度与血流动力学的变化情况。与超声心动图相比,BNP 可提供更多与预后相关的信息。虽然 BNP 或 NT-proBNP 水平升高与不良预后有关,但其预测不良预后的阳性值较低(12%~26%),而低水平的 BNP(<50 pg/mL)或 NT-proBNP(<500 pg/mL)预测良性预后的价值较高(阴性预测值为 95%~97%)。

2. 血浆 D- 二聚体(D-dimer)　为一个特异性的纤溶过程标志物。在血栓栓塞时,因血栓纤维蛋白溶解使其在血中浓度升高。D- 二聚体对急性 PTE 的诊断敏感性达 92%~100%,但其特异性较低,仅为 40%~43%。手术、肿瘤、炎症、感染、组织坏死等情况,均可使 D- 二聚体升高。在临床应用中,D- 二聚体对急性 PTE 有较大的排除诊断价值,若其含量低于 500 μg/L,可基本除外急性 PTE。

3. 动脉血气分析　为诊断 APE 的筛选性指标。特点为低氧血症、低碳酸血症、肺泡动脉血氧分压差 $[P_{(A-a)}O_2]$ 增大及呼吸性碱中毒。值得注意的是,血气分析的检测指标不具有特异性。据统计,约 20% 确诊为 APE 的患者血气分析结果正常。

4. 心电图检查　肺栓塞时,大多有心电图异常改变,仅 13% 的患者正常(大面积栓塞时 6% 正常,次大面积栓塞时 23% 正常),但其特异性不高。65% 的患者发现传导障碍(包括电轴右偏 5%,电轴左偏 12%,不全性右束支传导阻滞 6% 和完全性右束支传导阻滞 11%),64% 有 ST-T 波改变(其中 40% T 波倒置),4%~11% 有心律失常(最常见的是室性期前收缩,其次为房性期前收缩和心房颤动,可存在 2~14 天)。急性肺源性心脏病的典型心电图表现包括 $S_I Q_{III} T_{III}$,即 I 导 S 波加深,III 导出现 Q/q 波及 T 波倒置(图 3-5-1)、完全性右束支传导阻滞、肺型 P 波或电轴右偏,但实际上临床少见。

5. 超声心动图　在提示诊断、预后评估及除外其他心血管疾患方面有重要价值。超声心动图可提供 APE 的直接征象和间接征象。直接征象能看到肺动脉近端或右心腔血栓,但阳性率低。间接征象多是右心负荷过重的表现,如右心室壁局部运动幅度下降,右心室和(或)右心房扩大,三尖瓣反流速度增快及室间隔左移运动异常,肺动脉干增宽等。

6. 胸部 X 线　大多数有异常征象,正常者仅为 2.2%。无肺梗死的肺栓塞主要有以下 4 种 X 线表现。

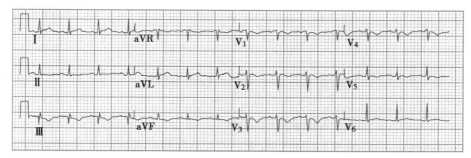

图 3-5-1 急性肺源性心脏病的典型心电图表现（$S_I Q_{III} T_{III}$）

（1）肺容量减少：是最常见的 X 线征象,其发生率高达 41%,主要表现为横膈抬高,常伴有胸膜反应。

（2）肺血管粗细的变化：肺总动脉和肺门动脉扩张,肺动脉段膨出,为肺栓塞的一个重要 X 线征象,特别是见到系列 X 线片上受影响血管的进行性扩张最有价值。23% 患者的肺动脉某一分支扩张,而其外周血管突然变细,呈"鼠尾状"（Knuckle sign）,提示肺动脉内有机化栓子的存在。

（3）局部肺血量减少：发生率为 15%。多发肺部小栓塞时,肺血流可普遍减少。

（4）心脏改变：栓塞后的心脏改变主要是右心室扩张（20%）所致的心影增大,肺总动脉扩张,肺门血管迅速变细,也可发现由右心衰竭所致的奇静脉和上腔静脉扩张。

肺部阴影（64%）多见于下叶肺,可呈圆形、斑片状或楔形。典型改变为楔形阴影,底部与胸膜相接,顶端指向肺门,但这种典型改变甚为少见。这种改变平均在 20 天内吸收,也可长达 5 周。系列胸片常显示其演变成肺或胸膜增厚。梗死区域的罕见演变是液化后形成薄壁空洞（2.2%）。偶尔形成气管 - 胸膜瘘,并发胸腔积液者约 24%。

7. CT 肺动脉造影 能够发现段以上肺动脉内的栓子,是肺栓塞的确诊手段之一。有建议将螺旋 CT 作为一线确诊手段。肺栓塞的直接征象为肺动脉内的低密度充盈缺损,部分或完全包围在不透光的血流之间（轨道征）,或者呈完全充盈缺损,远端血管不显影（敏感性为 90%,特异性为 78% ~ 100%）（图 3-5-2）；间接征象包括肺野楔形密度增高影,条带状的高密度区或盘状肺不张,中心肺动脉扩张及远端血管分支减少或消失等。

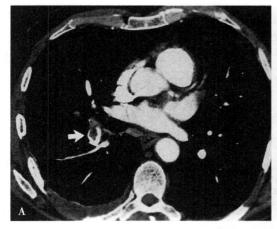
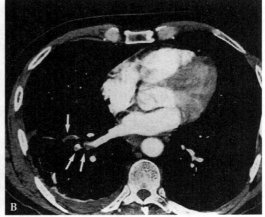

图 3-5-2 CT 肺动脉造影示右肺叶间动脉（A）和段动脉（B）内血栓

8. 磁共振成像（MRI） 对段以上肺动脉内栓子诊断的敏感性和特异性均较高,避免了注射碘对比剂的缺点,与肺血管造影相比,患者更易于接受。

9. 核素肺通气 / 灌注扫描 典型征象是与通气显像不匹配的肺段分布灌注缺损。其诊断肺栓塞的敏感性为 92%,特异性为 87%,且不受肺动脉直径的影响,尤其在诊断亚段以下肺动脉血栓栓塞中具有特殊意义。但是由于许多疾病可以同时影响患者的肺通气和血流状况,致使通气/灌注扫描在结果判定上较为复杂,需密切结合临床进行判读。

10. **肺动脉造影** 是有创检查,是肺栓塞诊断的"金标准"和参比方法,敏感性和特异性均达 98%。直接征象为肺动脉内对比剂充盈缺损,伴或不伴轨道征的血流阻断。间接征象为肺动脉对比剂流动缓慢,局部低灌注。如其他无创性检查手段能够确诊肺栓塞,则不必进行此项检查。

11. **下肢深静脉检查** 对怀疑 PTE 患者应检测有无下肢深静脉血栓形成(DVT)。除常规下肢静脉超声外,对可疑患者推荐行加压静脉超声成像(compression venous ultrasonography,CUS)检查,即通过探头压迫观察等技术诊断下肢静脉血栓形成,静脉不能被压陷或静脉腔内无血流信号为 DVT 的特定征象。CUS 诊断近端血栓的敏感性为 90%,特异性为 95%。

【诊断与鉴别诊断】

(一)诊断

Dutch 研究采用临床诊断评价评分表对临床疑诊肺栓塞患者进行分层(表 3-5-2),该评分表具有便捷、准确的特点。其中低度可疑组中仅有 5% 的患者最终诊断为肺栓塞。急性肺栓塞的诊断流程见图 3-5-3。

表 3-5-2 临床诊断评价评分表

临床表现	分值
DVT 症状或体征	3
PE 较其他诊断可能性大	3
心率 > 100 次 /min	1.5
4 周内制动或接受外科手术	1.5
既往有 DVT 或 PE 病史	1.5
咯血	1
6 个月内接受抗肿瘤治疗或肿瘤转移	1

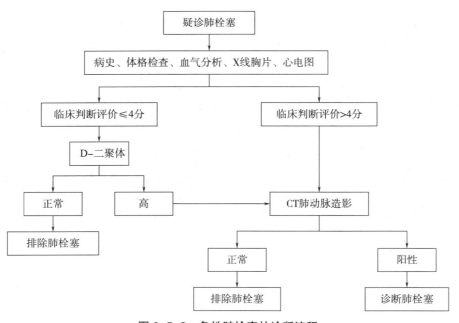

图 3-5-3 急性肺栓塞的诊断流程

（二）鉴别诊断

肺栓塞应与肺炎、胸膜炎、慢性肺部疾患、肺不张、自发性气胸、急性心肌梗死等疾病相鉴别。

【急诊处理】

（一）一般处理

急性肺栓塞必须根据病情严重程度制订相应的治疗方案，因此必须迅速准确地对患者进行危险度分层，为制订相应的治疗策略提供重要依据。危险度分层主要根据临床表现、右心室功能不全征象、心肌损伤标志物（脑钠肽、N 末端脑钠肽前体，肌钙蛋白）进行评价（表 3-5-3，表 3-5-4）。

表 3-5-3　急性肺栓塞危险度分层的常用指标

项目	危险度分层指标
临床表现	休克
	低血压（收缩压 < 90 mmHg，或血压下降超过 40 mmHg 持续 15 min）
右心室功能不全征象	超声心动图提示右心室扩张、压力超负荷
	CT 提示右心室扩张
	右心导管检查提示右心室压力过高
心肌损伤标志物	脑钠肽（BNP）或 N 末端脑钠肽前体（NT-proBNP）升高
	TnI 或 TnT 阳性

表 3-5-4　急性肺栓塞危险度分层

肺栓塞死亡危险	休克或低血压	右心室功能不全	心肌损伤	推荐治疗
高危（ > 15%）	+	+	+	溶栓或肺动脉血栓摘除术
	−	+	+	
中危（3% ~ 15%）	−	+	−	住院治疗
	−	−	+	
低危（ < 1%）	−	−	−	早期出院或门诊治疗

（二）治疗

1. 一般治疗　对高度疑诊或者确诊的急性 PTE 患者，应密切监测患者的生命体征，对有焦虑和惊恐症状的患者应适当使用镇静剂，胸痛者予止痛药治疗。对合并 DVT 的患者应绝对卧床至抗凝治疗达到一定强度[保持国际标准化比值（INR）在 2.0 左右]方可，保持大便通畅，避免用力。并应用抗生素控制下肢血栓性静脉炎和预防肺栓塞并发感染。动态监测心电图、动脉血气分析。

2. 呼吸循环支持治疗　对有低氧血症的患者，采用鼻导管或面罩吸氧。当合并呼吸衰竭时，可使用经鼻面罩无创性机械通气或经气管插管行机械通气。

对右心功能不全、心排血量下降但血压尚正常的患者，可给予具有一定肺血管扩张作用和正性肌力作用的药物，如多巴胺或多巴酚丁胺；若出现血压下降，可增大剂量或使用其他血管加压药物，如去甲肾上腺素等。对于液体负荷疗法需谨慎，因为过多的液体负荷可能会加重右心室扩张进而影响心排血量。

（三）抗凝治疗

抗凝治疗为 PTE 的基本治疗方法，可以有效地防止血栓再形成和复发。主要药物有普通肝素（肝素）、低分子肝素、磺达肝癸钠、阿加曲班、比伐卢定、华法林和直接口服抗凝药（DOAC）。

1. 适应证　确诊肺栓塞，临床高度可疑肺栓塞，有反复发作血栓倾向或有持续血栓形成病因者。

2. 用法和剂量

（1）肝素：首次 2 000 ~ 5 000 U 或按 80 U/kg 静脉滴注，继之以 18 U/(kg·h) 持续静脉滴注。在开始治疗后的最初 24 h 内，每 4 ~ 6 h 测定活化部分凝血活酶时间（APTT），根据 APTT 调整剂量，尽快使 APTT 达到并维持于正常值的 1.5 ~ 2.5 倍。

（2）低分子肝素（LMWH）：所有低分子肝素均应按照体重给药（如每次 100 U/kg 或 1 mg/kg，皮下注射，每日 1 ~ 2 次）方法用药。对有严重肾功能不全的患者，在初始抗凝时使用普通肝素是更好的选择（肌酐清除率 < 30 mL/min），因为普通肝素不经肾排泄。对于有严重出血倾向的患者，如需抗凝治疗应选择普通肝素进行初始抗凝，一旦出血可用鱼精蛋白迅速纠正。此外，对过度肥胖患者或孕妇应监测血浆抗 Xa 因子活性，并据此调整剂量。低分子肝素的相对分子质量较小，肝素诱导的血小板减少症（HIT）发生率较普通肝素低，可在疗程大于 7 天时每隔 2 ~ 3 天检查血小板计数。建议普通肝素、低分子肝素至少应用 5 天，直到临床症状稳定方可停药。对于大块肺栓塞、髂静脉及（或）股静脉血栓患者，约需用至 10 天或者更长时间。

使用低分子肝素一般情况下无需监测。但对肾功能不全的患者需谨慎使用低分子肝素，并应根据抗 Xa 因子活性来调整剂量。当抗 Xa 因子活性在 0.6 ~ 1.0 U/mL 范围内，推荐皮下注射每日 2 次；当抗 Xa 因子活性在 1.0 ~ 2.0 U/mL 范围内，推荐皮下注射每日 1 次。

（3）磺达肝癸钠：为选择性 Xa 因子抑制剂，通过与抗凝血酶特异性结合，介导对 Xa 因子的抑制作用。磺达肝癸钠应根据体重给药，每日 1 次皮下注射，无需监测。对于中度肾功能不全（肌酐清除率 30 ~ 50 mL/min）患者，剂量应该减半。对于严重肾功能不全（肌酐清除率 < 30 mL/min）患者禁用磺达肝癸钠。目前没有证据表明磺达肝癸钠可以诱发 HIT。

（4）阿加曲班：为精氨酸衍生的小分子肽，与凝血酶活性部位结合而发挥抗凝作用，在肝代谢，药物清除受肝功能影响明显，可应用于 HIT 或怀疑 HIT 的患者。用法：2 μg/(kg·min) 静脉泵入，监测 APTT 维持在 1.5 ~ 3.0 倍基线值（≤100 S），酌情调整用量［≤10 μg/(kg·min)］。

（5）比伐卢定：为一种直接凝血酶抑制剂，其有效抗凝成分为水蛭素衍生物片段，通过直接并特异性抑制凝血酶活性而发挥抗凝作用，作用短暂（半衰期 25 ~ 30 min）而可逆，可应用于 HIT 或怀疑 HIT 的患者。

（6）华法林：初始剂量可为 3.0 ~ 5.0 mg，> 75 岁和出血高危患者应从 2.5 ~ 3.0 mg 起始，INR 达标之后可以每 1 ~ 2 周检测 1 次 INR，推荐 INR 维持在 2.0 ~ 3.0（目标值为 2.5），稳定后可每 4 ~ 12 周检测 1 次。

对于口服华法林的患者，如果 INR 在 4.5 ~ 10.0，无出血征象，应将药物减量，不建议常规应用维生素 K；如果 INR > 10，无出血征象，除将药物暂停使用外，可以口服维生素 K；一旦发生出血事件，应立即停用华法林，并根据出血的严重程度，立即给予维生素 K 治疗，每次 5 ~ 10 mg，建议静脉应用。除维生素 K 外，联合凝血酶原复合物浓缩物或新鲜冷冻血浆均可起到快速逆转抗凝的作用。

（7）直接口服抗凝药（DOAC）：这类药物并非依赖于其他蛋白，而是直接抑制某一靶点产生抗凝作用。目前主要包括直接 Xa 因子抑制剂与直接 IIa 因子抑制剂。直接 Xa 因子抑制剂的代表药物是利伐沙班、阿哌沙班和依度沙班等。直接 IIa 因子抑制剂的代表药物是达比加群酯。利伐沙班或阿哌沙班在使用初期需给予负荷剂量（利伐沙班 15 mg，每天 2 次，3 周；阿哌沙班 10 mg，每天 2 次，1 周）；达比加群或者依度沙班，应先给予胃肠外抗凝药 5 ~ 14 天。

3. 不良反应　主要是出血。应用肝素应监测血小板、APTT，分别于初剂量 4 ~ 6 h 后，调整剂量 6 ~ 10 h 后，使 APTT 维持在对照值的 2 ~ 2.5 倍，以后每天监测 1 次。APTT 延长至对照值的 1.5 ~ 2.5 倍，血小板计数低于 50×10^9/L 时应停药。并发出血者可用鱼精蛋白 50 ~ 100 mg 静脉注射。应用华法林出血可静脉注射维生素 K_1 50 ~ 100 mg。

4. 禁忌证　肝素的禁忌证为脑血管病、恶性高血压、出血性疾病、急性感染性心内膜炎、肝肾功能不全、10 天内做过大手术（尤其是颅内及眼科手术）。华法林有致畸作用，妊娠的前 3 个月和最后 6 周禁用。

(四)溶栓治疗

溶栓治疗可迅速溶解部分或全部血栓,恢复肺组织再灌注,减小肺动脉阻力,降低肺动脉压,改善右心室功能,降低严重PTE患者的病死率和复发率。溶栓治疗宜高度个体化。溶栓的时间窗一般定为14天以内,但鉴于可能存在血栓的动态形成过程,对溶栓的时间窗不作严格规定。溶栓应尽可能在PTE确诊的前提下慎重进行。

溶栓治疗的主要并发症为出血。用药前应充分评估出血风险,必要时应配血,做好输血准备。溶栓前宜留置外周静脉套管针,以方便溶栓中取血监测,避免反复穿刺血管。

1. 适应证 ①两个肺叶以上的大块肺栓塞者;②不论肺动脉血栓栓塞部位及面积大小,只要血流动力学有改变者;③并发休克和体动脉低灌注[如低血压、乳酸酸中毒和(或)心排血量下降]者;④原有心肺疾病的次大块肺血栓栓塞引起循环衰竭者;⑤有呼吸窘迫症状(包括呼吸频率增加,动脉血氧饱和度下降等)的肺栓塞患者;⑥肺血栓栓塞后出现窦性心动过速的患者。

2. 禁忌证

(1)绝对禁忌证:结构性颅内疾病,出血性脑卒中病史,3个月内缺血性脑卒中,活动性出血,近期脑或脊髓手术,近期头部骨折性外伤或头部损伤,出血倾向(自发性出血)。

(2)相对禁忌证:收缩压>180 mmHg,舒张压>110 mmHg,近期非颅内出血,近期侵入性操作,近期手术,3个月以上缺血性脑卒中,口服抗凝治疗(如华法林),创伤性心肺复苏,心包炎或心包积液,糖尿病视网膜病变,妊娠,年龄>75岁。

3. 用法和剂量 常用药物有尿激酶(UK)、链激酶(SK)和重组组织型纤溶酶原激活剂(rt-PA)。

(1)尿激酶:负荷量4 400 U/kg,静脉注射10 min,随后以4 400 U/(kg·h)持续静脉滴注12~24 h。另可考虑2 h溶栓方案,即20 000 U/kg,持续静脉滴注2 h。

(2)链激酶:负荷量250 000 U,静脉注射30 min,随后以100 000 U/h持续静脉滴注24 h。链激酶具有抗原性,故用药前需肌内注射苯海拉明或地塞米松,以防止过敏反应。

(3)rt-PA:50~100 mg持续静脉滴注2 h。

使用尿激酶、链激酶溶栓期间勿同时使用肝素。溶栓治疗结束后,应每2~4 h测定1次APTT,当其水平低于正常值的2倍,即应重新开始规范的治疗。考虑到溶栓相关的出血风险,溶栓治疗结束后,可先应用UFH抗凝,然后再切换到LMWH、磺达肝癸钠或利伐沙班等,更为安全。

4. 不良反应 主要是出血,发生率为5%~27%。治疗期间应监测血小板、凝血酶原时间(PT)、凝血时间、血浆纤维蛋白溶解活性。有出血者应立即停药,同时予6-氨基己酸20~50 mL。

(五)急性肺栓塞的介入治疗

急性肺栓塞介入治疗的目的是清除阻塞肺动脉的栓子,以利于恢复右心功能并改善症状和生存率。介入治疗包括:经导管碎解和抽吸血栓,或同时进行局部小剂量溶栓。介入治疗的并发症包括远端栓塞、肺动脉穿孔、肺出血、心脏压塞、心脏传导阻滞或心动过缓、溶血、肾功能不全及穿刺相关并发症。

对于有抗凝禁忌的急性肺栓塞患者,为防止下肢深静脉大块血栓再次脱落阻塞肺动脉,可考虑放置下腔静脉滤器,建议应用可回收滤器,通常在2周之内取出。一般不考虑永久应用下腔静脉滤器。

介入治疗的适应证:急性高危肺栓塞或伴临床恶化的中危肺栓塞,若有肺动脉主干或主要分支血栓,并存在高出血风险或溶栓禁忌,或经溶栓或积极的内科治疗无效,在具备介入专业技术和条件的情况下,可行经皮导管介入治疗。

(六)急性肺栓塞的手术治疗

肺动脉血栓切除术可作为全身溶栓的替代补救措施,适用于经积极内科或介入治疗无效的急性高危PTE,医疗单位须有施行手术的条件与经验。

手术治疗的适应证:急性高危肺栓塞,若有肺动脉主干或主要分支血栓,如存在溶栓禁忌、溶栓治疗或介入治疗失败、其他内科治疗无效,在具备外科专业技术和条件的情况下,可考虑行肺动脉血栓切除术。

思考题

1. 肺栓塞的常见栓子有哪些?
2. 肺栓塞后呼吸生理和血流动力学有哪些变化?
3. 如果怀疑患者肺栓塞,可做哪些相关检查?
4. 肺栓塞患者螺旋 CT 造影可出现哪些征象?
5. 如何进行溶栓治疗?
6. 如何进行抗凝治疗?

（赵　敏　郭　峰）

数字课程学习

教学 PPT　　　自测题

第六章　急性左心衰竭

　　患者,男性,74 岁。主因突发气促、胸闷、呼吸困难 1 h 入急诊。患者诉约 1 h 前睡眠中突觉气促、胸闷、呼吸困难,需坐起,持续不缓解,并咳嗽,痰为粉红色泡沫样痰,大汗。既往有高血压、糖尿病病史。查体:T 36.5℃,P 125 次/min,R 34 次/min,BP 190/105 mmHg,烦躁不安,张口呼吸,端坐位,大汗淋漓,皮肤湿,双肺呼吸音粗,可闻及大量湿啰音,心率 125 次/min,可闻及频发期前收缩,心音低钝,可闻及奔马律,P2 亢进,下肢无明显水肿。ECG 示窦性心动过速,左心室肥大劳损,频发房性期前收缩。血气分析示 PaO_2 58 mmHg,$PaCO_2$ 29 mmHg,SaO_2 83%。

　　急性左心衰竭是指急性发作或加重的左心功能异常,心肌收缩力明显降低、心脏负荷加重,造成急性心排血量骤降,肺循环压力突然升高,周围循环阻力增加,从而引起肺循环充血而出现急性肺淤血、肺水肿,并伴组织器官灌注不足的一种临床综合征。

　　急性左心衰竭是急诊科常见的急危重症,急诊科医生必须具备正确处理急性左心衰竭的能力。

【病因、诱因与发病机制】

(一) 病因和诱因

1. 冠状动脉疾病　急性冠脉综合征(心肌梗死/缺血、室间隔破裂)。

2. 心肌炎。

3. 急性瓣膜综合征　感染性心内膜炎、退行性变二尖瓣腱索断裂、缺血性乳头肌断裂或主动脉夹层引起的急性二尖瓣或主动脉瓣关闭不全,主动脉瓣或二尖瓣机械瓣血栓形成,主动脉瓣或二尖瓣生物瓣瓣叶撕裂或穿孔。

4. 进展性瓣膜疾病　重度主动脉瓣或二尖瓣狭窄,包括左心房黏液瘤;重度主动脉瓣或二尖瓣关闭不全。

5. 心肌病　肥厚型心肌病,扩张型心肌病,心动过速介导的心肌病,应激性(章鱼壶样)心肌病。

6. 控制不良的高血压　双侧肾动脉狭窄。

　　原无慢性心力衰竭的前提下发生急性左心衰竭的诱因多数是心脏突然发生严重的解剖或功能异常。慢性心力衰竭失代偿可发生于无已知诱因时,但更常见于有诱因时,如感染、未控制的高血压、心律失常、应激状态,以及不遵从适当的药物治疗和饮食方式。

(二) 发病机制

　　要做到正确救治急性左心衰竭患者,必须要理解左心衰竭发生的机制。其主要的病理生理机制是在心功能减退的状态下,心排血量减少、组织低灌注、肺动脉楔压(PAWP)增加和肺淤血。左心衰竭的情况下,左心室收缩功能减退导致左心室收缩期搏出量减少,舒张期容积增加;左心室舒张功能减退,导致心肌顺应性下降;同时存在水钠潴留,导致前负荷增加。此三种变化导致左心室舒张末压升高,上升的压力逆血流方向依次引起左心房压升高、肺静脉压升高、PAWP 升高,引起肺淤血,液体从毛细血管床渗出至肺组织间隙。液体渗出最初仅在体力活动时发生,到晚期则休息时亦可发生。在某些诱因的作用下,左心室舒张压短期内急剧升高,肺毛细血管床渗液骤然增多即引起严重肺水肿,导致严重呼吸困难、低氧血症(图 3-6-1)。

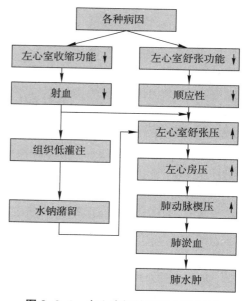

图 3-6-1 左心衰竭的病理生理机制

【临床表现】

(一)轻至中度左心衰竭

进行性呼吸困难是最常见的主诉。还可出现腹部和外周淤血症状,患者可能自述踝关节肿胀和上腹压痛或腹胀感。腹部压痛通常是由于肝淤血和肝包膜受到牵张。重度肝淤血时,患者还可能有恶心和厌食。其他症状包括夜尿和神经系统症状,如意识模糊、头痛、失眠、焦虑、定向障碍和记忆损害。

体征因心力衰竭液体过剩严重程度的不同而异,有淤血征象,包括颈静脉压升高、肝颈静脉回流试验阳性,以及肝大有触痛。肺底气体进入减少通常是胸腔积液所致,右侧胸腔积液比左侧更常见。胸腔积液征象可能伴有啰音(爆裂音)和哮鸣音。未闻及啰音并不意味着无肺静脉压升高。双下肢常有明显水肿,特别是非卧床患者的胫前区域和踝关节。卧床患者可出现骶部水肿。

舒张功能障碍所致心力衰竭患者的心脏检查可能完全正常,而许多晚期收缩功能障碍患者有第三心音和心尖冲动外移。左心室明显增大时,常可闻及二尖瓣关闭不全杂音,而右心室容量或压力超负荷时可闻及三尖瓣关闭不全杂音。

胸部 X 线可能显示有心脏扩大。一些患者有胸腔积液和血流从肺底分布到肺上叶的证据,还可能有间质性水肿证据。

(二)高血压性左心衰竭

高血压性左心衰竭定义为突发心力衰竭伴有收缩压 > 140 mmHg,就诊时收缩压常 > 180 mmHg,主要发生于老年人,特别是女性。患者常有控制不良高血压病史。患者通常有淤血表现,主要为肺循环淤血,而非体循环淤血,表现为入院前体重有轻微增加。患者几乎都为射血分数保留型心力衰竭(HFpEF)。血压升高可快速发展,伴有充盈压增加和交感神经张力增高。

(三)重度肺水肿

通常有突发的压倒性窒息感,均伴有极度焦虑、咳嗽、咳粉红色泡沫痰和溺水感;端坐位,不能说出完整的句子,可能烦躁不安;呼吸频率增加,鼻翼扩张,吸气时肋间隙和锁骨上窝凹陷。呼吸音通常很大,吸气相和呼气相都可能闻及"咕噜音"。意识水平改变是不良征象,可能表明有重度低氧血症。患者有大量出汗,皮肤发冷、苍白和发绀,反映交感神经活性增加。

脉率增加通常是肾上腺素能驱动增加所致。血压显著升高更可能是肺水肿的病因或重要促发因素,而不是其后果。治疗前血氧饱和度通常 < 90%。肺部听诊通常闻及双侧粗糙呼吸音,伴干啰音、哮鸣音和细湿捻发音,捻发音首先出现在肺底,随肺水肿恶化向上延伸至肺尖。

急性情况下心脏听诊可能困难,但可能存在第三和第四心音。瓣膜异常和(或)心肌梗死后机械并发症导致急性左心衰竭时,通常可闻及二尖瓣和主动脉瓣关闭不全及缺血性室间隔缺损杂音,但需要熟练的听诊者仔细听诊方可闻及。

X 线胸片可能显示有心脏扩大,血流重新分布至肺上野,间质性水肿(血管影模糊、支气管袖套征和小叶间隔增厚)和肺泡水肿(肺门周围和肺下叶气腔填充,中上肺野肺周一般不受累)。

(四)心源性休克

低排血量心力衰竭的症状和体征与终末器官灌注减少有关。其典型特征是左心室功能严重受损,通常表现为乏力、神志改变症状或器官灌注不足征象,如肾前性氮质血症或肝酶异常。患者可能出现静息时呼吸过速、心动过速及肢端发冷和发绀伴毛细血管再充盈不良。外周灌注不足可能较严重,引起下肢皮肤花斑和发冷。

该综合征患者常有脉压减小,与每搏输出量减少一致。有时医生可能发现交替脉,正常窦性心律期间,强脉或正常脉搏与弱脉交替出现。这一体征罕见,一旦出现表明重度左心室功能障碍。

部分失代偿终末期心力衰竭患者就诊时有隐匿性休克,可能难以与轻度失代偿性慢性心力衰竭和稳定心力衰竭患者区分。隐匿性休克患者与非休克患者的唯一鉴别指标是,前者乳酸水平显著升高。因此,对有明显无力和(或)外周灌注情况不确定的患者,建议检测乳酸水平。必须迅速确定休克的心脏病因。排除急性冠脉综合征后,应尽快行超声心动图检查确定有无心脏压塞,并进一步明确左、右心室功能和左心瓣膜的完整性。

(五)高排血量性心力衰竭

高排血量性心力衰竭通常表现为四肢温暖、肺循环淤血、心动过速和脉压增大,基础疾病包括贫血、甲状腺毒症、晚期肝衰竭和骨骼疾病等。

【辅助检查】

对急性左心衰竭的患者,需要及时进行必要的辅助检查与评估,包括容量状态、循环灌注状态及诱因与并发症的评估,以便予以针对性治疗。

(一)实验室检查

实验室检查对于急性左心衰竭患者是必要的,尤其有助于发现导致急性左心衰竭的诱因。血常规可以发现贫血、感染的存在,电解质检测可以发现电解质紊乱,肌钙蛋白(CTnI 或 CTnT)和肌酸激酶的心肌同工酶(CK–MB)检测有助于评估有无心肌损伤及损伤程度,血尿素氮的检测有助于对周围脏器灌注情况的判断。对病情严重的患者还应进行动脉血气分析,以了解其血氧含量、通气状况及酸碱平衡情况;休克患者及有明显无力和(或)外周灌注不确定的患者需检测乳酸水平。

血浆 B 型脑钠肽(BNP)是心室在室壁张力和室腔内容量负荷升高时分泌的一种激素,有助于急性心力衰竭诊断和鉴别诊断:BNP < 100 ng/L、NT-proBNP < 300 ng/L 为排除急性心力衰竭的切点。但 BNP 与年龄、性别和体重等有关,老龄、女性、肾功能不全时升高,肥胖者降低。诊断急性心力衰竭时,NT-proBNP 水平应根据年龄和肾功能不全分层:50 岁以下的成人血浆 NT-proBNP 浓度 > 450 ng/L,50 岁以上血浆浓度 > 900 ng/L,75 岁以上应 > 1 800 ng/L,肾功能不全(肾小球滤过率 < 60 mL/min)时应 > 1 200 ng/L。当测定值介于"排除"和按年龄调整的"纳入"值之间时,评估其临床意义需综合考虑临床状况,排除其他原因,因为急性冠脉综合征、慢性肺部疾病、肺动脉高压、高血压、心房颤动等均会引起测定值的升高。另外,"闪电性"肺水肿患者,入院时 BNP 水平可能仍在正常范围,需结合临床状况、BNP 动态变化判断。

(二)心电图

应尽快行 12 导联心电图检查,评估有无 ACS(心肌缺血或 MI)和心律失常(如心房颤动)。心电图还可识别心力衰竭的其他易感或诱发因素,如左心室肥大或左心房异常。

(三)胸部 X 线

胸片表现可为轻度肺血流重新分布,也可为明显的心脏扩大和双肺间质广泛纹理改变。双侧肺门周围肺泡水肿时,呈典型的"蝴蝶状"外观(图 3-6-2)。新发心力衰竭患者通常无胸腔积液,但慢性心力衰竭急性失代偿患者常有这一表现。

（四）超声心动图

对新发心力衰竭和既往有心力衰竭史的疑似心功能改变患者,推荐超声心动图检查。超声心动图检查的紧迫性随临床表现的严重程度而异。评估心源性休克或低排血量综合征患者时,应早期应用这一检查。该检查也是已知或疑似心脏瓣膜病患者的重要评估手段。ST 段抬高心肌梗死合并肺循环淤血时,应紧急行超声心动图检查评估左、右心室功能,并排除机械性并发症。多普勒超声心动图有助于心力衰竭诊断和分类。二维和多普勒超声心动图可评估心室大小、整体和局部收缩功能与舒张功能、瓣膜病变和心包疾病。超声心动图还可评估右心房压力、肺动脉压和 PAWP。

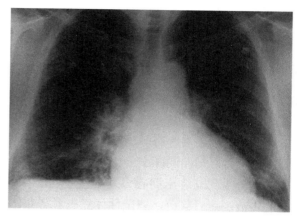

图 3-6-2 胸部 X 线示急性肺水肿

（五）肺部超声

经验丰富时,肺部超声可用于辅助诊断,有助于评估呼吸困难的疑似心力衰竭患者;但其不能取代标准临床评估,包括胸片和选择性检测利钠肽水平。肺部超声发现多条 B 线(通常至少 3 条)/肋间隙是肺间质综合征的特征,而双肺弥漫性多发 B 线可能是肺水肿、间质性肺炎或弥漫性实质性肺疾病(肺纤维化)的特征。

肺部超声的局限性包括其有技术依赖性且特异性有限。虽然双肺 B 线不是肺水肿的特异性表现,但伴随的超声结果可能有助于区分肺水肿和其他原因。提示弥漫性实质性肺疾病(肺纤维化)的超声特征包括胸膜线异常(不规则、断裂)、胸膜下异常(小面积低回声区域)及 B 线分布不均匀。复查可能有所帮助,因为肺水肿时的 B 线会随容量和体位(坐位/仰卧位)而改变。提示急性呼吸窘迫综合征的超声特征包括前胸膜下实变,肺滑动减少或消失,肺实质正常,胸膜线异常(不规则、断裂)及 B 线分布不均匀。

（六）血流动力学监测

现有的相关证据不推荐对心力衰竭患者常规使用有创血流动力学监测。但心力衰竭患者有持续性症状和(或)血流动力学不确定时,以及对于经验性调整标准治疗后仍有持续症状,并且至少存在以下一种情况的患者,有创监测有一定帮助:治疗期间肾功能恶化,需要胃肠外血管活性药物,可能需要高级设备治疗或心脏移植。PAWP≥18 mmHg 支持心源性肺水肿。

无创血流动力学监测对急性左心衰竭的诊断价值需要进一步研究。

【诊断和鉴别诊断】

根据心脏病史、具有一定特异性的临床表现及上述的辅助检查,大多数患者就可以诊断(图 3-6-3)。明确为急性左心衰竭后,还要对其严重程度、基础病因和发作诱因进行诊断,以指导后续的处理。其中对急性心肌梗死(AMI)患者并发的急性左心衰竭严重程度的分级方法为 Killip 分级法(表 3-6-1)。对非急性心肌梗死的急性左心衰竭可用"临床严重程度分级法"(表 3-6-2)。级别越高,预后越差,Ⅰ~Ⅳ级的急性期病死率分别为 2.2%、10.1%、22.4% 和 55.5%。对行血流动力学监测的患者,可采用 Forrester 法(表 3-6-3),根据 PAWP、心排指数(CI)及组织灌注状态进行分级。

急性左心衰竭要注意与肺部疾病引起的呼吸困难相鉴别,呼吸困难的特点、心脏病史、血浆 BNP 水平、心电图、胸部 X 线等检查有助于鉴别。心源性哮喘要与支气管哮喘相鉴别,后者多有多年反复发作病史,发作时很少大量出汗,肺部多有肺气肿征象,哮鸣音多于湿啰音。

【治疗】

急性左心衰竭的治疗目标包括:改善症状,尤其是淤血和低心排血量的症状;恢复正常的氧合;优化容量状态;确定病因;确定并处理诱发因素;优化长期口服药物治疗;尽量减轻不良反应;确定可能受益于血

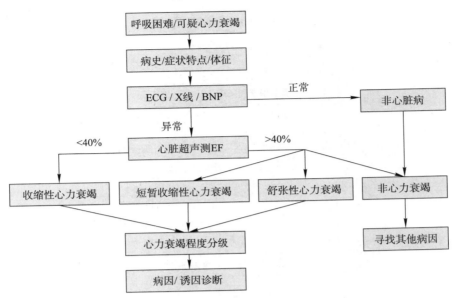

图 3-6-3　急性左心衰竭的诊断流程

表 3-6-1　急性心肌梗死并发急性左心衰竭 Killip 分级法

分级	症状与体征
I	无心力衰竭,无肺部啰音,无 S3
II	有心力衰竭,两肺中下部有湿啰音,占肺野下 1/2,可闻及 S3
III	严重心力衰竭,有肺水肿,细湿啰音遍布两肺(超过肺野下 1/2)
IV	心源性休克

表 3-6-2　急性心力衰竭的临床严重程度分级法

分级	皮肤	肺部啰音
I	温暖	无
II	温暖	有
III	冷	无或有
IV	冷	有

表 3-6-3　急性心力衰竭 Forrester 法分级

分级	PAWP(mmHg)	CI[L/(min·m)]	组织灌注状态
I	≤18	> 2.2	无肺淤血,无组织灌注不良
II	> 18	> 2.2	有肺淤血
III	≤18	≤2.2	无肺淤血,有组织灌注不良
IV	> 18	≤2.2	有肺淤血,有组织灌注不良

运重建术的患者;确定可能受益于仪器治疗的患者;评估血栓栓塞的风险及进行抗凝治疗的必要性;对患者进行关于用药和心力衰竭自我管理的教育;考虑并且在可能的情况下启动疾病管理计划,避免心力衰竭复发。其处理流程见图 3-6-4。

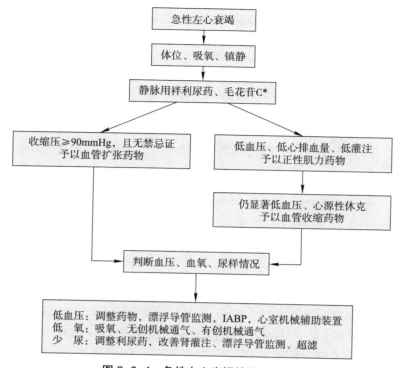

图 3-6-4 急性左心衰竭的处理流程

*:适用于心房颤动伴快速心室率者、严重收缩功能不全者。

（一）一般处理

让患者采取半坐位或坐位,减少静脉血回流。对指端血氧饱和度（SpO_2）<90% 的低氧血症者须予以吸氧,维持 $SaO_2 \geq 95\%$。可予以鼻导管或面罩给氧。必要时予以正压机械通气。尽快建立静脉输液通道;严密监测心电、血压、血氧饱和度;安慰患者,尽量使其保持镇静。

（二）药物治疗

1. 利尿药 以袢利尿药为首选。立即静脉注射呋塞米（速尿）20 ~ 40 mg,30 min 利尿作用达到高峰。除有利尿作用外,呋塞米静脉注射时有明显的扩血管作用,可以降低肺血管床压力,同时可促进肾分泌具有扩血管作用的前列腺素,因此有时单用呋塞米已能使肺水肿出现好转,是急性左心衰竭的首选用药。如患者对常规剂量呋塞米疗效差时,可采用大剂量呋塞米 200 ~ 1 000 mg 静脉注射。尿量多时应注意补钾。

2. 吗啡 通过抑制交感神经活性,控制烦躁不安,减慢呼吸,扩张支气管,改善换气,降低氧耗量,减少心脏氧需求,并能短暂扩张静脉,减轻心脏负荷,对肺水肿治疗效果明显、迅速。但当伴有颅内出血、神志障碍、阻塞性肺疾病或 CO_2 潴留者禁用。1 ~ 5 mg 稀释后静脉缓慢注射,必要时每隔 15 min 重复 2 ~ 3 次;或 5 ~ 10 mg 皮下注射,必要时每隔 3 ~ 4 h 重复 1 次。注意血压降低或呼吸抑制的不良反应,必要时可用纳洛酮拮抗。

3. 血管扩张药

（1）硝酸酯类:较常用。硝酸甘油 0.3 ~ 0.6 mg 舌下含服,可每 10 ~ 15 min 重复给药数次;静脉滴注 20 ~ 200 μg/min。

（2）硝普钠:静脉滴注,起始 0.5 μg/(kg·min),需要时每 5 min 增加 5 ~ 15 μg,至肺水肿控制或动脉压降至 95 mmHg。其不良反应是可引起低血压。

（3）重组人 BNP:具有扩张外周阻力血管,消除水钠潴留的作用,从而降低心脏的前、后负荷,减少心脏泵血的阻力,改善心脏功能。同时有降低肾素、醛固酮、去甲肾上腺素等分泌的作用。在严重急性左心衰竭时,可以显著改善血流动力学。负荷剂量为 1.5 ~ 2 μg/kg 静脉注射,继以 0.01 ~ 0.03 μg/(kg·min)维持静脉滴注。也可不用负荷剂量而直接静脉滴注。注意低血压的不良反应。

4. 正性肌力药

(1)毛花苷 C(西地兰):0.4 ~ 0.6 mg 稀释后静脉注射,必要时 1 h 后再注射 0.2 ~ 0.4 mg。如肺水肿之前已在使用洋地黄者,酌情减量,以免过量。

(2)多巴胺和多巴酚丁胺:多巴胺静脉滴注,3 ~ 20 μg/(kg·min),或多巴酚丁胺 2 ~ 20 μg/(kg·min)。多巴酚丁胺短期应用可增加心排血量,改善外周灌注,缓解症状。但对于重症心力衰竭患者,连续静脉应用会增加死亡风险。使用时监测血压。常见不良反应有心律失常、心动过速,偶尔可因加重心肌缺血而出现胸痛。正在应用 β 受体拮抗药的患者不推荐应用多巴酚丁胺和多巴胺。

(3)磷酸二酯酶抑制剂:米力农,首剂 25 ~ 75 μg/kg 静脉注射(> 10 min),继以 0.375 ~ 0.750 μg/(kg·min)静脉滴注。常见不良反应有低血压和心律失常。

(4)钙增敏剂:左西孟旦,通过结合于心肌细胞上的 TnC 促进心肌收缩,还通过介导 ATP 敏感的钾通道而发挥血管舒张作用和轻度抑制磷酸二酯酶的效应。其正性肌力作用独立于 β 肾上腺素刺激,可用于正接受 β 受体拮抗药治疗的患者。用法为首剂 12 μg/kg 静脉注射(> 10 min),继以 0.1 μg/(kg·min)静脉滴注,可酌情减半或加倍。对于收缩压 < 100 mmHg 的患者,不需负荷剂量,可直接用维持剂量,防止发生低血压。应用时需监测血压和心电图,避免血压过低和心律失常的发生。

5. 血管收缩药　对外周动脉有显著缩血管作用的药物,如去甲肾上腺素、肾上腺素等,多用于尽管应用了正性肌力药仍出现心源性休克,或合并显著低血压状态时。这些药物可以使血液重新分配至重要脏器,收缩外周血管并提高血压,但以增加左心室后负荷为代价。

(三)非药物治疗

1. 主动脉内球囊反搏(IABP)　可有效改善心肌灌注,又降低心肌耗氧量和增加心排血量。适应证:①急性心肌梗死或严重心肌缺血并发心源性休克,且不能由药物纠正;②伴血流动力学障碍的严重冠心病(如急性心肌梗死伴机械并发症);③心肌缺血或急性重症心肌炎伴顽固性肺水肿;④作为左心室辅助装置(LVAD)或心脏移植前的过渡治疗。对其他原因的心源性休克是否有益尚无证据。

2. 机械通气　多数急性左心衰竭患者在上述药物治疗下,其缺氧状况即可逐渐改善,不需要行机械通气。对缺氧严重的患者,经常规吸氧和药物治疗仍不能纠正的肺水肿合并呼吸衰竭者可给予辅助机械通气,尽可能用无创通气。如患者已经有神志障碍,自主呼吸弱,则应及时予以气管插管,行有创机械通气治疗。无创呼吸机辅助通气分为持续气道正压通气(continuous positive airway pressure,CPAP)和双相间歇气道正压(biphasic intermittent positive airways pressure,BiPAP)通气 2 种模式。推荐用于呼吸频率 > 20 次/min,能配合呼吸机通气的患者,但不建议用于收缩压 < 85 mmHg 的患者。气管插管机械通气的应用指征为心肺复苏时、严重呼吸衰竭经常规治疗不能改善者,尤其是出现明显的呼吸性和代谢性酸中毒并影响到意识状态的患者。

3. 血液净化治疗

(1)适应证:①出现下列情况之一时可考虑采用超滤治疗:高容量负荷,如肺水肿或严重的外周组织水肿,且对利尿药抵抗;低钠血症(血钠 < 110 mmol/L)且有相应的临床症状,如神志障碍、肌张力减退、腱反射减弱或消失、呕吐及肺水肿等。②肾功能进行性减退,血肌酐 > 500 μmol/L 或符合急性血液透析指征的其他情况可行血液透析治疗。超滤对急性心力衰竭有益,但并非常规手段。

(2)不良反应和处理:血液净化治疗存在与体外循环相关的不良反应,如生物不相容、出血、凝血、血管通路相关并发症、感染、机器相关并发症等。应避免出现新的内环境失调,连续血液净化治疗时应注意热量及蛋白质的丢失。

4. 心室机械辅助装置　急性心力衰竭经常规药物治疗无明显改善时,有条件的可应用该技术。此类装置有体外膜氧合器（ECMO）、心室辅助泵（如可置入式电动左心辅助泵、全人工心脏）。根据急性心力衰竭的不同类型，可选择应用心室辅助装置，在积极纠治基础心脏疾病的前提下，短期辅助心脏功能，也可作为心脏移植或心肺移植的过渡。静脉－动脉 ECMO（VA–ECMO）可以部分或全部代替心肺功能，以下情况可考虑启动 VA–ECMO：①收缩压 < 90 mmmHg，心脏指数 < 2 L/（m² · min），LVEF < 40%；②动脉血气分析指标：pH < 7.15，BE < –5 mmol/L，乳酸 > 4 mmol/L 且进行性加重，尿量 < 0.5 mL/（kg·h）或 < 30 mL/h，中心静脉血氧饱和度 < 50%；③大剂量使用两种或两种以上的正性肌力药 / 血管活性药，主动脉内球囊反搏支持不足以维持稳定的血流动力学，如果以上情况持续 > 3 h；④出现或反复出现心室颤动、心搏停止或无脉电活动、短阵室性心动过速、三度房室传导阻滞等严重心律失常，经抗心律失常药、正性肌力药或临时心脏起搏器等处理仍不能维持有效循环者。

（四）特殊情况的处理

1. 长期服用 β 受体拮抗药的患者　慢性心力衰竭或缺血性心脏病患者往往长期服用 β 受体拮抗药，这类患者发生急性左心衰竭时，宜将这类药减量，但不宜突然完全停用。

2. 急性心肌梗死合并心源性休克　心功能 Killip Ⅳ 级的急性心肌梗死患者预后极差，病死率达 70%。这种急性左心衰竭需要用较大剂量的多巴胺和多巴酚丁胺，积极寻求 IABP 支持，在此基础上使用血管扩张药物。此外，应尽可能行梗死相关冠状动脉的再通治疗。

（五）纠正诱因

予以抗生素控制感染，纠正代谢性酸中毒、电解质紊乱、贫血。对由心脏解剖异常（如瓣膜穿孔、乳头肌断裂等因素）导致的急性左心衰竭，要在控制症状的基础上积极创造条件予以手术治疗。

思考题

1. 什么是急性肺水肿？
2. 导致急性左心衰竭的主要病因有哪些？
3. 简述急性左心衰竭的诱发因素与对策。

（张　娟　杨　宁）

数字课程学习

⬇ 教学 PPT　　　✎ 自测题

第七章 高血压急症

案例

患者,男性,42 岁。主因头痛 2 天,呕吐、视物模糊 1 h 入院。患者 2 天前开始出现头痛,先为跳动性疼痛,后转为持续性胀痛,伴后颈部胀痛,服"索米痛片"后稍缓解。今晨起床后头痛加重,伴恶心、呕吐 2 次,为可疑喷射性呕吐,无呕血,呕吐后感视物模糊。起病以来无发热,无神志改变,起病前无头部外伤史。既往史:发现高血压 1 年,未治疗。查体:T 36.0℃,P 112 次 /min,R 18 次 /min,BP 214/132 mmHg,痛苦面容,神清,言语流利,双瞳孔等大等圆,直径 3.0 mm,对光反射敏感,双眼球向各方向运动可,伸舌居中,颈稍亢。双肺呼吸音清,心率 61 次 /min,律齐,心音正常,无杂音。腹软,无压痛及反跳痛,肝、脾肋下未触及,四肢肌力 5 级,双侧巴宾斯基征阴性。下肢无水肿。心电图示左心室高电压。眼底检查:眼底动脉变细,视神经盘苍白、轻度水肿。该患者诊断考虑什么? 如何进行急救处理?

第一节 概 述

2020 年高血压学会(ISA)颁布的国际高血压实践指南中,高血压诊断标准为 140/90 mmHg。高血压急症是一组以急性血压升高,伴有靶器官损伤,或原有功能受损进行性加重为特征的一组临床综合征。与以往定义相比,2019 年欧洲心脏病学会(ESC)高血压指南用血压的突然、快速升高及所导致的调节机制失常来定义高血压急症,比使用特定的血压阈值进行定义要更加准确;但需要注意,若收缩压(SBP)≥220 mmHg 和(或)舒张压(DBP)≥140 mmHg,则无论有无症状都应视为高血压急症。高血压急症由于病情急剧恶化,常发生高血压脑病,以及因高血压引起心、脑、肾等重要脏器的严重并发症,必须及时处理,否则可能危及生命,是一种紧急状态。

高血压急症指血压急性显著升高,伴有急性靶器官功能损害,需要进行胃肠外药物治疗,尽快把血压降至安全范围。包括:①高血压脑病;②急性冠脉综合征:不稳定型心绞痛、心肌梗死;③高血压左心功能不全;④急性主动脉夹层;⑤急性肾衰竭;⑥急性脑出血、急性脑梗死、急性蛛网膜下腔出血;⑦嗜铬细胞瘤危象等。

【病理生理】

高血压急症以动脉血压快速和显著升高,小动脉痉挛、坏死及继发性组织损伤为主要特点,有多种复杂的神经体液及内分泌因素参与其中,且几种不同的病理生理改变在疾病的进展过程中相互促进,形成恶性循环。在应激因素(严重精神创伤、情绪过于激动等)、神经反射异常、内分泌激素水平异常等诱因的作用下,交感神经亢进和缩血管活性物质(如肾素、血管紧张素Ⅱ等)激活并释放增加,诱发短期内血压急剧升高;与此同时,全身小动脉痉挛导致压力性多尿和循环血量减少,反射性引起缩血管活性物质激活,导致进一步的血管收缩和炎症因子的产生,使相应的病理性损伤进一步加重;升高的血压导致内皮受损,小动脉纤维素样坏死,引发缺血、血管活性物质的进一步释放,形成病理损伤的恶性循环;此外,由于肾素 - 血管紧张素系统、压力性利钠作用等因素的综合作用,导致终末器官灌注减少和功能损伤,最终诱发心、脑、肾等重要脏器缺血,导致高血压急症的靶器官功能损伤。

靶器官损伤而非单纯血压数值是鉴别高血压急症与高血压控制不佳的关键。靶器官损伤直接决定了治疗方案的选择和患者的预后,而且,当前血压较基础血压升高的速率和幅度比血压的绝对值更为重要。因此,高血压急症的治疗关键在于快速诊断并立即降低血压,以避免发生进行性器官衰竭。需要注意的是,急诊医师接诊高血压急症患者时,需要从临床症状入手,首先尽可能稳定患者的生命体征,同时完成针对性病史采集、体格检查及辅助检查等,始终遵循"先救命再治病"原则。

【临床表现】

1. 症状　高血压急症常见的临床表现包括:短时间内血压急剧升高,同时出现明显的头痛、头晕、眩晕、视物模糊与视力障碍、烦躁、胸痛、心悸、呼吸困难等表现,此外还可能出现一些不典型的临床表现,如胃肠道症状(腹痛、恶心、厌食等)(表 3-7-1)。

表 3-7-1　高血压急症的临床表现

疾病名称	临床表现
急性冠脉综合征	急性胸痛、胸闷、放射性肩背痛、咽部紧缩感、烦躁、大汗、心悸,心电图有缺血表现
急性心力衰竭	呼吸困难、发绀、咳粉红泡沫痰、肺部啰音、心脏扩大、心率增快、奔马律等
急性脑梗死	失语、面舌瘫、偏身感觉障碍、肢体瘫痪、意识障碍、癫痫样发作
急性脑出血	头痛、喷射样呕吐、不同程度意识障碍、偏瘫、失语,以及上述表现可进行性加重
急性蛛网膜下腔出血	剧烈头痛、恶心、呕吐、颈背部痛、意识障碍、抽搐、偏瘫、失语、脑膜刺激征
高血压脑病	血压显著升高并伴有嗜睡、昏迷、癫痫发作和皮质盲
急性主动脉夹层	撕裂样胸背部痛(波及血管范围不同差异显著),双侧上肢血压测量值不一致
子痫前期和子痫	从妊娠 20 周到分娩第 1 周期间出现血压高、蛋白尿、水肿,可伴神经系统症状如抽搐、昏迷等

2. 体格检查　核心是了解靶器官损伤程度,同时评估有无继发性高血压的可能,特别是对于症状不典型,但血压显著升高的急诊患者,系统、翔实的体格检查有助于尽早明确高血压急症的诊断。①在保障患者安全的前提下,测量患者平卧和站立两种姿势下的血压,以评估患者的容量状态;②双上臂血压差异明显需警惕大血管病变,如主动脉夹层或大动脉炎;③循环系统查体侧重于心力衰竭的判定,如颈静脉怒张、双肺湿啰音、病理性第三心音或奔马律;④神经系统查体注意评估意识状态、脑膜刺激征、视野改变及病理征等;⑤眼底镜检查发现新发的出血、渗出、视神经盘水肿,均提示高血压急症可能。

3. 实验室检查　常规检查项目包括血常规、尿常规、血液生化、凝血功能、D- 二聚体、血气分析和心电图,还可进一步完善心肌损伤标志物、脑钠肽(BNP/NT-proBNP)等项目。需要指出的是,对患者靶器官损伤的评估应动态进行,必要时复查相关项目。

4. 影像学检查　包括胸部 X 线、超声心动图、头颅 CT/MRI、胸部 / 腹部 CT、血管造影术等。

5. 严重程度评估　从以下三个方面对高血压急症的严重程度进行评估:①通过了解基础血压可以反映血压急性升高的程度,以评估对脏器损伤存在的风险;②急性血压升高的速度和持续时间与病情严重程度相关,血压缓慢升高和(或)持续时间短则严重性较轻,反之则较重;③影响短期预后的脏器损伤表现,包括肺水肿、胸痛、抽搐及神经系统功能障碍等。

【治疗】

1. 降压原则 高血压急症的早期治疗原则是减少血压过高对靶器官的持续损伤,同时避免降压过快导致脏器灌注不足,积极寻找血压升高的诱因并尽快纠正。所有高血压急症都应当给予起效快、可控性强的静脉降压药物,根据不同疾病的特点单用一种或者联合使用静脉降压药物进行快速而又平稳的降压,最终达到目标血压(表3-7-2)。

2. 具体原则 ①初始阶段(1 h内)血压控制目标为平均动脉压(MAP)的降低幅度不超过治疗前水平的25%;②在随后的2~6 h将血压降至较安全水平,一般为160/100 mmHg左右,但需根据不同疾病的降压目标和降压速度进行后续的血压管理;③当病情稳定后,24~48 h血压逐渐降至正常水平。

表 3-7-2 不同病因致高血压急症降压原则与药物选择

疾病名称	降压目标、降压速度	推荐药物选择	
		一线推荐	其他选择
急性冠脉综合征	立刻,血压维持在130/80 mmHg以下,DBP>60 mmHg	硝酸甘油、β受体拮抗药	地尔硫䓬、乌拉地尔
急性心力衰竭	立刻,SBP<140 mmHg	硝普钠或硝酸甘油联合利尿药,ACEI/ARB	乌拉地尔
急性脑梗死	溶栓:立刻,第1 h MAP降低15%,目标SBP<180 mmHg,DBP<110 mmHg;不溶栓:当SBP>220 mmHg,DBP>120 mmHg时,第1 h MAP降低15%	拉贝洛尔、尼卡地平	硝普钠
急性脑出血	立刻,SBP 130~180 mmHg	拉贝洛尔、尼卡地平	乌拉地尔、甘露醇等
急性蛛网膜下腔出血	立刻,高出基础血压20%左右	尼卡地平、尼莫地平	拉贝洛尔、硝普钠
高血压脑病	血压160~180/100~110 mmHg,第1 h MAP降低20%~25%	拉贝洛尔、尼卡地平	硝普钠、甘露醇等
急性主动脉夹层	立刻,SBP<120 mmHg,心率50~60次/min	艾司洛尔、尼卡地平、硝普钠	拉贝洛尔、美托洛尔
子痫及子痫前期	立刻,血压<160/110 mmHg	尼卡地平、拉贝洛尔、硫酸镁	
恶性高血压	数小时内,MAP降低20%~25%	拉贝洛尔、尼卡地平	硝普钠、乌拉地尔
嗜铬细胞瘤危象	术前24 h血压<160/90 mmHg	酚妥拉明、乌拉地尔、硝普钠	

第二节 高血压脑病

高血压脑病(hypertensive encephalopathy)指血压快速和显著升高,并伴有以下一种或多种症状:癫痫发作、嗜睡、昏迷和皮质盲[皮质盲(cortical blindness)是大脑枕叶皮质受血管痉挛缺血或毒素影响而引起的一种中枢性视功能障碍,尤以血管痉挛性损害最为常见,临床表现为双眼视觉完全丧失,瞳孔对光反射正常,眼底正常,可有偏瘫等]等,是最严重的高血压急症。

【发病机制】

发病机制不明,目前主要有两种学说。

1. 过度调节或小动脉痉挛学说 正常情况下,脑血管随血压变化而舒缩,血压升高时,脑部(包括脑膜)血管收缩;血压下降时血管扩张。当血压急剧升高时,可造成脑膜及脑细小动脉持久性痉挛,使流入毛细血管的血流量减少,导致缺血和毛细血管通透性增高,造成脑水肿和颅内压增高,在此基础上可发生坏死性小动脉炎、斑点状出血或多发性小栓塞,引起脑血液循环急性障碍和脑功能损伤,从而产生一系列临床表现。

2. 自动调节破裂学说 当血压明显上升,如平均动脉压≥180 mmHg 时,自动调节血压机制破裂,原先收缩的脑血管(血压升高时收缩)由于不能承受过高的压力而突然扩张,产生所谓强迫性扩张现象,结果脑血管过度灌注,脑血流量增加,血浆渗透压增高,而导致脑水肿和颅内压增高,从而产生一系列临床表现。本病的主要病理变化为急性脑水肿、脑部毛细血管坏死、点状出血和坏死性小动脉炎改变。

【临床表现】

1. 诱发因素 本病常因过度劳累、紧张和情绪激动所诱发,一般需经历 12 h 以上才出现高血压脑病征象,但偶尔可在几分钟内发病。

2. 血压显著升高 通常 BP≥180/120 mmHg,MAP≥150 mmHg。

3. 脑水肿和颅内压增高的症状 先有弥漫性头痛,继之出现呕吐、烦躁不安、心动过缓、脉搏有力、视物模糊、抽搐、意识障碍甚至昏迷。头痛、抽搐、意识障碍为高血压脑病的三联征。

4. 可产生暂时性偏瘫、失语,病理性神经反射等征象。

5. 眼底检查 可见视神经盘水肿、渗出、出血。

6. 头部影像学(CT 或 MRI)检查 排除脑卒中。

7. 本病易发生在突然发生高血压的患者,如急性肾炎、妊娠中毒症、伴肾功能不全的高血压及在脑动脉硬化基础上的高血压。可见脑脊液压力增高、蛋白质含量增高等改变。

【治疗】

高血压脑病的治疗原则为:迅速降血压,减轻脑水肿,防止脑疝,纠正水电解质紊乱。

1. 降低血压 建议第 1 h 将 MAP 降低 20% ~ 25%,初步降压目标为 160 ~ 180/100 ~ 110 mmHg。推荐降压药物:拉贝洛尔、尼卡地平、硝普钠,可联合使用脱水降颅压药物甘露醇、利尿药等。

(1)拉贝洛尔:选择性 α 及非选择性 β 受体拮抗药。每 10 min 缓慢静脉注射 20 mg,或以 0.5 ~ 2 mg/min 速率静脉滴注,依据降压需要调整速度。总剂量不超过 300 mg。不良反应有心动过缓、头晕、恶心、呕吐、头皮麻刺感、支气管痉挛、直立性低血压、肝功能损害等。重度或急性心力衰竭、支气管哮喘、二度和三度房室传导阻滞、窦性心动过缓患者慎用或禁用。

(2)尼卡地平:初始剂量 5 mg/h 静脉滴注,依据血压每 15 min 增加 2.5 mg/h,最大剂量 15 mg/h。不良反应有反射性心动过速、头痛、恶心、颜面潮红、静脉炎等。重度主动脉狭窄、左心衰竭、心肌缺血患者慎用或禁用。

(3)乌拉地尔:12.5 ~ 25 mg 稀释后静脉注射,10 ~ 15 min 后效果不明显可重复应用。静脉泵滴注初始速度为 2 mg/min,依据降压需要调整速度。不良反应较少,静脉滴注过快可出现头晕、恶心、心悸等症状。主动脉峡部狭窄或静脉分流者慎用或禁用。

(4)非诺多泮:多巴胺 DA1 受体激动药,初始剂量常为 0.1 ~ 0.3 μg/(kg·min),根据降压效果每 15 min 增加 0.05 ~ 0.1 μg/(kg·min),最大剂量 1.6 μg/(kg·min)。不良反应有与血管扩张有关的低血压、颜面潮红、头昏、头痛、心率加快、恶心、呕吐、低钾血症和眼压升高。避免与 β 受体拮抗药同时使用,青光眼患者慎用,容量不足患者慎用。

2. 降颅内压 20% 甘露醇 250 mL,快速静脉滴注,6 ~ 8 h 后可酌情再次给药。

3. 对症处理 如烦躁不安可给予地西泮 5 ~ 10 mg 肌内注射,惊厥者可予苯妥英钠 0.25 ~ 0.5 g 肌内注射。

4. 注意 ①应避免过快降压,逐渐降低血压通常可使症状得到迅速改善;过于迅速而大幅度地降压则可能干扰机体调节血流的能力,导致脑灌注不足,可能导致脑梗死,加重脑损害。本病如得不到及时治疗可致死亡。②若患者降压治疗已达标而临床症状无明显缓解,需考虑其他诊断的可能。③合并急性肾功能不全患者应首选尼卡地平和非诺多泮。④昏迷患者有条件时应监测 ICP 和 CPP。⑤避免使用硝普钠和肼屈嗪,因其可能引起颅内压增高。

第三节　主动脉夹层

主动脉夹层(dissection of aorta)是指循环血液进入动脉壁内并沿其纵轴延伸剥离所形成的血肿,也称为主动脉夹层血肿。本病大多数起病急,可引起管壁剥离而产生一系列症状。临床上高血压患者出现胸痛除应疑及心绞痛和心肌梗死外,尚应考虑合并主动脉夹层血肿。

【病因】

1. 高血压　70%~80% 的患者同时患有高血压。

2. 主动脉中层囊性变性　确切原因尚不清楚,可能是主动脉壁先天发育异常,中层退行性变,动脉壁结构疏松,支架受破坏,加上受长期慢性刺激(如高血压)而引起夹层分离。

3. 先天性或遗传性心血管疾病　先天性主动脉瓣狭窄、先天性主动脉发育不良、二叶主动脉瓣。马方综合征(Marfan syndrome)、特纳综合征(Turner syndrome)等,均有发生夹层的倾向。

4. 炎症、脓肿、外伤、医源性。

5. 动脉粥样硬化。

【发病机制】

主动脉壁中层变性是主动脉夹层的基本因素。主动脉壁先天发育异常,中层变性,血管壁结构疏松,支架结构破坏等是构成主动脉夹层的发病基础。

上述病因致动脉内膜发生裂口,动脉腔内血液通过内口进入主动脉壁中层,使内膜与中层隔开;或者有退行性变的动脉中层滋养血管破裂出血形成血肿,然后破入主动脉腔内。

高血压并非引起主动脉中层囊性坏死的原因,但可促进其发展。临床及实验证实,血管波动的幅度,即脉波陡度与促使主动脉夹层分离、夹层血肿扩张有关。

【病理及分型】

夹层最常发生于升主动脉,其内膜破裂口常在升主动脉距主动脉瓣上 2 cm 以内处,该处主动脉明显扩张,呈梭形或囊状,可引起主动脉环扩大,导致主动脉瓣关闭不全。其次发生于胸、腹降主动脉,其内膜口常在胸降主动脉左锁骨下动脉开口处附近,破裂口可两处或多处;其外膜口则可破入纵隔、胸腔及腹腔,引起大量出血而危及生命。夹层也可向远端发展,由于主动脉内压力高,分离撕开的夹层可向远端及主动脉各大分支扩展,形成广泛的动脉夹层分离。

1. DeBakey 分型　分为三种类型(图 3-7-1)。

(1)Ⅰ型:内膜撕裂口位于升主动脉,扩展累及腹主动脉。

(2)Ⅱ型:内膜撕裂口位于升主动脉,扩展仅限于升主动脉和主动脉弓。

(3)Ⅲ型:内膜撕裂口位于降主动脉(主动脉峡部)且不累及升主动脉和主动脉弓,其中未累及腹主动脉者为Ⅲa型,累及腹主动脉者为Ⅲb型。

2. Stanford 分型

(1)A 型:包括 DeBakey Ⅰ型和Ⅱ型,夹层分离侵及升主动脉,约占本病的 2/3。

(2)B 型:DeBakey Ⅲ型,夹层分离局限于降主动脉,内膜破裂口位于左锁骨下动脉远端,约占本病的 1/3。

【临床表现】

1. 本病多见于原有高血压的中老年男性;大多伴有高血压,多急性发病,65%~70% 的患者死于急性期;未及时治疗的患者 25% 死于 24 h 之内,1 年内病死率达 90%。

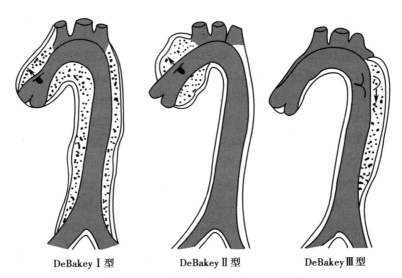

DeBakey Ⅰ型   DeBakey Ⅱ型   DeBakey Ⅲ型

图 3-7-1 主动脉夹层 DeBakey 分型

2. 胸痛 突发持续性疼痛是本病的突出特点。90% 以上急性主动脉夹层有突然发作性剧痛,近端夹层疼痛以胸部或背部、肩胛间区为主,若血肿扩展,疼痛可逐渐沿脊柱下移,可延及腹部、下肢,偶尔可向上放射至上肢及颈部。远端夹层可表现为下胸部或上腹部剧痛,也可向下腹部及下肢放射。

3. 休克 休克表现与血压改变呈不平行性,是本病的特点。患者面色苍白、心动过速、大汗淋漓,表现为严重的休克样外貌,但检测血压仍然较高,不少原有高血压者,起病后剧痛使血压更高,即使一度下降,经输液或输血后血压多能回升。

4. 急性主动脉瓣关闭不全的体征 若主动脉内膜撕裂,管壁剥离自升主动脉瓣环开始,可出现该体征,如主动脉瓣区出现舒张期叹气样杂音,脉压增宽和周围血管征。

5. 主动脉夹层延伸到主动脉重要分支,可引起分支口狭窄或闭塞,导致相应供血脏器急性缺血甚至坏死的症状,如双侧脉搏不对称、脉搏消失、偏瘫、心肌缺血或梗死,肠系膜动脉闭塞可引起腹内脏器缺血性坏死,肾动脉受累可产生血尿、尿闭和急性肾衰竭等。

6. 当夹层血肿壁渗血或血肿破裂,可出现出血性休克、心包积血和心脏压塞、胸腔积血的征象,甚至猝死。

【辅助检查】

1. X 线检查 纵隔及主动脉短期内进行性增宽,当合并心包积血或主动脉瓣关闭不全时,心影明显增大,必要时做主动脉造影可以确立诊断。

2. 超声心动图检查 无论 M 型或二维超声心动图均可显示主动脉内径明显增宽、分层,呈假通道双腔管回声,内管为真正主动脉腔,外管为进入主动脉壁的血肿。此外,可有心包积液(积血)和主动脉瓣关闭不全的超声改变。

3. CT 和 MRI 检查 可发现主动脉扩大,证实剥离的内膜有无钙化,有可能发现剥离的内膜存在,证实主动脉内有两个腔,即主动脉本来的管腔(真腔)和夹层血肿形成的假腔(图 3-7-2)。

4. 心电图检查 可呈缺血型 ST 段及 T 波改变,若冠状动脉口受压完全闭塞,可出现急性心肌梗死图形。

【诊断】

急性主动脉夹层发展快,临床变化多,临床误诊及漏诊相当多,需详细了解病情发展情况及密切观察体征变化才能做出正确的诊断。其诊断要点有:①持续刀割或撕裂样疼痛,吗啡类镇痛药效果不佳,尤其是有高血压史的中年以上患者;②休克时血压不降,早期还可升高;③突然出现的主动脉瓣关闭不全;④血管杂音;⑤双侧颈动脉、肱动脉或股动脉搏动不一致或血压有明显的差别;⑥急腹症或突然出现的神经系

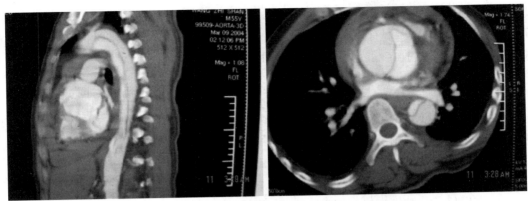

图 3-7-2　主动脉本来的管腔(真腔)和夹层血肿形成的假腔

统障碍;⑦其他脏器供血不全的表现;⑧影像学检查结果。

【治疗】

(一) 非手术

1. 急性期的初步处理

(1) 立即将患者送至监护室,予吸氧,监测心电图、血压、中心静脉压、呼吸和尿量等。

(2) 疼痛剧烈者可给予吗啡类药物镇痛及镇静,可肌内注射哌替啶 50~100 mg,或吗啡 5~10 mg 皮下注射。严格卧床休息。

(3) 休克者予积极抗休克治疗,静脉输全血、血浆或代血浆,必要时用多巴胺或间羟胺等。

(4) 合并心肌梗死者,禁用溶栓或抗凝治疗。

2. 药物治疗

(1) 降压:动脉壁所受剪切力大小取决于心室搏动的力度和速率及每搏血流量,选择的药物必须有助于降低这三个因素的水平,并且当降压时需要特别积极地控制反射性心动过速。β 受体拮抗药是控制主动脉夹层患者血压的首选药物,若单用 β 受体拮抗药降压效果不佳时,联合血管紧张素转换酶抑制剂和(或)其他血管扩张药,如硝普钠、硝酸甘油、尼卡地平等。非二氢吡啶类钙拮抗药,如维拉帕米和地尔硫䓬可作为 β 受体拮抗药不能耐受或禁忌时的备选药物。

(2) 治疗目标:在保证组织灌注的条件下,目标血压 SBP 至少 < 120 mmHg,心率 50~60 次/min。

(3) 药物

1) 硝普钠:初始剂量 0.3~0.5 μg/(kg·min),根据血压每 15~20 min 增加 0.5 μg/(kg·min),最大剂量 10 μg/(kg·min)。由于硝普钠诱导的血管扩张可使心率代偿性加快并恶化内膜瓣部位的剪切力,故需联合 β 受体拮抗药使用。

2) 硝酸甘油:初始剂量 5 μg/(kg·min),根据血压每 3~5 min 增加 5 μg/(kg·min),最大剂量 200 μg/(kg·min)。

3. 注意事项

(1) 若患者出现严重的低血压,应考虑心脏压塞、瘤体破裂。心脏压塞时行心包穿刺弊大于利,若病情稳定应尽快手术。

(2) 经初步处理后,如病情稳定,无心、脑、肾等重要器官供血受累,无夹层动脉继续扩大或破裂的迹象,可暂缓手术而继续药物治疗。

(3) 注意保证尿量在 25 mL/h 以上。

(4) 血压不高的患者不宜降压,仅减弱心肌收缩力加对症治疗即有利于病情缓解。

（二）手术

1. **原则** 凡急性主动脉夹层有指征者均应手术,除非有严重的神经系统并发症、夹层不能定位、高龄、肿瘤、多器官衰竭和有假腔内血栓形成等不宜手术的情况,或患者拒绝手术。

2. **指征**

（1）急性 Stanford 分型 A 型为手术的最佳指征。

（2）急性 Stanford 分型 B 型,血压控制不好,出现神经系统功能障碍,药物治疗无效,或血压控制后仍有持续疼痛或证明有横膈下动脉大分支受累者。

（3）主动脉夹层伴发严重主动脉瓣关闭不全者。

（4）局限性破裂的急性主动脉夹层者。

（5）主动脉夹层伴发心脏压塞或左侧胸腔积血,且出血不能控制者。

（6）主动脉主要分支闭塞或受压致昏迷无尿者,以及某些慢性夹层伴严重进行性主动脉瓣关闭不全或分离继续发展,药物治疗无效者。

第四节　嗜铬细胞瘤危象

嗜铬细胞瘤指肾上腺髓质或交感神经节等嗜铬组织的肿瘤(占全部高血压病例的 0.2% ~ 0.4%),年发病率为(2 ~ 8)/100 万人口。本病可以是遗传的,也可为后天获得的。间歇或持续分泌过多的肾上腺素和(或)去甲肾上腺素,所产生的病情急剧加重的征象称为嗜铬细胞瘤危象。

【临床表现】

1. 阵发性或持续性血压升高,伴发作性头痛、出汗、心悸、面色苍白、发抖、瞳孔扩大、视物模糊等交感神经兴奋症状。

2. 多见于年轻人。

3. 糖代谢失调征象。可出现糖尿病或低血糖的临床表现。

4. 常因精神刺激、剧烈运动、体位改变和挤压肿瘤所致。

【实验室检查】

1. 24 h 尿中 3- 甲氧 -4- 羟苦杏仁酸(VMA)明显增高(50 μmol/24 h 以上),正常参考值为 5.0 ~ 45.4 μmol/24 h(1 ~ 4 mg/24 h)。

2. 24 h 尿中 3- 甲氧肾上腺素测定,正常参考值为 0.5 ~ 8.1 umol/24 h(0.1 ~ 1.6 mg/24 h),本病常超过 12 μmol/24 h。

3. 血中游离的 3- 甲基肾上腺素水平,敏感性很高(97% ~ 98%)。血中儿茶酚胺、去甲肾上腺素和肾上腺素的测定也有一定价值。

4. 胰高血糖素或可乐定分别进行刺激或抑制试验。如果血浆或尿的测定值只有轻度升高,尽管临床上非常怀疑嗜铬细胞瘤,也必须先使用 α 肾上腺素受体拮抗药防止激素注射血压迅速升高后,才能进行胰高血糖素试验。当血浆中的儿茶酚胺水平下降时,可乐定抑制试验多为阴性。

5. 确定肿瘤部位主要依靠 X 线、CT、MRI、二维超声和放射性核素检查。瘤体通常位于肾上腺或接近肾上腺。最敏感的是 CT 和 MRI(敏感性 50%)。

【诊断】

1. 血浆和尿液中儿茶酚胺或代谢产物升高。

2. X 线、CT、MRI、二维超声和放射性核素检查显示肿瘤。

【治疗】

嗜铬细胞瘤危象目前没有明确的降压目标和降压速度,但由于周期性释放的儿茶酚胺半衰期短,导致嗜铬细胞瘤患者血压波动较大,降压时一定要进行严密监测,避免低血压的发生。嗜铬细胞瘤危象时控制血压首选 α 受体拮抗药,如酚妥拉明、乌拉地尔,也可选择硝普钠、尼卡地平。当合并心动过速和心律失常时,可以联合应用 β 受体拮抗药,但不推荐单独使用 β 受体拮抗药。

1. 首选药物 酚妥拉明:为短效 α 受体拮抗药。2~5 min 起效,持续 1.5 h。5~10 mg 快速静脉注射,有效后静脉滴注维持。一般建议,待收缩压降至 180 mmHg,舒张压降至 110 mmHg 后逐渐减量,并用口服降压药维持。

2. 次选药物 硝普钠和乌拉地尔均可用于嗜铬细胞瘤围手术期的血压管理。拉贝洛尔与术中血压反弹有关,故不适用于嗜铬细胞瘤术中。此外,尚可用人工冬眠疗法。

3. 手术切除肿瘤 是根本的治疗方法。嗜铬细胞瘤危象术前血压控制在 160/90 mmHg 以下,首选 α 受体拮抗药如酚妥拉明、乌拉地尔,也可选择硝普钠、尼卡地平。

4. 注意事项 心律失常患者(如心动过速)可以加用 β 受体拮抗药,但需要在 α 受体拮抗药用药后方可使用。严禁单独应用 β 受体拮抗药,因其会诱导不可抵抗的 α 肾上腺素能效应而导致血管收缩和进一步的血压升高。

思考题

1. 高血压急症都有哪些类型?
2. 高血压脑病的诊断依据是什么?
3. 如果怀疑高血压患者是主动脉夹层,首要的处理措施是什么? 应该做哪些检查?

(赵　敏　张红雷)

数字课程学习

⬇ 教学 PPT　　　✍ 自测题

第八章　急性冠脉综合征

案例

　　患者,女性,61 岁,主因胸痛 1 h 就诊。患者 1 h 前无诱因出现胸痛,呈持续性灼烧样疼痛,伴大汗淋漓、恶心,无呕吐,无黑曚、意识丧失、发热等,自以为低血糖发作,口服糖水 200 mL,症状无缓解,就诊急诊。既往有糖尿病、高血压病史,血糖、血压控制可。就诊后查体:T 36.0℃,P 75 次 /min,R 16 次 /min,BP 146/89 mmHg。急性病容,双肺未闻及干湿性啰音,心率 75 次 /min,律齐,无杂音。完善心电图如下。

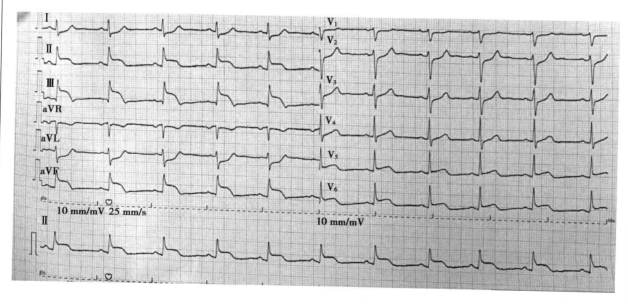

　　该患者诊断考虑什么? 治疗计划如何?

　　急性冠脉综合征(acute coronary syndrome,ACS)指冠状动脉内不稳定的粥样硬化斑块破裂或糜烂继发新鲜血栓形成所导致的心脏急性缺血综合征,涵盖了 ST 段抬高心肌梗死(ST segment elevation myocardial infarction,STEMI)、非 ST 段抬高心肌梗死(non-ST segment elevation myocardial infarction,NSTEMI)和不稳定型心绞痛(unstable angina pectoris,UAP),其中 NSTEMI 与 UAP 合称非 ST 段抬高急性冠脉综合征(non ST segment elevated ACS,NSTE-ACS)。

　　通常冠状动脉粥样硬化稳定斑块最终演变成不稳定斑块甚至破裂是 ACS 发病的共同机制。尽管 STEMI 和 NSTE-ACS 的病理机制均包括冠状动脉粥样硬化斑块破裂、血栓形成,但发生 STEMI 时,冠状动脉骤然被不稳定斑块破裂形成的红色血栓完全阻塞,因此需直接行经皮冠状动脉介入治疗(PCI)或静脉溶栓,以早期、充分和持续开通血管,使心肌充分再灌注。然而 NSTE-ACS 时,冠状动脉中稳定斑块失稳定形成富含血小板的白色血栓,常导致冠状动脉严重狭窄却多不完全阻塞。

ACS 在全球的发病率和死亡率高,无论在发达国家还是发展中国家,ACS 都是导致死亡的重要原因之一。基于 ACS 发病急、病情变化快、预后差与是否及时准确诊治显著相关等特点,如能尽早识别,及时采取恰当的治疗方法,则可大大降低病死率,减少并发症,改善患者的预后。

第一节　非 ST 段抬高急性冠脉综合征

非 ST 段抬高急性冠脉综合征包括 NSTEMI 和 UAP,诊断根据心肌损伤血清生物标志物[肌酸激酶同工酶(creatine kinase isozyme MB,CK–MB)或心脏肌钙蛋白(cardiac troponin,cTn)]测定结果,NSTEMI 上述心肌损伤标志物升高,而 UA 则正常。

【诊断】

1. 症状

(1)不稳定型心绞痛(UAP):胸痛的性质和诱因通常与稳定型心绞痛相同,但程度更重、持续时间更长,可达 10 min 以上,且休息时也可发生。

(2)非 ST 段抬高心肌梗死(NSTEMI):患者最常见的临床表现为剧烈的压榨性胸痛或压迫感,持续时间多在 30 min 以上,多伴有恶心、呕吐、大汗和呼吸困难等症状,含服硝酸甘油后不完全缓解。

2. 心电图

(1)UAP 的心电图:UAP 发作时只有 40%~80% 的患者出现心电图的改变,除极少数患者可出现一过性 Q 波外,绝大多数表现为 ST 段的抬高或压低,以及 T 波的改变。典型的心绞痛位于胸骨后或左胸部,呈压榨性、紧缩感、憋闷或烧灼感等,可向左上臂、下颌、颈、背、上腹部、肩部或左前臂尺侧放射,一般持续 2~10 min,休息或含服硝酸甘油后 3~5 min 可缓解。诱发因素包括劳累、运动、饱餐、寒冷、情绪激动等。

1)T 波倒置:可表现为振幅下降、T 波低平或倒置,倒置 T 波的形态多呈"冠状 T 波"。T 波倒置反映急性心肌缺血,通常出现在 2 个导联以上,临床上仅有心电图 T 波倒置者一般预后较好。

2)ST 段改变:常见而重要,可表现为抬高或压低。一过性 ST 段抬高提示冠状动脉痉挛,一过性 ST 段压低提示"心内膜下心肌缺血",而新近出现的、显著而持续的抬高则可能发生了 STEMI。

(2)NSTEMI 的心电图:ST–T 波动态变化是 NSTEMI 最有诊断价值的心电图表现,包括 ST 段不同程度的压低和 T 波低平、倒置等,或者发作时倒置 T 波呈"伪正常化",可以与 UAP 心电图的改变完全相同,因此单纯依靠心电图的改变不能鉴别两者,但临床上当 ST 段压低的心电图导联≥3 个,或压低幅度≥0.2 mV 时,发生心肌梗死的可能性增加 3~4 倍。

需要注意的是,单次 ECG 对 NSTE-ACS 诊断价值有限,宜连续、动态记录。

3. 心肌损伤标志物

(1)UAP:CK–MB 可升高,但不超过参考值上限的 2 倍,cTnT 和 cTnI 阴性。

(2)NSTEMI:CK–MB 升高超过参考值上限 2 倍,cTnT 或 cTnI 阳性。

4. 其他检查　在初始诊断的基础上,常规检查心脏功能标志物利钠肽(BNP 或 NT–ProBNP)、D- 二聚体及凝血功能、血糖、血脂、电解质与肝肾功能及动脉血气分析和血乳酸等,有利于全面评价病情和不良风险。

影像学检查对于疑似 ACS 的患者有一定诊断意义。注意鉴别主动脉夹层、急性肺栓塞、急性心脏压塞、张力性气胸、食管破裂等急危重症。

【风险评估】

（一）早期危险分层

1. 高危　具有以下任何 1 条：

（1）缺血症状在 48 h 内恶化。

（2）长时间进行性静息性胸痛（ > 20 min）。

（3）低血压，新出现杂音或杂音突然变化，心力衰竭，心动过缓或心动过速，年龄 > 70 岁。

（4）心电图改变：静息心绞痛伴一过性 ST 段改变（ > 0.05 mV），新出现的束支传导阻滞，持续性室性心动过速。

（5）心肌标志物（cTnI、cTnT）明显增高（ > 0.1 ng/mL）。

2. 中危　无高度危险特征但具备下列中的 1 条：

（1）既往心肌梗死、周围或脑血管疾病或冠状动脉旁路移植术，既往使用阿司匹林。

（2）静息痛已缓解，或过去 2 周内新发 CCS 分级 Ⅲ 级或 Ⅳ 级心绞痛，但无长时间（ > 20 min）静息性胸痛，并伴有高度或中度冠状动脉疾病可能；夜间心绞痛。

（3）年龄 > 70 岁。

（4）心电图改变：T 波倒置 > 0.2 mV，病理性 Q 波或多个导联静息 ST 段压低 < 0.1 mV。

（5）cTnI 或 cTnT 轻度升高（即 < 0.1 ng/mL，但 > 0.01 ng/mL）。

3. 低危　无上述高、中危特征，但有下列特征：

（1）心绞痛的频率、程度和持续时间延长，诱发胸痛阈值降低，2 周～2 个月内新发心绞痛。

（2）胸痛期间心电图正常或无变化。

（3）心肌标志物正常。

（二）风险评分体系

可使用确定的风险评分体系进行病情和预后评估。

1. 缺血风险　GRACE 评分对 NSTE-ACS 患者提供了较为准确的风险评估，可以预测 NSTE-ACS 院内与 6 个月病死率。其积分参数包括年龄、收缩压、脉搏、血肌酐、就诊时的 Killip 分级、入院时心搏骤停、心肌坏死标志物升高和 ST 段改变。对于 NSTE-ACS 患者，推荐使用 GRACE 评分作为入院 / 出院的首选评分方法，若 GRACE 评分 > 140，应尽快在 24 h 内行急诊冠状动脉造影检查；对中危患者冠状动脉造影和血运重建可推迟，但最好在入院 72 h 内进行。此外，在 GRACE 评分的基础上，GRACE2.0 风险计算可直接评估住院、6 个月、1 年和 3 年的病死率，同时还能提供 1 年死亡或心肌梗死的联合风险。

TIMI 危险积分包括 7 项指标：年龄 ≥ 65 岁、≥ 3 个冠心病危险因素（高血压、糖尿病、冠心病家族史、高脂血症、吸烟）、已知冠心病（冠状动脉狭窄 ≥ 50%）、过去 7 天内服用阿司匹林、严重心绞痛（24 h 内发作 ≥ 2 次）、ST 段偏移 ≥ 0.5 mm 和心肌损伤标志物增高，每项 1 分。TIMI 评分使用简单，能较好地预测患者 14 天内严重心脏事件发生的危险性，且 TIMI 危险评分与冠状动脉狭窄程度、病变范围和病变性质均呈良好的相关性，可协助临床医生进行治疗决策；但其没有定量每项指标的权重程度，识别精度不如 GRACE 评分和 GRACE2.0 风险计算。

2. 出血风险　对于接受冠状动脉造影的 ACS 患者，CRUSADE 评分对严重出血具有合理的预测价值。CRUSADE 评分考虑基线患者特征（女性、糖尿病史、周围血管疾病史或卒中史）、入院时的临床参数（心率、收缩压和心力衰竭体征）和入院时的实验室检查（血细胞比容，校正后的肌酐清除率），用以评估患者住院期间发生出血事件的可能性。

【治疗】

NSTE-ACS 的处理旨在根据危险分层采取适当的药物治疗和冠状动脉血运重建策略。

（一）一般处理

1. 绝对卧床休息 12 ～ 24 h，一般第 2 天可允许床旁大便，病情不稳定或高危患者卧床时间可延长。

2. 持续心电监护，动态监测心电图，尤其注意有无 ST-T 变化，有无心律失常；监测心肌损伤标志物是否正常。

3. 禁食至胸痛消失，逐渐过渡至普食；保持大便通畅，避免大便时用力，必要时可应用缓泻剂。

4. 吸氧 对 NSTE-ACS 合并动脉血压饱和度低于 90%、呼吸窘迫或其他低氧血症高危特征的患者，应该予以吸氧。

5. 硝酸酯类 对于出现持续缺血性疼痛的患者，应该每间隔 5 min 给予舌下含服硝酸甘油达 3 剂，其后如果无禁忌证应评价是否需要静脉给予硝酸甘油。但应注意，对于下壁心肌梗死、右心室心肌梗死或明显低血压的患者，不建议使用硝酸酯类。

6. 镇痛 如果使用最大耐受量的抗缺血药物治疗患者仍有缺血性胸痛，无禁忌证时可酌情静脉给予硫酸吗啡，但需注意低血压和呼吸功能抑制。不应启用并应停用非甾体抗炎药（NSAIDs，除阿司匹林），因其会增加药物相关的严重心脏不良事件（MACE）风险。

7. β 受体拮抗药 无禁忌证的情况下尽早应用 β 受体拮抗药，尤其是窦性心动过速和高血压患者最适合使用，一般口服即可，交感神经风暴患者可静脉应用。

心力衰竭征象、低血压（收缩压 < 90 mmHg）、心源性休克风险增加、PR 间期 > 0.24 s、无心脏起搏器置入时二度或三度房室阻滞、严重窦性心动过缓（心率 < 50 次 /min）、哮喘、反应性气道病等情况，不建议使用 β 受体拮抗药。

最初 24 h 内对 β 受体拮抗药明确禁忌的 NSTE-ACS 患者，之后应该再评价决定后续使用的合适性。

8. 钙通道阻滞剂 NSTE-ACS 患者持续或反复缺血症状发作；β 受体拮抗药禁忌，使用 β 受体拮抗药和硝酸酯类后，出现复发性心肌缺血症状；变异型心绞痛患者，建议初始治疗给予非二氢吡啶类钙通道阻滞剂。

NSTE-ACS 患者无 β 受体拮抗药治疗时，不建议使用快速起效的硝苯地平。

9. ACEI/ARB 所有 LVEF < 40% 的 NSTE-ACS 患者，以及原发性高血压、糖尿病或稳定的慢性肾脏病患者，如无禁忌证，应开始并长期持续使用 ACEI。不能耐受 ACEI 者用 ARB 替代。

ACEI/ARB 的禁忌证包括：急性期动脉收缩压 < 90 mmHg、严重肾功能不全［血肌酐水平 > 265 μmol/L（2.99 mg/dL）］、双侧肾动脉狭窄、移植肾或孤立肾伴肾功能不全、对 ACEI/ARB 过敏、血管神经性水肿或导致严重咳嗽者及妊娠期 / 哺乳期女性等。

10. 降脂治疗 所有 NSTE-ACS 患者无使用禁忌证时，应该启动或持续高强度的他汀类治疗。

（二）抗栓治疗

1. 抗血小板制剂

（1）环氧化酶抑制剂：如无禁忌证，所有 NSTE-ACS 患者应尽快给予阿司匹林负荷剂量 300 mg，后续给予阿司匹林维持量 100 mg/ 天。

（2）腺苷二磷酸受体拮抗药：无禁忌证者及患者由于过敏或胃肠不能耐受而无法服用阿司匹林，氯吡格雷应早期给予，起始负荷剂量为 300 mg，急诊直接 PCI 者负荷剂量为 300 或 600 mg，后续给予维持量 75 mg/d；或应用替格瑞洛起始负荷剂量 180 mg，后续给予 90 mg/ 次，每天 2 次口服维持。

（3）血小板膜糖蛋白Ⅱb/Ⅲa 受体拮抗药：阿昔单抗、依替巴肽、替罗非班这 3 种药物均适用于急诊 PCI，最好在 PCI 前 6 h 内开始应用。若未行 PCI，可用于高危患者或尽管接受合适的药物治疗症状仍持续存在的患者。

2. 抗凝治疗 无论初始治疗策略如何，所有 NSTE-ACS 患者如无禁忌，推荐抗凝联合抗血小板治疗。急诊介入者应立即应用普通肝素或低分子肝素或比伐卢定，对保守治疗且出血风险高者优选磺达肝癸钠。

（1）低分子肝素：1 mg/kg 皮下注射，每 12 h 1 次［肌酐清除率（CrCl）< 30 mL/min 患者，剂量为皮下注射 1 mg/kg，每日 1 次］，在急性期用 5 ~ 6 天或直至进行 PCI，部分患者初始静脉注射 30 mg 负荷剂量。

（2）普通肝素（UFH）：静脉使用，初始 60 U/kg 负荷剂量（最大剂量 4 000 U）静脉注射，并以 12 U/(kg·h)（最大剂量 1 000 U/h）静脉维持，随后根据 APTT 调整剂量使其维持至治疗性抗凝效果，持续 48 h 或直至进行 PCI。

（3）比伐卢定：双联抗血小板治疗的患者，比伐卢定负荷剂量 0.10 mg/kg，随后 0.25 mg/(kg·h)（仅用于早期侵入性策略治疗的患者），持续使用直至血管造影或 PCI，只有必要时才使用血小板糖蛋白 IIb/IIIa 受体拮抗药。

（4）磺达肝癸钠：2.5 mg 皮下注射，每日 1 次，住院期间持续使用或直至进行 PCI；如果进行 PCI，即使患者使用磺达肝癸钠也应另外给予抗 IIa 活性的抗凝剂（普通肝素或比伐卢丁），以降低导管血栓形成的风险。

（三）再灌注治疗

NSTE-ACS 患者再灌注治疗包括经皮冠状动脉介入治疗（percutaneous coronary intervention，PCI）和冠状动脉旁路移植术（coronary artery bypass grafting，CABG）。NSTE-ACS 患者不应进行溶栓治疗。

1. PCI

（1）高危患者：主张早期介入治疗（症状发生最初 24 ~ 48 h）。行诊断性冠状动脉造影，然后根据病变情况作血运重建治疗。对心肌缺血极高危患者，即难治性心绞痛伴心力衰竭、危及生命的室性心律失常或血流动力学不稳定，可行紧急介入治疗（2 h 内）。

（2）中危患者：对发生临床事件高风险的 NSTE-ACS 患者，如无严重合并症或血运重建禁忌证，应及早行冠状动脉造影或血运重建。对最初稳定且无严重并发症和血运重建禁忌证的 NSTE-ACS 患者，最初可考虑保守治疗，以后的治疗决策（保守或介入）由医生根据病情或患者的意愿决定。

（3）低危患者：不建议常规进行介入性检查。

（4）严重合并症患者：肝功能、肾功能和（或）肺功能障碍，及癌肿患者，不主张行早期诊断性冠状动脉造影和血运重建。

2. CABG　紧急 CABG 也是再灌注治疗的一种手段，仅在少部分患者中考虑实施。

（1）多支血管病变、冠状动脉造影显示血管解剖特点不适合行 PCI，且有左心室心功能不全（左心室射血分数 < 50%）或伴糖尿病者。

（2）心肌梗死机械并发症如室间隔穿孔、乳头肌功能不全或断裂等。

（3）对合并严重左主干病变者，CABG 也是首选。

第二节　ST 段抬高心肌梗死

急性 ST 段抬高心肌梗死（STEMI）是冠心病最严重的类型，为致死、致残的主要原因，其发生率近年来在我国呈现快速增长态势，应引起高度重视。

【诊断】

1. 症状　STEMI 的典型缺血性胸痛为胸骨后或心前区剧烈的压榨性疼痛（通常超过 10 min），可向左上臂、下颌、颈部、背或肩部放射；常伴有恶心、呕吐、大汗和呼吸困难等，部分患者可发生晕厥；含服硝酸甘油不能完全缓解。

2. 心电图　对疑似 STEMI 的胸痛患者，应在首次医疗接触（first medical contact，FMC）开始后 10 min 内记录 12 导联心电图，推荐记录 18 导联心电图，尤其是下壁心肌梗死。

（1）特征性心电图表现为 ST 段弓背向上抬高，至少 2 个相邻导联 J 点后新出现 ST 段弓背向上抬高，

V_2-V_3 导联≥0.25 mV（<40 岁，男性）、≥0.2 mV（≥40 岁，男性）或≥0.15 mV（女性），其他相邻胸导联或肢体导联≥0.1 mV，伴或不伴病理性 Q 波、R 波降低，常伴对应导联镜像性 ST 段压低。

（2）表现为超急性 T 波（异常高大且两支不对称）改变和（或）ST 段斜直型升高，并发展为 ST-T 融合，伴对应导联的镜像性 ST 段压低。

（3）新出现的完全左束支传导阻滞；当原有左束支传导阻滞患者发生心肌梗死时，心电图诊断困难，需结合临床情况仔细判断。

对有持续性胸痛症状但首份心电图不能明确诊断的患者，需在 15 ~ 30 min 内复查心电图，对症状发生变化的患者随时复查心电图，与既往心电图进行比较有助于诊断。

3. 血清学检查和影像学检查 症状和心电图能够明确诊断 STEMI 的患者，不需等待心肌损伤标志物和（或）影像学检查结果，应尽早给予再灌注及其他相关治疗。

推荐急性期常规检测心肌损伤标志物水平，优先选 cTn，宜动态观察心肌损伤标志物的演变。

超声心动图等影像学检查有助于急性胸痛患者的鉴别诊断和危险分层。所有 STEMI 患者均应早期行超声心动图检查以评估左心室功能。

其他辅助检查参照 NSTE-ACS。

4. 鉴别诊断 STEMI 应与主动脉夹层、急性心包炎、急性肺动脉栓塞、气胸和消化道疾病（如反流性食管炎）等引起的胸痛相鉴别。

（1）向背部放射的严重撕裂样疼痛伴有呼吸困难或晕厥的患者，无论心电图是否为典型的 STEMI 表现，均应警惕主动脉夹层，必须在排除主动脉夹层尤其是 A 型夹层后方可启动抗栓治疗。

（2）急性心包炎表现为发热、胸膜刺激性疼痛，向肩部放射，前倾坐位时减轻，部分患者可闻及心包摩擦音，心电图表现 PR 段压低，ST 段呈弓背向下型抬高，无对应导联镜像性改变。

（3）肺栓塞常表现为呼吸困难、血压降低和低氧血症。

（4）气胸可以表现为急性呼吸困难、胸痛和患侧呼吸音减弱。

（5）消化性溃疡可有胸部或上腹部疼痛，有时向后背放射，可伴晕厥、呕血或黑便。

（6）急性胆囊炎可有类似 STEMI 症状，但有右上腹压痛。

这些疾病均不出现 STEMI 的心电图特征和演变规律。

【评估】

1. 危险分层 是一个连续的过程，冠状动脉造影可为 STEMI 危险分层提供重要信息。有以下临床情况应判断为高危 STEMI：

（1）高龄：尤其是老年女性。

（2）有严重的基础疾病：如糖尿病、心功能不全、肾功能不全、脑血管病、既往心肌梗死或心房颤动等。

（3）重要脏器出血病史：脑出血或消化道出血等。

（4）大面积心肌梗死：广泛前壁心肌梗死、下壁合并右心室和（或）正后壁心肌梗死、反复再发心肌梗死。

（5）有严重并发症：恶性心律失常［室性心动过速（ventricular tachycardia，VT）或心室颤动（ventricular fibrillation，VF）］、急性心力衰竭、心源性休克和机械并发症等。

（6）院外心搏骤停。

【治疗】

早期、快速并完全地开通梗死相关动脉（infarct related artery，IRA）是改善 STEMI 患者预后的关键，应尽量缩短心肌缺血总时间。

（一）一般处理

1. 生命体征监测及复苏 所有 STEMI 患者均应立即监测心电、血压和血氧饱和度，及时发现恶性心律失常。应尽量使用兼备除颤功能的心电监测仪。

2. 缓解疼痛、呼吸困难和焦虑　STEMI 伴剧烈胸痛患者可考虑静脉给予阿片类药物缓解疼痛；STEMI 患者常常处于焦虑状态，严重焦虑者可考虑给予中效镇静剂（如苯二氮䓬类）。

3. 吸氧　高氧状态会导致或加重未合并低氧血症的 STEMI 患者的心肌损伤。动脉血氧饱和度（arterial oxygen saturation，SaO_2）＞90% 的患者不推荐常规吸氧；当患者合并低氧血症，且 SaO_2 ＜90% 或 PaO_2 ＜60 mmHg 时应吸氧。

（二）再灌注治疗

STEMI 患者的早期再灌注治疗至关重要，主要包括 PCI 和溶栓治疗，部分患者需要行急诊 CABG。再灌注治疗时间窗内，发病＜3 h 的 STEMI，直接 PCI 与溶栓同效；发病 3～12 h，直接 PCI 优于溶栓治疗，优选直接 PCI。

1. 直接 PCI 或急诊 / 早期冠状动脉造影

（1）直接 PCI 适应证：STEMI 发病 12 h 内：院外心搏骤停复苏成功的 STEMI 患者；存在提示心肌梗死的进行性心肌缺血症状，但无 ST 段抬高，出现以下一种情况：血流动力学不稳定或心源性休克；反复或进行性胸痛，保守治疗无效；致命性心律失常或心搏骤停；机械并发症；急性心力衰竭；ST 段或 T 波反复动态改变，尤其是间断性 ST 段抬高患者。

STEMI 发病超过 12 h：有临床和（或）心电图进行性缺血证据，伴持续性心肌缺血症状、血流动力学不稳定或致命性心律失常。

（2）PCI 禁忌证：发病超过 48 h，无心肌缺血表现、血流动力学和心电稳定的患者不推荐行直接 PCI。

（3）急诊或早期冠状动脉造影指征：院外不明原因心搏骤停心肺复苏成功，但未确诊为 STEMI 的患者，如高度怀疑有进行性心肌缺血，宜行急诊冠状动脉造影；胸痛自发性或含服硝酸甘油后完全缓解，抬高的 ST 段恢复正常，尽管无症状再发或 ST 段再度抬高，建议早期（＜24 h）行冠状动脉造影。

2. 溶栓治疗　快速、简便，在不具备 PCI 条件的医院或因各种原因使 FMC 至 PCI 时间明显延迟时，对有适应证的 STEMI 患者，静脉内溶栓仍是较好的选择。决定是否溶栓治疗时，应综合分析预期风险 / 效益比、发病至就诊时间、就诊时临床及血流动力学特征、合并症、出血风险、禁忌证和预期 PCI 延误时间。

（1）适应证：急性胸痛发病未超过 12 h，预期 FMC 至导丝通过 IRA 时间＞120 min，无溶栓禁忌证；发病 12～24 h 仍有进行性缺血性胸痛和心电图至少相邻 2 个导联 ST 段抬高＞0.1 mV，或血流动力学不稳定的患者，无直接 PCI 条件且无溶栓禁忌证。

随着 STEMI 发病时间的延长，溶栓治疗的临床获益会降低。患者就诊越晚（尤其是发病 3 h 后），越应考虑行直接 PCI，而不是溶栓治疗。

（2）禁忌证

1）绝对禁忌证：既往任何时间发生过颅内出血或未知原因卒中，近 6 个月发生过缺血性卒中，中枢神经系统损伤、肿瘤或动静脉畸形，近 1 个月内有严重创伤 / 手术 / 头部损伤、胃肠道出血，已知原因的出血性疾病（不包括月经来潮），明确、高度怀疑或不能排除主动脉夹层，24 h 内接受过非可压迫性穿刺术（如肝活检、腰椎穿刺）。

2）相对禁忌证：6 个月内有短暂性脑缺血发作，口服抗凝药治疗中，妊娠或产后 1 周，严重未控制的高血压［收缩压＞180 mmHg 和（或）舒张压＞110 mmHg］，晚期肝疾病，感染性心内膜炎，活动性消化性溃疡，长时间或有创性复苏。

（3）药物：目前临床应用的主要溶栓药包括非特异性纤溶酶原激活剂和特异性纤溶酶原激活剂两大类。建议优先采用特异性纤溶酶原激活剂。重组组织型纤溶酶原激活剂阿替普酶是目前常用的溶栓剂。

阿替普酶（rt-PA）：采取 90 min 给药法，先静脉注射 15 mg，继而 30 min 内静脉滴注 0.75 mg/kg（最大剂量不超过 50 mg），其后 60 min 内再给予 0.5 mg/kg（最大剂量不超过 35 mg）静脉滴注。

瑞替普酶(rPA):10MU 缓慢静脉注射(2 min 以上),间隔 30 min 同等剂量重复给药一次。使用单独的静脉通路,不能与其他药物混合给药。

替奈普酶(rhTNK-tPA):16 mg/ 支用注射用水 3 mL 稀释后 5 ~ 10 s 静脉注射。单次给药,使用方便。

重组人尿激酶原(Pro-UK):20 mg 溶于 10 mL 生理盐水,3 min 内静脉注射,继以 30 mg 溶于 90 mL 生理盐水,30 min 内静脉滴注。

尿激酶:150 万 U 溶于 100 mL 生理盐水,30 min 内静脉滴注。

特异性纤溶酶原激活剂溶栓前先予普通肝素 60 U/kg(最大量 4 000 U)静脉注射,溶栓后以 12 U/(kg·h)速度静脉滴注维持至少 48 h,控制并监测 APTT 为正常值的 1.5 ~ 2.0 倍;后可改为低分子肝素皮下注射,每 12 h 一次,连用 3 ~ 5 天。

(4)疗效评估:溶栓开始后 60 ~ 90 min 内应密切监测临床症状、心电图 ST 段变化及心律失常。

临床评估溶栓成功的指标包括 60 ~ 90 min 内:抬高的 ST 段回落≥50%;胸痛症状缓解或消失;出现再灌注性心律失常,如加速性心室自主心律、室性心动过速甚至心室颤动、房室传导阻滞、束支阻滞突然改善或消失,或下壁心肌梗死患者出现一过性窦性心动过缓、窦房传导阻滞,伴或不伴低血压;心肌坏死标志物峰值提前,如 cTn 峰值提前至发病后 12 h 内,肌酸激酶同工酶峰值提前至 14 h 内。

典型的溶栓治疗成功标准是抬高的 ST 段回落≥50% 的基础上,伴有胸痛症状明显缓解和(或)出现再灌注性心律失常。

冠状动脉造影判断标准为:IRA 心肌梗死溶栓(thrombolysis in myocardial infarction,TIMI)2 或 3 级血流表示血管再通,溶栓失败则梗死相关血管持续闭塞(TIMI 0 ~ 1 级)。

(5)溶栓后 PCI:溶栓后应尽早将患者转运到有 PCI 条件的医院,出现心力衰竭或休克患者必要时推荐行急诊冠状动脉造影和有指征的 PCI;溶栓成功的患者应在溶栓后 2 ~ 24 h 内常规行冠状动脉造影并 IRA 血运重建治疗;溶栓失败,或在任何时候出现血流动力学、心电不稳定或缺血症状加重,推荐立即行补救性 PCI;初始溶栓成功后缺血症状再发或有证据证实再闭塞,推荐行急诊冠状动脉造影和 PCI。

对于发病时间 <6 h,预计 PCI 延迟≥60 min 或 FMC 至导丝通过时间≥90 min 的 STEMI 患者,应考虑给予半量阿替普酶后常规冠状动脉造影并对 IRA 行 PCI 治疗,相比直接 PCI 可获得更好的心肌血流灌注。

(6)并发症及处理:溶栓治疗的主要风险是出血,尤其是颅内出血(发生率 0.9% ~ 1.0%)。高龄、低体重、女性、既往脑血管疾病史、入院时血压高是颅内出血的主要危险因素。怀疑颅内出血时,应立即停止溶栓和抗栓治疗,进行急诊 CT 检查,测定出凝血相关指标、血型及交叉配血,维持生命体征,启动降低颅内压等急救措施。4 h 内使用过普通肝素的患者,推荐用鱼精蛋白中和(1 mg 鱼精蛋白中和 100 U 普通肝素);出血时间异常可酌情输注血小板。

3. CABG 对于 IRA 明确但解剖结构不适合行 PCI 且存在大面积受损心肌、严重心力衰竭或心源性休克风险的 STEMI 患者,应考虑急诊 CABG。存在心肌梗死相关机械并发症的患者需要进行血运重建时,建议行外科修补术的同时行 CABG。

(三)药物治疗

1. 抗血小板及抗凝治疗 参见 NSTE-ACS。

所有 STEMI 患者均应接受抗栓治疗,并根据再灌注策略选用抗血小板治疗方案。

2. β 受体拮抗药 有利于缩小心肌梗死面积,减少复发性心肌缺血、再梗死、心室颤动及其他恶性心律失常,对降低急性期病死率有肯定的疗效。无禁忌证的 STEMI 患者应在发病后 24 h 内开始口服 β 受体拮抗药。

3. ACEI/ARB 通过影响心肌重塑、减轻心室过度扩张而减少心力衰竭的发生,降低病死率。在 STEMI 最初 24 h 内,对有心力衰竭证据、左心室收缩功能不全、糖尿病、前壁心肌梗死,但无低血压(收缩压 <90 mmHg)或明确禁忌证者,应尽早口服 ACEI;对非前壁心肌梗死、低危(LVEF 正常,心血管危险因素

控制良好,已接受血运重建治疗)、无低血压的患者应用 ACEI 也可能获益。发病 24 h 后,如无禁忌证,所有 STEMI 患者均应给予 ACEI 长期治疗。如患者不能耐受 ACEI,可考虑给予 ARB。

4. 降脂治疗 所有无禁忌证 STEM 患者入院后均应尽早开始高强度他汀类药物治疗,且无需考虑胆固醇水平。

5. 硝酸酯类 不改善患者长期预后。STEMI 急性期持续剧烈胸痛、高血压和心力衰竭的患者,如无低血压、右心室梗死或在发病 48 h 内使用过 5 型磷酸二酯酶抑制剂,可考虑静脉使用硝酸酯类药物。

6. 钙通道阻滞剂 不改善患者预后。对无左心室收缩功能不全或房室阻滞的患者,为缓解心肌缺血、控制心房颤动或扑动的快速心室率,如果 β 受体拮抗药无效或禁忌使用,则可应用非二氢吡啶类钙拮抗药。STEMI 后合并难以控制的心绞痛时,在使用 β 受体拮抗药的基础上可应用地尔硫䓬。

第三节 急性冠脉综合征的并发症及处理

一、心力衰竭

心力衰竭可发生在急性期或亚急性期,是最为常见的并发症。ACS 的心功能评价根据是否存在淤血和外周组织器官低灌注的临床表现,分为暖而干、暖而湿、冷而干、冷而湿 4 种临床类型。应结合患者的症状、体征及辅助检查结果尽早诊断,采用 Killip 心功能分级进行描述。

有肺淤血或肺水肿表现的心力衰竭(Killip Ⅱ ~ Ⅲ级),采用静脉袢利尿药作为一线药物。若血压 > 90 mmHg 可应用血管扩张药,其中硝酸盐类尤其适用。

二、心源性休克

STEMI 患者心源性休克的发生率为 6% ~ 10%,可为 STEMI 的首发表现,也可发生在急性期的任何阶段,是 STEMI 患者最主要的死亡原因。此类患者宜尽早行冠状动脉造影,以期对冠状动脉行血运重建。无临床征象提示容量负荷增多的情况下,可先在 15 ~ 30 min 内给予生理盐水或平衡盐溶液 200 mL。

对于心排血量严重降低导致组织器官低灌注的患者宜静脉使用正性肌力药物,有助于稳定患者的血流动力学。存在持续组织低灌注,需要使用血管收缩药物维持收缩压者,首选去甲肾上腺素,最好监测动脉内血压。对于严重或难治性心源性休克且无禁忌证的患者,可考虑使用短期机械循环支持。

三、心律失常

(一)室性心律失常

室性心律失常(ventricular arrhythmia,VA)是最常见的心律失常,主要包括室性期前收缩、室性异搏心律、室性心动过速和心室颤动。心肌再灌注可引起严重的电生理改变,这取决于缺血的持续时间。随着缺血持续时间的延长,室性心动过速的发生率更高;但在 ACS 的后期,随着广泛的心肌损伤,室性心动过速的发生率下降。

在未经治疗的心肌梗死患者中,持续室性心律失常引起的猝死很常见。近 6% 的患者在急性心肌梗死的早期出现持续性心室颤动。及时和充分的血运重建治疗,通常通过介入重新开放闭塞的血管和用支架稳定病变,并开始适当的二级预防治疗(他汀类药物、双重抗血小板治疗、β 受体拮抗药、血管紧张素转换酶抑制剂、血管紧张素受体阻滞剂)预防随后的急性冠状动脉事件,可显著减少这些危及生命的事件。

抗心律失常药在 ACS 持续室性心动过速 / 心室颤动治疗中的作用一直备受争议和质疑。急性期不建议预防性使用抗心律失常药。如果怀疑缺血是心律失常的原因,则立即行再灌注治疗至关重要。

无症状且不影响血流动力学的室性心律失常不需要使用抗心律失常药。当出现危及生命的室性心律失常,首选电复律 / 除颤,并尽快进行再血管化治疗。与此同时,早期应用 β 受体拮抗药可降低 ACS 患者的病死率和室性心律失常的发生率;纠正低镁血症和低钾血症;他汀类药物治疗可降低冠心病患者的病死率,推荐作为常规药物的一部分。此外,对于部分损伤的浦肯野纤维引起的室性期前收缩诱发的复发性室性心动过速 / 心室颤动患者,导管消融已被证明非常有效,应予以考虑。只有在室性心动过速 / 心室颤动发作频繁且不能再通过连续电复律 / 除颤控制时,才应考虑使用抗心律失常药治疗,首选静脉注射胺碘酮,其次是利多卡因。

经完全血运重建及优化药物治疗后仍反复发作室性心动过速、心室颤动或电风暴[在任何 24 h 内发生 3 次或 3 次以上的室性心动过速和(或)心室颤动]的患者,可考虑在植入 ICD 后行射频消融治疗。

(二)室上性心律失常

心房颤动是临床上最常见的室上性心律失常,常与急性心肌梗死并存,可诱发或加重心力衰竭。急性心肌梗死合并心房颤动患者中约 2/3 为新发心房颤动。急性心肌梗死时心房颤动的潜在机制可能是心房缺血或梗死、急性缺氧或低钾血症、心包炎、左心室舒张压和左心房压升高、继发于左心室功能障碍的血流动力学损害和自主神经调节异常。一旦发生心房颤动,通常由于心室率快、心室充盈不规则和(或)心房对心排血量的贡献丧失而导致血流动力学显著恶化。

急性心肌梗死患者发生心房颤动的独立预测因素包括高龄、入院时心率快、既往心房颤动、左心室肥厚、心力衰竭症状和左心室功能障碍,与再灌注治疗的类型无关。此外,发生心房颤动的患者多合并有高血压、糖尿病、既往心肌梗死、多支冠状动脉疾病等基础疾病,以及心肌损伤的生物标志物水平较高、再灌注治疗后 TIMI 3 血流分级较低。

在多数情况下,患者可以耐受心房颤动,而无需特殊治疗;当出现与心房颤动相关的快心室率可能导致血流动力学损伤和心力衰竭时,需要及时干预。心房颤动的处理包括控制心室率和转复窦性心律,急性期心房颤动的心室率控制比心律控制更为有效。如无心力衰竭或低血压时,可静脉使用 β 受体拮抗药或非二氢吡啶钙拮抗药控制心室率;当存在急性心力衰竭但不伴有低血压时,可静脉给予胺碘酮控制心室率;同时存在急性心力衰竭和低血压时,可考虑静脉使用洋地黄类药物控制心室率。地高辛不用于心房颤动的心律控制,Ic 类抗心律失常药禁止使用。如药物治疗不能控制快心室率或存在持续的心肌缺血、严重的血流动力学障碍或心力衰竭时,应立即行电复律,复律前应排除左心房血栓;静脉注射胺碘酮有助于增加电复律的成功率,降低心房颤动再发风险。

急性期新发心房颤动的患者,应根据 CHA2DS2-VASc 评分决定是否需长期口服抗凝药。

其他类型室上性心动过速少见,且通常自行停止。

(三)窦性心动过缓和房室传导阻滞

窦性心动过缓多见于下壁心肌梗死患者,通常可自行恢复且不影响预后,宜对患者进行严密监护,但一般不需要特殊处理。

房室传导阻滞是急性心肌梗死的常见并发症,可能与自主神经失调和迷走神经亢进有关。患者发生房室传导阻滞需进行风险评估,完全房室传导阻滞和二度 Ⅱ 型房室传导阻滞有指征进行治疗干预。前壁心肌梗死患者出现高度房室传导阻滞大多由广泛的心肌坏死所致,阻滞部位一般在房室束以下,难以自行缓解且病死率明显升高。

伴有血流动力学不稳定的窦性心动过缓或无稳定逸搏心律的高度房室传导阻滞的患者,有指征使用正性传导药物,如肾上腺素、阿托品、血管升压素,药物治疗无效时应安装临时起搏器。非高度房室传导阻滞或血流动力学稳定的缓慢型心律失常患者,不需要常规预防性临时起搏治疗。

四、机械并发症

再灌注治疗虽使急性心肌梗死患者合并机械并发症的发生率明显降低,但仍然是患者致死的主要原因。机械并发症多发生在急性心肌梗死早期,需及时发现和紧急处理。患者如有突发低血压、反复发作胸痛、新出现的提示二尖瓣反流或室间隔穿孔的心脏杂音、肺淤血或颈静脉充盈等情况,应尽快行超声心动图评估以明确诊断。

(一) 游离壁破裂

游离壁破裂多见于心肌梗死发病后 24 h 内及 1 周左右,发生率在 1% 以下,病死率高达 90% 以上。早期心脏破裂好发于前壁心肌梗死,表现为循环"崩溃"伴电机械分离,患者对常规心肺复苏无反应,常在数分钟内死亡,外科手术治疗机会极少。老年、未及时有效进行再灌注治疗及延迟溶栓治疗是 STEMI 患者游离壁破裂最主要的危险因素。

游离壁破裂发生时,患者多表现为突发的意识丧失、休克,电机械分离和急性心脏压塞。怀疑游离壁破裂时需立即行床旁超声心动图进行确认,并紧急行心包穿刺术进行引流以解除心脏压塞。部分游离壁破裂患者可能表现为迟发或亚急性过程,血流动力学恶化伴一过性或持续性低血压,同时存在典型的心脏压塞体征,宜立即行手术治疗。游离壁破裂内科治疗的目标是稳定患者的血流动力学状况,为尽快手术做准备,必要时可行机械循环支持。

(二) 室间隔穿孔

室间隔穿孔最早可以在发病后 24 h 内出现,前壁与后外侧壁的心肌梗死均可能发生,表现为临床情况突然恶化,出现心力衰竭或心源性休克,胸骨左缘第 3~4 肋间新发粗糙的收缩期杂音;伴心源性休克的患者心脏杂音可不明显。超声心动图检查可明确诊断并评估严重程度。

血管扩张药联合 IABP 辅助循环有助于改善症状。外科手术可能为室间隔穿孔伴心源性休克患者提供生存的机会,但最佳手术时机仍无定论。血流动力学不稳定者宜及早(1 周内)手术,在室间隔修补术的同时行 CABG。但心肌梗死早期,坏死心肌与正常心肌边界不清楚,早期手术病死率高;血流动力学稳定患者宜推迟 3~4 周后手术,但等待手术的过程中死亡风险高。部分患者选择行经皮导管室间隔缺损封堵术可降低病死率,提高远期生存率,但总体病死率仍然较高。

(三) 乳头肌或腱索断裂

乳头肌或腱索断裂导致的急性二尖瓣反流可出现在发病后的 2~7 天。表现为突发的急性左心衰竭、血流动力学不稳定、肺水肿甚至心源性休克,可有二尖瓣区新出现收缩期杂音或原有杂音加重,需要及时行超声心动图检查寻找原因并确诊。紧急处理以降低左心室后负荷为主,包括利尿药、血管扩张药及主动脉内球囊反搏(intra-aortic balloon pump, IABP),必要时可使用正性肌力药。宜尽早外科手术治疗,根据断裂程度决定手术方式。乳头肌或腱索断裂需要与急性缺血性乳头肌功能不全相鉴别。

五、心包并发症

ACS 后的心包并发症多与心肌梗死面积大、血运重建失败或延迟相关,包括早期梗死相关心包炎、晚期梗死相关心包炎[心肌梗死后综合征(Dressler syndrome)]及心包积液,发生在早期的梗死后心包炎可在发病后迅速出现但持续时间短,Dressler syndrome 则多在发病后 1~2 周出现。

诊断标准与急性心包炎相同,患者可表现为胸膜性胸痛、心包摩擦音及心电图改变,包括新发的广泛 ST 段抬高或急性期 PR 段压低,心包积液常见。为减少心包炎复发及缓解症状,对心肌梗死后心包炎的患者可给予抗炎治疗。优先选用大剂量的阿司匹林,且可考虑合用秋水仙碱。不推荐使用糖皮质激素。

患者极少出现大量心包积液及心脏压塞,绝大多数情况下无需行心包穿刺引流。

思考题

1. 简述急性冠脉综合征的分型及诊断。
2. 简述急性冠脉综合征的急诊一般处理。

3. 简述 ST 段抬高急性心肌梗死的溶栓适应证。

4. 简述急性冠脉综合征的并发症。

（朱华栋　张　楠）

数字课程学习

📥 教学 PPT　　✍ 自测题

第九章 严重心律失常

案例

患者,男性,69 岁,主因胸痛 6 h 就诊。患者 6 h 前无诱因出现胸痛,阵发性,伴恶心,无呕吐、腹泻、发热。既往胃大部切除、慢性乙型病毒性肝炎病史。查体:T 37.1℃,P 48 次 /min,R 18 次 /min,BP 163/50 mmHg,HR 44 次 /min,SpO_2 100%。心电图如下。

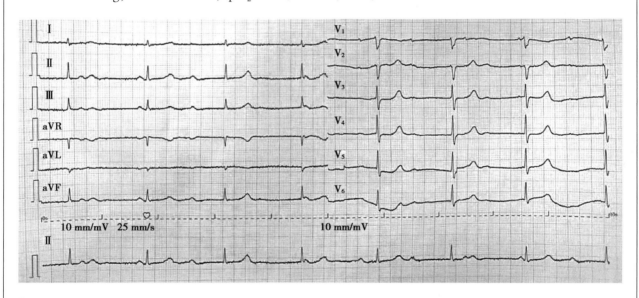

患者诊断考虑什么?

如何制订下一步诊疗计划? 如患者在治疗中出现血压下降或意识改变,如何处理?

第一节 概 述

心律失常多发于各种心血管疾病,但也见于心脏结构无异常者,可发生于任何年龄。发病可急可慢,病情可轻可重,重则骤然起病,引起严重血流动力学障碍,甚至猝死,需立即抢救;轻则起病隐匿,不引起症状或仅有轻度不适。

【紧急处理总体原则】

心律失常的发生、发展受多种因素的影响,因此,心律失常的处理不仅要着眼于心律失常本身,还要考虑患者合并的基础疾病及诱发因素。急诊选择心律失常处理方式应以血流动力学状态为核心,处理目标为纠正或控制心律失常,以稳定血流动力学状态、改善症状。以下为紧急处理的总体原则:

1. 识别和纠正血流动力学障碍 急性心律失常应根据血流动力学状态决定处理方案。血流动力学状态不稳定指心律失常致组织灌注不足,包括进行性低血压、进行性缺血性胸痛、急性心力衰竭、意识障碍等。

心律失常导致严重血流动力学障碍者,需立即纠正心律失常。快速型心律失常应采用电复律,如电复律不能对症或纠正后复发,需兼用药物;缓慢型心律失常应使用提高心率的药物或起搏治疗。

2. 明确诊断及评估

(1) 病史:包括症状,是否有心脏病史,心律失常是初发还是复发,既往用药史、家族史、治疗经过等。

(2) 体格检查:关注是否有器官灌注不足的表现,如意识状态改变、皮肤湿度及温度等。

(3) 心电图:血流动力学允许的情况下应快速完成心电图记录,以大致明确心律失常的类型。

(4) 实验室检查及影像学检查:明确基础疾病及可逆因素。

【处理】

1. 基础疾病及诱因 基础疾病及心功能状态与心律失常的发生密切相关。心律失常病因或诱因明确者,在纠正心律失常的同时应兼顾基础疾病的治疗及诱发因素的纠正。心律失常病因不明确者,应改善患者的整体状况。

2. 衡量获益与风险 对危及生命的心律失常应采用积极措施加以控制,在处理过程中遇到治疗矛盾时,应首先顾及对患者危害较大的方面。对血流动力学相对稳定者,根据患者的临床症状、心律失常类型,更多地考虑治疗措施的安全性,避免过度治疗而加重病情。

第二节 阵发性室上性心动过速

室上性心动过速(supraventricular tachycardia,SVT)是一个通用术语,用于描述任何狭窄(< 120 ms)QRS 波群心动过速(> 100 次 /min),提示房室束或束以上组织受累。阵发性室上性心动过速(paroxysmal supraventricular tachycardia,PSVT)是一种独特的临床亚型。PSVT 多见于无器质性心脏病的中青年患者,其特点为突发突止,心室率规则(150 ~ 240 次 /min),易反复发作。与男性相比,女性患 PSVT 的风险增加 2 倍。老年或有严重器质性心脏病变患者新出现的窄 QRS 波心动过速,在诊断 PSVT 前应注意与其他心律失常相鉴别。

PSVT 主要归因于异常传导通路的存在,这些传导通路可以包括相邻通路或结构不同的通路,通常根据折返回路进行分类。主要有房室结内折返性心动过速(AVNRT)、旁路参与的房室折返性心动过速(AVRT)及局灶性房性心动过速(AT)或窦房折返性心动过速(SANRT),其中房室结内折返性心动过速和房室折返性心动过速是最常见的 PSVT 类型。此章节内容主要介绍房室结内折返性心动过速和房室折返性心动过速。

【诊断】

1. 病史 在没有结构性心脏病的情况下,大多数患者没有特殊既往病史。静息 12 导联心电图也很重要,其对明确心动过速的机制和选择合适的治疗方法非常重要。

2. 症状 PSVT 患者可能出现不同的临床表现,从无症状或轻微的心悸到严重的胸痛或晕厥。患者最常见的表现为心悸突然发作,通常伴随症状包括头晕、晕厥、胸痛、呼吸急促、虚弱和(或)发汗等。

3. 心电图特征 在窦性节律及心动过速发作期间获得 12 导联心电图,对准确诊断和确定 PSVT 的病因很重要。阵发性室上性心动过速的心电图特点是窄 QRS 波前无心房去极化波,常会逆传心房产生 P' 波,P' 波可出现在 QRS 波的任何位置,常被 QRS 波掩盖,结构可正常也可不正常。根据 P' 波位置有助于判断电生理来源,也有助于与其他窄 QRS 波心动过速相鉴别。其中,AVNRT 的特征是无可见 P 波的规则、窄 QRS 波群心动过速,而 AVRT 的特征是有负 P 波的规则、窄 QRS 波群心动过速(PR 间期 < 90 ms)或延迟 P 波(RP 间期 > PR 间期)。

4. 其他检查　应完善血常规、生化、甲状腺功能及超声心动图检查。

【处理】

首先应评估患者有无心率过快引发血流动力学不稳定的症状和体征。

(一)血流动力学不稳定

对于不稳定的患者需紧急行心脏复律,一般选用同步电复律 50 ~ 100 J。

(二)血流动力学稳定

1. 刺激迷走神经　对于血流动力学稳定的患者,首选刺激迷走神经治疗,发作早期效果较好。瓦尔萨尔瓦动作(Valsalva maneuver)是国际上推荐的一线紧急治疗方法,其次是颈动脉按摩(成人)和冷水浸泡面部(儿童)。

2. 药物治疗

(1)腺苷:是一种内源性嘌呤核苷,可减慢房室结传导,导致短暂房室结传导阻滞,对窦房结和房室结传导有很强的抑制作用,具有起效快、作用消除迅速的特点。是治疗 PSVT 的首选药。用法为快速静脉注射 6 ~ 12 mg。心动过速终止后可出现窦性停搏、房室传导阻滞等缓慢性心律失常,但通常仅持续数十秒,一般不需特殊处理。合并冠心病、严重支气管哮喘、预激综合征患者,不应使用腺苷。没有腺苷的情况下,也可应用腺苷三磷酸(ATP)作为替代用药,其不良反应及注意事项与腺苷类似。

(2)维拉帕米或地尔硫草:静脉注射地尔硫草或维拉帕米可作为急性 PSVT 的有效替代疗法。室上性心动过速终止后立即停止注射。注意低血压、心动过缓等不良反应。

(3)在以上药物无效、存在禁忌或伴有器质性心脏病时,可应用胺碘酮、洋地黄类药物。

3. 食管心房调搏　可用于所有 PSVT 患者,特别适用于因各种原因无法用药者。

4. 心脏复律　如果上述治疗不成功,或治疗中患者出现血流动力学不稳定,建议同步心脏复律。

【预后】

许多患者对 PSVT 发作具有良好的耐受性,很容易终止,因此不需要长期治疗。然而,对于 PSVT 耐受性不好(血流动力学不稳定)或不易终止的患者,建议进行慢性药物治疗或导管消融。

第三节　心房颤动

心房颤动是最常见的心律失常之一,可发生于器质性心脏病或无器质性心脏病患者。心房颤动的患病率及发病率均随年龄增长逐步增加,且各年龄段男性均高于女性。心房颤动增加了缺血性脑卒中及体循环动脉栓塞的风险,缺血性脑卒中的风险是非心房颤动患者的 4 ~ 5 倍。

近年来随着研究的深入,按照心房颤动发作的频率和持续时间一般分为阵发性心房颤动、持续性心房颤动、长程持续性心房颤动、永久性心房颤动。

急性心房颤动发作是指心房颤动首次发作、阵发性心房颤动发作期及持续性或永久性心房颤动发生快速心室率和(或)症状加重,常由于心室率过快和不规则,出现症状突然明显加重,包括心悸、气短、乏力、头晕、活动耐量下降、尿量增加,更严重的包括静息状态呼吸困难、胸痛、晕厥前驱或者间歇性晕厥等。

心房颤动的发生可以增加患者的病死率,心房颤动相关的死因主要是猝死、心力衰竭和卒中。独立影响心房颤动预后的因素有感染(败血症)、急性心肌梗死和心力衰竭。

本节内容主要针对急性心房颤动的评估及处理进行展开。

【危险因素】

多个危险因素与心房颤动发作、相关并发症发生相关。急性心房颤动发作的常见病因包括高血压、肥胖、瓣膜性心脏病、各种原因引起的心力衰竭、急性心肌梗死、心肌病、先天性心脏病、甲状腺功能亢进(简称甲亢)、睡眠呼吸暂停、慢性阻塞性肺疾病等。急性心房颤动发作还可与某些急性、暂时性的诱因有关,如过量饮酒、毒素、外科手术后、心功能不全、急性心肌缺血、急性心包炎、急性心肌炎、肺部感染、急性肺动脉栓塞和电击等。

【诊断】

1. 症状 心房颤动引起的心室率异常是产生症状的重要原因。心悸、乏力、胸闷、运动耐量下降是心房颤动最常见的临床症状。

心房颤动引起心房功能下降,心排血量可下降15%或以上。已有心功能损害者,影响更为明显,心房颤动常是诱发和加重心力衰竭的主要原因。器质性心脏病患者发生心房颤动的症状较重,当心室率 > 150次 /min 时还可诱发冠心病患者出现心绞痛,二尖瓣狭窄患者出现急性肺水肿,原有心功能障碍患者出现急性心力衰竭。心脏结构和功能正常的初发和阵发性心房颤动,心室率异常所引起的心悸可能是主要表现。持续性心房颤动则多为运动耐量降低。心房颤动引起心室停搏,可导致脑供血不足而发生黑蒙、晕厥。阵发性心房颤动反复发作和终止引起窦性静止是心室停搏的重要原因。

欧洲心律协会建议使用 EHRA 症状评分评估心房颤动患者症状的严重性。

2. 体征 心房颤动患者的体征包括心律绝对不齐、脉搏短绌、颈静脉搏动不规则、第一心音强弱不等、节律绝对不规整等。

3. 心电图 心房颤动的诊断需心电图或其他心电记录提供依据。心房颤动的心电图特征为 P 波消失,可见 f 波,频率 350 ~ 600 次 /min,QRS 波节律绝对不规则,表现为 RR 间期不匀齐,QRS 波形态多正常。如伴室内差异性传导,或旁路前传导,则可致 QRS 波宽大畸形。

4. 实验室检查 应完善电解质、肝肾功能、血常规、甲状腺功能等检查。甲亢是心房颤动的重要原因之一。无器质性心脏病的年轻患者,尤其是心房颤动心室率快、药物不易控制者,应疑为甲状腺功能异常。心房颤动也可以是某一疾病的临床表现之一,如重症感染、急性心力衰竭、急性心肌炎和心包炎等,临床上需进行与可疑病因相关的实验室检查。

5. 影像学检查

(1)经胸超声心动图(transthoracic echocardiography, TTE):心房颤动患者均应行 TTE 检查以指导治疗TTE 可帮助评估结构性心脏病,测量左心房大小或体积,评估左心室收缩功能,评估左心耳血栓风险,以及挑选有进一步行经食管超声心动图检查指征的患者。

(2)经食管超声心动图(trans-esophageal echocardiography, TEE):当计划早期心房颤动复律时,可行 TEE 检查以排除心脏内血栓。TEE 是监测左心房血栓敏感性和特异性较高的检查,常用于指导心房颤动复律和射频消融治疗。TEE 还可发现血栓形成的高危因素,包括左心房血流速度降低、自发左心房显影、主动脉粥样斑块等。

(3)X 线胸片:用于评估心影大小和形态、心功能及肺部疾病等,有助于发现可能与心房颤动相关的器质性心、肺疾病。

(4)CT 或 MRI 检查:对于存在脑缺血或卒中征象的心房颤动患者,推荐进行脑部 CT 或 MRI 检查,以检出卒中、指导急诊和长期抗凝治疗的决策。

【评估】

对急性心房颤动患者,首先要评估心房颤动伴随的风险。

【处理】

心房颤动的急诊处理需要考虑诸多因素,包括准确的诊断,患者生命体征是否稳定,有无可纠正的病因,心律调控(节律控制或心室率控制),是否需要抗凝治疗。急性期治疗目标为:维持血流动力学稳定,减轻心房颤动所致的症状,评价血栓栓塞的风险并确定是否给予抗凝治疗。临床上根据处理策略不同将急性心房颤动分为血流动力学不稳定和血流动力学稳定两大类。

(一) 血流动力学不稳定

转复窦性心律是恢复血流动力学稳定的首要任务,如无禁忌,推荐同步直流电复律(DCC)作为一线治疗。引起血流动力学不稳定的更常见原因有感染、消化道出血、肺栓塞及心室率难以控制。如果患者心室率不快,应注意心房颤动可能不是循环衰竭主要的原因,应进行全面的临床评价,并针对病因进行相应治疗。

对血流动力学不稳定的高卒中风险心房颤动患者,在接受电复律前应立即给予治疗量的普通肝素或低分子肝素。心房颤动持续时间 < 48 h 的患者,预先抗凝可直接复律;当心房颤动持续时间不明或 ≥48 h,需要紧急电复律来不及抗凝治疗时,复律后应立即给予普通肝素或低分子肝素或新型口服抗凝药进行抗凝。所有电复律后患者需要 4 周的抗凝治疗,4 周后是否需要长期服用抗凝药需要根据 CHA2DS2-VASc 风险评分决定。

对血流动力学不稳定需紧急复律的心房颤动患者,不应因启动抗凝而延误复律时间。如无禁忌,应尽早应用肝素或低分子肝素或新型口服抗凝药,同时进行复律治疗。

(二) 血流动力学稳定

首先,评价血栓栓塞的风险,决定开始抗凝的时间,以及是否需要长期抗凝治疗;其次,根据心室率、症状和有无器质性心脏病,决定是否需要控制心室率;最后,决定是否复律、复律的时间、复律的方式,以及复律后预防心房颤动复发。

1. 抗凝治疗 预防血栓栓塞是心房颤动急性发作期治疗的首要措施。对卒中中高危的急性心房颤动患者,应立即抗凝治疗或继续抗凝治疗。对卒中低危的急性心房颤动,心房颤动发作时间 < 48 h 者,可直接行复律治疗。由于无症状心房颤动的存在,常难以确定心房颤动持续的准确时间,使得 48 h 时限的判定困难。所以对既往病史心房颤动发作持续时间 < 24 h,或本次心房颤动发作时间 < 24 h,可暂不抗凝,主要控制心室率,减轻症状,等待心房颤动自行转复。对既往心房颤动发作时间 ≥24 h,或本次心房颤动发作时间 ≥24 h,应该立即开始抗凝治疗,为后续心房颤动复律或延长复律时间窗(48 h)做准备。对于无卒中危险因素者,即使在 48 h 内复律,为避免心房颤动时左心房机械顿抑可能形成血栓,推荐复律后进行 4 周的抗凝治疗。

心房颤动发作 ≥48 h 或心房颤动发作时间不清患者,心房内可能形成血栓,暂不能复律,需要新型口服抗凝药,或低分子肝素联合口服华法林,有效抗凝 3 周后才能进行复律治疗。

如需要尽快复律时,可经食管超声检查排除心房血栓后再行心房颤动复律。

心房颤动复律后是否长期抗凝治疗应根据 CHA2DS2-VASc 评分决定。

2. 控制心室率 心室率控制是目前心房颤动管理的主要策略,也是心房颤动治疗的基本目标之一,通常可明显改善心房颤动相关症状。心房颤动发作时心室率过快、产生明显症状时,应首先控制心室率。

心房颤动急性发作时,心室率控制是持续时间 ≥48 h 心房颤动患者的首选治疗方式。对难以确定心房颤动持续时间,或对长期抗心律失常药物不良反应存在担忧,或存在其他潜在的并发症,都会促使选择心室率控制策略。对慢性心房颤动或持续性复律不成功或不愿意复律的心房颤动患者,可采用控制心室率治疗。对于心房颤动发作持续时间 < 48 h 的患者,在急诊时也应该首先控制心室率缓解症状,然后根据以往心房颤动发作持续时间,再决定是否需要复律治疗。

在静息状态下心房颤动急性发作心室率 > 150 次 /min,提示存在高肾上腺素水平或心房颤动合并房室旁路前传。目前推荐宽松的心室率控制,静息心室率目标值是 ≤100 次 /min 或行走时心室率 ≤110 次 /min。

对于需控制心室率的心房颤动患者,应评估心室率增快的原因,根据患者的临床特征、症状、LVEF 和血流动力学特点选择合适药物。

控制心房颤动快速心室率的药物主要包括 4 大类:β 受体拮抗药、非二氢吡啶类钙拮抗药、洋地黄类和胺碘酮。心房颤动急性发作时主要应用静脉制剂,起效快、作用肯定。非二氢吡啶类钙拮抗药和 β 受体拮抗药均有较好的减慢心室率作用,尤其是存在高肾上腺素水平时。洋地黄类药物在急性心力衰竭伴快速心室率心房颤动的患者可作为首选。胺碘酮仅在合并严重的器质性心脏病患者或其他药物无效时控制心室率,为二线用药。胺碘酮在减慢心室率时有明确的转复窦性心律作用,所以在有血栓栓塞风险或没有充分抗凝的心房颤动患者,慎用胺碘酮控制心室率。心房颤动合并预激综合征时,不能使用 β 受体拮抗药、非二氢吡啶类钙拮抗药和洋地黄类药物控制心室率,对这类患者应考虑尽快电复律,无器质性心脏病者也可静脉应用普罗帕酮转复窦性心律。如单个药物不能满意控制心室率时,可联合使用控制心室率药物治疗。

心室率控制的药物选择需考虑患者症状的严重程度、血流动力学状态、是否伴有心力衰竭和是否有潜在的诱因而进行综合判断。所有的治疗药物均有潜在的不良反应,应从低剂量开始,逐渐滴定增加剂量直至症状改善,临床实践中通常需要联合用药以达到较好的心室率控制目标。在心室率得到控制后,应根据病情和患者意愿考虑复律和维持窦性心律或及时使用口服药物,以防止快速心室率再复发。

3. 节律控制 对未能自行转复的急性心房颤动,则可能需要进行节律控制,恢复窦性心律。

适应证:症状严重不能耐受,存在长期抗凝禁忌,心室率控制效果不满意,预激综合征旁路前传伴快速心室率的心房颤动或妊娠合并心房颤动应优先选择复律治疗。

时机:考虑血栓的风险,临床上以心房颤动发作持续时间 <48 h 作为能够即刻复律的时间节点。当心房颤动发作持续≥48 h,心房内有可能形成血栓,必须有效抗凝治疗 3 周,或经食管超声检查排除心房血栓后,方可进行复律治疗。急性发作心房颤动的复律最佳时机可能在 24~48 h。

复律方式:药物复律或电复律。

(1)药物复律:药物可使 50% 的新发心房颤动患者转复为窦性心律,而对持续性心房颤动则疗效较差。同时,抗心律失常药物有一定的不良反应,偶可导致严重室性心律失常和致命性并发症。

适应证:血流动力学稳定但症状明显的心房颤动患者。对于血流动力学稳定的新近发生的心房颤动(通常指心房颤动持续时间 1 周内)患者,药物复律可先于电复律。

评估:复律前必须评价患者有无器质性心脏病,据此选择复律药物,应将药物安全性置于首位。

药物选择:目前用于心房颤动复律的主要药物是 Ⅰc 类(氟卡尼、普罗帕酮)和Ⅲ类(胺碘酮、伊布利特、多非利特、维纳卡兰)抗心律失常药物,分别通过减慢传导速度和延长有效不应期终止折返激动而达到复律的目的。

无器质性心脏病患者可静脉应用氟卡尼、普罗帕酮、伊布利特、维纳卡兰复律。多非利特也可用于新发心房颤动的复律治疗。上述药物无效或出现不良反应时,可选择静脉应用胺碘酮。

伴有器质性心脏病患者应根据基础病的程度选用药物。伴有中等程度器质性心脏病患者可以选择静脉伊布利特、维纳卡兰,维纳卡兰可用于轻度心力衰竭的患者(NYHA Ⅰ 或 Ⅱ级),包括缺血性心脏病患者,但要除外伴有低血压或严重主动脉瓣狭窄的患者。上述方法无效可选用胺碘酮。伴有严重器质性心脏病、心力衰竭患者及缺血性心脏病患者应选择静脉胺碘酮。在恢复窦性心律方面,胺碘酮和氟卡尼均显示比索他洛尔更有效。

常用药物及其用法:

1)普罗帕酮:对新近发生的心房颤动转复有效,对持续心房颤动疗效较差。作用较快,口服后 2~6 h 起效,静脉注射后 0.5~2.0 h 起效。不良反应相对少见,主要有室内传导阻滞、心房扑动伴快心室率、室性心动过速、低血压、转复后心动过缓等。可考虑用药前≥30 min 先给予 β 受体拮抗药或非二氢吡啶类钙拮抗药。对合并器质性心脏病、心力衰竭或严重阻塞性肺疾病、支气管哮喘患者应慎用。

2）氟卡尼：口服或静脉应用对新发生的心房颤动有效。作用较快，口服转律时间 3 h，静脉转律时间 1 h。不良反应较普罗帕酮稍多，可引起低血压、1：1 房室传导加快心室率等。建议用药前 ≥30 min 先予 β 受体拮抗药或非二氢吡啶类钙拮抗药。避免用于结构性心脏病，特别是心功能不好的患者。

3）胺碘酮：当合并器质性心脏病、缺血性心脏病和心力衰竭时，首选胺碘酮复律。胺碘酮能转复窦性心律和控制心房颤动心室率，短期应用安全性较好，但起效时间较迟。

4）伊布利特：起效快，对近期发生的心房颤动疗效较好，平均转复时间 < 30 min。电复律前应用伊布利特治疗能提高心房颤动患者经胸电复律的有效性。主要风险为 QT 间期延长导致多形性室性心动过速 / 尖端扭转型室性心动过速。避免用于 QT 间期延长、明显低钾血症、左心室肥厚、LVEF 明显降低（< 30%）者。治疗前给予镁剂，用药后应持续心电监测 ≥4 h，并准备好心肺复苏设备。

我国目前尚没有氟卡尼及维纳卡兰。

（2）电复律：同步直流电复律是转复心房颤动的有效手段。

适应证：除了血流动力学不稳定的心房颤动首选电复律外，电复律同样可用于心室率控制不佳或症状明显的阵发性心房颤动患者。在合并严重心绞痛、心肌梗死、心力衰竭的心房颤动患者，均应即刻同步电复律。

禁忌证：洋地黄中毒和严重的低钾血症。

方法：应采用同步电复律，起始 150 ~ 200 J（双向波）或 200 ~ 300 J（单向波）。一次复律无效时，再次复律应增加电量，增加电极板压力。如血流动力学状态允许，推荐复律前给予胺碘酮等抗心律失常药物，可提高短期和长期的复律成功率，转复后应根据病情决定持续用药时间。

并发症：可能出现皮肤灼伤、低血压、呼吸抑制、心肌损伤、肺水肿、心律失常等。

复律前后的抗凝治疗：心房颤动复律过程中存在血栓栓塞风险，电复律后的第一个 72 h，伴有全身血栓栓塞和卒中的风险升高，大约 98% 的血栓事件发生于转复窦性心律的 10 天内，恰当抗凝治疗可以减少栓塞的风险。

心房颤动持续时间 < 48 h 的患者，不需要常规 TEE 检查，预先抗凝可直接复律。复律后仍需要 4 周的抗凝治疗，4 周之后是否需要长期服用抗凝药需要根据 CHA2DS2-VASc 风险评分决定。围复律期可以应用肝素或低分子肝素或使用因子 Ⅹa 或直接凝血酶抑制剂抗凝。

当心房颤动持续时间不明或 ≥48 h，心脏复律前需抗凝治疗 3 周，复律后仍需要 4 周的抗凝治疗，4 周之后是否需要长期服用抗凝药需要根据 CHA2DS2-VASc 风险评分决定。需要早期复律时，经 TEE 排除左心房血栓后，可行即刻电复律。

第四节　室性心动过速

室性心动过速包括非持续性和持续性室性心动过速。

一、非持续性室性心动过速

非持续性室性心动过速（NSVT）是指连续 3 个及 3 个以上的室性心律，频率 > 100 次 /min，持续时间 < 30 s。典型的 NSVT 是短暂的，持续 3 ~ 10 个心搏，心室率一般在 100 ~ 200 次 /min。NSVT 是临床上常见的无症状性心律失常，是结构性心脏病与无结构性心脏病患者的常见表现。在大多数情况下，NSVT 发生短暂，无临床症状。在结构性心脏病患者中，NSVT 是持续性室性心动过速或心脏性猝死危险性增加的信号。NSVT 的临床意义取决于潜在的心脏病或所患的结构性心脏病，所以对于 NSVT 患者，治疗其基础心脏病比治疗心律失常更重要。

触发活动似乎是发生 NSVT 的主要机制，浦肯野纤维细胞或心室肌的早期后除极是多数长 QT 综合征

（LQTS）所致的多形性室性心动过速［如尖端扭转型室性心动过速（TdP）］的发生机制。病理因素包括心室肌肥厚、局部纤维化、室壁张力异常、交感兴奋性增高和电解质异常等。

【诊断】

1. 症状　NSVT可发生在心脏结构正常者，但多数发生于结构性心脏病患者。通常NSVT患者无症状，然而，即使在左心室功能处于代偿状态下的患者，NSVT仍可引起晕厥，尤其是在心室率过快且持续时间超过数秒时。

2. 心电图　NSVT的心电图可以显示为单形性，也可以是多形性，其形态学特点与原发心脏疾病没有关系。由于NSVT的心电图上表现为非特异性、形态不一，故有人称为复杂的室性异位心律。需仔细研读患者的心电图，明确NSVT的类型。

3. 超声心动图　评价有无结构性心脏病。

【治疗】

通常治疗基础心脏病比治疗心律失常本身更重要。研究表明，对于NSVT患者应用抗心律失常药、射频消融不能获益，因此不主张对无症状的患者进行过度治疗。

1. 心脏结构正常的非持续性心动过速　无器质性心脏病的非持续性单形性室性心动过速一般不是恶性心律失常的先兆，这类心律失常患者只是在出现症状、无休止发作或导致左心功能不全时才需要治疗，极少发生猝死。应注意纠正可能存在的诱因，一般不需急诊特殊处理。治疗措施包括：β受体拮抗药、非二氢吡啶类钙拮抗药、Ic类抗心律失常药。对于症状明显、药物治疗无效尤其是运动诱发的特发性NSVT患者，推荐应用导管消融治疗。

无器质性心脏病的非持续性多形性室性心动过速应注意评价是否存在离子通道疾病（如尖端扭转型室性心动过速等）。

2. 结构性心脏病非持续性心动过速　对于有结构性心脏病患者的非持续性心动过速，其很可能是恶性心律失常的先兆，治疗基础心脏病及寻找诱因较心律失常本身更为重要。LVEF > 0.40的无症状性NSVT患者，通常不需要特殊的抗心律失常治疗，优化治疗基础心脏病是治疗目的；所有LVEF < 0.35的患者都应该考虑植入ICD；但是对于左心室收缩功能中度受损（LVEF < 0.40）的缺血性心脏病及对于心肌梗死后LVEF > 0.40且伴有晕厥史的NSVT患者，应该进行电生理检查评估；当记录到多形性NSVT时，应尽快评估患者是否存在冠状动脉缺血，针对这种心律失常的主要治疗措施是改善冠状动脉血供。一般说来，对于症状性、反复发作的结构性心脏病NSVT患者，经血运重建、优化的内科治疗及解除可逆性诱因后仍未改善，推荐应用抗心律失常药物。

二、持续性单形性室性心动过速

当单形性室性心动过速持续时间 > 30 s或由于血流动力学障碍需早期进行干预治疗时，则称为持续性单形性室性心动过速（SMVT）。持续性单形性室性心动过速大多发生于结构性心脏病患者，以缺血性心脏病最为常见，心室收缩功能下降的持续性室性心动过速患者死亡风险明显增加。无明确心脏病的持续性单形性室性心动过速称为特发性室性心动过速（IVT）。

基础心脏疾病及相关临床资料常可提示其潜在的发生机制及室性心动过速起源部位。根据室性心动过速的发生机制，可分为自律性增高、触发活动及折返三大类。

【诊断】

1. 病史　详细的病史询问常能提供室性心律失常的诊断线索。

2. 临床表现　大多数特发性持续性单形性室性心动过速患者表现为轻到中度的心悸和头晕症状，通常血流动力学稳定，其症状的轻重与室性心动过速的频率、发作持续时间及个体耐受性相关。

在结构性心脏病患者中，持续性单形性室性心动过速发作可产生多种临床表现，从症状轻微（心悸）到低灌注症状(头晕、神志状态改变、晕厥先兆和晕厥)、心力衰竭和心绞痛症状加重,甚至出现心源性猝死。室性心动过速引起的血流动力学改变与心室率、室性心动过速持续时间、左心室功能不全的程度、心室激动顺序(即室性心动过速起源),以及房室收缩不同步有关。

3. 心电图 诊断持续性单形性室性心动过速的关键在于明确患者是否患有结构性心脏病。所有持续性室性心动过速患者均应记录静息状态下的 12 导联心电图,心电图有助于对室性心动过速进行确定性诊断,提供关于室性心动过速发生机制的重要信息,辅助判断是否存在结构性心脏病,以及提示室性心动过速的可能起源部位等。

【治疗】

持续性单形性室性心动过速的急性期治疗要根据患者症状及发作时血流动力学的耐受程度来决定。

1. 血流动力学不稳定 意识不清或血流动力学不稳定的持续性单形性室性心动过速患者应立即给予同步直流电复律。对于血流动力学稳定或症状轻微的持续性室性心动过速患者,在密切监测 12 导联心电图下给予相应处理。对于无结构性心脏病患者,可考虑静脉注射 β 受体拮抗药、维拉帕米、氟卡尼或胺碘酮。胺碘酮为治疗结构性心脏病持续性室性心动过速最有效的药物,但迅速经中心静脉给药会引起低血压,因此用药时要严密监测生命体征,如果症状加重或血流动力学不稳定,要立即给予镇静剂并行电复律。若持续性单形性室性心动过速变为心室颤动应立即行非同步模式除颤。对于缺血性心脏病出现电风暴或植入型心律转复除颤器(ICD)反复电击的患者,可考虑紧急导管消融治疗。

2. 血流动力学稳定

(1)特发性室性心动过速(IVT):大多数 IVT 血流动力学稳定。IVT 治疗的指征主要取决于患者的症状负荷,β 受体拮抗药及非二氢吡啶类钙拮抗药疗效中等且风险小。抗心律失常药如索他洛尔、普罗帕酮、胺碘酮等疗效更好,但其不良反应较多及致心律失常风险相对较高。如持续发作时间过长或有血流动力学改变者宜电复律。终止后建议患者行射频消融治疗。

(2)结构性心脏病室性心动过速:对于血流动力学稳定的结构性心脏病持续性单形性室性心动过速患者,首先应治疗基础心脏病、纠正诱发因素。

抗心律失常药首选胺碘酮,静脉胺碘酮应使用负荷量加维持量的方法,应用的剂量、持续时间由患者的病情决定,静脉应用一般为 3～4 天,病情稳定后逐渐减量。胺碘酮用药早期即使室性心动过速的发作需反复电复律,也不说明胺碘酮无效,除外禁忌应坚持使用。利多卡因只在胺碘酮不适用、无效或合并心肌缺血时作为次选用药。心脏病患者使用抗心律失常药后发生致心律失常作用的风险增加,因此临床上常将药物作为植 ICD 后的辅助治疗,单用抗心律失常药并不能提高持续性单形性室性心动过速患者的生存率。

ICD 适用于多数合并结构性心脏病的持续性室性心动过速患者,可以改善心功能不全的室性心动过速患者的生存率。

导管消融是一种重要的非药物治疗措施,或为其他抗心律失常治疗方法的重要辅助手段,它可以降低缺血性心肌病患者 ICD 的电击率。对非缺血性心肌病持续性单形性室性心动过速导管消融的远期成功率的研究尚不充分,对于此类患者抗心律失常药仍作为首选,而导管消融大多用于优化药物治疗后室性心动过速仍然反复发作的患者。

三、多形性室性心动过速

多形性室性心动过速是指 QRS 波形态可以清楚识别但连续发生变化(提示心室激动顺序不断改变)、频率 > 100 次 /min 的室性心律失常。多形性室性心动过速患者在窦性心律时 QT 间期可正常或延长,发生在 QT 间期延长患者的多形性室性心动过速,其 QRS 波常围绕心电图等电位线扭转,故又称为尖端扭转型室性心动过速(TdP)。多形性室性心动过速多见于器质性心脏病,易蜕变为心室扑动或心室颤动。

无结构性心脏病的多形性室性心动过速通常发生在遗传性心律失常综合征患者,合并结构性心脏病的多形性室性心动过速最多见于冠心病患者,此外还见于心肌病、左心室功能异常、房室传导阻滞、室内传导阻滞、左心室肥厚、非特异性 ST-T 异常、非持续性室性心律失常、高血压、高血脂患者及吸烟、饮酒、肥胖、糖耐量异常者和老年人等。多形性室性心动过速的电生理机制主要为折返。

【诊断】

1. 症状　对于无结构性心脏病患者,多形性室性心动过速或心室颤动发生时通常没有前驱症状,即使出现症状也是非特异性的,如胸部不适、心悸、气短及虚弱。合并结构性心脏病患者发生多形性室性心动过速或心室颤动前多有相应的基础心脏疾病的表现。有些患者可有晕厥、心悸等与室性心律失常发生有关的病史。多形性室性心动过速一旦发生,可造成晕厥、意识丧失、抽搐、呼吸停止,抢救不及时最终导致死亡。

2. 心电图　多形性室性心动过速的心电图特征表现为 QRS 波形态不一,无明显等电位线和(或)电轴多变。窦性心律时的心电图可能出现提示诊断的重要线索,因此,需特别关注窦性心律时的心电图有无 QT 间期延长或缩短、Brugada 综合征、低钾血症、心室复极异常、心肌缺血和室性期前收缩等心电图表现。

3. 其他检查　完善超声心动图及冠状动脉造影检查,以明确是否存在结构性心脏病、遗传性心律失常综合征、冠状动脉痉挛及药物的致心律失常作用。

同时完善血常规、肝肾功能、电解质、心肌损伤标志物、血气分析等检查,以评估有无诱因及可逆因素。

【治疗】

急性期应根据血流动力学状态决定处理原则。

1. 血流动力学不稳定　对于持续性多形性室性心动过速伴血流动力学不稳定的患者,应按心室颤动处理,立即予电复律或除颤。电复律不能纠正或纠正后复发,需兼用药物及其他非药物处理措施。

2. 血流动力学稳定　血流动力学稳定或短阵发作者,根据 QT 间期变化,分为 QT 间期延长的多形性室性心动过速、QT 间期正常的多形性室性心动过速和短 QT 间期多形性室性心动过速。

(1)基础疾病和诱因的纠正与处理:如电解质紊乱、致心律失常药物、心肌缺血和慢性心力衰竭失代偿等。急性缺血所致的持续性多形性室性心动过速首要治疗方法为冠状动脉血运重建。

(2)药物:根据心律失常的类型,可选用 β 受体拮抗药、胺碘酮和(或)利多卡因治疗。对于获得性 QT 间期延长伴 TdP 者,硫酸镁缓慢静脉注射用于发作频繁且不易自行转复者,静脉滴注用于预防复发,直至 TdP 减少和 QT 间期缩短至 500 ms 以内。血流动力学稳定的伴短联律间期的多形性室性心动过速患者,首选静脉应用维拉帕米终止发作,维拉帕米无效者,可选用静脉胺碘酮。

(3)ICD 治疗:ICD 是不可逆原因所致的持续性多形性室性心动过速患者的主要治疗措施。对于有严重结构性心脏病的持续性多形性室性心动过速电风暴患者,在事件发生后的早期应考虑植入左心室辅助装置或进行心脏移植评估。对于有可能在短时间内再发持续性多形性室性心动过速但不适合植入 ICD 的患者,可考虑穿戴触式心律转复除颤器治疗。

(4)导管消融:反复发作的多形性室性心动过速患者,如果触发室性心动过速的室性期前收缩形态仅有一种或少数几种,可考虑导管消融治疗。

(5)其他治疗:心动过缓相关的 TdP,予以临时起搏治疗,未行临时起搏治疗前,异丙肾上腺素可用于提高心室率,但不宜用于先天性长 QT 间期综合征或冠心病患者。

第五节　房室传导阻滞

房室传导通过 P 波和 QRS 波群之间的关系来评估。正常情况下,在每个 QRS 波群之前有一个 P 波,其固定 PR 间隔为 120～200 ms。房室传导阻滞是指从心房到心室传导脉冲的延迟或紊乱,可能是由于心脏传导系统的解剖或功能损伤所致。这种正常电活动的中断可以是暂时的或永久的。一般来说,房室传导阻滞有三度:一度房室传导阻滞、二度房室传导阻滞(Mobitz Ⅰ 或 Ⅱ 型)和三度房室传导阻滞。

慢性特发性纤维化和硬化的传导系统为本病常见病因,另一个常见的原因是缺血性心脏病。房室传导阻滞也与心肌病有关。其他潜在的触发因素包括感染、心脏手术、药物治疗和遗传性疾病。

一度房室传导阻滞可来自传导系统内的不同位置,传导延迟的水平包括心房、房室结、房室束(His, bundle)、束支、束束、浦肯野系统。Mobitz Ⅰ 型二度房室传导阻滞通常发生在房室结水平,而 Mobitz Ⅱ 型二度房室传导阻滞主要来源于低于房室结(房室束和束支)的传导系统疾病。三度房室传导阻滞是二度房室传导阻滞恶化的最终结果,在三度房室传导阻滞中,没有心房脉冲到达心室,它可能发生在房室结或结下传导系统。

【诊断】

1. 病史 病史询问应包括:先天性和后天性心脏病病史;既往药物及其剂量,主要包括 β 受体拮抗药、钙通道阻滞剂、抗心律失常药物、地高辛;近期心脏手术;与心脏传导阻滞相关的其他全身性疾病(淀粉样变、结节病)相关的体征和症状;基线运动能力。

2. 临床表现 常见症状有呼吸困难、疲劳、胸痛、晕厥、心搏骤停等。心率 < 40 次 /min 时,患者还可能表现出与失代偿性心力衰竭、呼吸窘迫和低血流量相一致的特征。

3. 查体 任何新的杂音的出现都应该被注意到,因为完全房室传导阻滞与心肌病、二尖瓣钙化、主动脉钙化或心内膜炎之间存在着强烈的联系。同时应注意任何感染或皮疹的迹象。

4. 心电图

(1)一度房室传导阻滞:在一度房室传导阻滞中,P 波总是先于 QRS 波群,但 PR 间期延长,PR 间隔的持续时间 > 200 ms,所有的心房活动最终都会传导到心室。如果 PR 间期 > 300 ms,P 波可能埋藏在前面的 T 波中。

(2)二度房室传导阻滞:间歇性房室传导时发生二度房室传导阻滞。心电图经常出现规则的 P∶QRS 模式,比率为 2∶1、3∶2、4∶3 等。二度房室传导阻滞可进一步分为 Mobitz Ⅰ 型(Wenckebach)和 Mobitz Ⅱ 型,可通过检查 PR 间期来区分。

在 Mobitz Ⅰ 型二度房室传导阻滞中,PR 间期进行性延长,直至 P 波后 QRS 波脱落。RR 间期逐渐缩短,直至一个 P 波不能下传,包含受阻 P 波在内的 RR 间期小于正常窦性 PP 间期的 2 倍。

在 Mobitz Ⅱ 型二度房室传导阻滞中,存在无预兆的间歇性非传导 P 波。与 Mobitz Ⅰ 型不同,PR 间期没有进行性延长;相反,PR 间期保持不变,P 波以恒定速率出现,PP 间期不变。因为 P 波继续以正常的间隔出现,所以围绕着下降的 RR 间期只是前面 RR 间期的倍数,并且保持不变。

需要注意的是,如果 P∶QRS 为 2∶1,就不会有两个连续的 PR 间期。因此,没有足够的信息来评估 PR 间期以进一步将其分为 Mobitz Ⅰ 型或 Mobitz Ⅱ 型二度房室传导阻滞,阻滞位置也不确定。

鉴别 Mobitz Ⅰ 型和 Mobitz Ⅱ 型二度房室传导阻滞很重要,因为其治疗是不同的。

(3)三度房室传导阻滞:三度房室传导阻滞时房室结传导缺失,P 波与 QRS 波群无关,产生的室上性冲动不传导到心室。相反,如果心室传导发生,则由交界性或心室逃逸节律维持。心房和心室相互独立传导,P 波(心房活动)以其规律的、更快的速度"穿越"QRS 波群,QRS 波群(心室活动)也有规律地出现,但速度较慢。在 12 导联心电图上,其特征是房室传导完全分离,心房率高于心室率。

三度房室传导阻滞可能发生在房室结的上方或下方,可出现两种不同的节律。如果发生在房室结的上方或顶部,交界性心律就会控制并驱动心室,由此产生的 QRS 波群将变窄,并以房室结的固有频率(40 ~ 55 次 /min)出现;而如果房室结下方发生传导阻滞,则必须由心室起搏代替,在这种情况下,QRS 波群将是宽的,并以心室起搏的固有频率(20 ~ 40 次 /min)出现。

区分完全性心脏传导阻滞和与其他原因相关的房室分离至关重要,如心室率高于心房率的室性心律。

高级房室传导阻滞是二度房室传导阻滞的一种形式,常与三度房室传导阻滞相混淆,当有两个或两个以上连续阻滞的 P 波时就会发生。这种传导阻滞可能特别危险,可以进展到完全的心脏传导阻滞,涉及的阻滞区域多在房室结下方,P∶QRS 为 3∶1 或更高,心室率通常非常缓慢。高级房室传导阻滞与三度房室传导阻滞的区别在于,P 波与 QRS 波群之间存在一定的联系,重复心电图或更长的节律往往有助于做出判断。

【治疗】

一旦确诊,应评估潜在原因,包括缺血性疾病、年轻患者的自身免疫病(可导致传导系统纤维化)、可疑药物和电解质紊乱(如高钾血症)。

一度房室传导阻滞不会导致任何血流动力学不稳定,以治疗潜在病因及纠正可逆因素为主,无需特殊处理。

Mobitz Ⅰ 二度房室传导阻滞型通常是良性病变,进展为三度房室传导阻滞的风险远低于 Mobitz Ⅱ 型。大多数患者无症状,或伴有轻微的血流动力学紊乱。无症状的患者不需要治疗。有症状的患者通常对阿托品有反应,很少需要永久性心脏起搏。药物引起的房室传导阻滞在停药后往往是可逆的。

Mobitz Ⅱ 型二度房室传导阻滞可伴有严重的心动过缓和血流动力学不稳定,有更大的风险进展到三度房室传导阻滞或心脏停搏。血流动力学的不稳定及继发的晕厥和潜在的心源性猝死随时都可能发生。首先治疗潜在病因。可选用多巴胺和肾上腺素,但两者都可能只是暂时性的辅助措施。应注意,当合并急性心肌缺血或心肌梗死时,上述药物可导致心肌耗氧量增加,而加重心肌缺血,导致新的心律失常。多数患者需要植入永久性起搏器。Mobitz Ⅱ 型房室传导阻滞患者给予阿托品可能恶化阻滞和增加完全性心脏传导阻滞或心脏停搏的风险。

三度房室传导阻滞的患者有很大的风险发展为心脏停搏、室性心动过速和心源性猝死,通常需要起搏治疗。经皮起搏速度更快,如果经皮起搏不成功,则需要使用经静脉起搏器。后期需要植入永久起搏器。多巴胺、肾上腺素、异丙肾上腺素可用于起搏器前过渡。不宜使用阿托品。

思考题

1. 简述心房颤动的急诊处理原则。
2. 简述房室传导阻滞的类型及鉴别。

(朱华栋　张　楠)

数字课程学习

📥教学 PPT　　📝自测题

第十章 急性肾损伤

案例

患者,男性,32 岁,主因全身肌肉酸痛 3 天,乏力、少尿 1 天入院。患者于 3 天前参加 20 km 拉练后出现全身肌肉酸痛,当时未在意,自行口服止痛药,全身酸痛症状略缓解。1 天前开始出现全身乏力,小便较前明显减少,每天仅 2 次,每次量 200~300 mL,尿色发深,为进一步诊治就诊于我院。查体:T 36.0℃,P 106 次/min,R 14 次/min,BP 132/69 mmHg,呼吸过速,双下肺呼吸音稍低,双下肢轻度凹陷性水肿。辅助检查:血肌酐 342 μmmol/L,尿素氮 28 mmol/L,血钾 5.8 mmol/L;尿常规示尿隐血 +++,尿红细胞 182 个/hp。该患者的初步诊断考虑什么? 有何治疗方案?

急性肾损伤(acute kidney injury,AKI)以往称为急性肾衰竭(acute renal failure,ARF),是指由多种病因引起的肾功能快速下降而出现的临床综合征。可发生于既往无肾病者,也可发生在原有慢性肾病的基础上。与 ARF 相比,AKI 的提出更强调对这一综合征早期诊断、早期治疗的重要性。约 5% 的住院患者可发生 AKI,在重症监护室(ICU)其发生率高达 30%,主要表现为少尿或无尿、氮质血症和中毒。如能早期诊断,及时抢救,肾功能可完全恢复;如延误诊治,则可能致死。预后与原发病、年龄、治疗时机、是否合并有多器官功能障碍等因素有关。

【病因与发病机制】

(一)病因

AKI 病因多样,根据病因发生的解剖部位不同可分为三大类:肾前性、肾性和肾后性。肾前性 AKI 的常见病因包括血容量减少(各种原因引起的液体丢失和出血)、有效动脉血容量减少和肾内血流动力学改变等。肾后性 AKI 源于急性尿路梗阻,从肾盂到尿道任一水平尿路上均可发生梗阻。肾性 AKI 有肾实质损伤,包括肾小管、肾间质、肾血管和肾小球性疾病导致的损伤。肾小管性 AKI 的常见病因是肾缺血或肾毒性物质[包括外源性毒素(如生物毒素、化学毒素、抗生素、对比剂等)和内源性毒素(如血红蛋白、肌红蛋白等)]损伤肾小管上皮细胞,可引起急性肾小管坏死(acute tubular necrosis,ATN)。

(二)发病机制

1. **肾前性 AKI** 最常见,由肾血流灌注不足所致,见于细胞外液容量减少,或虽然细胞外液容量正常,但有效循环容量下降的某些疾病,或某些药物引起的肾小球毛细血管灌注压降低。在肾前性 AKI 早期,肾血流自我调节机制通过调节肾小球出球和入球小动脉的血管张力,即入球小动脉扩张和出球小动脉收缩,以维持肾小球滤过率(GFR)和肾血流量,可使肾功能维持正常。当血压过低,超过自我调节能力,即可导致 GFR 降低,但短期内并无明显的肾实质损伤。如果肾灌注量减少能在 6 h 内得到纠正,则血流动力学损害可以逆转,肾功能也可迅速恢复。但若低灌注持续,则可发生肾小管上皮细胞明显损伤,继而发展为 ATN。

2. **肾性 AKI** 按照损伤部位,肾性 AKI 可分为小管性、间质性、血管性和小球性。其中以 ATN 最为常见。不同病因、不同程度的 ATN,可以有不同的始动因素和持续发展因素。中毒性和缺血性 ATN 可是多因素的,如中毒性 ATN 可发生在老年、糖尿病等多种易患因素基础之上,也可有缺血因素参与。中毒性和缺血性损害也可一起引起 ATN。但其发病机制仍未完全阐明,目前认为主要涉及小管、血管和炎症因子等方面。

3. **肾后性 AKI** 双侧尿路梗阻或孤立肾患者单侧尿路出现梗阻时,可发生肾后性 AKI。尿路发生梗阻时,尿路内反向压力首先传导到肾小球囊腔,由于肾小球入球小动脉扩张,早期 GFR 尚能暂时维持正常。如果梗阻持续无法解除,肾皮质大量区域出现无灌注或低灌注状态,GFR 将逐渐降低。

【临床表现】

典型 AKI 的临床病程可分为三期。

（一）起始期

此期患者常遭受低血压、缺血、脓毒血症和肾毒素等因素的影响,但尚未发生明显的肾实质损伤,在此阶段 AKI 是可预防的。但随着肾小管上皮细胞发生明显损伤,GFR 下降,则进入维持期。

（二）维持期

维持期又称少尿期。该期一般持续 7 ~ 14 天,但也可短至数天,长至 4 ~ 6 周。GFR 保持在低水平。许多患者可出现少尿（< 400 mL/ 天）和无尿（< 100 mL/ 天）。但也有些患者的尿量在 400 mL/ 天以上,称为非少尿型 AKI,其病情大多较轻,预后较好。然而,不论尿量是否减少,随着肾功能减退,可出现一系列临床表现。

1. AKI 的全身症状

（1）消化系统:食欲减退、恶心、呕吐、腹胀、腹泻等,严重者可发生消化道出血。

（2）呼吸系统:除感染外,主要是因容量负荷过多导致的急性肺水肿,表现为呼吸困难、咳嗽、憋气等症状。

（3）循环系统:多因少尿和未控制饮水,以致体液过多,出现高血压及心力衰竭表现;因毒素蓄积、电解质紊乱、贫血及酸中毒引起各种心律失常及心肌病变。

（4）神经系统:出现意识障碍、躁动、谵妄、抽搐、昏迷等尿毒症脑病症状。

（5）血液系统:可有出血倾向及轻度贫血表现。

需要指出的是,感染是 AKI 常见且严重的并发症。在 AKI 同时或在疾病发展过程中还可合并多个脏器衰竭,病死率很高。

2. **水、电解质和酸碱平衡失调** 可表现为:①代谢性酸中毒:主要因为肾排酸能力减低,同时又因合并高分解代谢状态,使酸性产物明显增多。②高钾血症:除肾排泄钾减少外,酸中毒、组织分解过快也是原因之一。在严重创伤、烧伤等所致横纹肌溶解引起的 AKI,每日血钾可上升 1.0 ~ 2.0 mmol/L。③低钠血症:主要是由水潴留引起的稀释性低钠。此外,还可有低钙、高磷血症,但远不如慢性肾衰竭时明显。

（三）恢复期

从肾小管细胞再生、修复,直至肾小管完整性恢复称为恢复期。GFR 逐渐恢复正常或接近正常范围。少尿型患者开始出现利尿,可有多尿表现,在不使用利尿药的情况下,每日尿量可达 3 000 ~ 5 000 mL,或更多。通常持续 1 ~ 3 周,继而逐渐恢复。与 GFR 相比,肾小管上皮细胞功能（溶质和水的重吸收）的恢复相对延迟,常需数月才能恢复。少数患者可遗留不同程度的肾结构和功能缺陷。

【实验室检查】

（一）血液检查

可有轻度贫血,血肌酐和尿素氮进行性升高,血清钾浓度升高,血 pH 和 HCO_3^- 浓度降低,血清钠浓度正常或偏低,血钙降低,血磷升高。

(二) 尿液检查

尿蛋白多为 ± ~ +,常以小分子蛋白为主。尿沉渣检查可见肾小管上皮细胞、上皮细胞管型和颗粒管型及少许红细胞、白细胞等;尿相对密度降低且较固定,多在 1.015 以下,因肾小管重吸收功能损害,尿液不能浓缩所致;尿渗透压低于 350 mOsm/(kg·H$_2$O),尿与血渗透浓度之比低于 1.1;尿钠含量增高,多在 20 ~ 60 mmol/L,肾衰指数和钠排泄分数常大于 1。应注意尿液指标检查须在输液、使用利尿药和高渗药物前进行,否则会影响结果。

(三) 影像学检查

尿路超声显像对排除尿路梗阻很有帮助。必要时 CT 等检查可显示是否存在与压力相关的扩张,如有足够的理由怀疑由梗阻所致,可做逆行性造影。CT、MRI 或放射性核素检查对发现血管病变有帮助,但要明确诊断仍需行肾血管造影。

(四) 肾活检

肾活检是重要的诊断手段。在排除肾前性和肾后性原因后,没有明确致病原因(肾缺血或肾毒素)的肾性 AKI 具有肾活检指征。活检结果可确定包括急性肾小球肾炎、系统性血管炎、急进性肾炎和急性间质性肾炎等肾疾病。此外,原有肾疾病出现 AKI 及肾功能持续不能恢复等情况,也需行肾活检以明确诊断。

【诊断与鉴别诊断】

根据原发病因,肾功能急性进行性减退,结合相应临床表现和实验室检查,一般不难做出诊断。AKI 诊断标准为:肾功能在 48 h 内突然减退,血清肌酐绝对值升高≥26.5 μmol/L(0.3 mg/dL);或 7 天内血清肌酐增至≥1.5 倍基础值;或尿量 < 0.5 mL/(kg·h),持续时间 > 6 h。根据血清肌酐和尿量进一步分期(表 3-10-1)。

表 3-10-1 AKI 的分期标准

分期	血清肌酐	尿量
1 期	增加至基础值 1.5 ~ 1.9 倍或升高≥26.5 μmol/L(0.3 mg/dL)	< 0.5 mL/(kg·h),持续 6 ~ 12 h
2 期	增加至基础值 2.0 ~ 2.9 倍	< 0.5 mL/(kg·h),持续≥12 h
3 期	增加至基础值 3.0 倍或升高≥353.6 μmol/L(4 mg/dL)或开始肾替代治疗或 < 18 岁患者或 eGFR < 35 mL/(min·1.73 m^2)	< 0.3 mL/(kg·h),持续≥24 h 或者无尿≥12 h

在鉴别诊断方面,首先应排除慢性肾脏病(CKD)基础上的 AKI,有 CKD 病史,或存在老年、高血压、糖尿病等 CKD 易患因素,双肾体积缩小,显著贫血、肾性骨病和神经病变等提示 CKD 基础上的 AKI。其次应除外肾前性和肾后性原因。在确定为肾性 AKI 后,尚应鉴别是肾小球、肾血管还是肾间质病变引起。

(一) ATN 与肾前性少尿鉴别

1. 补液试验 发病前有容量不足、体液丢失等病史,体检发现皮肤和黏膜干燥、低血压、颈静脉充盈不明显者,应首先考虑肾前性少尿,可进行补液试验,即输注 5% 葡萄糖溶液 200 ~ 250 mL,并注射袢利尿药呋塞米 40 ~ 100 mg,以观察输液后循环系统负荷情况。如果补液后血压恢复正常,尿量增加,则支持肾前性少尿的诊断。低血压时间长,特别是老年伴心功能不全时,补液后无尿量增多者应怀疑肾前性 AKI 已进展为 ATN。

2. 尿液分析 尿液检测对于区分 ATN 和肾前性少尿具有重要意义,同时结合血液检测结果,有助于两者的鉴别。但必须在输液、使用利尿药或高渗药物前留取尿液标本。

(二) ATN 与肾后性尿路梗阻鉴别

有结石、肿瘤或前列腺肥大病史者,突发完全无尿或间歇性无尿;肾绞痛,季肋部或下腹部疼痛;肾区叩击痛阳性;如膀胱出口处梗阻,则膀胱区因积尿而膨胀,叩诊呈浊音,均提示存在尿路梗阻的可能。超声显像和 X 线检查等可帮助确诊。

（三）ATN 与其他肾性 AKI 鉴别

肾性 AKI 可见于急进性肾小球肾炎、急性间质性肾炎等，以及全身性疾病的肾损害（如狼疮性肾炎、过敏性紫癜肾炎等）。肾病综合征有时亦可引起 AKI。此外，系统性血管炎、血栓性微血管病、恶性高血压等也会引起 AKI。通常根据各种疾病所具有的特殊病史、临床表现、实验室检查及对药物治疗的反应可做出鉴别诊断。肾活检常可帮助鉴别。

【急诊处理】

早期诊断、及时干预能最大限度地减轻肾损伤，促进肾功能恢复。AKI 治疗主要包括尽早识别并纠正可逆病因，维持内环境稳定，营养支持，防治并发症及肾替代治疗等方面。

（一）尽早治疗可逆病因

AKI 治疗首先要纠正可逆的病因。对于各种严重外伤、心力衰竭、急性失血等都应进行相关治疗，包括输血，等渗盐水扩容，处理血容量不足、休克和感染等。停用影响肾灌注或具有肾毒性的药物。存在尿路梗阻时，应及时采取措施去除梗阻。

（二）维持体液平衡

每日补液量应为显性失液量加上非显性失液量减去内生水量。由于非显性失液量和内生水量估计常有困难，因此每日大致的进液量，可按前一日尿量加 500 mL 计算。发热患者只要体重不增加即可增加进液量。

在容量控制治疗中应用袢利尿药可增加尿量，从而有助于清除体内过多的液体。当使用后尿量并不增加时，即应停药以防止不良反应的发生。

（三）饮食和营养

补充营养以维持机体的营养状况和正常代谢，有助于损伤细胞的修复和再生，提高存活率。AKI 患者每日所需能量应为 1.3 倍基础能耗量（BEE），即 147 kJ/(kg·d)[35 kcal/(kg·d)]，主要由糖类和脂肪供应；蛋白质摄入量应限制为 0.8 g/(kg·d)，对于有高分解代谢或营养不良及接受透析的患者，蛋白质摄入量可放宽。尽量减少钠、钾、氯的摄入量。

（四）高钾血症

血钾 >6.5 mmol/L，心电图表现为 QRS 波增宽等明显的变化时，应予以紧急处理。包括：①钙剂：10% 葡萄糖酸钙溶液 10~20 mL 稀释后缓慢静脉注射（5 min）；② 11.2% 乳酸钠溶液或 5% 碳酸氢钠溶液 100~200 mL 静脉滴注，以纠正酸中毒并同时促进钾离子向细胞内流动；③ 50% 葡萄糖溶液 50~100 mL 加胰岛素 6~12 U 缓慢静脉注射，可促进糖原合成，使钾离子向细胞内移动；④口服聚磺苯乙烯 15~30 g，每日 3 次。以上措施无效，或为高分解代谢型 ATN 的高钾血症患者，血液透析是最有效的治疗。

（五）代谢性酸中毒

应及时治疗，如血清 HCO_3^- 浓度低于 15 mmol/L，可选用 5% 碳酸氢钠 100~250 mL 静脉滴注。对于严重酸中毒患者，应立即予以透析治疗。

（六）感染

感染是常见的并发症，也是死亡主要原因之一。应尽早使用抗生素，但不提倡预防性使用抗生素。根据细菌培养和药物敏感试验选用对肾无毒性或毒性低的药物，并按 GFR 调整用药剂量。

（七）肾替代疗法

严重高钾血症（K^+ >6.5 mmol/L）、代谢性酸中毒（pH <7.15）、容量负荷过重对利尿药治疗无效、心包炎和严重脑病等都是透析治疗指征。对非高分解型、无少尿患者，可试行内科综合治疗。重症患者倾向于早期进行透析，其目的在于：①对容量负荷过重者可清除体内过多的水分；②清除尿毒症毒素；③纠正高钾血症和代谢性酸中毒以稳定机体的内环境；④有助于液体、热量、蛋白质及其他营养物质的补充。

AKI 的透析治疗可选择腹膜透析 (PD)、间歇性血液透析 (IHD) 或连续性肾脏替代治疗 (continuous renal replacement therapy, CRRT)。腹膜透析无需抗凝及很少发生心血管并发症, 适合于血流动力学不稳定的患者, 但其透析效率较低, 且有发生腹膜炎的危险, 在重症 AKI 已少采用。血液透析的优点是代谢废物的清除率高、治疗时间短, 但易有心血管功能不稳定和症状性低血压, 且需要应用抗凝药, 对有出血倾向的患者会增加治疗的风险。CRRT 包括连续性静脉血液滤过 (CVVH)、连续性静 – 静脉血液透析 (CVVHD)、连续性静 – 静脉血液透析滤过 (CVVHDF) 等一系列方法, 对血流动力学影响较小, 适用于多器官衰竭患者, 但要注意监护及肝素用量。

（八）多尿期的治疗

尿量超过 1 500 mL/ 天, 病程进入多尿期。多尿开始时由于 GFR 尚未恢复, 肾小管的浓缩功能较差, 治疗应以维持水、电解质和酸碱平衡, 控制氮质血症和预防各种并发症为主。尿量明显增多后, 应注意失水和低血钾的发生, 尿量过多可适当补给葡萄糖、林格液, 用量为尿量的 1/3 ~ 2/3。已行透析的患者, 应继续透析。多尿期 1 周后可见血肌酐和尿素氮水平逐渐降至正常范围, 饮食中蛋白质摄入量可逐渐增加, 并逐渐减少透析频率直至停止透析。部分患者需继续治疗原发病, 降低尿毒素, 应用促进肾小管上皮细胞修复与再生的药物, 此时免疫力低下, 容易发生感染, 必须积极予以防治。贫血严重者可输血。

【预后】

AKI 的预后与病因及并发症严重程度有关。肾前性因素导致的 AKI, 如能早期诊断和治疗, 肾功能多可恢复至基线值, 病死率 < 10%。肾后性 AKI 如果能及时解除梗阻, 肾功能也大多恢复良好。肾性 AKI 的预后存在较大差异, 无并发症者病死率在 10% ~ 30%, 合并多脏器衰竭时病死率达 30% ~ 80%。部分 AKI 患者肾功能不能完全恢复。慢性肾脏病患者发生 AKI 后, 肾功能常不能恢复至基线水平, 而是加快进入终末期肾病。

思考题

1. 简述急性肾损伤的分期。
2. 简述急性肾损伤的急诊处理。

（彭　鹏）

数字课程学习

⬇ 教学 PPT　　　📝 自测题

第十一章 上消化道大出血

案例

患者,男性,25 岁,出租车司机。主因饥饿性上腹痛 3 年,发热、头痛 2 天,柏油样便伴大汗 2 h 急诊入院。患者入院前 2 天由于发热伴头痛,自认为"感冒",口服解热镇痛药 3 次,每次 1 片,症状缓解。入院前 2 h 突感上腹痛后排出柏油样便约 700 mL,伴有心悸、气短、头晕、出汗。急诊查体:T 36.5℃,P 116 次 /min(脉搏细数无力),R 32 次 /min,BP 80/60 mmHg;神清,面色苍白,巩膜无黄染,皮肤黏膜未见蜘蛛痣和出血点;双肺未闻及异常,心律齐,心前区未闻及杂音;腹平坦,无腹壁静脉曲张,腹式呼吸存在,腹软,上腹有压痛,无反跳痛,肝脾未触及,腹部无移动性浊音,肠鸣音正常;脊柱四肢未见异常。初步诊断:上消化道大出血,失血性休克,消化性溃疡?

将患者平卧位,立即吸氧;建立两条静脉通路:一条快速输注乳酸林格液,另一条快速输注 706 代血浆 500 mL 进行液体复苏,给予奥美拉唑、西咪替丁和血凝酶(立止血),同时交叉配血并备血 800 mL。急诊化验检查:血常规:Hb 80 g/L,WBC 9.8×10^9/L,PLT 120×10^9/L,血糖 6.8 mmol/L。便常规:外观呈柏油样,隐血 ++++。

上消化道大出血(upper gastrointestinal tract massive bleeding,UGTMB)指在屈式韧带(ligament of Treitz)以上部位,并且 24 h 失血量为估计血容量的 20% 或需输血 1 000 mL 以上的出血。UGTMB 是一种致命性急症,其临床表现主要取决于失血速度、失血量、出血部位和同时合并的其他疾病,严重者可发生休克和急性肾前性肾衰竭,需要迅速诊断和处理。每年急性上消化道出血发生率为(103～172)/10 万人口。非静脉曲张性上消化道出血每年发生率为(50～150)/10 万人口。上消化道出血为下消化道出血的 5～10 倍。男性和老年人更为常见。急性大出血伴有循环障碍症状的呕血和(或)黑粪的病死率可高达 8%～13.7%,常死于急性上消化道大出血(acute upper gastrointestinal tract massive bleeding,AUGTMB)并发症。在住院患者中,AUGTMB 病死率为 10%,在合并其他疾病时为 35%,60 岁以上患者占 50%。在 ICU 中,AUGTMB 病死率为 1%～2%。既往上消化道出血史、服用阿司匹林、非甾体抗炎药、糖皮质激素、抗凝药、饮酒和吸烟是上消化道出血的高危因素。血管异常如肝硬化所致食管 – 胃底静脉曲张、遗传性毛细血管扩张症,以及凝血病和胃肠道恶性肿瘤患者,易发生上消化道出血。鼻、咽喉部的出血可咽下后呕出或表现黑粪,易与上消化道出血混淆,应注意鉴别。急诊医生在接诊上消化道出血患者时,首先要评价患者的血流动力学状态,是否需要紧急复苏,查找出血来源和治疗原发病因。

【病因】

上消化道出血原因包括炎症、溃疡性疾病、门静脉高压、肿瘤、损伤或全身性疾病等。急性上消化道出血最常见的原因是消化性溃疡,占 40%～50%,其中十二指肠溃疡较胃溃疡多见。其他依次为急性胃黏膜病变、食管胃底静脉曲张破裂出血和胃肿瘤等（图3-11-1）。

1. **食管疾病**　主要包括反流性食管炎、食管溃疡、腐蚀性食管炎、感染性食管炎、食管憩室炎、食管肿瘤、食管裂孔疝、食管贲门黏膜撕裂综合征（Mallory-Weiss syndrom）、食管内化学或物理损伤等。

2. **胃部疾病**　常见原因包括急性出血性胃炎、胃溃疡、胃癌或黏膜下恒经动脉破裂出血（Dieulafoy disease）等。

3. **十二指肠疾病**　主要有十二指肠溃疡、十二指肠炎或憩室等。

4. **门静脉高压**

（1）肝硬化：包括肝炎所致肝硬化、酒精性肝硬化、药物性肝硬化、淤血性肝硬化、肝豆状核变性和血色病等引起的肝硬化等。

（2）门静脉阻塞：门静脉炎、门静脉血栓形成、门静脉瘤栓或肿瘤压迫等。

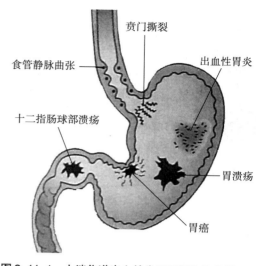

图3-11-1　上消化道出血的常见原因和部位模式图

（3）肝静脉阻塞：如巴德-吉亚利综合征（Budd-Chiari syndrome）。

5. **其他疾病**　如胆道出血，见于化脓性胆管炎、胆管癌和胆道损伤等。有时主动脉瘤破入上消化道也可引起致命性出血。

【临床特征】

上消化道出血患者典型临床特征（如呕血、黑粪和便血）常能反映出血部位、病因学和出血速度。

（一）出血表现

1. **呕血（hematemesis）**　常为上消化道-幽门以上部位出血。在少见情况下，幽门以下部位出血速度快和量大时，血液反流到胃内，也可引起呕血。呕血可为鲜红色、暗红色或咖啡样物。呕血常见于食管、胃和近端小肠出血。

2. **黑便（melena）**　粪便颜色主要取决于出血速度和出血量的多少，或血液在肠道内停留时间长短。黑便指排出黑色、柏油样和恶臭粪便。多见于幽门以下上消化道病变出血，也可见于远端小肠或升结肠病变出血。黑便的黑色和柏油样特征是由于上消化道的血液在近端结肠降解产生的。通常，呕血者常有黑便，黑便者可无呕血。

3. **便血（hematochezia）**　大约10%的上消化道大出血患者会出现便血。便血是指由肛门排出的鲜红色与或不与粪便混合的血便。上消化道大出血时，肠蠕动亢进，患者可排出暗红色粪便，甚至呈鲜红色，常易被误认为是下消化道出血。

（二）失血表现

1. **失血性休克**　如出血（呕血或便血）速度过快和出血量过多（超过血容量的10%）时，常出现头晕、心悸、气短、口渴、出汗、面色苍白、呼吸急促、心率增快、脉搏细数、血压降低或发生休克，患者表现四肢湿冷、烦躁不安、神志不清或昏迷。预后不良，若处理不及时，常可引起死亡。此种患者出血多来自大血管，如溃疡伴有大血管的出血或食管-胃底静脉曲张破裂出血。

2. **发热**　发生中等量以上出血时，24 h后也可出现发热，体温多在38.5℃以下，持续时间不等。这可能与肠道内积血经细菌分解、吸收等因素有关。

（三）原发疾病表现

引起上消化道出血的原发疾病如为消化性溃疡，可有上腹疼痛或局部压痛。肝硬化引起时，可见黄疸、蜘蛛痣、肝掌和肝脾大。如果出血量大，原先增大的脾明显缩小，也可触及不到。胃癌引起者，表现为严重营养不良、上腹部肿块,有时可在左锁骨上触及肿大淋巴结。此外,活动性消化道出血时肠鸣音常活跃。

(四) 辅助检查

1. 胃镜检查　需在患者血流动力学稳定后 24～48 h 内进行急诊胃镜检查,可检出 90% 以上的出血灶。此法能确定上胃肠道出血部位或原因,特别适用于应激性溃疡和食管贲门黏膜撕裂综合征。检查的时间越早,阳性发现率越高。有时尚可通过胃镜止血。

2. X 线钡剂造影　用于出血停止 36～48 h 病情较稳定的患者。此法漏诊率可达 30% 以上。对胃黏膜脱垂、食管裂孔疝及"皮革胃"优于胃镜。对常见出血原因,如十二指肠球部溃疡(图 3-11-2)、食管静脉曲张(图 3-11-3)和胃癌(图 3-11-4)等有诊断价值。

3. 选择性腹腔动脉造影　适用于胃镜检查未能明确的、出血速度在 0.2～1.0 mL/min 的活动性出血患者。对间断性大出血病例难以发现出血部位,但可发现血管畸形(动脉瘤或血管瘤)。对比剂局部溢出血管外为定位诊断阳性。如果怀疑十二指肠出血,可行胃十二指肠动脉造影;如怀疑胃底和胃小弯出血,可行胃左动脉造影。该方法不仅用于血管病变出血的定位诊断,还可通过造影导管灌注栓塞物止血。

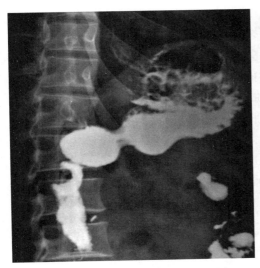

图 3-11-2　十二指肠球部溃疡 X 线征

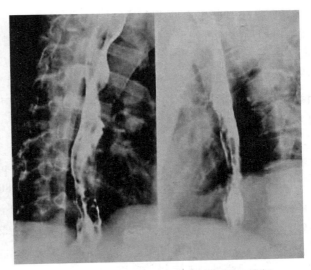

图 3-11-3　肝硬化 – 食管静脉曲张 X 线征

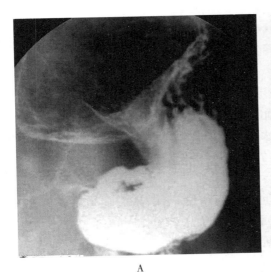

A

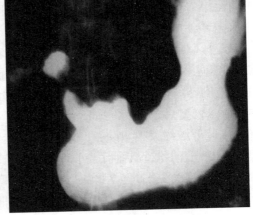

B

图 3-11-4　胃癌 X 线征

4. 超声检查 腹部超声检查对肝、胆、胰、脾、肾等实质器官病变有诊断价值,可发现肝硬化、门静脉高压、胆道系统和胰腺病变,提供上消化道出血的病因线索。超声心动图检查对发现胸主动脉瘤,腹部超声检查对腹主动脉瘤有辅助意义。此外,超声检查还可了解胃潴留和蠕动情况,对"皮革胃"诊断有一定价值。大出血生命体征不稳定者可行床旁超声检查。

(五)实验室检查

1. 血常规检查 测定血红蛋白(hemoglobin,Hb)浓度、血细胞比容(hematocrit,HCT)和红细胞计数估计失血严重程度。出血时即刻检查血红蛋白浓度和血细胞比容可能正常,需动态观察。急性大失血数小时后血细胞比容或血红蛋白浓度下降。

2. 凝血功能检查 血小板计数和凝血功能检查有助于全身性疾病所致上消化道出血的病因诊断。

3. 肝肾功能检查 血尿素氮测定有助于判断上消化道出血的严重程度。肾功能正常的血尿素氮水平进行性升高者提示活动性胃肠道出血。肝硬化所致食管 - 胃底静脉曲张破裂者常有肝功能异常。

【诊断与鉴别诊断】

(一)诊断

1. 根据病史判断出血原因和部位

(1)出血前有剧烈呕吐者:要考虑由食管贲门黏膜撕裂综合征引起的出血。

(2)出血前服用水杨酸类或其他非甾体抗炎药者:应考虑上消化道出血可能为急性胃黏膜病变所致。

(3)有慢性、周期性和节律性上腹部疼痛者:应考虑消化性溃疡所致出血。

(4)对上腹部不规律疼痛伴进行性消瘦者:应考虑胃肿瘤合并的出血。

(5)有慢性肝病史和黄疸或蜘蛛痣者:应考虑可能为肝硬化食管 - 胃底静脉曲张破裂出血。

2. 根据临床症状判断失血速度和失血量

(1)黑粪不伴其他明显症状时:失血量为 400 ~ 600 mL。

(2)出现头晕、面色苍白、口干和冷汗时:失血量为 800 ~ 1 200 mL。

(3)出现烦躁不安、肢体发冷时:失血量为 1 200 ~ 1 600 mL。

(4)出现意识障碍或昏迷、无尿和休克时:失血量为 2 000 mL。

3. 根据粪便情况判断失血量

(1)便隐血阳性时:失血量约在 7 mL 以上。

(2)粪便变色时:失血量在 20 mL 以上。

(3)出现黑便时:失血量至少 50 mL。

(4)出现柏油便时:失血量在 100 mL 以上。

(5)柏油便伴直立位低血压或中心静脉压明显降低时:失血量在 1 000 mL 以上。

4. 根据临床参数判断失血量

(1)心率或脉搏:出血时心率或脉率增快时,血容量丢失约 10%。

(2)心率和血压:出血时心率增快伴血压下降,血容量丢失 15% ~ 20%。

(3)血细胞比容:严重失血时,单次血细胞比容水平不能反映失血程度。血细胞比容随着血管外液体进入血管内,血量恢复后下降,完成此过程需要 24 ~ 72 h。上消化道出血时,血细胞比容每增加 1%,血浆约丢失 100 mL,间质液约丢失 400 mL。

(4)血尿素氮:上消化道出血后数小时,血尿素氮水平即可增加。①轻度失血:血尿素氮水平变化不大;②中度失血:血尿素氮水平升高至 7.14 ~ 8.57 mmol/L;③重度失血:血尿素氮水平可升高至 8.95 ~ 14.28 mmol/L。

5. 判断活动性出血是否停止 根据黑粪不能判断上消化道出血是否停止,下列情况能提示有无活动性出血:

(1)由鼻胃管抽出清亮胃液,提示无显性出血。

（2）胃液隐血阳性,有隐性出血。

（3）有下列情况时应考虑活动性出血:①反复呕血或持续排出不成形黑便,或黑便次数增加,颜色呈暗红色糊状;②红细胞计数、血红蛋白及血细胞比容监测持续下降;③无肾功能不全者,经充分补液后尿量正常的情况下,血尿素氮水平超过 36 mmol/L,提示大出血;④补充血容量后,周围循环衰竭未见明显缓解,或好转后又恶化。

6. 根据对治疗反应判断失血量　对于失血性休克患者,快速静脉滴注 2 000 mL 晶体液观察疗效反应:

（1）如果血流动力学恢复正常或稳定,血容量丢失 15% ~ 30%。

（2）如果血压上升后又复下降,血容量丢失 30% ~ 40%。

（3）如果血压持续下降,血容量丢失 40% 以上。

（二）鉴别诊断

1. 与咯血鉴别　上消化道出血首先应与鼻腔、口腔出血吞下后引起黑粪鉴别;此外,需与咯血鉴别。咯血时血液呈鲜红色或痰带血丝或血液有气泡和痰液,常呈碱性,患者有呼吸道病史和呼吸道症状。

2. 与下消化道出血鉴别　大量上消化道出血时,可出现呕血,粪便可呈暗红或鲜红色。下消化道出血量较少,或在肠腔内滞留时间较长时,粪便颜色可较深,易被误认为是上消化道出血。下消化道出血仅有便血,而无呕血,粪便鲜红或暗红,或有血块。患者常有下腹部疼痛、排便异常或便血史。患者排便时有中、下腹部不适或下坠等伴随症状。

3. 与假性黑粪鉴别　药物（生物炭、铁剂和某些中草药等）或食物（摄食动物内脏和动物血）常可引起粪便黑变。

【治疗】

AUGTMB 的治疗目的包括:恢复血容量,控制活动性出血,预防再出血和失血并发症。对于上消化道出血患者,紧急处理与否常取决于失血速度和失血量多少:①不成形黑粪和柏油样便者应住院;②出血伴有头晕、乏力、心悸和血压下降者应收住 ICU;③大呕血伴（或）血流动力学不稳定者应积极复苏。

（一）初步评价

综合临床表现可将 AUGTMB 患者的危险程度分为 5 层,分别为极高危、高危、中危、低危和极低危,根据危险程度分级入相应区域诊治（表 3-11-1）。

表 3-11-1　急性上消化道出血危险程度分层

分层	症状体征	休克指数*	处置	医疗区域
极高危	心率 > 120 次 /min,收缩压 < 79 mmHg 或急性血压降低 30 ~ 60 mmHg,心搏、呼吸停止或节律不稳定,通气氧合不能维持	> 1.5	立即复苏	急诊抢救区
高危	心率 100 ~ 120 次 /min,收缩压 70 ~ 90 mmHg,晕厥、少尿、意识模糊、四肢末梢湿冷、持续的呕血或便血	1.0 ~ 1.5	立即监护生命体征,10 min 内开始积极救治	急诊抢救区
中危	血压、心率、Hb 基本正常,生命体征暂时稳定,高龄或伴严重基础疾病,存在潜在生命威胁	0.5 ~ 1.0	优先诊治,30 min 内接诊,候诊时间 > 30 min 需再次评估	急诊普通诊疗区
低危	生命体征平稳	0.5	顺序就诊,60 min 内接诊,候诊时间 > 60 min 需再次评估	急诊普通诊疗区
极低危	病情稳定,GBS≤1	0.5	随访	门诊

注:Hb 为血红蛋白,GBS 为格拉斯哥 - 布拉奇福德评分。

* 休克指数 = 心率 / 收缩压;0.5 为血容量正常;0.5 ~ 1.0 为轻度休克,失血量20% ~ 30%;1.0 ~ 1.5 为中度休克,失血量 30% ~ 40%;1.5 ~ 2.0 为重度休克,失血量 40% ~ 50% ; > 2.0 为极重度休克,失血量 > 50%。

（二）复苏

对于失血性休克或生命体征不稳定且继续出血的患者,应立即采取以下措施。

1. 静脉通路 迅速建立两条外周静脉通路(14 或 16 号导管),保证液体和血液输注通畅。

2. 供氧 应用鼻导管或面罩给予高流量供氧。

3. 抗休克治疗 在未获取新鲜血液前,首先应快速输注胶体液(或生理盐水、乳酸林格液),有效恢复血容量及血压。老年患者血细胞比容应维持在 30% 以上,出血前年轻健康者维持在 20% ~ 25%,门静脉高压患者维持在 27% ~ 28%。

（1）输血指征:生命体征不稳定的 UGMB 患者,持续性出血者,有重要器官低灌注症状者,血细胞比容持续降低(20% ~ 25%)者,活动性出血且血小板计数 $< 50 \times 10^9$/L 时应输注血小板。应个体化权衡输血的风险和获益,一般采用限制性输血策略,推荐 Hb 目标值为 70 ~ 90 g/L。

（2）输血注意事项:①需要大量输血者(> 3 000 mL)者,输血前,要将血液加温,以防止发生低体温及其他并发症;②大量血液输注后,每输注 800 mL 血液应静脉给予 10% 葡萄糖酸钙 10 mL;③严密观察,预防输血反应。

（三）病因治疗

1. 溃疡病出血

（1）局部降温:通过鼻胃管注入冰盐水,每次 200 ~ 300 mL,反复抽注数次,有助于止血。

（2）药物治疗:H_2 受体拮抗药、抑酸药和(或)H^+-K^+ ATP 酶抑制药(奥美拉唑)。

（3）内镜治疗:通过内镜电凝止血(图 3-11-5)。

（4）血管造影治疗:通过血管造影导管注入栓塞药物进行栓塞治疗。

（5）手术治疗:对于内科治疗无效的活动性出血性溃疡或 24 h 出血量在 1 200 ~ 2 500 mL 者应立即手术治疗。

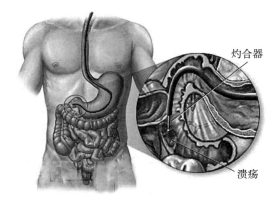

图 3-11-5 经内镜十二指肠溃疡烧灼止血

2. 食管 – 胃底静脉曲张破裂出血 食管 – 胃底静脉曲张有 90% ~ 95% 为门静脉高压所致,其中 1/3 患者发生出血。通常 6 周内发生再出血,发生率为 70% 以上。一次再出血病死率为 30% ~ 40%。

（1）止血药:①血管升压素:能引起内脏血管收缩,降低门静脉压力和减少血流。但近期内心肌缺血和梗死者,应用受限。②生长抑素或奥曲肽:能有效减少出血,与硬化疗法联合应用更为有效。生长抑素不引起高血压、心律失常、心肌缺血等不良反应,现已代替升压素成为常规治疗方法。③普萘洛尔:不用于急性出血者。应用普萘洛尔使心率降低 25% 时,能降低门静脉压力,预防再次出血。

（2）内镜治疗:食管 – 胃底静脉曲张出血再出血的发生率为 50%,病死率 1% ~ 3%。可内镜下在血管出血近心端注入硬化剂治疗。硬化剂治疗能预防再出血。对急性出血者可取代球囊压迫,较远侧脾 – 肾分流术对患者有益。

（3）气囊压迫止血:止血药无效又不能内镜止血时,可应用气囊压迫止血。现用改良的森斯塔肯 – 布莱克莫尔管(Sengstaken-Blakemore tube)即四腔二囊管或称 Minnesota 管进行气囊压迫止血(图 3-11-6),通常需要压迫 24 h,50% ~ 80% 的病例有效。应用过程中,压迫时间较长时容易发生压迫处食管黏膜坏死。

（4）手术治疗:食管 – 胃底静脉曲张出血患者很少需要急诊手术治疗。止血药物和内镜治疗无效者,可考虑门 – 腔静脉分流术或远侧脾 – 肾静脉分流术。

（5）清洁肠道:清除胃肠道内积血,以防发生肝性脑病。有肝性脑病者,应用乳果糖(30 mL,每日 3 次),

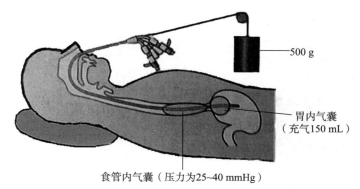

图 3-11-6 四腔二囊管压迫止血

或新霉素口服或鼻饲。

【预后】

UGTMB 患者的预后不佳与下述因素有关：①60 岁以上老年人；②伴有肝病、营养不良或其他急性（如脓毒症）、慢性疾病者；③出血伴血流动力学不稳定者；④发病初期血细胞比容低于 30% 者；⑤内镜治疗后反复出血者；⑥大量呕血、胃管抽出鲜血或排出大量鲜血者；⑦巨大溃疡者。

上消化道出血的诊治流程见图 3-11-7。

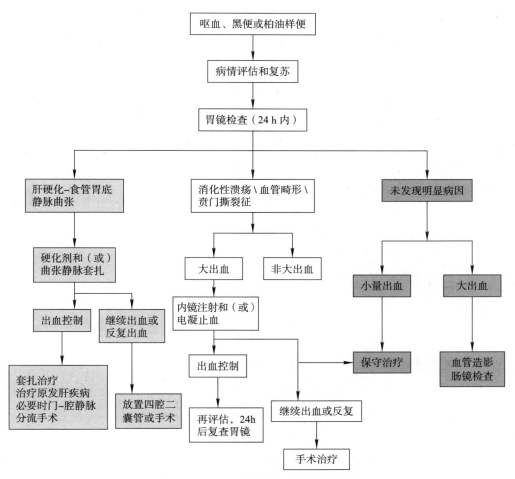

图 3-11-7 上消化道出血的诊治流程

思考题

1. 何谓上消化道大出血?
2. 溃疡病的临床表现是什么?
3. 临床怎样鉴别溃疡病与胃癌导致的上消化道大出血?
4. 溃疡病的治疗原则是什么?
5. 上消化道大出血的急救措施是什么?

(柴艳芬)

数字课程学习

📥 教学 PPT   📝 自测题

第十二章 重症急性胰腺炎

案例

患者,男性,49 岁,主因上腹痛 3 天,加重伴呼吸困难 10 h 由普外科转入 EICU。患者 3 天前饮酒后出现上腹持续剧痛,伴腹胀、恶心、呕吐;10 h 前症状加重,出现呼吸困难。既往有"消化性溃疡"病史。查体:T 38.2℃,P 120 次/min,R 28 次/min,BP 82/50 mmHg。急性痛苦面容,巩膜无黄染,双肺闻及湿啰音,腹稍隆,上腹部腹肌紧张及压痛,肠鸣音减弱。辅助检查:血淀粉酶 173 U/L,血钙 1.27 mmol/L,尿素氮 23.72 mmol/L,肌酐 643.3 μmol/L;血气分析:PaO_2 53 mmHg,$PaCO_2$ 20.9 mmHg,HCO_3^- 11.8 mmol/L,BE −13.8 mmol/L;B 超示胰腺增大,主胰管增宽,腹水;CT 示胰腺弥漫性肿胀、积液,胰周间隙及腹腔广泛渗出,少量腹水,双侧胸腔积液及肺不张。患者诊断考虑什么? 如何处理?

重症急性胰腺炎(severe acute pancreatitis,SAP)指急性胰腺炎伴有持续性(>48 h)器官功能障碍,或出现胰腺坏死、假性囊肿等局部并发症。其病情凶险,并发症多,病死率高,是目前急腹症中最棘手的疾病之一。近 30 年来,急性胰腺炎(acute pancreatitis,AP)的病死率从 25%~30% 降低至 6%~10%,但 SAP 的病死率仍高达 30%~50%,病死原因主要与急性呼吸窘迫综合征(acute respiratory distress syndrome,ARDS)和急性肾衰竭等有关。

【病因与发病机制】

(一)早期始动病因

1. 胆石症和胆道疾病 为我国最常见病因。胆胰管共同通道梗阻使胆汁不能通畅流入十二指肠内,而反流至胰管内,胰管内压力升高,致胰腺腺泡破裂,胆汁、胰液及被激活的胰酶渗入胰腺实质中,具有高度活性的胰蛋白酶进行"自身消化",发生 AP。

2. 酒精 为西方国家的主要原因。酒精能直接损伤胰腺,还可刺激胰液分泌,引起奥迪括约肌痉挛和胰管梗阻,当胰管流出道不能充分引流大量胰液时,胰管内压升高,导致小胰管破裂,胰液进入胰腺组织间隙,造成一系列的酶性损害及胰腺自身消化。此外,酒精常与胆道疾病共同导致 AP。

3. 高脂血症 高三酰甘油血症性急性胰腺炎近年来日渐增多,且呈年轻化、重症化态势。其机制可能与三酰甘油分解的游离脂肪酸对胰腺本身的毒性作用及其引起的胰腺微循环障碍有关。当血清三酰甘油 ≥11.3 mmol/L 时,极易发生 AP;当血清三酰甘油 < 5.65 mmol/L 时,发生 AP 的危险性减少。

4. 其他 包括暴饮暴食,奥迪括约肌功能障碍,胰腺肿瘤,药物和毒物,胰腺外伤及手术,高钙血症,病毒或细菌感染,血管炎性,遗传性,自身免疫病,α1 抗体胰蛋白酶缺乏症等。少数病因不明者,临床上称为特发性胰腺炎。

（二）后期病情加重因素

SAP 加重机制主要涉及始动因素作用下胰腺细胞内酶原激活和分泌受阻及由此引发的全身炎症反应。

1. 血液循环因素　始动病因的直接作用和活化胰酶的自身消化作用可造成胰腺微血管结构的破坏和微血管通透性的改变，而炎症反应及缺血再灌注损伤亦参与其中，加重胰腺血液循环障碍，使病情进一步恶化。

2. 白细胞过度激活和全身炎症反应　白细胞过度激活是 SAP 病情加重的关键机制。过度炎症反应和炎性细胞因子的大量释放还加重全身组织器官的损害，引起多器官功能障碍综合征（MODS）。

3. 感染　胰腺坏死感染和脓毒症是 SAP 后期的主要问题，它构成 SAP 的第二个死亡高峰（第一个死亡高峰是早期的 MODS）。研究发现，胰腺继发感染以混合感染为主，其致病菌多为寄居在宿主肠道内的革兰阴性杆菌、厌氧菌和真菌。

【临床表现】

（一）临床症状

1. 急性腹痛　为最主要的症状，常在饱餐或酗酒后发生，多为突发性上腹或左上腹持续性剧痛，难以忍受，可波及脐周或全腹。上腹腰背部呈束带感。可放射至左肩部或两侧腰背部。

2. 腹胀　一般都很严重，有时腹胀对患者的困扰超过腹痛，极少数的老年患者只有腹胀而没有腹痛。腹胀进一步加重时，表现为腹腔内高压。当腹腔内压（intra-abdominal pressure，IAP）≥20 mmHg 时，就会引发器官功能障碍，出现腹腔间室综合征（abdominal compartment syndrome，ACS）。

3. 恶心、呕吐　发生早，频繁，早期为反射性，呕吐物为食物，呕吐后腹痛不能缓解。晚期是由于麻痹性肠梗阻引起的，呕吐物为粪样。

4. 发热　多为中度热，38～39℃之间，一般 3～5 天后逐渐下降。重型者则可持续多日不降，提示胰腺感染或脓肿形成，严重者体温可不升。合并胆管炎时可有寒战、高热。

5. 黄疸　部分患者可出现不同程度的黄疸。其原因可能为合并的胆管结石引起胆管阻塞，或肿大的胰头压迫胆总管下端所致，黄疸越重，提示病情越重，预后不良。

6. 一个或多个器官功能障碍　器官功能障碍是常见的并发症，多为炎性损伤所致，其临床表现与脓毒症或全身炎症反应综合征（SIRS）的器官损害相同。

（二）体格检查

1. 腹膜炎体征　腹肌紧张，上腹或全腹压痛、反跳痛，移动性浊音阳性，大多数患者有明显肠胀气，左侧腰背部多有饱满及触痛，肠鸣音减弱或消失。腹腔穿刺可抽出血性液体。

2. 其他　可有程度不等的休克体征，部分患者出现呼吸困难、发绀、黄疸、胸腔积液、腹水、格雷·特纳征（Grey Turner sign）（ⓔ图 3-12-1）、卡伦征（Cullen sign）（ⓔ图 3-12-2）。少数患者出现意识模糊、昏迷。

（三）局部并发症

1. 急性胰周液体积聚　发生于胰腺炎的早期，表现为胰腺内、胰周或胰腺远隔间隙液体积聚，缺乏完整包膜。

2. 急性坏死物积聚　发生于胰腺炎的早期，表现为液体和坏死组织的积聚，坏死物包括胰腺实质或胰周组织。

3. 胰腺假性囊肿　起病 4 周以后，持续存在的急性胰周液体积聚形成囊壁包裹，称为胰腺假性囊肿。

4. 包裹性坏死　是一种包含胰腺和（或）胰周坏死组织且具有界线分明炎性包膜的囊实性结构，多发生在起病 4 周后。

5. 感染性胰腺坏死　通常继发于胰腺假性囊肿或包裹性坏死，内含脓液及坏死组织，CT 上的典型表现为"气泡征"。

（四）全身并发症

1. ARDS　其发生与肺灌注不足，磷脂酶 A 分解为磷脂酰胆碱致肺表面活性物质合成减少，游离脂肪酸损伤肺泡毛细血管，缓激肽引起血管扩张，通透性增加，肺微循环栓塞有关。

2. 心力衰竭与心律失常。

3. 急性肾衰竭　其发生与低血容量、休克，胰腺释放激肽，胰酶引起高凝状态，微循环障碍致肾缺血及感染、电解质紊乱等有关。

4. 胰性脑病　与磷酸酶 A_2 损害脑细胞引起脑灰质广泛脱髓鞘变化有关。表现为精神异常和定向力障碍等。

5. 消化道出血　多为应激性溃疡所致。

6. 全身感染　SAP 患者若合并脓毒症，病死率高达 50% ~ 80%。主要以革兰氏阴性杆菌感染为主，也可有真菌感染。

7. MODS 与 SIRS。

（五）病程分期

1. 急性反应期　自发病 2 周内，可有休克、呼吸衰竭、肾功能障碍和胰性脑病等并发症。

2. 全身感染期　发病 2 周 ~ 2 个月，可有全身细菌感染、深部真菌感染或二重感染。

3. 残余感染期　发病 2 ~ 3 个月以后，手术后患者可出现特殊表现，如全身营养不良，后腹膜或腹腔内存在残腔，残腔常引流不畅，窦道经久不愈，消化道瘘等。

【实验室检查】

1. 血、尿淀粉酶测定　血清淀粉酶在发病 2 h 后开始升高，24 h 达高峰，可持续 4 ~ 5 天。血清脂肪酶在发病 4 ~ 8 h 内升高，24 h 达高峰，可持续 8 ~ 14 天。血清淀粉酶和（或）脂肪酶超过正常上限的 3 倍有诊断意义。

2. 白细胞计数及中性粒细胞　均升高。

3. 血红蛋白、血细胞比容（HCT）及血尿素氮　均升高，系血管内液体大量丢失所致。

4. 低蛋白血症　迅速出现的低蛋白血症系毛细血管渗漏综合征所致。

5. 血钙降低　多发生在第 2 ~ 3 天后，与脂肪组织坏死和组织内钙皂形成有关。血钙程度与临床严重程度平行，若血钙低于 1.5 mmol/L 提示预后不良。

6. 血糖升高　血糖一般呈轻度升高，与应激反应有关；后期则为胰岛细胞破坏，胰岛素不足所致。

7. 动脉血气分析　需动态观察，它可以反映机体的酸碱平衡失调与电解质紊乱，也可以早期诊断呼吸功能不全。当 PaO_2 下降到 60 mmHg 以下时，应考虑 ARDS 的可能。

8. 生化标志物　血清淀粉样蛋白 A、胰蛋白酶原、白细胞介素 –6、降钙素原及 C 反应蛋白等生化标志物的检测有助于反映胰腺坏死和感染的程度。

【影像检查】

1. B 超检查　显示胰腺弥漫性肿大；出血坏死时，可出现粗大的强回声。B 超还可以了解是否存在胆道结石和胰腺假性囊肿。因受气体干扰，B 超的诊断价值有限。超声内镜有助于发现胆管内细小结石。

2. CT 检查　CT 可见肿大的胰腺内出现皂泡状的密度减低区，此密度减低区与周围胰腺实质的对比在增强后更为明显（图 3-12-1A），常伴有不同程度的胰外坏死（图 3-12-1B）。动态增强 CT 是评价胰腺坏死的简便而实用的方法。改良 CT 严重指数评分（modified CT severity index，MCTSI）有助于评估 AP 的严重程度（表 3-12-1）。

3. MRI 检查　MRI 检测胰腺水肿比增强 CT 敏感，也能判断局部并发症。MRCP 检查有助于判断胆总管内有无结石存在。

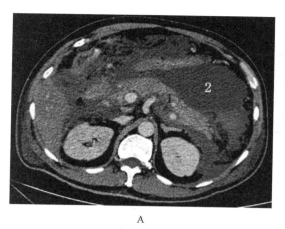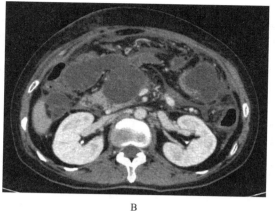

图 3-12-1　重症急性胰腺炎 CT 改变
A. 1 示胰腺肿胀坏死液化；2 示胰周间隙广泛积液　B. 胰腺钩突及胰周间隙多发假性囊肿形成

表 3-12-1　改良 CT 严重指数评分（MCTSI）

特征	评分
胰腺炎症反应	
正常胰腺	0
胰腺和（或）胰周炎性改变	2
单发或多个积液区或胰周脂肪坏死	4
胰腺坏死	
无胰腺坏死	0
坏死范围≤30%	2
坏死范围> 30%	4
胰腺外并发症，包括胸腔积液、腹水、血管或胃肠道受累等	2

注：MCTSI 评分为炎症反应 + 坏死 + 胰腺外并发症评分之和。

【诊断与鉴别诊断】

(一)诊断

急性胰腺炎伴有下述 5 项之一时可诊断为 SAP：①伴休克、肺功能障碍、肾功能障碍及肠道功能衰竭等 1 个或 1 个以上器官功能障碍。②伴坏死、假性囊肿或感染性胰腺坏死等局部并发症。③改良 Marshall 评分≥2 分（表 3-12-2）。④ APACHE Ⅱ 评分≥8 分。⑤ MCTSI 评分≥4 分。SAP 的诊断流程见图 3-12-2。

表 3-12-2　判断 SAP 伴有器官功能衰竭的改良 Marshall 评分系统

评分项目	0分	1分	2分	3分	4分
呼吸（PaO_2/FiO_2）	> 400	301 ~ 400	201 ~ 300	101 ~ 200	< 101
循环（收缩压，mmHg）	> 90	< 90	< 90	< 90	< 90
		输液有应答	输液无应答	pH < 7.3	pH < 7.2
肾（Cr，μmol/L）	> 134	134 ~ 169	170 ~ 310	311 ~ 439	> 439

注：FiO_2 为吸入氧浓度，按照空气为 21% 及纯氧 2 L/min（25%），4 L/min（30%），6 ~ 8 L/min（40%），9 ~ 10 L/min（50%）换算。

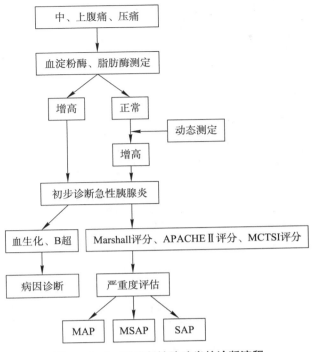

图 3-12-2 重症急性胰腺炎的诊断流程

注:MAP 为轻度急性胰腺炎;MSAP 为中度急性胰腺炎;SAP 为重症急性胰腺炎

(二)鉴别诊断

本病应与急性胆囊炎、胆石症、溃疡病穿孔、急性肠梗阻、急性冠脉综合征、主动脉夹层等相鉴别,依据诸病各自的特点与本病比较即可加以区别。

【治疗】

目前已形成以重症监护为基础,非手术治疗居主导地位的现代诊疗体系。临床上应根据病程分期选择个体化治疗方案。SAP 的治疗流程见图 3-12-3。

(一)急性反应期的处理

首选非手术治疗。患者应收住 ICU 进行监护和治疗,重点监测循环、器官功能变化,纠正血流动力学异常,防治休克、呼吸衰竭、肾功能不全和胰性脑病等并发症。如果病情迅速恶化,则考虑手术引流。

1. 非手术治疗

(1)早期液体复苏:至关重要,一经诊断应立即开始进行控制性液体复苏,主要分为快速性扩容和调整体内液体分布 2 个阶段。必要时使用血管活性药物(去甲肾上腺素或多巴胺)维持血压。补液量包括基础需要量和流入组织间隙的液体量。扩容时应注意晶体与胶体的比例(推荐初始比例为晶体:胶体 = 2:1),并控制输液速度[在快速扩容阶段可达 5～10 mL/(kg·h)]。液体复苏在保障初期快速扩容的同时,也应避免过度的液体复苏,否则可能加重组织水肿并影响器官功能。可通过动态监测 CVP 或 PAWP、下腔静脉内径和变异度、心率、血压、尿量、HCT、血气分析、血乳酸指导液体复苏。

(2)胰腺休息疗法:如禁食、胃肠减压、抑酶和抑酸治疗。可使用 H_2 受体拮抗药和质子泵抑制剂、生长抑素、胰蛋白酶抑制剂(乌司他丁、加贝酯)。

(3)早期预防性应用抗生素:目前尚存在争议。主要针对肠源性革兰氏阴性杆菌移位,采用能通过血胰屏障的抗生素。

(4)早期镇静镇痛处理:剧烈疼痛时在严密观察下可使用布桂嗪、哌替啶,但不宜用吗啡类药物或胆碱能受体拮抗药。常规药物疼痛控制欠佳时,可用麻醉类镇静药(右美托咪定、芬太尼、咪达唑仑等)或采

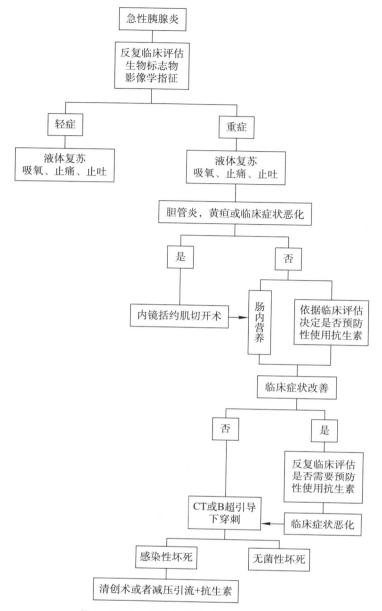

图 3-12-3 重症急性胰腺炎的治疗流程

用以硬膜外阻滞为基础的多模式镇痛方案。

（5）中药治疗：单味中药，如生大黄胃管内灌注或灌肠，芒硝全腹外敷。复方制剂，如清胰汤、大承气汤等。

（6）早期营养支持：在内环境失调纠正后，在肠功能恢复前，可酌情选用肠外营养；一旦肠功能恢复，就要早期进行肠内营养，肠内营养的途径以鼻空肠管为主，在可以耐受、无胃流出道梗阻的情况下采用鼻胃管营养或经口进食。根据肠道功能状况，选用合适的配方、浓度和速度，逐步加量，同时严密观察耐受反应。

（7）清除炎症介质、对抗炎症反应：可使用连续性血液净化，其指征为急性肾功能不全，或尿量 $\leqslant 0.5 \text{ mL/(kg·h)}$；早期伴 2 个或 2 个以上器官衰竭；SIRS 伴心动过速、呼吸急促，经一般处理效果不明显；伴严重水电解质紊乱；伴胰性脑病。若伴有休克、ARDS 或中毒症状明显时，应早期给予乌司他丁或糖皮质激素治疗。

（8）呼吸机辅助通气：SAP 发生急性肺损伤时，应给予鼻导管或面罩吸氧，维持氧饱和度在 95% 以上，动态监测患者的血气分析结果。当进展至 ARDS 时,应加强监护,及时采用呼吸机支持治疗。

（9）ACS 的处理:ACS 的病死率极高。对于存在过度补液情况、合并肾衰竭及 CT 见腹腔大量渗出积液的 SAP 患者,应持续监测 IAP,当 IAP 持续或反复≥12 mmHg 时,宜采取非手术治疗,包括胃肠减压、腹内减压（引流腹水）、改善腹壁的顺应性、适量补液及控制循环容量、改善肠道功能,目标是将 IAP 维持在 <15 mmHg。在经积极的非手术干预治疗后,IAP 仍>20 mmHg 的患者,如同时存在其他器官功能障碍和衰竭风险,应采取更积极的外科干预治疗,直至剖腹手术减压。

2. 早期适时的病因治疗

（1）胆源性急性胰腺炎:凡伴有胆道梗阻者,一定要及时解除梗阻。首选经纤维十二指肠镜下行奥迪括约肌切开取石及鼻胆管引流,或联合腹腔镜胆囊切除,或做开腹手术。对于非手术治疗效果不佳而又怀疑存在胆道梗阻者,可考虑行 ERCP 以明确胆道病因,同时置管引流。

（2）高三酰甘油血症性急性胰腺炎:治疗上限用脂肪乳剂,避免应用可能升高血脂的药物。可采用小剂量低分子肝素和胰岛素以增加脂蛋白酶的活性,加速乳糜微粒的降解;可用血浆置换、血脂分离技术或 CRRT 快速将血清三酰甘油降到 5.65 mmol/L 以下的安全范围。

（3）酒精性急性胰腺炎:强调减少胰液及胃酸分泌,改善十二指肠酸化状态;强调缓解奥迪括约肌痉挛,改善胰液的引流状态。

3. 手术治疗 主要针对胰腺局部并发症继发感染或产生压迫症状,如感染性胰腺坏死、消化道梗阻、胆道梗阻、假性动脉瘤破裂出血等。胰腺及胰周无菌性坏死积液无症状者无须手术治疗,继发感染时可在 B 超或 CT 引导下穿刺引流或内镜下清创,在进阶式微创引流或清除术失败且坏死组织界线明确不再扩展时,或合并严重并发症（如严重的、非手术治疗无法缓解的 ACS）的患者,外科治疗仍为首选。

（二）全身感染期的治疗

1. 根据细菌培养及药物敏感试验选择敏感的抗生素。对于病情迅速恶化的患者,在等待细菌培养结果期间需要经验性抗生素治疗,宜选用覆盖多重耐药的葡萄球菌、肠球菌和革兰氏阴性杆菌的抗生素。

2. 结合临床征象做动态增强 CT 监测,明确感染灶所在部位。在急性炎症反应期过后,体温再度上升,或者高热不降,要怀疑感染性胰腺坏死的发生,需再次行增强 CT。积极手术处理是控制感染的关键之一。

3. 警惕深部真菌感染,根据菌种选用抗真菌药物,如氟康唑或两性霉素 B。

4. 继续加强全身支持治疗,维护器官功能和内环境稳定。

（三）残余感染期的治疗

1. 通过造影明确感染残腔的部位、范围及毗邻关系,注意有无胰瘘、胆瘘及消化道瘘的存在。

2. 继续强化全身支持疗法,加强营养支持,改善营养状况。如果存在上消化道功能不全或十二指肠瘘,则需要采用空肠营养。

3. 及时做残腔扩创引流,对不同消化道瘘做相应的处理。

思考题

1. 重症急性胰腺炎的常见病因有哪些?

2. 重症急性胰腺炎的诊断标准如何?

3. 简述重症急性胰腺炎病程分期及相应治疗措施。

（卿国忠）

数字课程学习

📥 教学 PPT　　📝 自测题

第十三章 糖尿病急症

第一节 糖尿病酮症酸中毒

案例

患者,女性,42 岁。主因咳嗽、白痰伴发热 3 天,神志不清 2 h 由救护车送至我院急诊科。查体:T 38.5℃,P 108 次/min,R 27 次/min,BP 110/70 mmHg。昏迷,对疼痛刺激有反应,双瞳孔正大等圆,颈部无抵抗;皮肤温暖干燥。呼吸深快,右下肺可闻及湿性啰音;律齐,未闻及杂音。其余检查未见明显异常。血常规:WBC 13.8×10^9/L,N 89%,Hb 145 g/L,RBC 4.8×10^{12}/L,PLT 123×10^9/L;尿常规:尿糖(++++),尿蛋白(+),酮体(++++);血糖 48 mmol/L;动脉血气分析:pH 7.21,HCO_3^- 8 mmol/L(正常参考值 24 ~ 28 mmol/L)。心电图示窦性心动过速。胸部 X 线片示右下肺有片状密度增高影。腹部 B 超示肝胆胰脾肾未见明显异常。头颅 CT 示未见颅内出血和血肿。

【概述】

糖尿病酮症酸中毒(diabetic ketoacidosis,DKA)是由于糖尿病患者在多种因素作用下,胰岛素绝对或相对缺乏及拮抗激素升高,导致以高血糖、高血酮和酮尿症及蛋白质、脂肪、水和电解质代谢紊乱,同时发生代谢性酸中毒为主要表现的临床综合征。DKA 是糖尿病控制不良的一种急性致命性并发症,需要迅速、综合处理。任何糖尿病患者都可能发生 DKA,最常发生于 1 型糖尿病患者;约 20% 的患者以 DKA 为首发表现。目前 DKA 仍是糖尿病患者的主要死亡原因之一。

【病因和发病机制】

(一)病因

50% ~ 60% 的 DKA 常因其他疾病所致,20% ~ 30% 的 DKA 是由于绝对或相对胰岛素缺乏。情绪因素和应激激素(如儿茶酚胺、可的松、生长激素等)水平增加可促使 DKA 的发生。此外,感染(如泌尿系统感染、呼吸系统感染、阑尾炎、憩室炎、胆囊炎、盆腔炎等)、创伤、饮酒、急性心肌梗死(acute myocardial infarction,AMI)、脑血管意外、手术、产科疾病和精神病等也可促发 DKA。老年患者常可因无痛性 AMI 和卒中触发 DKA。应用阻碍胰岛素分泌药物,如噻嗪类利尿药、苯妥英钠、拟交感神经药和糖皮质激素等也可诱发 DKA(表 3-13-1)。新型降糖药的应用如钠 - 葡萄糖协同转运蛋白 2(SGLT-2)抑制剂亦可诱发 DKA。

(二)发病机制

1. 正常葡萄糖代谢 胰岛 B 细胞餐后释放胰岛素,进入血液循环。胰岛素能促进能量物质进入细胞,激活代谢需要的酶。肝内葡萄糖以糖原的形式贮存。部分葡萄糖参与代谢,过多葡萄糖转换成三酰甘油。

表 3-13-1　DKA 常见病因和诱因

胰岛素缺乏	合并其他疾病	药物或情绪
有意或无意中断胰岛素治疗	危重症（AMI、脑血管意外）	阻碍或拮抗胰岛素作用的药物（噻嗪类利尿药、苯妥英钠、拟交感神经药、糖皮质激素和 SGLT-2 抑制剂）
	感染	心理应激
	大手术、创伤	

胰岛素活化脂肪组织内的脂蛋白脂酶,清除循环中脂蛋白使其贮存于细胞内。胰岛素抑制脂肪分解,促进氨基酸和葡萄糖进入细胞,以供氧化或贮存。

饥饿状态下,胰岛素浓度降低,分解代谢增强,动员所有贮存的供能物质（葡萄糖、氨基酸和脂肪）。肝糖原提供的葡萄糖仅能维持数小时,贮存的糖原耗竭后,肝利用肌肉分解的氨基酸经糖异生产生葡萄糖。此时脂肪成为主要供能物质,并能产生酮体。脂肪和氨基酸分解,以维持血糖浓度。

2. 葡萄糖代谢异常　相对或绝对胰岛素缺乏引起的组织葡萄糖利用减少及糖异生增强都会引起葡萄糖代谢紊乱。血糖超过肾糖阈时,会出现渗透性利尿,引起水和电解质丢失。当胰岛素持续缺乏,应激激素分泌增多,加速分解代谢,大量脂肪分解,脂肪酸增多,经肝代谢产生酮体,发生 DKA（❤ 图 3-13-1）。

【诊断】

（一）症状体征

DKA 的诊断较容易。既往有糖尿病病史的患者如发生昏迷、休克、脱水（低血压、心动过速、皮肤和黏膜干燥）、感染、不可解释的心动过速,应考虑此诊断。昏迷前常见多尿、烦渴、恶心、呕吐和腹痛。部分患者腹痛剧烈,出现腹肌紧张,伴有反跳痛,应与急腹症鉴别,大多数 DKA 患者急性严重代谢性酸中毒纠正后,腹痛可缓解。昏迷者伴库斯莫尔呼吸,并且呼出气体有烂苹果味,对诊断具有特异性。如呼吸深慢,应注意严重酸中毒（pH < 7.1）引起的呼吸抑制。

有些患者可出现一过性偏瘫和面颊部皮肤发红、深部腱反射减弱。合并感染时体温升高;体温降低时提示严重脱水、循环衰竭或合并脓毒症。

DKA 分为轻度、中度和重度（表 3-13-2）。仅有酮症而无酸中毒者称为糖尿病酮症;轻、中度除酮症外,还有轻至中度酸中毒;重度指酸中毒伴意识障碍（DKA 昏迷）,或虽无意识障碍,但血清 HCO_3^- 浓度低于 10 mmol/L。

（二）实验室检查

1. 血糖　床旁测定血糖 > 13.89 mmol/L。中度 DKA 患者血糖为 19.44 ~ 50 mmol/L,约 50% 患者血糖

表 3-13-2　DKA 诊断标准

DKA	轻度	中度	重度
血糖（mmol/L）	> 13.9	> 13.9	> 13.9
动脉血 pH	7.25 ~ 7.30	7.00 ~ 7.25	< 7.00
血清 HCO_3^-	15 ~ 18	10 ~ 15	< 10
血清 / 尿酮体	阳性	阳性	阳性
血浆有效渗透压	可变	可变	可变
阴离子隙（mmol/L）	> 10	> 12	> 12
精神状态	清醒	清醒 / 嗜睡	木僵 / 昏迷

< 19.44 mmol/L。如脱水严重,血糖常明显升高。DKA 伴有妊娠和 / 或酒精中毒时,血糖浓度不成比例降低。

2. 血酮　DKA 昏迷者都应立即进行血酮体测定,此后每 12 h 一次。血酮体包括乙酰乙酸、丙酮酸和 β–羟丁酸。β– 羟丁酸由乙酰乙酸产生,是一种羟基酸。血酮测定能提示 DKA 患者对治疗的反应。

3. 动脉血气　严重 DKA 患者在治疗前应进行动脉血气分析和血 pH 测定,pH 降低(为 6.9 ~ 7.2)。由于过度通气,$PaCO_2$ 可降低到 10 ~ 20 mmHg。典型 DKA 常为阴离子隙增高性酸中毒。缓慢发生的 DKA 因被中和的酮酸盐丧失过多,也可表现为高氯性酸中毒。少数 DKA 患者呕吐严重时也可合并代谢性碱中毒。

4. 电解质

(1)血钠:DKA 时血钠浓度变化较大,渗透性利尿期大量钠丢失。高血糖渗透作用可引起假性低钠血症,血糖每升高 5.56 mmol/L,血钠即降低 1.5 ~ 2 mmol/L。高甘油三酯血症也可引起假性血钠降低,甘油三酯每增加 11.29 mmol/L,血钠即降低 1.5 ~ 2 mmol/L。DKA 患者伴甘油三酯明显升高时,血钠下降程度较单纯高血糖引起者严重。当高血糖和高甘油三酯改善时,患者可能出现高钠血症。严重 DKA 患者总体钠缺乏达 7 ~ 10 mmol/kg。

(2)血氯:血氯浓度对 DKA 的诊断无帮助。高氯血症有时表示缓慢发展的 DKA,且恢复慢。严重低氯血症常由呕吐引起。DKA 恢复期可出现高氯性酸中毒。

(3)血钾:DKA 初期血钾升高(平均为 5.2 mmol/L)是由于组织分解、脱水及酸中毒时细胞内钾转移到细胞外所致。如果 DKA 初期血钾正常或降低,提示严重缺钾。葡萄糖渗透性利尿、酮体排出、继发性高醛固酮血症和呕吐等都可引起大量钾丢失,DKA 患者总体钾缺乏(200 ~ 700 mmol 或 3 ~ 5 mmol/kg)。所有 DKA 患者治疗期间均可能发生致命性低钾血症,故应进行严密监测,治疗早期就应注意补钾。

(4)血镁:未治疗的 DKA 患者血镁浓度升高,随着血容量恢复可逐渐下降。

(5)血磷:DKA 治疗前血磷升高,治疗后可降至正常水平以下,常出现低磷血症(< 0.5 mmol/L)。DKA 治疗期间磷丢失约 1 mmol/kg。

(6)HCO_3^-:DKA 时,血 HCO_3^- 中和酮体,使其浓度降低。HCO_3^- 与 H^+ 反应生成 H_2O 和 CO_2。CO_2 由肺排出,HCO_3^- 被中和的酮酸盐由肾排出。

5. 血尿素氮和肌酐　DKA 患者由于脱水引起肾前性氮质血症或尿素生成增加使血尿素氮升高(8.92 ~ 17.85 mmol/L)。血清肌酐浓度常反映 DKA 患者脱水及肾前氮质血症程度,偶尔由于乙酰乙酸干扰血肌酐测定出现假性升高,此时血尿素氮较肌酐更能代表肾功能。

6. 其他检查　①全血细胞:DKA 时,血小板和血红蛋白浓度升高,降低则提示原有贫血、急性失血或慢性肾功能障碍。此外,无感染的 DKA 患者白细胞计数也可增高[(15.0 ~ 90.0)× 10^9/L]或核左移明显。如无白细胞增高,可能存在叶酸或维生素 B_{12} 缺乏。②甘油三酯:胰岛素缺乏时血脂清除降低,并加速肝极低密度脂蛋白(VLDL)生成。血甘油三酯明显增加,血呈乳状。胰岛素治疗后,血脂明显下降。③尿糖和酮体:测定尿糖和酮体并记录,有脓尿时应行尿培养及药敏试验。为避免医源性感染,无昏迷及少尿者不应放置导尿管。④血淀粉酶和脂酶:部分 DKA 患者血淀粉酶和脂酶升高,不一定合并胰腺炎。DKA 患者血淀粉酶升高,多源于唾液腺。血淀粉酶升高伴腹痛的 DKA 患者应与急性胰腺炎鉴别,如治疗后腹痛缓解,则说明腹痛与 DKA 有关。⑤尿酸:急性 DKA 时尿酸升高,可能是由于肾功能障碍或与酮体竞争肾小管分泌部位所致。⑥肝功能:急性 DKA 时由于酮体干扰,转氨酶可出现一过性升高。⑦特殊检查:常规行 ECG 检查以除外 AMI;常规行胸片检查以除外肺部感染或肺结核;昏迷者可酌情进行脑 CT 检查以除外脑血管病变。

【治疗】

严重 DKA 患者最好收住 ICU,延迟治疗可增加病死率。其治疗主要依次解决液体容量不足、电解质紊乱和胰岛素缺乏的问题。主要措施包括纠正体液缺乏、补充体钾丢失、合理应用胰岛素、寻找及纠正诱因。如果 DKA 伴有肠麻痹,应行胃肠减压,以防止误吸。

（一）一般治疗

DKA 治疗应由专人负责，建立治疗流程图。

1. 保证通气　保证气道通畅，吸氧 4 ~ 6 L/min。$PaO_2 \geqslant 75$ mmHg 时停止给氧。

2. 建立静脉通路　DKA 患者需长时间输液，应选择通畅的静脉通道。

3. 去除诱因　合并脓毒症时应经验性应用抗生素。

4. 监测　血糖、尿糖、酮体；电解质、ABG、pH、BUN、Cr、血磷；每小时测定血糖和血钾，至少每 2 ~ 3 h 测一次电解质和 pH，记录出入量，并将上述结果记入流程表。不能自行排尿者可行导尿，同时留取尿液进行培养，判断有无尿路感染。

（二）液体治疗

1. 液体补充　DKA 患者均存在体液丢失（约 100 mL/kg）。纠正低血容量是治疗 DKA 的关键，因为低血容量会刺激升糖激素释放。治疗 DKA 时，纠正液体和电解质紊乱应先于胰岛素治疗。此外，DKA 患者常伴乳酸酸中毒，故不主张应用含乳酸的溶液。DKA 时，由于葡萄糖渗透性利尿、呕吐及过度通气，可使患者体液丢失 5 ~ 10 L。为恢复血容量、稳定血压、增加尿排量，最初 1 h 内静脉输注生理盐水 1 ~ 2 L，随后以 1 L/h 的速度输注，以后输注速度取决于患者临床情况。最初 24 h 输注总丢失量的 75%，维持尿量在 30 ~ 60 mL/h，根据体重变化判断液体治疗效果。若存在高钠血症（$Na^+ > 150$ mmol/L），2 h 后输注 0.45% 氯化钠溶液 1 L，输注速度 3 ~ 4 mL/min。上述治疗后血压仍低者，可输注胶体溶液。有些患者初始 2 ~ 3 h 需要 4 ~ 5 L 生理盐水或胶体溶液才能恢复正常血容量。尿量恢复后需减慢输注速度。血糖降至 13.89 ~ 16.67 mmol/L 时加用 50 g/L 或 100 g/L 葡萄糖溶液与 0.45% 氯化钠溶液混合输注，以免发生低血糖或脑水肿。

2. 胰岛素　应用胰岛素能纠正 DKA 胰岛素缺乏，抑制肝葡萄糖、酮体生成和脂肪分解，阻止代谢性酸中毒。大多数患者仅需小剂量胰岛素（5 ~ 10 U/h）。5% ~ 10% 患者需要大剂量胰岛素。胰岛素首次静脉负荷量为 10 U（也可不用负荷剂量），继而持续胰岛素输注 0.1 ~ 0.15 U/(kg·h)（或 5 ~ 10 U/h）。应用胰岛素治疗后，血糖下降速度为 4.16 ~ 5.56 mmol/(L·h)。治疗 1 h 后血糖下降不理想者，应重复给予胰岛素负荷量或将胰岛素剂量加倍。如血糖仍不降低，2 h 后胰岛素应再加倍，此后每 2 h 调整一次，直至血糖下降为止。治疗 5 ~ 6 h 后，血糖浓度可降至 13.89 ~ 16.67 mmol/L。最初 24 h 血糖浓度应维持在 11.11 ~ 13.89 mmol/L，血糖浓度 < 13.89 mmol/L 时应改用 50 g/L 葡萄糖溶液，胰岛素输注速度改为 1 U/h。如果血糖浓度下降超过 8.33 mmol/L，需将胰岛素输注速度减半。酮症消失且患者能进食后改用皮下胰岛素，此时应继续静脉输注普通胰岛素 1 ~ 2 h。

3. 纠正酸中毒　碳酸氢钠用于 DKA 治疗尚有争议。因酸中毒可损害心肌收缩力，降低心室功能及脂肪和肌肉组织对胰岛素的敏感性，降低呼吸动力。目前认为，严重酸中毒（血 pH < 7.0 或血清碳酸氢钠浓度 < 5 mmol/L 或 $PaCO_2$ 10 ~ 12 mmHg）或有以下情况：①治疗 2 ~ 3 h 后，pH 仍 < 7.1；②治疗开始前，pH < 7.0；③严重呼吸抑制者；④补液无效的休克；⑤高钾血症时，可应用。经碳酸氢钠治疗后，pH > 7.2 或 HCO_3^- 达 10 ~ 12 mmol/L 时，可停用碳酸氢钠。轻、中度酸中毒（pH ≥ 7.2 或血碳酸氢钠浓度达 15 mmol/L）不宜应用碱性药。经静脉补充液体、电解质和胰岛素常能改善酸中毒。应用碳酸氢钠常可产生以下不良作用：加重低钾血症、引起脑脊液酸中毒、促发脑水肿、促进肝酮体生成、氧离曲线左移引起组织缺氧和乳酸酸中毒等。

4. 纠正电解质紊乱

（1）补钾：通常患者缺钾 300 ~ 700 mmol。由于严重酸中毒，大多数 DKA 患者初始血钾浓度升高。如血钾浓度正常或降低提示严重缺钾，在未纠正酸中毒前即可补充。通常葡萄糖、胰岛素治疗及恢复血容量后血钾浓度迅速下降。补钾速度取决于血钾水平。如血钾浓度 > 5.5 mmol/L，则暂不补钾；3.5 mmol/L < 血钾浓度 < 5.5 mmol/L 且尿量正常时，每 1 000 mL 液体加入 KCl 20 ~ 30 mmol；血钾浓度 < 3.5 mmol/L 时，应停用胰岛素，迅速补钾 10 ~ 20 mmol/h。如血钾浓度明显降低需快速补钾时，应缩短血钾测定间隔。一般

治疗后 4~6 h 血钾应达正常低限。第一天补钾 100~200 mmol,选用 KCl 或 K_3PO_4 溶液。补钾期间应严密监测血钾浓度,根据血钾浓度调节补钾速度。放置鼻胃管行胃液抽吸者可加重钾丢失。血钾浓度突然降低常引起肌肉麻痹、呼吸衰竭、致命性心律失常。病情许可时,应改为口服补钾。

（2）磷酸盐补充:DKA 时常出现高磷血症,应用胰岛素后血磷降低(<1 mmol/L)。有人提出,DKA 患者补充磷酸盐未发现任何临床益处,目前尚未证明补磷能影响 DKA 的病程和预后,因此不应常规补充。如果低磷血症(<1 mmol/L)持续存在,引起神经系统紊乱、关节疼痛、肌无力、横纹肌溶解和 / 或肝功能异常时,应予补磷,同时应补钾。应注意静脉磷酸盐治疗有发生低钙血症和异位钙化的危险。

（3）补镁:DKA 早期血镁升高。随着 DKA 的治疗,血镁浓度可恢复正常。DKA 时体镁常减少,低镁血症常发生室性心律失常,应予补充。体内镁缺乏时甲状旁腺激素分泌减少。

DKA 的治疗流程见图 3-13-1。

（三）并发症处理

1. 低血压和休克　低血压是 DKA 的常见并发症,经补液后常可恢复。如低血压持续存在,应除外失血、严重酸中毒、低钾血症、心律失常、AMI、脓毒症和隐性肾上腺皮质功能减退。

胰岛素治疗后,葡萄糖和水进入细胞内,血压下降者表示细胞外和血管内容量减少,应加快补液速度,必要时输注高张盐水。如补液后仍存在休克,可能伴隐性血液丢失（如胃溃疡合并出血或出血性胰腺炎）。此外,钾由细胞外进入细胞内,血钾浓度明显降低,引起的严重心律失常可导致血压下降。低血压伴中心静脉压增加时,应注意有无 AMI 或心包积液。

严重酸中毒影响儿茶酚胺升压效果,顽固性休克伴有严重酸中毒的患者需使用碳酸氢钠治疗,以纠正酸中毒、恢复血压。

DKA 患者合并顽固性休克时应注意脓毒性休克和肾上腺皮质功能减退。

2. 血栓形成　DKA 时,脱水和血管内容量不足激活凝血因子,发生凝血功能异常,常见脑血栓形成或

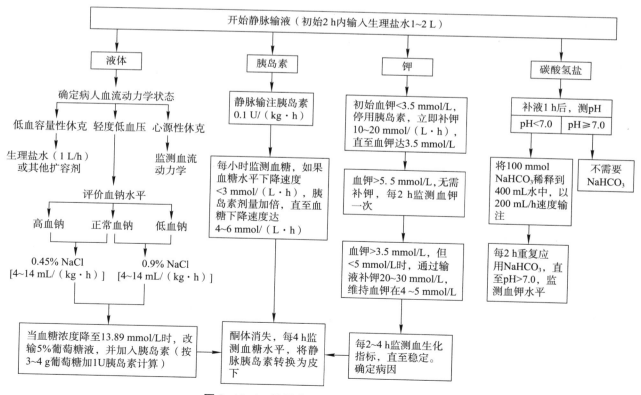

图 3-13-1　糖尿病酮症酸中毒的治疗流程

AMI。对于 DKA 昏迷者,应常规进行脑 CT、ECG 和心肌酶检查,及时进行相关治疗。

3. 脑水肿　成人 DKA 患者常有亚临床脑水肿,明显脑水肿罕见。儿童 DKA 常在治疗数小时后发生脑水肿,发病机制不明,甘露醇治疗有效,也可用 GCS。如处理不及时,可致永久性神经系统损害。

4. 肾衰竭　DKA 患者治疗数小时后如仍无尿,应考虑急性肾衰竭。常为肾后梗阻,多为神经膀胱尿潴留所致,偶尔为急性肾小管坏死(ATN)。

5. 复发性 DKA　DKA 经适当治疗缓解后,又出现 DKA,应怀疑感染或严重胰岛素抵抗(如合并潜在库欣综合征)。此外,停用胰岛素过早也可引起。

6. 低血糖　DKA 患者经液体复苏、尿量恢复后,血糖浓度很快下降,胰岛素治疗又能促进葡萄糖代谢,进一步降低血糖。DKA 最初 24 h 治疗目的是使血糖浓度不低于 11.1 mmol/L,以避免脑水肿。儿童 DKA 患者的 GFR 较高,纠正脱水后,肾葡萄糖清除率增加,血糖下降较快。血糖降至 11.1 mmol/L 时,应静脉输注 50 g/L 葡萄糖加胰岛素。在保证无低血糖时,双重治疗(葡萄糖和胰岛素)可抑制酮体生成。

第二节　糖尿病非酮症高渗性昏迷

案例

患者,女性,52 岁,主因烦渴、多尿 2 周,饮用大量高糖饮料后渐进性昏迷 3 h 送至急诊。既往无糖尿病史。查体:T 36.7℃,P 96 次 /min,R 23 次 /min,BP 100/75 mmHg。昏迷状态,双侧瞳孔正大等圆,光反射存在,呼吸平稳,呼出气体无特殊气味,脱水征。颈软,双肺未闻及干湿性啰音。律齐,腹平软,肝脾肋下未触及,膀胱区膨隆,叩呈浊音,肠鸣音正常,脊柱、四肢未见异常。实验室检查:尿常规:糖强阳性,酮体阴性;血糖:97.12 mmol/L;动脉血 pH、二氧化碳结合力正常;血浆渗透压 396 mOsm/L(正常参考值 275 ~ 295 mOsm/L)。此患者初步诊断考虑什么?如何紧急救治?

高渗性非酮症糖尿病昏迷(hyperosmolar nonketotic diabetic coma,HNDC)表现为严重高血糖、脱水和昏迷,无明显酸中毒和酮症,是糖尿病的一种少见而严重急性并发症,常发生于中老年人。约 2/3 患者既往无糖尿病病史。HNDC 和 DKA 也可见于同一患者。糖尿病患者中,HNDC 病死率是 DKA 的 3 倍。随着现代化监测、治疗技术的发展,其病死率已由过去的 40% ~ 70% 下降到 8% ~ 25%,其中 1/3 患者在发病最初的 24 h 死亡。

【病因和发病机制】

1. 病因　促发因素与 DKA 相同。糖尿病患者处于任何应激状态,特别是严重感染、急性心肌梗死、脑血管意外时均可诱发 HNDC;大多数为平时仅需饮食控制的 2 型糖尿病患者。非糖尿病患者严重脱水(烧伤、中暑、腹膜透析、血液透析)、过度糖负荷(摄入大量含糖食物)和应用某些药物(噻嗪类利尿药、苯妥英钠、西咪替丁或钙通道阻滞药等)也可引起。孤身老年糖尿病患者是高危人群。常见诱因和促发因素见表 3-13-3。

2. 发病机制　胰岛素缺乏、肾和脑损害是促发 HNDC 的相关因素。

(1)胰岛素缺乏:胰岛素相对缺乏是 HNDC 发病的主要机制。患者体内有足够的胰岛素抑制酮体生成,但不能预防高胰升糖素血症(hyperglucagonemia)、糖原分解和糖异生,结果发生严重高血糖,引起渗透性利尿,发生明显脱水和电解质丢失。此外,HNDC 患者血游离脂肪酸水平降低,可能由于脂解激素(生长激素和皮质醇)水平较 DKA 患者低有关。血浆渗透压升高本身又能抑制游离脂肪酸释放。因此,HNDC 患者很少发生酮症酸中毒。

(2)肾功能障碍:老年 HNDC 患者发病前常有不同程度的肾功能障碍,其肾血流和 GFR 均有一定程

表 3-13-3　高渗性非酮症糖尿病昏迷的诱因和促发因素

疾病	治疗药物或方法
隐性糖尿病	钙通道阻滞药
急性感染	氯丙嗪
脑血管意外	氯噻酮
急性心肌梗死	西咪替丁
急性胰腺炎	二氮嗪
肺梗死	恩卡尼
小肠梗阻	依他尼酸
肠系膜动脉血栓形成	免疫抑制药
肾衰竭	L-天冬酰胺酶
中暑	洛沙平
低温	苯妥英钠
蛛网膜下腔出血	普萘洛尔
严重烧伤	噻嗪类利尿药
内分泌疾病（肢端肥大症和甲状腺功能亢进等）	全肠外营养
	透析

度降低,不能从尿中排出过多葡萄糖。严重高血糖时,葡萄糖既不能代谢,又不能经肾排出,进一步加重高血糖和血浆高渗状态。

（3）脑损害:老年患者由于脑血管疾病、痴呆或应用中枢神经系统抑制药物常可损害认知功能,口渴中枢敏感性减退,或由于语言、运动缺陷,不能表达和主动饮水,对口渴无反应。随着血糖和血浆渗透压升高,发生 HNDC。HNDC 患者的脑损害进一步加重,形成恶性循环,进一步减少液体摄入,加重脱水和昏迷。

（4）上述因素相互作用:上述三种因素在 HNDC 发病中相互关联。胰岛素相对缺乏会引起高血糖和糖尿;肾功能障碍使糖尿排出量减少,加重血糖和血浆渗透压升高;脑损害减少水分摄入,加重高渗状态,进一步加重脑损害。上述因素互为因果,形成恶性循环（ⓔ 图 3-13-3）。

【诊断】

1. 临床表现　既往有糖尿病病史者,症状逐渐加重,常呈隐匿性发病,持续数日到数周发展为 HNDC。HNDC 患者的血糖、血浆渗透压升高,脱水及电解质丢失都较 DKA 严重。临床特征见表 3-13-4。

（1）病史:多见于既往有 2 型糖尿病病史的中、老年患者,有液体摄入减少或服用某些抑制胰岛素分泌或拮抗降低胰岛素作用的药物史等。

（2）脱水征:烦渴、尿少或无尿,皮肤黏膜干燥、眼压降低、低血压和心动过速。

（3）精神状态改变:轻者定向力障碍,重者惊厥、昏迷。有定位体征者,易误诊为颅内病变。

2. 实验室检查

（1）尿常规:尿糖明显,酮体(±)或(-)。

（2）血糖: > 33.33 mmol/L。

（3）血浆渗透压:常为 330 ~ 440 mOsm/L。昏迷患者血浆渗透压≥350 mOsm/L。血浆渗透压 < 330 mOsm/L 伴有昏迷者,常为其他原因(如中毒或创伤)所致。计算血浆渗透压的公式

表 3-13-4　高渗性非酮症糖尿病昏迷的临床特征

老年人
女性较男性更易发病
既往可无糖尿病病史
精神障碍
严重脱水
心动过速
低血压
常可查到诱因

为：血浆渗透压 =2（Na⁺ + K⁺）+ BUN/2.8 + 血糖 /18。

（4）电解质：老年患者血钠变化很大（100 ~ 180 mmol/L）。低钠血症是由于高血糖渗透稀释作用所致。血糖每升高 5.56 mmol/L，血钠减少 1.6 mmol/L。晚期 HNDC 患者大量水分丢失，血钠水平升高，血钠水平常能反映脱水程度。患者血钾水平介于 2.2 ~ 7.8 mmol/L，胰岛素治疗后，常发生低钾血症。

（5）动脉血气：大多数 HNDC 患者无或仅有轻度代谢性酸中毒；血清 HCO₃⁻ 水平和动脉 pH 常接近正常。如出现酸血症，常为轻度乳酸酸中毒或尿毒性酸中毒。阴离子隙明显升高时应注意其他原因（水杨酸盐、甲醇或乙烯乙二醇中毒）导致的酸中毒。

（6）肾功能：大多数 HNDC 患者常出现肾功能障碍。除原有肾疾病外，严重脱水会引起肾前性氮质血症（BUN：Cr > 30∶1）。为监测肾功能变化，治疗后应反复测定 BUN 和 Cr。

HNDC 与 DKA 的鉴别见表 3–13–5。

表 3–13–5　HNDC 与 DKA 的鉴别

项目	糖尿病酮症酸中毒	高渗性非酮症糖尿病昏迷
好发人群	常见于儿童及中青年	常见于中老年
起病快慢	快（数小时）	缓慢（数天）
既往糖尿病	中、重度	轻度或无
诱因	感染或停用胰岛素	感染、利尿药、缺水、激素、烧伤
症状、体征	呼吸深而快、烂苹果味，少有抽搐	心动过速、低血压和意识障碍，常有抽搐
血尿素氮	↑（40 mmol/L 左右）	↑↑↑（70 mmol/L 以上）
血糖	↑↑（一般 16.6 ~ 33.3 mmol/L）	↑↑↑↑（ > 33.3 mmol/L）
尿酮体	+ ~ +++	– 或 +
pH	降低	正常或轻度降低
血钠	降低或正常	正常或升高
血渗透压	↑	↑↑↑（一般 > 350 mOsm/L）

【急救处理】

治疗原则：①恢复血容量，纠正电解质紊乱；②补充胰岛素；③消除诱因，积极治疗并发症。

（一）体液复苏

1. 静脉液体补充　HNDC 患者均存在严重的脱水，积极迅速恢复有效循环血量是治疗的关键。HNDC 最好的治疗是预防。

（1）血流动力学不稳定者：合并低血压或休克者，最初 1 ~ 2 h 内输注生理盐水 1 ~ 2 L，最初 12 h 内输注液体 6 ~ 8 L。如果仍存在低血压，应输注 1 ~ 2 L 胶体液。

（2）血流动力学稳定者：血钠 > 155 mmol/L 时，开始输注低渗溶液（0.45% 氯化钠溶液），输注速度及液体量同前。根据病情，调整输注速度。血浆渗透压下降过快容易发生脑水肿。

此外，合并心、肾功能障碍的 HNDC 患者，应输注 0.45% 氯化钠溶液，以减少血钠负荷。最初 12 h 给予 4 ~ 6 L，保持尿排量≥50 mL/h。

2. 胃管内灌注蒸馏水或温开水　能快速纠正脱水，降低血浆渗透压，减轻心脏负荷。

3. 纠正电解质紊乱　低钾血症者，可发生室性心律失常。因此患者尿量一旦恢复，应立即静脉补钾。如血钾 6.0 ~ 5.0 mmol/L，补钾 0 ~ 10 mmol/h；血钾 5.0 ~ 3.5 mmol/L，补钾 20 mmol/h；血钾 < 3.5 mmol/L，补钾 60 mmol/h。

（二）胰岛素

HNDC 患者对胰岛素反应敏感。经液体复苏、尿量恢复后，血糖多可迅速下降，甚至出现低血糖。静脉胰岛素初始用量为 1~5 U/h,一般不用负荷量。血糖降至 16.67~13.89 mmol/L,胰岛素 1~2 U/h,并改输 5% 葡萄糖溶液。最初 24 h 应使血糖维持在 13.89~16.67 mmol/L。

(三) 去除诱因

大多数 HNDC 患者常死于诱因,故应进行血、尿和痰培养,心电图,B 超及胸片等检查,积极寻找和识别诱因,并予以纠正。

HNDC 本身可有低热和白细胞升高(可达 20.0×10⁹/L),故不能以此作为感染证据,不宜常规预防性应用抗生素。

(四) 处理并发症

1. 液体负荷过多 是最常见的治疗并发症。治疗过程中应详细查体和监测体液平衡,以便及时发现并处理。

2. 脑水肿 HNDC 患者治疗时,如血糖水平急剧下降,可致严重脑水肿。HNDC 患者脑水肿较 DKA 少见,控制血糖下降速度可预防其发生,最初 24 h 血糖不应 < 13.89 mmol/L。纠正代谢平衡紊乱后,局部神经体征可恢复。

3. 低血压 胰岛素治疗后,葡萄糖由细胞外进入细胞内。由于葡萄糖具有渗透作用,细胞内葡萄糖能使细胞外液水分向细胞内转移,从而导致有效循环血量减少,引起低血压或休克。输注生理盐水能预防低血压。

4. 血栓形成 HNDC 患者大血管血栓形成是其死亡的重要原因。对于严重脱水、血浆高渗状态和高黏滞血的高危患者,应使用小剂量肝素进行预防性治疗,以防血栓形成。

(五) 监测

开始治疗时,应每小时监测心率、血压、尿量、中心静脉压、血糖(毛细血管法)。此后,每 2~5 h 测定血糖、BUN、Cr。如发现电解质明显异常,应增加测定次数,并记录于流程表。放置导尿管者,应监测治疗最初 3 h 尿量。HNDC 患者经积极治疗后,尽管生化及代谢异常有所改善,神志恢复多需要 72 h。

第三节 低血糖昏迷

案例

患者,女性,32 岁,1 型糖尿病病史 10 年余,每日皮下注射胰岛素 38 U(早餐前 26 U,晚餐前 12 U),维持空腹血糖在 5.8~6.7 mmol/L,尿糖 + ~ ++。今日外出购物,突发心慌、出汗、无力,继而头昏摔倒在地。送至附近医院急诊科,查体:T 36.5℃,P 118 次 /min,R 24 次 /min,BP 90/60 mmHg,营养欠佳;左额处有一血肿,直径 4~5 cm;神志不清,双侧瞳孔正大等圆,直径约 2.5 mm;肝于右肋缘下 1 cm 可触及,脾未触及,四肢无自主运动;腱反射未引出。未等静脉血糖结果,即静注 50% 葡萄糖溶液 20 mL。3~4 min 后患者苏醒。血糖 2.7 mmol/L。血常规:Hb 92 g/L,WBC 1.2×10⁹/L,PLT 60×10⁹/L;尿常规:尿糖(−),尿蛋白(++),WBC 15~20/HP;血 BUN 7.6 mmol/L(正常参考值 3.2~7.1 mmol/L),Cr 158 μmmol/L(正常参考值 44~133 μmol/L);心电图示:窦性心动过速;胸部 X 线片示右上肺尖处有片状纤维化影;头颅 CT 检查未见颅内出血和血肿。该患者初步诊断是什么? 应采取哪些急救措施?

血糖水平 4~7 mmol/L 时,能维持正常的神经系统功能。通常认为血浆葡萄糖水平低于 3.0 mmol/L 是低血糖的诊断标准,但糖尿病患者高于该血糖水平即可出现低血糖症状。低血糖昏迷(hypoglycemic coma)是临床常见急症,也是糖尿病患者昏迷的常见原因。治疗性低血糖可引起 1 型糖尿病患者死亡。在住院患者中,低血糖发生率约为 1.2%,常为糖尿病、肾衰竭、严重营养不良、肝疾病、重症感染(如脓毒症或脓毒症休克)的并发症。

【病因】

血糖内环境稳定是内源性胰岛素与胰岛素拮抗调节激素间复杂作用的结果(🄔 图 3-13-4)。进食高糖食物可刺激胰岛素释放,有时也可发生低血糖。

低血糖昏迷的原因包括血胰岛素绝对或相对升高,以及热量摄入绝对或相对减少(表 3-13-6)。

表 3-13-6　低血糖昏迷的常见原因 / 诱因

胰岛素水平绝对 / 相对升高	糖异生底物缺乏
胰岛素 / 磺脲类降血糖药应用不当	饮食减少
药物相互作用	剧烈运动
某些内分泌腺功能低下(肾上腺、垂体)	严重营养不良
胰岛瘤 / 增生或胰腺外肿瘤	合并严重感染
胃大部切除后	脏器功能障碍
胰岛素自身免疫综合征	

1. 药源性　胰岛素过量或同时应用增强胰岛素作用的药物,如磺脲类药(如甲苯磺丁脲、格列齐特和格列吡嗪等)过量是药源性低血糖的常见原因。特别是老年糖尿病伴有肝、肾功能障碍时更易发生。此外,磺脲类降糖药同时与 β 受体阻断药、水杨酸、保泰松、胍乙啶、抗凝药合用,可通过不同机制间接增强降血糖药作用,引起低血糖。

2. 胰岛 B 细胞瘤或增生　内源性胰岛素分泌过多。

3. 胰岛素拮抗激素缺乏　患有胰岛 A 细胞功能减退或衰竭,肾上腺、垂体前叶、甲状腺功能低下或衰竭患者,体内缺乏胰岛素拮抗激素。此时,体内胰岛素水平即使正常,也易发生低血糖。体内胰高血糖素和肾上腺素能拮抗急剧发生的低血糖,而生长激素和糖皮质激素拮抗低血糖作用时间长。

4. 胰腺外肿瘤　致低血糖的恶性肿瘤罕见,包括:间充质起源的低分化纤维肉瘤、间皮细胞瘤、平滑肌肉瘤、横纹肌肉瘤和血管外皮细胞瘤。此外,肝细胞癌、肾上腺皮质癌、假黏液瘤、淋巴瘤、神经外胚层肿瘤、胃癌、结肠癌等也可出现低血糖。对于恶性肿瘤患者,低血糖原因是胰岛素治疗、广泛肝转移和营养不良。有的恶性肿瘤能产生胰岛素样生长因子,有些细胞糖酵解速率高,还有些外周组织糖利用过多。上述因素是恶性肿瘤合并低血糖的原因。大约 50% 间充质细胞瘤患者伴有低血糖,位居肿瘤性低血糖的首位;约 1% ~ 2% 肝细胞癌(瘤)患者伴有低血糖,位居肿瘤性低血糖的第二位。

5. 严重器官功能障碍　严重弥散性肝病变、急性肝坏死、肝癌、晚期肝硬化患者,肝细胞合成、贮存和分解糖原功能障碍,肝灭活胰岛素能力减低。糖尿病患者合并严重肾功能障碍或衰竭时,灭活胰岛素能力减低,常规量胰岛素即可发生低血糖。

6. 其他原因　胰岛素自身免疫综合征、糖尿病营养不良患者大量饮酒、胃大部切除术后的患者都可能发生低血糖。

【临床特征】

根据患者的健康状态、低血糖病因、发生速度、严重程度及代偿能力不同,低血糖昏迷发生前的临床表现也各异。低血糖昏迷常在餐前、延迟进餐或运动后发生。反应性低血糖常发生在餐后数小时内。低血糖对交感神经有刺激作用,直接影响中枢神经系统。血糖水平 < 3.0 mmol/L 时,即可出现交感神经兴奋或中枢神经系统抑制症状。

1. 低血糖昏迷的前驱表现

（1）非特异性全身症状：患者突然冷汗、心悸、饥饿感、血压升高、呼吸困难、手或足颤抖及瞳孔扩大。上述症状是由于低血糖刺激分泌大量肾上腺素所致。

（2）神经系统症状：感觉异常，言语障碍，复视，阵挛及一过性偏瘫等。

（3）精神症状：记忆障碍、人格改变、不安、易怒、幻觉、视物模糊、行为异常、步态不稳、呆滞，常误诊为精神疾病。

2. 低血糖昏迷的临床表现　如低血糖昏迷患者前兆得不到及时治疗，将会迅速出现神志恍惚，可发展为癫痫样抽搐或昏迷，继而呼吸减慢，心动过缓，体温和血压降低，瞳孔缩小，引起不可逆性脑损害甚至死亡。

胰岛 B 细胞瘤患者常在凌晨空腹时出现低血糖（< 3.0 mmol/L），伴意识障碍或昏迷，静脉注射葡萄糖后神志即刻恢复，此即为惠普尔三联征（Whipple triad）。多见于肥胖体型的中年女性。

【诊断与鉴别诊断】

临床上怀疑低血糖昏迷时，立即床旁取血进行血糖测定，迅速诊断。与此同时，立即静注 50% 葡萄糖 40 mL，患者可很快清醒。仍昏迷者有两种可能：一是低血糖昏迷时间较长，大脑损害严重；二是非低血糖昏迷。这两种推测根据血糖结果即可鉴别。通过对患者家属详细询问病史，再进行相关检查（图 3-13-2），同时应与卒中、DKA、HNDC、酒精中毒、戒断症状或其他原因引起的昏迷鉴别。

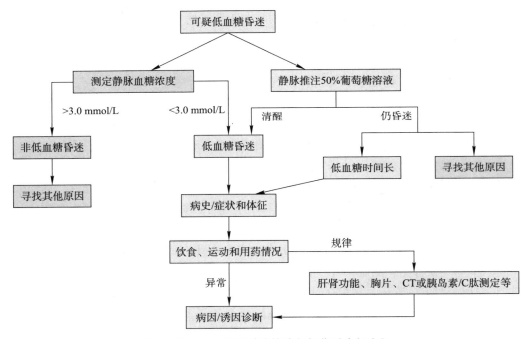

图 3-13-2　低血糖昏迷的诊断与鉴别诊断流程

【处理原则】

应针对低血糖昏迷的病因进行治疗。及时处理，预后良好。

1. 急诊处理

（1）葡萄糖溶液静注：50% 葡萄糖溶液 50 mL，静注 5 min 以上，可在数分钟内纠正低血糖昏迷。高张葡萄糖溶液渗入皮下可引起疼痛和局部组织损伤。

（2）胰高血糖素：治疗 1 型糖尿病患者低血糖昏迷。1 mg，肌内或皮下注射，10 ~ 15 min 神志恢复。对酒精中毒引起的低血糖昏迷者无效。

2. ICU 处理

（1）初步处理后,应收入 ICU。对于口服降血糖药过量引起的低血糖昏迷者,持续静脉输注 5% 或 10% 葡萄糖溶液,或鼻饲流质饮食。通常完全恢复需要 2~3 天。

（2）生长抑素类似物奥曲肽能抑制胰岛素分泌,可作为胰岛素瘤和口服磺脲类降血糖药所致低血糖的辅助治疗。

（3）对可疑病例经常规检查不能确诊者,应持续静脉输注葡萄糖溶液,每 1~3 h 监测血糖一次,维持血糖在 5.56 mmol/L 左右。诊断明确或血糖恢复正常后,可试验性中断葡萄糖输注。血糖不能维持在 3.0 mmol/L 以上或再次出现低血糖症状者,应继续静脉输注葡萄糖。

（4）肝、肾或心功能障碍者出现低血糖时,应积极治疗原发病,即可避免再发性低血糖。难治性低血糖患者,应除外合并肾上腺皮质功能减退或希恩综合征（Sheehan syndrome）,必要时静脉输注琥珀酸氢化可的松和葡萄糖盐水溶液。

3. 病因治疗　伴有低血糖的恶性肿瘤和胰岛 B 细胞瘤患者应行手术治疗。胰岛 B 细胞瘤不能或不适合手术者,应选用抑制胰岛素分泌的药物二氮嗪。不良作用为低血压和多毛症。生长抑素类似物奥曲肽用于治疗胰岛细胞瘤,因抑制生长激素或胰高血糖素释放,可诱发短暂性低血糖。

思考题

1. DKA 的诊断标准是什么？
2. DKA 的常见促发因素是什么？
3. DKA 的发病机制是什么？
4. DKA 应与哪些疾病相鉴别？
5. DKA 的主要治疗方法是什么？
6. HNDC 患者的临床特点是什么？
7. HNDC 的常见诱因是什么？
8. HNDC 的处理原则是什么？
9. 处理 HNDC 患者时应怎样应用胰岛素？
10. HNDC 患者应与哪些疾病相鉴别？
11. 低血糖发作的典型表现是什么？
12. 低血糖昏迷的常见原因是什么？
13. 低血糖的诊断标准是什么？
14. 如果怀疑昏迷患者是由低血糖引起的,首要处理措施是什么？
15. 惠普尔三联征的临床表现是什么？
16. 低血糖昏迷诊断处理不及时的后果是什么？

（柴艳芬　寿松涛）

数字课程学习

⬇ 教学 PPT　　　✎ 自测题

第十四章 甲状腺危象

案例

患者,女性,28岁,已婚,教师。主因"高热、心悸、腹泻1天,谵妄2h"于2022年7月8日11时急诊入院。既往有甲状腺功能亢进症病史1年,长期应用抗甲状腺药维持治疗。发病前3天,由于其母心脏病猝死,患者过度伤心和疲劳,中断应用抗甲状腺药2天。入院查体:T 41℃,P 162次/min,R 32次/min,BP 160/68 mmHg,营养欠佳,颜面潮红,烦躁不安;轻度突眼;颈软,甲状腺Ⅱ度肿大,可闻及杂音;律齐,心尖部可闻及2/6级收缩期杂音;双肺未闻及干湿性啰音;腹软,无压痛,肝脾肋下未触及,肠鸣音活跃,双手颤抖,腱反射亢进。实验室检查:便常规:稀便,镜检未见异常;血常规:Hb 102 g/L,WBC 4.3×10⁹/L,PLT 130×10⁹/L;血甲状腺激素水平升高,TSH水平降低;三次血培养阴性。入院诊断:甲状腺危象。立即收入重症监护治疗病房。给予吸氧、物理和药物降温、静脉输液、鼻饲抗甲状腺药和β受体阻滞药治疗后,于住院第12天病情恢复。

【概述】

甲状腺危象(thyroid crisis,thyroid storm)是一种甲状腺功能亢进(简称甲亢)不常见的严重致命性并发症,常由于毒性弥漫性甲状腺肿(又称格雷夫斯病,Graves disease)患者治疗不当或中断治疗所致,女性较男性常见。患者常表现为高热、大汗、心动过速、心力衰竭、恶心、呕吐、腹泻、谵妄甚至昏迷,如治疗不及时,可导致死亡。据报道,甲状腺危象死亡率为20%~30%,其死亡原因多为多器官功能障碍、心力衰竭、肺水肿和严重感染。50%病例有明显诱因。

【病因和发病机制】

(一)病因和诱因

甲状腺危象主要见于既往无甲亢病史,在感染、心肺疾病等应激状态下出现甲亢症状的患者,亦可见于非甲状腺手术(如骨折的矫形)时。放射活性碘(^{131}I)能刺激T_3、T_4大量释放,可促发甲状腺危象。胺碘酮、其他含碘化合物、干扰素-α、酪氨酸激酶抑制剂(索拉非尼)或甲状腺激素的药物制剂等,也可引起甲状腺危象。甲状腺危象的常见原因见表3-14-1。为避免^{131}I治疗引起甲状腺危象,治疗前应用丙基硫氧嘧啶(propylthiouracil,PTU)和甲巯咪唑(methimazole,MMI)以减少甲状腺激素(thyroid hormone,TH)储备,同时应用普萘洛尔,有支气管哮喘病史者应用选择性β_1受体阻断药或钙通道阻滞药。

(二)发病机制

其确切机制尚不清楚,可能和血中游离甲状腺激素急剧升高、急性疾病导致甲状腺激素与血浆蛋白结合受阻、交感神经系统激活、细胞对甲状腺激素反应增强、细胞因子释放和急性免疫紊乱有关。甲状腺危象的发病机制是综合性的。

表 3-14-1 甲状腺危象的常见原因

常见因素	少见因素
感染	过度触压甲状腺
心肌梗死或其他急危重症	亚急性甲状腺炎
急性心理刺激	阿司匹林中毒
手术(非甲状腺)	葡萄胎
创伤	有机磷农业中毒
分娩	化疗药物
中断抗甲状腺药物治疗	
^{131}I 治疗	
甲状腺手术	
含碘造影剂应用	

【诊断和鉴别诊断】

（一）诊断

甲状腺危象常为突然起病,主要表现为高代谢状态。与严重甲亢间无明显界限,不易区分。

1. 症状和体征

（1）高热:是甲状腺危象最常见症状。病人可表现高热(> 41℃)和大汗。

（2）心血管系统症状:窦性心动过速(> 160 次 /min)或其他快速型心律失常,最常见为心房扑动伴快速心室率或室性心律失常,常可引起心力衰竭和肺水肿。

（3）神经及精神症状:焦虑、谵妄、寒战、双手颤抖、近端肌肉无力、腱反射活跃。

（4）其他高代谢表现:皮肤潮湿、红热,某些患者可伴腹泻、胸痛。

多数患者可有格雷夫斯病体征,如眼病、单结节或多结节性甲状腺肿、浸润性皮肤病、胫前黏液性水肿、杵状指(临床上甲状腺肢端肿与心肺疾病中常见的杵状指相似)。老年患者常可出现淡漠、乏力、体重减轻、心房颤动,甲状腺仅轻度肿大。高心排血量产生脉压增宽和主动脉收缩期杂音,可导致老年人或已有心脏病患者心绞痛或心力衰竭的恶化。严重者可出现昏迷、休克,若不积极处理,常在 48 h 内死亡。

2. 实验室检查

（1）甲状腺功能:不能鉴别重度甲亢和甲状腺危象,二者血 T_4 浓度基本相同。某些疾病或手术引起甲状腺危象时血 T_3 浓度正常或轻度升高,与慢性疾病血中 5′– 脱碘酶减少有关。

（2）其他:肝功能异常,转氨酶水平轻度升高,常见于合并心力衰竭的老年患者。血清总钙和游离钙浓度升高。碱性磷酸酶水平升高,总胆固醇和低密度脂蛋白水平降低。白细胞总数和嗜中性粒细胞增多、小细胞贫血和血小板减少。典型的心电图表现为静息时窦性心动过速或房性心动过速,特别是快速心室率的心房颤动。胸片可显示心脏扩大。

（二）鉴别诊断

甲状腺危象患者应注意与严重感染、恶性高热、神经阻滞剂恶性综合征（neuroleptic malignant syndrome）和躁狂鉴别。一般根据病史、甲状腺功能、肿大的甲状腺和格雷夫斯病特征（眼病、胫前黏液性水肿）容易诊断。此外,应注意与低血糖昏迷鉴别。

【处理】

甲状腺危象的处理应遵循个体化原则。治疗原则包括:抑制甲状腺激素合成、延缓甲状腺激素释放、阻断外周 T_4 向 T_3 转化。同时,应用 β 受体阻断药缓解儿茶酚胺作用。大剂量的糖皮质激素可以抑制甲状腺激素合成和外周 T_4 向 T_3 的转换。积极治疗原发病,去除诱因。

甲状腺危象的治疗原则见图 3-14-1。

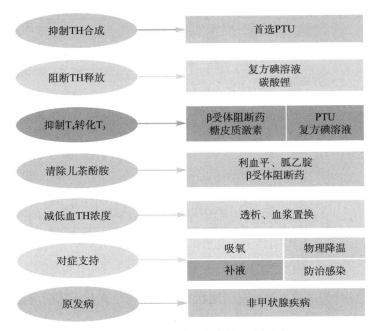

图 3-14-1　甲状腺危象的治疗原则

（一）原发病的处理

非甲状腺疾病和手术引起的甲状腺危象最常见,应积极处理原发病。经治疗的甲状腺危象死亡原因主要由原发病引起。甲亢伴心律失常和心力衰竭时地高辛用量是甲状腺功能正常者的 2 倍。顽固性快速房性心律失常应注意甲亢的存在。合并 DKA 患者的胰岛素用量加大。此外,糖尿病和格雷夫斯病常同时存在,所以不易控制的糖尿病应注意是否合并甲亢。

（二）特殊处理

1. 抑制甲状腺激素合成　抗甲状腺药物通过竞争性抑制碘的有机化和碘酪氨酸偶联来抑制甲状腺激素的生物合成。PTU 和 MMI 是最有效的 T_4 和 T_3 合成抑制药。只能口服用药,危重患者常需鼻饲给药,鼻胃管放置困难者,可将 MMI 溶于溶液中直肠给药（40 mg,6 h 一次）。PTU 能部分阻断 T_4 向 T_3 转化,故首选 PTU（400 mg,4～6 h 一次）。但这些药物只能影响 TH 合成,对其释放和在外周组织中的作用无影响,故仅用于甲状腺危象,而对 TH 摄入过多、疼痛和无症状甲状腺炎引起的甲状腺危象无效。

甲亢患者应用 PTU 或 MMI 应先于碘化物治疗至少 1 h,以部分阻断 TH 合成,停用碘化物后继续应用以维持正常甲状腺功能。正在接受碘化物治疗或中断数日的患者,由于摄碘率受抑制,不能再应用 [131]I 治疗。

2. 阻断 TH 释放　碘化物（SSKI 3 滴,2 次 /d 或等量卢戈液 10 滴,2 次 /d）能迅速抑制 TH 释放,口服或静脉用药后立刻起效,直至 T_4、T_3 恢复正常时停药。同时无机碘可以减少甲状腺的血流量,因此被广泛作为甲状腺术前减少术中出血的必要治疗手段。偶尔碘化物需与 PTU 或 MMI 同用发挥效果。锂化物可缓解躁狂,但安全范围窄,使应用受限。

3. 抑制外周 T_3 生成　T_3 是有生物活性的 TH,T_4 转化成 T_3 才起作用。目前应用的药物能削弱外环 5′-脱碘作用而减少 T_3 生成。普萘洛尔、β_1 受体阻断药和 PTU 均有不同程度的抑制 T_4 向 T_3 转化作用。糖皮质激素,特别是大剂量地塞米松（8 mg/ 天,口服）或氢化可的松（150 mg,每 8 h 一次）,有较强的抑制 T_4 向 T_3 转化作用,也能抑制甲状腺过度分泌。随着糖皮质激素的应用,甲状腺危象的病死率明显降低,也可能与甲状腺危象患者常同时合并肾上腺皮质功能减退有关。联合应用 PTU、碘化物和糖皮质激素能使 T_3 浓度在 24 h 内恢复正常。

碘番酸是强 5′ 脱碘酶抑制药，亦能部分阻止 T_4 进入肝和甲状腺中 T_4、T_3 的释放，是甲状腺危象的有效治疗药物。

4. 清除儿茶酚胺　清除或阻断外周血中儿茶酚胺能缓解甲亢症状。普萘洛尔（40～80 mg，6 h 一次）或短效 β 受体阻断药（如拉贝洛尔或艾司洛尔）主要用于缓解甲亢和甲状腺危象患者由于儿茶酚胺增多引起的症状和体征。静脉用药后数分钟心脏和精神症状明显改善。用药途径根据患者病情而定。

严重甲亢患者 β 受体阻断药代谢快，可大剂量应用，血浆普萘洛尔浓度 > 50 ng/mL 时症状明显改善。由于心力衰竭常由心动过速或快速性心律失常引起，所以，甲状腺危象患者可联合应用 β 受体阻断药、地高辛或利尿药改善症状。普萘洛尔还能部分阻止 T_4 转化成 T_3。

对于患有哮喘、慢性阻塞性肺疾病、雷诺现象或心力衰竭的患者，可应用地尔硫卓替代 β 受体阻断药控制心率。丹曲林（dantrolene）能抑制高 T_4 引起的 Ca^{2+} 从肌质网流出，从而治疗甲状腺危象。

5. 清除血中 TH　常规药物治疗 24～48 h 无效者，可采用血浆置换、腹膜透析、体外树脂灌注或活性炭血浆灌注等手段，清除血中 TH。

6. 对症支持治疗　高热者应用降温毯。避免寒战，可用氯丙嗪或哌替啶 25～50 mg，每 4～6 h 一次，阻断体温调节中枢。也可给予解热镇痛抗炎药，对乙酰氨基酚是治疗甲状腺危象首选的退热药物。大剂量水杨酸可置换与蛋白结合的 TH，引起血游离 TH 浓度升高，所以主张应用非水杨酸类解热药。甲状腺危象患者应积极治疗原发病，去除诱因。

甲状腺危象的诊治流程见图 3-14-2。

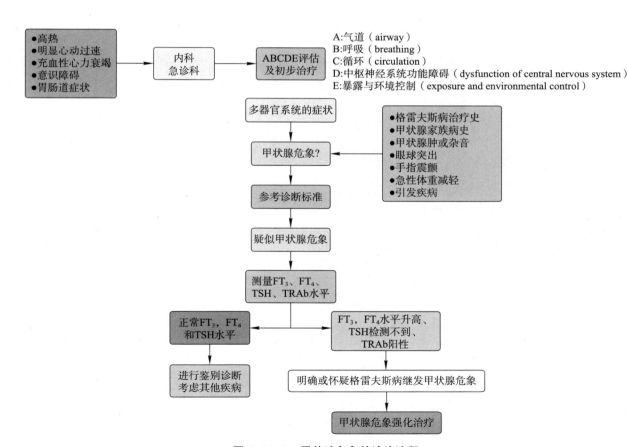

图 3-14-2　甲状腺危象的诊治流程

（三）监测

所有甲状腺危象患者应收入重症监护治疗病房严密监测心电、血压、氧饱和度、肝肾功能和电解质等。

思考题

1. 临床上怎样识别和诊断甲状腺危象？
2. 甲状腺危象的常见诱因是什么？
3. 甲状腺危象应与哪些疾病相鉴别？
4. 甲状腺危象的治疗原则是什么？
5. 甲状腺危象患者在药物降温时为什么不应用水杨酸类解热药？

（柴艳芬　寿松涛）

数字课程学习

📥 教学 PPT　　　📝 自测题

第十五章 弥散性血管内凝血

案例

患者,女,26 岁,孕 40 周,主因不规则腹痛 5 h 入院。查体未见明显阳性体征。血常规:Hb 140 g/L, WBC 12.6×10⁹/L,PLT 172×10⁹/L。妇科超声示宫内单活胎,胎盘Ⅲ级晚期,胎颈脐带切迹。于当日下午行剖宫产术,术中顺利,胎盘娩出完整,子宫收缩好。患者安返病房,于术后 3 h 出现头晕、呼吸困难、紫绀、手术创口渗血不断、阴道大量出血,心率 145~154 次/min,血压短暂升至 155/85 mmHg 后迅速降至 70/40 mmHg,遂转至急诊 ICU。辅助检查:血常规:Hb 60 g/L,PLT 75×10⁹/L。凝血常规:凝血酶原时间(PT)25 s,纤维蛋白原含量 0.82 g/L。血浆鱼精蛋白副凝固实验(3P 试验)(−)。此患者的诊断考虑什么? 应如何处理?

【概述】

弥散性血管内凝血(disseminated intravascular coagulation,DIC)是一种由多病因所致的,以全身微血管内血栓形成,凝血因子大量消耗并继发纤溶亢进为特征的全身性血栓 – 出血综合征。DIC 不是一种独立疾病,而是继发于严重原发疾病基础上的病理过程,除了微血栓形成和广泛出血,常伴有顽固性休克、微血管病性溶血性贫血及多器官功能衰竭等。大多数 DIC 起病急、进展快、病情复杂,若不及时识别处理,常危及患者生命。

【病因】

DIC 的病因甚多,主要有感染性疾病、恶性肿瘤、病理产科、手术创伤等。据统计,我国以感染性疾病最常见。

(一)严重感染性疾病

1. 细菌感染　各种革兰氏阴性及阳性菌严重感染,以革兰氏阴性菌最为常见,如脑膜炎双球菌、大肠杆菌、铜绿假单胞菌等。

2. 病毒感染　如流行性出血热、麻疹、水痘等。

3. 立克次体感染　如斑疹伤寒、恙虫病等。

4. 原虫感染　如恶性疟疾、阿米巴病等。

5. 其他　如真菌感染、钩端螺旋体病等。

(二)恶性肿瘤

血液系统恶性肿瘤并发 DIC 较为常见,其中以急性早幼粒细胞白血病最为常见。其他各种实体恶性肿瘤以肺癌、胰腺癌、肝癌等较为常见,尤其是有广泛转移的晚期病例,均有可能发生 DIC。

（三）产科疾病

产科疾病为 DIC 常见病因,多见于羊水栓塞、胎盘早剥、死胎滞留、重症妊高征、感染性流产、产后重症感染及高渗盐水引产等。其中以羊水栓塞最常见。

（四）外科手术及创伤

DIC 可见于体外循环,胸部、盆腔及前列腺等手术,大面积烧伤,挤压综合征,多发伤及严重的复合性外伤等。

（五）各系统疾病

各种原因导致的休克,以及各系统疾病如肺源性心脏病、恶性高血压、急性出血性坏死性胰腺炎、晚期肝硬化、急性肝衰竭、急进性肾小球肾炎、溶血尿毒综合征、糖尿病酮症酸中毒、库欣综合征、甲状腺危象、系统性红斑狼疮、热射病、脂肪栓塞等,还包括各类医源性因素,如严重输血、输液反应,肿瘤放疗、化疗等。

【发病机制】

DIC 发病机制复杂,涉及血管内皮损伤、血小板活化、凝血途径激活、抗凝系统受损、纤维蛋白溶解系统功能紊乱等多个环节。

在多种病因作用下,血管内皮损伤激活,vWF、PAF 等合成释放增加,血管壁结构损伤及胶原暴露,促使血小板活化,血小板血栓形成,同时激活内源性凝血途径。组织损伤、内毒素血症、感染等因素可使组织因子及其类似物释放入血,启动外源性凝血因子。凝血途径的激活是 DIC 发病机制中最重要的一个环节。凝血激活伴随着抗凝系统功能受损,抗凝血酶(AT)水平下降、活化蛋白 C(APC)生产减少及组织因子通路抑制剂功能不足,导致凝血酶过度产生,广泛的微血栓形成。同时,凝血过程消耗大量的凝血因子和血小板,并激活纤维蛋白溶解系统,进一步发生消耗性低凝和继发性纤维蛋白溶解亢进,从而引起微血栓形成、广泛出血、休克和微循环障碍等一系列临床表现。目前认为在 DIC 的发病过程中,组织因子(TF)在凝血反应启动中起着关键作用,炎症因子也在其中多个环节发挥重要作用。

【病理改变】

DIC 发病的主要病理改变包括微血栓形成、凝血障碍、微循环衰竭和微血管病性溶血。

1. 微血栓形成　是 DIC 最本质的病理变化。广泛发生于肺、心、脑、肾等器官,并引起相应器官功能改变。血栓成分早期为血小板血栓,随后大量的纤维蛋白沉积形成纤维蛋白 – 血小板血栓,为 DIC 血栓的主要病理类型。后期红细胞可参与血栓成分形成混合血栓。

2. 凝血障碍　为 DIC 最常见的病理变化,主要包括三个阶段:早期(高凝期),以血小板活化、黏附、聚集并释放大量血小板因子,凝血酶及纤维蛋白大量形成等为特征。此期血小板及凝血因子消耗不显著,纤维蛋白溶解过程未启动或刚开始。中期(消耗性低凝期),以血管内广泛微血栓形成,血小板、凝血因子、凝血酶原大量消耗,PT 显著延长及血栓形成过程减弱为特征;晚期(继发性纤溶亢进期),凝血过程逐渐减弱,为纤维蛋白溶解过程替代,伴有广泛出血倾向。

3. 微循环障碍　微循环障碍与 DIC 互为诱因,是 DIC 最常见的后果。毛细血管血栓形成,血管通透性增加,血浆外渗伴有效循环血量减少,血管收缩舒张调节障碍等,这些因素造成微循环障碍,器官缺血缺氧,器官功能受损。

4. 微血管病性溶血　缺氧与酸中毒导致红细胞脆性增加,微血栓形成,变形能力降低的红细胞在通过纤维蛋白网时受挤压而破碎。此外,内毒素与纤溶碎片激活补体系统,大量氧自由基使红细胞代谢及结构改变,导致溶血。

【临床表现】

除原发病的临床表现外,DIC 还包括四大临床表现,即出血倾向、微循环障碍、血栓栓塞及微血管病性溶血。急性 DIC 常常症状明显,脏器功能衰竭多见,病情凶险,预后差。而慢性 DIC 则临床症状较轻,常以出血为主,无明显微循环障碍和器官功能衰竭,多数可以纠正。

（一）出血倾向

出血是最常见的症状之一,发生率达84%～95%。特点有:①出血多呈自发性,常不易用原发病来解释。②呈多发性,往往有2个以上的部位出血。③多见于皮肤、黏膜、伤口和穿刺部位,其次为某些内脏出血。

（二）微循环障碍

其发生率为30%～80%。主要特点有:①微循环障碍程度与失血量常不成比例。②轻者表现为一过性血压下降,重者出现休克。

（三）血栓栓塞

血栓栓塞可局限或广泛,发生率为40%～70%,表现为皮肤、黏膜,如指（趾）末端坏疽;深层多见于肾、肺、脑。肾微血栓表现为肾衰竭;肺微血栓表现为呼吸窘迫;脑组织受累表现为神志模糊、嗜睡与昏迷等。

（四）微血管病性溶血

其发生率约25%。特点是:①多数缺乏典型急性血管内溶血的表现,主要表现为黄疸、贫血、血红蛋白尿、少尿甚至无尿。②进行性贫血,贫血程度与出血量不成比例。③在血片中可见大量红细胞碎片和破碎红细胞。

【实验室检查】

DIC的临床表现缺乏特异性,常与原发疾病表现重叠,其诊断常需要实验室检查支持。DIC的实验室检查主要针对其病理过程中的血管壁（血管内皮）损伤、血小板数量及质量、凝血和抗凝系统、纤溶指标等检测,对DIC诊断意义重大。检查结果需要结合临床情况进行综合分析,动态观察。超过90%的患者可以通过血小板计数、活化的部分凝血活酶时间（APTT）和凝血酶原时间（PT）、纤维蛋白原定量、3P试验及D-二聚体的检测来确诊。

1. 三项筛查试验　DIC的三项筛查试验为凝血因子活化或消耗程度提供了重要证据（表3-15-1）。血小板计数减少是DIC中最常见且重要的实验室异常,若血小板计数正常,DIC诊断难以成立,动态观察血小板计数进行性下降更有价值。研究表明,50%～60%的DIC患者存在PT延长。DIC患者纤维蛋白原减少很常见,但由于纤维蛋白原在体内代谢快、代偿能力强且为急性时相反应蛋白,因此对慢性甚至急性DIC早期诊断敏感性不够,动态观察更有意义。

表 3-15-1　三项筛查试验表

项目	正常值	可诊 DIC 异常值
血小板计数	$(100～300)×10^9/L$（10 万～30 万 /mm³）	$<100×10^9/L$（10 万 /mm³）
凝血酶原时间	10～15 s	>15 s
纤维蛋白原测定	2～4 g/L（200～400 mg/dL）	<1 g/L（100 mg/dL）

2. 三项纤溶活跃确诊试验　纤溶活性检查是DIC实验室检查重要内容,包括鱼精蛋白副凝试验（3P试验）、乙醇胶试验和优球蛋白溶解试验（表3-15-2）。

表 3-15-2　三项纤溶活跃确诊试验

项目	正常值	确诊异常值
鱼精蛋白副凝试验（3P）	（-）	（+）
乙醇胶试验	（-）	（+）
优球蛋白溶解试验	>120 min	<90 min

临床发现 DIC 症状,实验室检查三项筛查试验均异常,即可作出诊断;如三项筛查试验中仅有两项异常,则需视三项纤溶活跃确诊试验中有一项异常者,亦可作出诊断。

【诊断和鉴别诊断】

DIC 诊断须存在原发疾病,结合临床表现和实验室检查才能做出正确判断。DIC 患者的疾病状态是呈现动态发展的,故 DIC 实验室指标也随着变化,不能仅依靠单一的实验室检测指标及一次检查结果得出诊断,需要综合分析及动态监测。

(一) DIC 诊断的一般标准

1. 存在易致 DIC 的基础疾病,如感染、恶性肿瘤、病理产科、大型手术及创伤等。

2. 有下列一项以上临床表现:①严重或多发性出血倾向;②不能用原发病解释的微循环障碍或休克;③广泛性皮肤与黏膜栓塞、灶性缺血性坏死、脱落及溃疡形成,或不明原因的肺、肾、脑等脏器功能衰竭。

3. 实验检查符合下列条件　实验室检查的指标有下列 3 项以上异常。

(1) PLT $< 100 \times 10^9$/L 或进行性下降(如为肝病、白血病患者则 $< 50 \times 10^9$/L)。

(2) 血浆 FBG < 1.5 g/L 或进行性下降或 > 4 g/L(白血病及其他恶性肿瘤则 < 1.8 g/L,肝病则 < 1.0 g/L)。

(3) 3P 试验阳性或血浆 FDP > 20 mg/L(肝病时 FDP > 60 mg/L)或 D- 二聚体水平升高或阳性。

(4) PT 缩短或延长 3 s 以上(肝病者延长 5 s 以上),或 APTT 缩短或延长 10 s 以上。

对于疑难或特殊病例,应有下列一项以上异常:①纤溶酶原含量及活性降低;② AT 含量、活性及 vWF 水平降低(不适用于肝病);③血浆 FVIII:C 活性 $< 50\%$(需与严重肝病所致的出血鉴别时有价值);④血浆凝血酶 - 抗凝血酶复合物(TAT)或凝血酶原碎片 1+2(F1+2)水平升高;⑤血浆纤溶酶 - 纤溶酶抑制物复合物(PIC)浓度升高;⑥血(尿)纤维蛋白肽 A(FPA)水平升高。

(二) 鉴别诊断

1. 重症肝病　可伴有全身性出血,最易与 DIC 混淆。由于严重肝衰竭,重症肝病可因凝血因子合成减少及可能同时存在的血小板减少而发生多部位的出血。目前要将两者清楚地加以鉴别尚有许多困难,有下列几点表现者更倾向于 DIC 的存在:①突然发生的休克;②有皮肤、肺等脏器的微血管内血栓形成的相关临床表现;③Ⅷ:C 和 vWF:Ag 比值降低(单纯肝病时,该比值不变);④ 3P 试验阳性;⑤ FPA、FPB 升高;⑥用维生素 K 治疗大多有效,而肝素治疗无效;⑦外周血常出现破碎红细胞,形态畸变。

2. 血栓性血小板减少性紫癜(TTP)　本病临床表现酷似 DIC,其典型病例临床上有特异性的"五联征",即微血管病性溶血性贫血、血小板减少性紫癜、神经系统症状、肾损伤和发热。组织病理学检查可见微小血管内均质性透明样血栓,PAS 染色阳性,为血小板血栓。实验室检查可见 PT、抗凝血酶Ⅲ活性(AT-Ⅲ)正常,3P 试验阴性。

3. 原发性纤溶亢进　一般无凝血功能亢进,除纤维蛋白原显著降低,其他凝血因子减少不明显,血小板计数正常,无纤维蛋白单体形成,D- 二聚体多为阴性,3P 实验阴性,肝素治疗无效。

【治疗】

有关 DIC 的治疗意见分歧较大,缺乏统一、有效的治疗标准。以下为根据国内外学者多年临床经验总结的一些共识性治疗要点(图 3-15-1)。

(一) 治疗基础疾病、消除病因

积极治疗原发病及去除诱因是终止 DIC 病理过程的关键,包括积极控制感染、清除子宫腔内物(死胎等)、治疗肿瘤、处理创伤、纠正休克、改善缺氧等。

(二) 抗凝治疗

抗凝治疗是终止 DIC 病理过程、阻止微血栓形成、重建凝血 - 抗凝平衡的重要措施。

1. 肝素　是主要的抗凝药,其应用及剂量的大小因 DIC 分期和原发病等情况不同而异。近年来肝素用量趋于小剂量化,认为小量的肝素已有足够的抗凝活性,故主张小剂量肝素治疗。

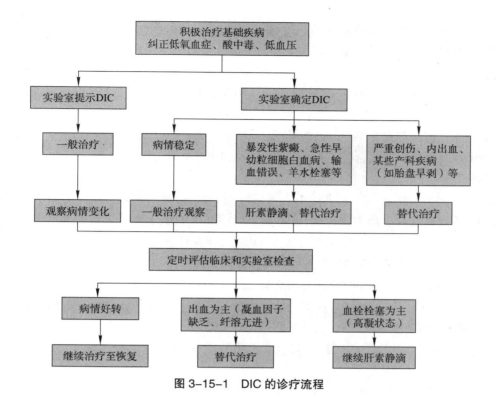

图 3-15-1　DIC 的诊疗流程

　　（1）适应证：①处于 DIC 早期（高凝期）者；②血小板及凝血因子呈进行性下降，微血管栓塞表现明显的患者；③在消耗性低凝期且病因短期内无法去除者，需在补充凝血因子的情况下使用。

　　（2）禁忌证：①外科术后或组织损伤创面止血不良患者；②近期内有肺结核大咯血或消化道溃疡大出血等活动性出血；③毒蛇咬伤所致的 DIC；④ DIC 晚期有多种凝血因子缺乏及明显纤溶亢进者。

　　（3）治疗监测：常用指标有 APTT、凝血时间（CT），其中 APTT 是监测肝素的首选指标，正常值为 40 s±5 s，肝素治疗使其延长 60%～100% 为最佳剂量。

　　（4）用法用量：①普通肝素：急性 DIC 时一般 15 000 U/d 左右，每 6 h 用量 5 000 U 以内，静脉滴注，根据病情可持续使用 3～5 天。肝素剂量及疗程应根据病情充分体现个体化原则。现多主张小剂量肝素治疗（3 000～6 000 U/24 h），仅在羊水栓塞、血型不符输血等导致的严重 DIC 患者应用较大剂量。肝素过量出血可用鱼精蛋白进行中和，鱼精蛋白 1 mg 中和肝素 100 U。如果应用肝素治疗过程中，血小板逐渐减少，应将肝素减量或停药。②低分子肝素（LMWH）：常用剂量为 75～150 U/（kg·d），分 1～2 次皮下注射，连用 3～5 天。与普通肝素相比，低分子肝素半衰期长，给药间隔长，每日仅需给药 1～2 次，对抗凝血酶Ⅲ依赖少，抑制凝血因子 Xa 的作用比普通肝素强，出血并发症等也较普通肝素少见，并且其抗凝血作用可预测，不需严密监测，因此近年来得到广泛应用，已逐渐取代普通肝素。如怀疑有用药相关性出血，可监测 Xa 因子活性，使其维持在 0.4～0.7 U/mL 为最佳治疗剂量。

　　2. 其他抗凝及抗血小板药物　复方丹参注射液、低分子右旋糖酐、抗凝血酶Ⅲ（AT-Ⅲ）、噻氯匹定、双嘧达莫（潘生丁）、重组人活化蛋白 C（rhAPC）、阿司匹林等。活化蛋白 C 可以通过抑制血栓形成，有效控制 DIC，而不增加出血风险。

（三）替代治疗（补充血小板及凝血因子）

　　由于 DIC 进展过程消耗了大量血小板及各种凝血因子，临床上可出现严重的出血症状，此时应及时补充血小板及凝血因子。主要用于有明显的血小板及凝血因子减少证据或已进行病因和抗凝治疗，但未能取得良好效果者。

1. 新鲜全血　每次 800～1 500 mL（20～30 mL/kg），输注时需肝素化，每 1 mL 加 5 U 肝素。

2. 新鲜冷冻血浆　适用于纤维蛋白原水平和血小板改善后机体仍在出血或严重肝病患者行侵入性操作时，其凝血因子含量较全血增加一倍，每次 10～15 mL/kg，每 1 mL 加 5 U 肝素。

3. 血小板悬液　适用于血小板计数低于 20×10^9/L 或疑有危及生命的出血且血小板计数低于 50×10^9/L 的患者。

4. 纤维蛋白原　首次剂量 2.0～4.0 g，静脉滴注，24 h 总量 8.0～12.0 g，每 3 天用药一次。

5. 凝血因子Ⅷ及凝血酶原复合物　在严重肝病并发 DIC 时可考虑使用。

（四）其他治疗

1. 抗纤溶药　此类药物在 DIC 患者中不宜常规使用，可与抗凝药同时应用。适用于：① DIC 晚期，继发性纤溶亢进已成为迟发性出血主要原因；②有明显纤溶亢进的临床表现及实验室依据。常用的抗纤溶药有 6- 氨基己酸（EACA）、氨甲苯胺（止血芳酸，PAMBA）、止血环酸及抑肽酶等。

2. 溶栓治疗　溶栓的时机较难把握，主要用于 DIC 晚期、脏器功能衰竭明显经上述治疗无效者，常用的药物有尿激酶、链激酶等，用药期间应注意出血有无加重，并监测凝血酶原时间。

3. 糖皮质激素　一般不主张使用，仅下列情况可予以考虑：①原发病需糖皮质激素治疗者；②有肾上腺皮质功能不全者；③感染中毒性休克，已予抗感染治疗有效者。

4. 山莨菪碱　适用于 DIC 早、中期，有助于改善微循环、纠正休克。静脉滴注，每次 10～20 mg，每日 2～3 次。

5. 活化蛋白 C（APC）　除抗凝作用外，还有抗炎和抗细胞凋亡的作用，国外临床研究表明，APC 可降低严重败血症患者死亡率。使用时需监测 PLT（如 $< 30 \times 10^9$/L 则不宜使用）。

思考题

1. 导致 DIC 的常见病因有哪些？

2. 简述 DIC 出血的发生机制。

3. 如何鉴别 DIC 与重症肝病引起的全身性出血？

4. DIC 的治疗措施有哪些？

（卢中秋　廖少华）

数字课程学习

⬇ 教学 PPT　　　✏ 自测题

第十六章　脑卒中

第一节　短暂性脑缺血发作

案例

患者,男性,54 岁。主因发作性右侧肢体无力伴言语不利 10 天入院。患者入院前共发作 6 次,症状相似,每次持续 3～5 min 后完全缓解,多发生于立位或行走时。既往患高血压、高脂血症多年,未予正规治疗。否认糖尿病、心脏病病史。吸烟、饮酒史多年。神经系统查体无阳性体征。颅脑 CT 未见明显异常。经颅多普勒超声(TCD)、数字减影血管造影(DSA)检查均示左侧大脑中动脉狭窄。给予抗血小板聚集、调节血脂、扩张脑血管等药物治疗,效果欠佳。

短暂性脑缺血发作(transient ischemic attack, TIA)是由于某种因素造成的脑动脉一过性或短暂性供血障碍,导致相应供血区域神经功能缺失或视网膜功能障碍。症状一般持续 10～20 min,多在 1 h 内缓解,最长不超过 24 h。不遗留神经功能缺损症状,结构影像学检查(CT、MRI)无责任病灶。

实际上,TIA 和脑梗死是缺血性脑损伤这一动态过程的不同阶段。TIA 患者 7 天内的卒中风险为 4%～10%,90 天内的卒中风险为 10%～20%。90 天内 TIA 复发、心肌梗死和死亡事件总的风险高达 25%。可见,TIA 是严重的需紧急干预的卒中预警事件,是需要予以高度重视的急症,同时也是二级预防的最佳时机。

【病因】

TIA 发病与动脉粥样硬化、动脉狭窄、血流动力学变化、血液成分改变、心脏病等多种因素有关。

1. 微栓子形成　微栓子主要来自动脉粥样硬化的不稳定斑块或附壁血栓的破碎脱落、心源性栓子及胆固醇结晶。微栓子阻塞小动脉后出现供血区域缺血症状,当栓子破碎或溶解移向远端时,血流恢复,症状缓解。

2. 血流动力学异常　在动脉粥样硬化或其他原因导致的血管狭窄的基础上,机体发生低血压或血压波动时,病变血管血流下降,发生 TIA。当血压回升,局部血流恢复正常,TIA 症状消失。

3. 其他因素　脑血管痉挛、颈椎病、锁骨下动脉盗血综合征、各种原因导致的血液高凝状态也可参与 TIA 的发病。

不同病因导致的 TIA 的特点见表 3-16-1。

表 3-16-1 不同病因 TIA 的特点

病因类型	微栓子形成	血流动力学异常
症状特点	多变	刻板
发作频度	不高,数周或数月 1 次	高,每天或每周数次发作
持续时间	长,数十分钟至 2 h	短,多不超过 10 min

【临床表现】

1. 一般特点 TIA 好发于中老年人(50～70 岁),患者多伴高血压、动脉粥样硬化、糖尿病或高脂血症等脑血管病的危险因素。发病突然,历时短暂,最长时间不超过 24 h,局灶性脑或视网膜功能障碍恢复完全,不留后遗症,但可以反复发作。

2. 颈内动脉系统 TIA 临床表现与受累血管分布有关(表 3-16-2)。

表 3-16-2 各受累血管的临床表现

供血区	常见表现
大脑中动脉	对侧肢体单瘫、轻偏瘫、面瘫及舌瘫,可伴偏身感觉障碍和对侧同向偏盲,失语和失用,空间定向障碍等
大脑前动脉	人格情感障碍,对侧下肢无力等
颈内动脉主干	眼动脉交叉瘫,霍纳综合征(Horner syndrome)等

3. 椎基底动脉系统 TIA 最常见的表现为眩晕、平衡障碍、眼球运动异常和复视。可有单侧或双侧面部、口周麻木,单独出现或伴有对侧肢体瘫痪、感觉障碍。还可有跌倒发作、短暂性全面性遗忘、双眼视力障碍等特殊表现。

【辅助检查】

辅助检查的主要目的在于寻找病因及危险因素。

1. MRI 和 CT 表现大多正常,部分患者弥散加权成像(DWI)可见片状缺血灶。

2. CTA、MRA 和(或)DSA 检查可见血管狭窄、动脉粥样硬化斑。

3. 颈动脉超声、TCD 检查可发现颅内外大动脉狭窄,并可进行血流状况评估和微栓子监测。

4. 心脏评估检查,疑为心源性栓塞时应进行心电图、经食管超声心电图(TEE)等多种心脏检查。

5. 血常规、血糖、血脂和血流变等检查对于发现潜在的血管问题、查找病因及判断预后十分必要。

6. 无明显动脉硬化危险因素的 TIA 患者应注意筛查血管炎、血液成分异常等其他可能的病因及危险因素。

【诊断与鉴别诊断】

1. 诊断 大多数 TIA 患者就诊时临床症状已经消失,故诊断主要依靠病史。中老年患者突然出现局灶性脑功能损害症状,符合颈内动脉或椎基底动脉系统及其分支缺血表现,并在短时间内症状完全恢复(多不超过 1 h),应高度怀疑 TIA。

2. TIA 的急诊评估 ABCD2 评分系统能够很好地预测短期卒中风险,应用最为广泛,对于指导急诊处理有重要意义。其中 0～3 分为低危,4～6 分为中危,7～9 分为高危。具体评分内容见表 3-16-3。

3. 鉴别诊断

(1)癫痫发作:常表现为持续数秒至数分钟的肢体抽搐或麻木针刺感,从躯体的一处开始,并向周围扩展,可有脑电图异常,CT 或 MRI 可发现脑内局灶性病变。

表 3-16-3　ABCD2 评分系统

项目	标准	分值
年龄（A）	>60 岁	1
血压（B）	收缩压 >140 mmHg 或舒张压 >90 mmHg	1
临床症状（C）	单侧无力	2
	不伴无力的言语障碍	1
持续时间（D）	>60 min	2
	10 ~ 59 min	1
糖尿病（D）	有	1

（2）晕厥：亦为短暂性发作，但多有意识丧失，无局灶性神经功能损害，可找到低血压、心律失常、自主神经功能不全等引发晕厥的原因。

（3）梅尼埃病：发作性眩晕、恶心、呕吐与椎基底动脉 TIA 相似。但持续时间常超过 24 h，伴耳鸣，反复发作后听力减退，除眼球震颤外，无其他神经系统定位体征。

（4）其他：颅内肿瘤、脓肿、慢性硬膜下血肿等可以出现类似 TIA 的症状，应注意排除。

【治疗】

对于症状持续时间 >30 min 的可疑缺血性脑血管病事件，即使没有明确的脑梗死证据，仍然按照急性缺血性卒中的溶栓指南积极进行溶栓治疗。

对新近发生的疑诊为 TIA 的患者，应尽快进行 MRI 或 CT 检查，凡发现脑相应部位有急性梗死证据者，皆不宜再诊断为 TIA，未发现者确诊为 TIA。对于 ABCD2 评分≥3 分的患者，应该尽快住院诊疗，评分 <3 分的患者也应该在 2 天以内完善各项检查，查找缺血发作的病因，尽快开始二级预防。TIA 的早期评价与诊断流程见图 3-16-1。

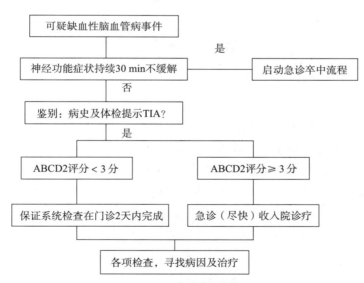

图 3-16-1　TIA 的早期评价与诊断流程

1. 病因治疗及危险因素控制　病因明确者应针对病因治疗，如控制血压，调节血脂和血糖在正常范围，戒烟戒酒，适当锻炼，延缓动脉粥样硬化的进展。治疗心脏或其他疾病，消除微栓子来源和血流动力学障碍。

2. 药物治疗　①心源性栓塞性 TIA：持续性或阵发性心房颤动的 TIA 患者，建议长期口服华法林抗凝治疗（感染性心内膜炎患者除外），其目标国际标准化比值（INR）为 2.5（范围为 2.0～3.0）。对于有抗凝药禁忌证的患者，推荐其使用阿司匹林（75～150 mg/d）；阿司匹林不能耐受者，可应用氯吡格雷（75 mg/d）。②非心源性栓塞性 TIA：不推荐使用口服抗凝药。建议其进行长期的抗血小板治疗。常用的药物为阿司匹林（75～150 mg/d）；如果不能耐受阿司匹林，可选用其他抗血小板药如氯吡格雷。明确动脉 - 动脉栓塞性者，治疗包括抗血小板聚集、稳定斑块及强化他汀治疗。③血流动力学性 TIA：除抗血小板聚集、降脂治疗外，应停用降压药及血管扩张剂，必要时给以扩容治疗，有条件的医院可以考虑血管内或外科治疗。

3. 手术治疗　对于动脉严重狭窄的 TIA 患者，经抗血小板聚集治疗和（或）抗凝治疗效果不佳或病情有恶化趋势者，可酌情选择血管内介入治疗、动脉内膜切除术或动脉旁路移植术治疗。图 3-16-2 对 TIA 的治疗流程进行了简单的归纳和总结。

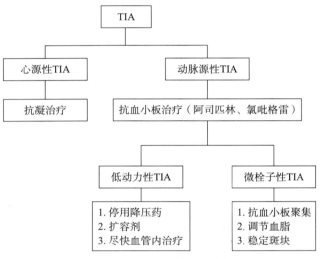

图 3-16-2　TIA 的治疗流程

第二节　缺血性脑卒中

案例

患者，男性，60 岁。主因无明显诱因出现右侧肢体麻木 2 h，自行到医院急诊科就诊。神经系统查体未见明显异常，急诊头颅 CT 检查未见异常。患者自觉右侧肢体麻木症状较前缓解，要求回家。急诊医师告知其离院风险，建议患者继续留观。患者拒绝，签署了离院风险告知书后，自行离开。患者在回家途中，于公交车上出现右侧肢体麻木加重，右侧上肢不能抬举，并出现失语，被送至医院时逐渐昏迷。患者既往高血压病史 10 年，规律服用降压药；糖尿病病史 3 年，未予治疗。该患者的初步诊断是什么？要和哪些疾病相鉴别？急救的要点有哪些？

缺血性脑卒中（ischemic stroke，CIS）又称脑梗死（cerebral infarction，CI），指各种原因导致的脑部血液供应障碍而引起的局限性脑组织坏死，常常合并出现梗死部位相对应的神经功能缺损，以口角歪斜、偏瘫、言语障碍甚至昏迷为主要临床表现。通常分为脑血栓形成（cerebral thrombosis）、脑栓塞（cerebral embolism）和腔隙性脑梗死（lacunar cerebral infarction）等。

【病因与发病机制】

1. 脑血栓形成 动脉粥样硬化是脑血栓形成的最常见原因,颅内动脉粥样硬化多发生于颅内较大血管,如颈内动脉末端、基底动脉、大脑前动脉、大脑中动脉和大脑后动脉等。原发性高血压、糖尿病、吸烟、高脂血症等是脑动脉硬化的危险因素。由于动脉粥样硬化长期存在,血管内膜斑块、炎症或溃疡处的血小板聚集,激活凝血过程,导致局部血栓形成;也可以由休克、脱水、极度疲劳等引起血流减慢、血液凝固性增高而诱发。

2. 脑栓塞 是指血液循环过程中出现的固体、液体和气体等各种栓子进入脑血管,阻塞血管后,该区域的侧支循环不能及时有效地恢复血液供应,造成供血区脑组织缺血坏死,同时出现相应的脑功能障碍。根据栓子的来源,可分为心源性脑栓塞、非心源性脑栓塞和不明来源的栓塞等。心源性栓子是最常见的栓子来源,慢性心房颤动合并二尖瓣狭窄是脑栓塞的主要病因。其他还有心内膜炎的赘生物、心房黏液瘤及心肌梗死后的附壁血栓等。非心源性栓子可见于动脉硬化性栓子、癌性栓塞、脂肪栓塞、感染性栓塞、空气栓塞和寄生虫栓塞等。少数患者多次检查仍然无法明确栓子的来源。由于梗死区域微循环血管壁受损通透性增加,血脑屏障受损,如果栓子溶解或侧支循环突然开放,可表现为出血性脑梗死。

3. 腔隙性脑梗死 是脑内深部穿通动脉闭塞后造成的缺血性微梗死灶,多发生在脑深部白质、基底节区、丘脑和脑桥等部位。脑内主干动脉多以直角分出脑深部穿通动脉,多为无侧支循环的终末动脉。当发生动脉硬化或脂性透明变性,将导致管腔狭窄,进一步加剧血栓形成,引起供血区域的脑梗死,出现临床症状或体征。

【临床表现】

动脉粥样硬化性脑血栓形成患者多有高血压、糖尿病、高脂血症及吸烟史,约有 25% 的患者有 TIA 病史,发病前有眩晕、头痛或短暂性四肢麻木等前驱症状,多在安静及睡眠时发生。起病缓慢,多数病例经过数小时或 1~2 天达到高峰。面积较大的脑梗死患者多在局灶症状出现后,逐渐出现意识障碍并加重,甚至昏迷。如果患者发病即昏迷,双侧瞳孔针尖样大小,多为脑干梗死。

脑栓塞患者的年龄分布较宽,从中青年(如风湿性心脏病患者)到中老年(如心律失常和心肌梗死患者)均可发病。安静和活动时均可发病,通常无明显诱因。起病急骤,数秒到数分钟即达高峰。少数患者在数日内呈进行性恶化。由于急性发作,癫痫的发生率较高。根据栓塞的范围不同,可发生局限性发作到全身性大发作。局灶性神经症状可以有偏瘫、偏身感觉障碍、失语、共济失调、眩晕和眼震等症状。

腔隙性脑梗死多见于中老年人,通常呈逐渐发病,可以无头痛、呕吐及意识障碍等全脑症状,也可表现为纯运动型轻偏瘫、共济失调和构音不良 – 手笨拙综合征等。其症状一般可完全恢复,不留后遗症。但反复发作可出现双侧锥体束征和血管性痴呆等表现。

【辅助检查】

1. 实验室检查 ①快速血糖测定;②血常规;③尿常规;④血液生化,包括肝功能、肾功能和电解质;⑤凝血常规;⑥红细胞沉降率等。

2. 影像学检查

(1)头颅 CT:急诊头颅 CT 平扫检查是评估卒中患者的标准影像技术,能快速、准确地将缺血性脑卒中从脑出血等其他疾病中区分出来。对于 6~12 h 的早期缺血性脑卒中患者,大部分 CT 检查可能是阴性的,要注意动态观察,必要时 24 h 后复查。图 3-16-3 可见脑梗死图像。多模式 CT 中,灌注 CT 可区别可逆性与不可逆性缺血改变,因此可识别缺血半暗带。对指导急性脑梗死溶栓治疗及血管内取栓治疗有一定的参考价值。

(2)头颅 MRI:国内大部分医院急诊只有 CT 检查而无 MRI 检查,但是 MRI 相对于 CT 可以更早期地发现缺血性梗死。在梗死发生数小时就可见梗死部位异常信号,T1 低信号,T2 高信号。随着磁共振技术的进步,弥散加权像和灌注加权像可以只花费几分钟就鉴别出可逆和不可逆的神经损伤。图 3-16-3、

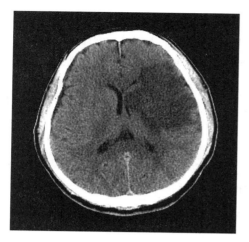

图 3-16-3　左侧基底节区、额颞叶脑梗死
（CT 检查）

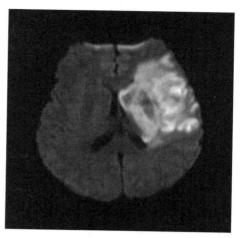

图 3-16-4　左侧基底节区、额颞叶脑梗死
（MRI 检查）

图 3-16-4 为同一个患者的 CT 和 MRI 图像。

3. 腰椎穿刺　是一项有创检查。对于难以鉴别的蛛网膜下腔出血和颅内感染患者,腰椎穿刺是一项非常有意义的检查项目。

4. 脑血管造影（DSA）　能直观地显示血管的解剖走向和侧支循环情况,可发现其他影像技术无法发现的微小异常,是诊断脑血管病的金标准。但由于以上一些非创伤性检查的诊断价值可靠,现已不作为常规使用。

5. 颈动脉超声和经颅多普勒（TCD）　颈动脉超声检查可常规评估颈动脉狭窄和动脉粥样硬化斑块情况。TCD 可检测到梗死区域多普勒信号减弱或消失。

【诊断与鉴别诊断】

根据《中国急性缺血性脑卒中诊治指南（2018 版）》的诊断和评估前两步骤:①是否为脑卒中? 注意发病形式、发病时间,排除脑外伤、中毒、癫痫后状态、瘤卒中、高血压脑病、血糖异常、脑炎及躯体重要脏器功能严重障碍等引起的脑部病变,进行必要的实验室检查。②是缺血性还是出血性脑卒中? 除非特殊原因不能检查,疑为脑卒中者都应尽快进行脑影像学（CT 或 MRI）检查,排除出血性脑卒中,确定缺血性脑卒中的诊断。不同类型脑卒中的鉴别诊断要点详见表 3-16-4。

【治疗】

1. 常规处理　急诊科接诊后,需要对患者进行紧急的呼吸和循环情况评估,缺血性脑卒中患者的病情有随时恶化的可能,随时会出现心肌缺血、吸入性肺炎等合并症。故应注意:①卧床休息。当患者存在缺氧时（血氧饱和度 <94%）给予吸氧,同时可抬高头位 15° 到 30°,注意避免颈部扭曲。②保持气道通畅,必要时给予气管插管。③维持循环稳定。患者入院的第一个 24 h 一般给予心电血压监护,随时处理心律失常和心力衰竭。④控制血糖。高血糖会加重患者的神经功能缺损,血糖正常的患者避免使用葡萄糖注射液。⑤调节血压,注意和患者平时日常血压对比,避免血压过低,防止脑灌注减少而加重脑缺血。通常保持血压维持在 170 ~ 180/95 ~ 100 mmHg。⑥注意监测体温。对于体温超过 38℃的患者给予退热处理。⑦营养支持。建议用饮水实验评估吞咽功能,吞咽功能短期内不能恢复者早期可插鼻胃管进食。

2. 静脉溶栓治疗　是恢复脑梗死部位血流和抢救缺血半暗带最重要的治疗措施。我国目前使用比较多的是重组组织型纤溶酶原激活药（rt-PA）和尿激酶（UK）。相比之下,新型溶栓药替奈普酶（TNK）的半衰期长,单次静脉给药更加便捷,但其远期临床预后仍需更多大样本临床研究加以验证。根据《中国急性缺血性脑卒中诊治指南（2018 版）》,静脉溶栓的适应证为:①年龄 18 ~ 80 岁;②发病 4.5 h 内（rt-PA/TNK）

表 3-16-4　不同类型脑卒中的鉴别诊断要点

项目	脑出血	蛛网膜下腔出血	脑血栓形成	脑栓塞	腔隙性脑梗死
常见病因	高血压	动脉瘤或血管畸形	动脉粥样硬化	脑栓塞	高血压脑动脉硬化
诱因	活动或情绪激动时	情绪激动或用力时	休息、睡眠时	心律失常时	血流慢,血压下降时
年龄	中老年(40~60岁)	中青年(35~45岁)	老年(65岁以上)	中青年(35~45岁)	老年(65岁以上)
头痛	常见	多见	无	可有	无
呕吐	多见	多见	无	可有	无
偏瘫	有	无	有	有	有/无
脑膜刺激征	有	明显	无	无	无
CT检查	脑实质内高密度灶	脑裂、脑池和脑沟高密度灶	脑实质内低密度灶	无出血者同脑血栓形成	<1.5 cm低密度灶
MRI检查	超急性期<24 h血肿T1不均匀低、等信号,T2等、高信号	亚急性期7~30天,各成像序列均为高信号	急性期T1低信号,T2高信号	无出血者同脑血栓形成	急性期T1低信号,T2高信号
脑脊液压力	增高	增高	正常	可增高	正常
血性脑脊液	有	有	无	无	无

或 6 h 内(UK);③脑功能损害的体征持续存在 1 h,且较严重;④脑 CT 已经排除颅内出血,且无早期大面积脑梗死的影像学改变;⑤患者或家属签署知情同意书。静脉溶栓的禁忌证为:①既往有颅内出血,包括可疑蛛网膜下腔出血;近 3 个月有头颅外伤史;近 3 个月有胃肠或泌尿系统出血;近 2 周内进行过大的外科手术;近 1 周内存在不易压迫止血的动脉穿刺部位。②近 3 周有脑梗死或心肌梗死,但不包括陈旧小腔隙梗死而未遗留神经功能体征。③严重心、肝、肾功能不全或严重糖尿病。④体检发现有活动性出血或外伤(如骨折)的证据。⑤已口服抗凝药,且 INR>1.7,48 h 内接受过肝素治疗(APTT 超过正常范围)。⑥血糖<2.7 mmol/L 或 >22.22 mmol/L。⑦血压:收缩压≥180 mmHg,或舒张压≥100 mmHg。⑧妊娠。⑨不合作。静脉溶栓治疗的具体方法为:①发病 4.5 h 内的患者应该尽快给予 rt-PA 0.9 mg/kg(最大剂量 90 mg)静脉滴注,其中 10% 在最初 1 min 内静脉注射,其余持续滴注 1 h。②发病 4.5 h 内的患者应该尽快给予 TNK 0.25 mg/kg(最大剂量 25 mg)静注。③发病 6 h 内的患者使用尿激酶 100 万~150 万 U,溶于 100~200 mL 生理盐水,持续滴注 30 min。④发病 6 h 内由大脑中动脉闭塞或发病 24 h 内由后循环动脉闭塞导致的严重脑卒中且不适合静脉溶栓的患者,经严格选择后可在有条件的医院行动脉溶栓。

3. 血管介入治疗　前循环闭塞发病 6 h 之内,或前循环闭塞发病在 6~24 h,经过严格的影像学筛选,推荐血管介入治疗;后循环大血管闭塞发病在 24 h 以内,可行血管介入治疗。

4. 抗血小板治疗　大样本实验研究了脑卒中后 48 h 内口服阿司匹林的疗效,结果显示,阿司匹林能显著降低随访末期的病死率和致残率,减少复发,仅轻度增加症状性颅内出血风险。使用原则:①对于不符合溶栓适应证且无禁忌证的患者,应尽早给予口服阿司匹林 150~300 mg/d。②溶栓治疗者的抗血小板治疗应在溶栓 24 h 后进行。③对不能耐受阿司匹林者,可选用氯吡格雷等抗血小板治疗。④对未接受溶栓治疗的轻型卒中患者,应在 24 h 内尽早启动双重抗血小板治疗(阿司匹林和氯吡格雷)。

5. 抗凝治疗　急性期的抗凝治疗已经在临床应用了几十年,但是争议一直存在。在一些随机对照研究中,抗凝治疗可以降低缺血性脑卒中的复发,但却会增加症状性颅内出血的发生。目前的观点是对大多数缺血性脑卒中的患者,不推荐常规开启早期抗凝治疗。

6. 降纤治疗　常用的有巴曲酶和降纤酶。多个随机对照实验提示,降纤治疗可以改善神经功能,降低脑卒中的复发,不良反应轻,但仍要注意出血倾向。

7. 扩容治疗 通常用于低血压或脑血流低灌注的患者,但应注意可能加重脑水肿、心力衰竭等并发症。对于一般的缺血性脑卒中患者,不推荐常规扩容治疗。

8. 降压 发病24 h内血压升高的患者,除非收缩压≥220 mmHg或舒张压≥120 mmHg,或伴有严重心功能不全、主动脉夹层、高血压脑病者,其余情况一般不推荐降压治疗。拟行静脉溶栓和血管再通治疗时,血压需控制在收缩压＜180 mmHg且舒张压＜110 mmHg。

9. 神经保护治疗 许多动物实验和细胞实验提示神经保护治疗疗效较好,但是临床试验的结果却不一致。目前推荐早期(2 h内)头部和全身亚低温治疗,同时可使用自由基清除剂如依拉达奉(30 mg加入生理盐水100 mL静脉滴注,每12 h一次)。

10. 中医中药治疗 中成药和针刺治疗已使用多年,临床常用于辅助性治疗。

11. 防治脑水肿和颅内压增高 ①减少脑水肿和颅内压增高的因素,及时处理发热、癫痫、咳嗽和便秘等症状。②抬高床位大于30°。③甘露醇和高渗盐水可减轻脑水肿、降低颅内压,根据患者具体情况决定药物种类、给药剂量和给药次数。必要时可与呋塞米交替使用。④对于内科处理不满意的严重颅内压增高患者,需请神经外科会诊是否行减压术。

缺血性脑卒中的急救流程见图3-16-5。

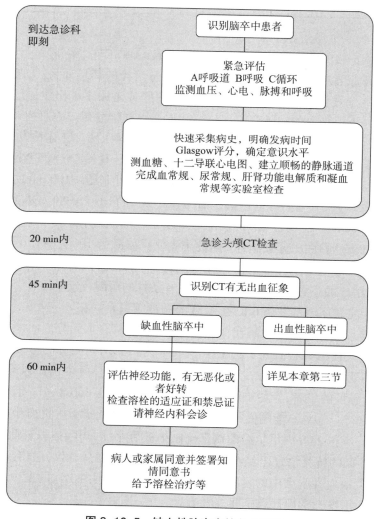

图3-16-5 缺血性脑卒中的急救流程

第三节 出血性脑卒中

出血性脑卒中（hemorrhagic stroke）是一种严重的脑血管疾病，主要包括脑出血和蛛网膜下腔出血，系因各种致病因素导致脑血管破裂，血液聚集并压迫周围脑组织，最终引起神经功能缺损，具有起病急、病情重、病死率高等特点，是急诊科常见的急症之一。

一、脑出血

案例

患者，男性，59 岁，因家庭琐事与家人争执后突感头痛、头晕，伴恶心、呕吐，家人急送我院诊治。在来院途中，患者逐渐出现意识障碍。追问病史，患者有高血压史多年，最高血压达 182/94 mmHg，平素服药不规律，血压控制情况不佳。入院查体示：患者呈昏迷状，P 80 次 /min，R 30 次 /min，BP 170/85 mmHg。紧急行头颅 CT 示：右侧壳核可见高密度影，脑室扩张。作为急诊科接诊医生，该患者应做何诊断？还应做哪些辅助检查？应采取哪些急救措施？

脑出血（intracerebral hemorrhage，ICH）指非创伤性脑内血管破裂，导致血液在脑实质内聚集，发病率为（12 ~ 15）/10 万人年，在我国占全部脑卒中的 18.8% ~ 47.6%。

【病因与发病机制】

1. 病因 高血压合并小动脉硬化是导致脑出血的最主要原因，以基底节区壳核出血最为常见，占70%，脑叶、脑干及小脑齿状核出血各约占 10%。非高血压性脑出血主要位于皮质下，常见于脑淀粉样血管病、动静脉畸形、烟雾病等。脑出血还可继发于脑梗死后溶栓及抗凝治疗和脑栓塞后。其他的病因包括脑动脉炎、脑动脉瘤、脑原发性或转移性肿瘤、全身性疾病（如败血症、出血热）、血液病（如白血病、血友病、再生障碍性贫血、血小板减少性紫癜）等。

2. 发病机制 长期高血压可导致脑部细小动脉变性增厚，形成微动脉瘤，引起小动脉壁损伤。由于脑部小动脉壁薄，肌层和外膜结缔组织少，外弹力层缺乏，当血压急剧波动时，血流压力骤然增大，从而导致动脉破裂出血。

【临床表现】

脑出血多发生于长期患有高血压的中老年人，男性稍多于女性，冬春季易发。发病前常有情绪激动、剧烈活动、精神紧张、用力过度、排便和咳嗽等诱因。起病前常无预兆，少数患者在出血前数小时至数天出现头痛、头晕、短暂意识障碍、精神症状、一过性肢体运动及感觉异常、鼻出血及视网膜出血等。脑出血起病急骤，病情通常在数分钟至数小时内达到高峰，患者突发剧烈头痛，同时可出现头晕症状，常见恶心、呕吐，血压升高，瞳孔改变，可很快发生意识障碍，少数患者可出现癫痫样发作及痉挛性瘫痪。脑出血患者的临床症状和体征可因出血部位及出血量的不同而异（表 3-16-5）。

表 3-16-5 脑出血的临床表现和体征

部位	昏迷	瞳孔	眼球活动	运动、感觉障碍	偏盲	癫痫发作
壳核	较常见	正常	向病灶侧偏斜	轻偏瘫为主	常见	不常见
丘脑	常见	小，光反射迟钝	向下内偏斜	偏身感觉障碍、偏瘫	可短暂出现	不常见
尾状核头	不常见	正常	正常	无明显偏瘫	无	无

续表

部位	昏迷	瞳孔	眼球活动	运动、感觉障碍	偏盲	癫痫发作
脑叶	少见	正常	正常或向病灶侧偏斜	轻偏瘫或偏身感觉障碍	常见	常见
脑桥	早期出现	针尖样大小	水平侧视麻痹	四肢瘫	无	无
中脑	深昏迷	固定,光反射迟钝	可向下视	四肢瘫	无	无
小脑	延迟出现	小,光反射敏感	晚期受损	共济失调性步态	无	无

【辅助检查】

1. 脑出血检查

（1）CT平扫：可迅速、准确地显示血肿的部位、出血量、占位效应、是否破入脑室或蛛网膜下腔及周围脑组织受损等情况,是疑似卒中患者首选的影像学检查方法。在整个病程中,通过CT扫描可动态观察病情变化。在脑出血急性期,即发病一周内,CT扫描呈现梭形、长圆形或不规则形,边缘清楚、密度均一的高密度影,如图3-16-6所示。一周后,血肿周围可见环形增强。随着血肿慢慢吸收,高密度影逐渐缩小,边缘模糊。待血肿完全吸收后,血肿处呈低密度囊腔。

（2）增强CT和灌注CT：必要时可做此两项检查。增强CT扫描发现造影剂外溢的"点征"(spot sign)是提示血肿扩大高风险的重要证据。灌注CT能够反映脑出血后脑组织的血流动力学变化,可了解血肿周边血流灌注情况。

（3）标准MRI：包括T1、T2及质子密度加权序列,在慢性出血及发现血管畸形方面优于CT。

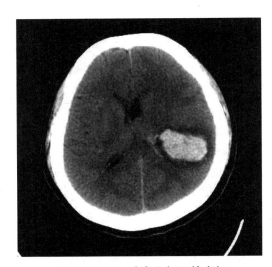

图3-16-6 脑出血（CT检查）

（4）多模式MRI：包括弥散加权成像（DWI）、灌注加权成像（PWI）、FLAIR和梯度回波序列（GRE）等,其有助于提供脑出血更多的信息,但不作为急诊常规检查手段。磁敏感加权成像（SWI）对微出血十分敏感。

2. 脑血管检查　有助于了解导致脑出血病变的血管及病因,指导选择治疗方案。常用检查包括CT血管成像（CTA）、磁共振血管成像（MRA）、CT静脉成像（CTV）、磁共振静脉成像（MRV）、经颅多普勒超声和数字减影血管造影（DSA）等。

（1）CTA和MRA：是快速、无创性评价颅内外血管的可靠方法,可用于筛查可能存在的脑血管畸形或动脉瘤,但阴性结果不能完全排除病变的存在。与CTA早期（动脉期）发现的"点征"相比,延迟CTA显示的"渗漏征"预示血肿扩大风险的敏感度和特异度更高;多时相CTA（包括动脉晚期、静脉早期及延迟像）也更易检出"点征"。如果血肿部位、组织水肿程度或颅内静脉窦内异常信号提示静脉血栓形成,应该考虑行MRV或CTV检查。

（2）DSA：能清晰显示脑血管各级分支及动脉瘤的位置、大小、形态及分布,畸形血管的供血动脉及引流静脉,了解血流动力学改变,为血管内栓塞治疗或外科手术治疗提供可靠的病因病理解剖,是当前血管病变检查的"金标准"。

3. 脑脊液检查　由于有诱发脑疝的风险,脑出血患者一般无需进行该项检查。如需排除颅内感染或蛛网膜下腔出血,可谨慎进行。

4. 其他检查　了解基本状况和排除相关系统疾病,包括:①血常规、血糖、肝肾功能和电解质;②心电图和心肌缺血标志物;③PT、国际标准化比率(INR)和APTT。必要时应行特殊检查,如疑似脑血管淀粉样变时可行 ApoE 基因检测,疑似毒药物滥用时应行毒药物检查。

【诊断与鉴别诊断】

1. 诊断　①急性起病;②局灶神经功能缺损症状(少数为全面神经功能缺损),常伴有头痛、呕吐、血压升高及不同程度的意识障碍;③头颅 CT 或 MRI 显示出血灶;④排除非血管性脑部病因。

2. 鉴别诊断

(1) 其他类型的脑血管病:鉴别要点详见表3-16-4。

(2) 高血压性脑病:二者都有高血压病史,都可突发剧烈头痛、恶心、呕吐,出现意识障碍。但高血压性脑病一般血压极高,无明显神经功能缺损症状,眼底检查示小动脉痉挛、视盘水肿,有渗血及瘀斑,经降压治疗后病情可迅速缓解。通过头颅 CT 可明确诊断。

(3) 其他原因引起的昏迷:出现意识障碍的脑出血患者还应与因全身性疾病如中毒(酒精、药物、一氧化碳等)及代谢性疾病(肝性昏迷、糖尿病性昏迷、肺性脑病、尿毒症等)导致的意识障碍相鉴别。可通过病史、实验室相关检查和头颅 CT 进行鉴别。

【治疗】

1. 急救处理　对于疑似突发脑出血的患者,应给予充分重视。急诊医师应尽早对患者进行全面评估,同时尽快安排进行头颅 CT 或 MRI 检查以明确诊断。建立静脉通路,监测患者血压、心率、血氧饱和度等各项生命体征,有条件时可通过对患者进行格拉斯哥昏迷评分来评估病情严重程度(表3-16-6)。尽量减少搬动患者,及时处理各种突发紧急情况,尽快将患者收入神经专科病房或重症监护治疗病房。对于出现意识障碍的患者,应及时清理口腔分泌物,保持呼吸道通畅,吸氧,必要时给予机械通气。

表 3-16-6　格拉斯哥昏迷评分量表

评分项目	反应	得分
睁眼反应	正常睁眼	4
	对声音刺激有睁眼反应	3
	对疼痛刺激有睁眼反应	2
	对任何刺激无睁眼反应	1
运动反应	可按指令动作	6
	对疼痛刺激能定位	5
	对疼痛刺激有肢体退缩反应	4
	疼痛刺激时肢体过度屈曲	3
	疼痛刺激时肢体过度伸展	2
	对疼痛刺激无反应	1
语言反应	能准确回答定向问题	5
	能说话,不能准确回答定向问题	4
	言语不当,但语意可辨	3
	言语含混,语义不辨	2
	无言语反应	1

注:各评分项目分别评分后,将分数相加,按总分评定患者意识障碍程度。13~14分为轻度意识障碍,9~12分为中度意识障碍,3~8分为重度意识障碍。

2. 内科治疗

（1）一般治疗：患者应绝对卧床，安静休息，必要时可适当镇静镇痛；监测血压、心率、呼吸、血氧饱和度等各项生命体征，注意瞳孔和意识变化；吸氧，保持呼吸道通畅，必要时给予机械通气；出现意识障碍或消化道出血的患者应禁食 24～48 h，之后可放置胃管；监测并管理好体温、血糖；加强护理，防治并发症，保持肢体功能位。

（2）血压管理：脑出血患者常出现血压明显升高，其原因可能有多种因素（如应激、疼痛、高颅压等），且血压升高与血肿扩大和预后不良相关。应综合管理脑出血患者的血压，分析其血压升高的原因，再根据血压情况决定是否进行降压治疗。对于收缩压 150～220 mmHg 的患者，在没有急性降压禁忌证的情况下，数小时内降压至 130～140 mmHg 是安全的；对于收缩压 >220 mmHg 的脑出血患者，持续静脉输注药物控制血压可能是合理的，收缩压目标值为 160 mmHg；在降压治疗期间应严密观察血压水平的变化，避免因血压下降过快引起脑低灌注。

（3）颅内压增高的处理：脑出血患者颅内压的高变异性与其不良预后相关，脑出血患者早期的颅内压控制在合适的水平，可以改善患者的功能预后。有条件时，可以对重症患者的颅内压和脑灌注压进行监测。颅内压升高者，应卧床、适度抬高床头、严密观察生命体征。需要脱水降颅压时，应给予甘露醇、高渗盐水静脉滴注，用量及疗程依个体化而定。同时，注意监测心、肾及电解质情况。必要时，也可用呋塞米、甘油果糖和（或）白蛋白。对伴有意识障碍的脑积水患者可行脑室引流，以缓解颅内压增高。

（4）止血药的使用：止血药如氨基己酸、氨甲苯酸、巴曲酶等，对高血压动脉硬化性脑出血的作用不大。如有凝血功能障碍，可针对性给予止血药治疗，如肝素治疗并发的脑出血可用鱼精蛋白中和，华法林治疗并发的脑出血可用维生素 K_1 拮抗。

（5）其他神经保护剂、中药制剂、亚低温治疗等辅助治疗方法。

3. 外科治疗　对于大多数脑出血患者，外科治疗的效果并不确切。目前没有足够证据表明超早期开颅术能改善功能结局或降低死亡率，极早期开颅术可能使再出血的风险加大。目前对于外科手术适应证、方法和时机选择尚无一致性意见，主要根据出血部位、病因、出血量及患者年龄、意识状态、全身状况等因素综合决定。以下临床情况，可个体化考虑选择外科开颅手术或微创手术治疗：

（1）出现神经功能恶化或脑干受压的小脑出血者，无论有无脑室梗阻致脑积水的表现，都应尽快手术清除血肿。不推荐单纯脑室引流而不进行血肿清除。

（2）对于脑叶出血超过 30 mL 且距皮质表面 1 cm 内的患者，可考虑标准开颅术清除幕上血肿或微创手术清除血肿。

（3）发病 72 h 内、血肿体积 20～40 mL、GCS≥9 分的幕上高血压脑出血患者，在有条件的医院，经严格选择后，可应用微创手术联合或不联合溶栓药物液化引流清除血肿。

（4）40 mL 以上重症脑出血患者由于血肿占位效应导致意识障碍恶化者，可考虑微创手术清除血肿。

（5）微创治疗应尽可能清除血肿，使治疗结束时残余血肿体积≤15 mL。

（6）病因未明确的脑出血患者行微创手术前应行血管相关检查（CTA/MRA/DSA）排除血管病变，规避和降低再出血风险。

4. 康复治疗　如有可能，应在危险期过后，尽早开始适合的和安全性好的康复治疗，适度地强化康复治疗措施并逐步合理地增加幅度。

二、蛛网膜下腔出血

案例

患者，女性，29 岁，在晨起锻炼时突感剧烈头痛，自诉是一生中感受过的最剧烈的头痛，伴恶心、呕吐。患者平素体健，从未出现过如此严重的头痛，否认高血压病史，否认外伤史。入院查体示：患者意识清楚，T 36.6 ℃，P 90 次/min，R 18 次/min，BP 116/63 mmHg。紧急行头颅 CT 示：蛛网膜下腔内可见高密度影。作为急诊科接诊医生，该患者应做何诊断？还应做哪些辅助检查？应采取哪些急救措施？

蛛网膜下腔出血（subarachnoid hemorrhage，SAH）指颅脑底部或表面的病变导致血管破裂，血液直接流入蛛网膜下腔所引起的一种综合征，又称为原发性蛛网膜下腔出血。若是脑实质或脑室出血、外伤性硬膜下或硬膜外出血流入蛛网膜下腔，则称为继发性蛛网膜下腔出血。流行病学统计，SAH 约占急性脑卒中的10%，占出血性脑卒中的 20%。

【病因与发病机制】

1. 病因 蛛网膜下腔出血最常见的病因是脑动脉瘤和脑动静脉畸形。脑动脉瘤可分为粟粒样动脉瘤和梭形动脉瘤两种，前者多与遗传和先天性发育缺陷有关，好发于大脑动脉环（威利斯环）的血管上，尤其是动脉分叉处，而后者多由高血压、动脉粥样硬化所致。脑动静脉畸形多见于青年人，是胚胎发育过程中血管形成异常所导致的，90% 以上位于幕上，常见于大脑中动脉分布区，血管壁薄弱，易破裂。其他可引起蛛网膜下腔出血的疾病包括颅内肿瘤、烟雾病、脑血管炎、颅内静脉系统血栓形成、血液病、感染性疾病、结缔组织病、中毒、凝血障碍性疾病及抗凝治疗后并发症等，还有部分患者出血原因不明。

2. 发病机制 无论是以上哪种原因导致脑血管破裂，血液均流入蛛网膜下腔，与脑脊液混合后，刺激脑膜，引起头痛及脑膜刺激征；由于颅内内容物增加，可导致颅内压增高，并继发脑血管痉挛；血液在颅底或脑室内凝固后，使得脑脊液回流受阻，引起急性阻塞性脑水肿及颅内压的进一步增高，严重者可引发脑疝；血液及其释放的各种分解产物，如炎性物质、血管活性物质等，可引起化脓性脑膜炎、内分泌及自主神经功能紊乱、血管痉挛等。

【临床表现】

蛛网膜下腔出血在任何年龄均可发生，青壮年更常见，脑动脉瘤破裂所致者好发于 30~60 岁，而动静脉畸形多见于青少年，以男性居多。

本病起病急骤，发病前多有明显诱因，如剧烈运动、情绪激动、用力、排便、咳嗽、饮酒等，少数可在安静情况下发病。患者多描述为在数秒或数分钟内迅速发生头痛，约 1/3 患者脑动脉瘤破裂前数日或数周有轻微头痛、恶心、呕吐等症状，而动静脉畸形患者常无明显头痛。

SAH 的典型临床表现为突然发生的剧烈头痛、恶心、呕吐、脑膜刺激征和血性脑脊液。患者在明显诱因下出现爆裂性局限性或全头部剧痛，难以忍受，呈持续性或进行性加重，并可蔓延至颈、肩、腰、背部及下肢，同时可伴有恶心、呕吐及短暂意识障碍。绝大多数患者在发病后数小时内可出现脑膜刺激征，以颈强直最明显，克尼格征、巴宾斯基征可阳性。眼底检查可见视网膜出血、视乳头水肿和玻璃体膜下出血。部分患者还可出现癫痫发作、局灶神经功能缺损体征如动眼神经麻痹、失语、单瘫或轻偏瘫、感觉障碍等。少数患者可出现精神症状，如谵妄、欣快幻觉和烦躁等。

SAH 常见并发症有：

（1）再次出血：是 SAH 的急性严重并发症，是致死、致残的主要原因之一。再次出血原因多为脑动脉瘤破裂，主要危险因素包括入院时昏迷、高龄、女性、收缩压超过 170 mmHg 等。患者主要表现为在病情稳定或好转的情况下,突然发生剧烈头痛、恶心、呕吐、意识障碍加深、抽搐、原有症状及体征加重或重新出现等。

（2）脑血管痉挛:多在 SAH 后早期出现,24 h 内可缓解,也可发生于 SAH 后 4～15 日,也是致死、致残的重要原因之一,出现痉挛的严重程度与蛛网膜下腔的血量有关。患者主要表现为短暂意识改变及一过性神经功能损害（如偏瘫、失语等）,可引起迟发性缺血性损伤,并继发脑梗死。

（3）脑积水:急性脑积水一般于发病后 7 日内发生,主要是由于血凝块阻碍脑脊液循环通路所致。轻者表现为嗜睡、精神运动迟缓和记忆力受损,重者可出现意识障碍,并可继发脑疝。

（4）其他:部分患者还可发生癫痫发作、低钠血症和神经源性心、肺功能障碍等。

【辅助检查】

1. 颅脑 CT 检查　CT 平扫是诊断 SAH 的首选方法。出血当日敏感度高,可动态扫描显示病情变化,有助于了解出血的吸收情况,有无再出血、继发脑梗死、脑积水及其程度等。头颅 CT 显示蛛网膜下腔内高密度影可以确诊 SAH,如图 3-16-7 所示。随着影像技术的发展,高分辨 CT 血管成像（CTA）对颅内动脉瘤的诊断价值逐渐得到认可。CTA 可发现大多数脑动静脉畸形和大的动脉瘤。CTA 具有快速成像、易普及等优势,还能显示动脉瘤形态、载瘤动脉与骨性结构的关系,以指导手术方式的选择及夹闭手术方案的制定。

2. 颅脑 MRI 检查　MRI 也是确诊 SAH 的主要辅助诊断技术。在 SAH 急性期,MRI 的敏感度与 CT 相近,但在亚急性期和慢性期,其诊断敏感度优于 CT。

3. 脑脊液（cerebrospinal fluid,CSF）检查　当 CT 检查无阳性发现,而临床高度怀疑为 SAH 时,可经腰椎穿刺行脑脊液检查。肉眼观,呈均匀一致血性脑脊液,压力明显增高。在进行此检查时,应注意有诱发脑疝的风险。

4. 数字减影血管造影（DSA）检查　是诊断颅内动脉瘤和动静脉畸形最有价值的方法,有利于确定 SAH 病因和制定手术方案。图 3-16-8 所示为脑动脉瘤。

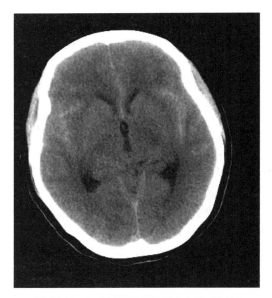

图 3-16-7　蛛网膜下腔出血（CT 检查）

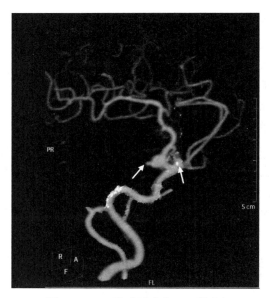

图 3-16-8　脑动脉瘤（DSA 检查）

【诊断与鉴别诊断】

1. 诊断　突发剧烈头痛、恶心、呕吐且脑膜刺激征阳性的患者,伴或不伴意识障碍,无局灶性神经缺损体征,应高度怀疑本病,结合 CT 证实脑池与蛛网膜下腔内有高密度征象可诊断为 SAH。若 CT 检查未发现异常或没有条件进行 CT 检查时,可根据临床表现结合腰椎穿刺,根据 CSF 呈均匀一致血性、压力增高等特点做出 SAH 的诊断。

2. 鉴别诊断

(1)脑出血:蛛网膜下腔出血应注意与脑出血相鉴别,详见表 3-16-4。

(2)颅内感染:脑炎、脑脓肿和各种类型的脑膜炎也可引起头痛、呕吐和脑膜刺激征,但常先有发热,发病不如 SAH 急骤,CSF 检查提示感染而非出血,颅脑 CT 检查无蛛网膜下腔出血表现等特点可以鉴别。

(3)瘤卒中或颅内转移瘤:少数脑肿瘤可发生瘤卒中,形成瘤内或瘤旁血肿合并 SAH,癌瘤颅内转移、脑膜癌病或中枢神经系统白血病有时也可出现血性 CSF,根据详细的病史、CSF 检出瘤 / 癌细胞及颅脑 CT 可以鉴别。

【治疗】

1. SAH 的紧急处理　对于高度怀疑为蛛网膜下腔出血的患者,急诊医师应尽量让患者保持头高侧卧位,建立静脉通道,监测血压、心率、呼吸、血氧饱和度等各项生命体征变化,及时清理口腔分泌物,保持呼吸道通畅,吸氧,必要时可进行机械通气辅助呼吸。与此同时,应尽快安排做颅脑 CT 检查以明确病因,并积极联系收入神经专科病房或重症监护治疗病房,转送患者时应有医务人员护送并随时观察病情变化,及时采取必要措施,同时尽量避免震动。

2. SAH 的内科治疗

(1)一般治疗:患者应安静休息,绝对卧床 4 ~ 6 周,头高脚低位,避免一切可引起血压和颅内压增高的因素。监测体温、血压、心率、呼吸、血氧饱和度等生命体征和神经系统体征变化,保持气道通畅,维持呼吸、循环稳定,保持大便通畅,必要时可使用镇静镇痛药物。对症处理抽搐、高血压等异常情况。

(2)降低颅内压:常用 20% 甘露醇、呋塞米等利尿药降低颅内压,也可酌情选用白蛋白。当患者高颅压征象明显,有脑疝形成趋势时,可行颞下减压术和脑室引流以降低颅内压,抢救生命。

(3)防治再出血:目前常使用氨甲环酸、氨基己酸等抗纤溶药防止动脉瘤周围凝血块溶解,预防再出血。

(4)缓解脑血管痉挛:常使用钙离子拮抗剂尼莫地平口服或静滴。

(5)脑积水的防治:给予乙酰唑胺抑制脑脊液分泌,或应用甘露醇、呋塞米等脱水药。有效方法是脑室外引流,并可配合使用脑脊液置换法,置换出血性脑脊液,有利于恢复正常脑脊液循环。

3. SAH 的外科治疗　外科治疗是去除病因,防止再发出血的有效方法。对于脑动脉瘤,可采取动脉瘤颈夹闭术、动脉瘤切除术等,也可使用血管内介入治疗;对于动静脉畸形,可采用整块切除术、供血动脉夹闭术及血管介入治疗,由于其再出血风险较小,可选择择期手术。

图 3-16-9 对出血性脑卒中的诊疗流程进行了简单的归纳总结。

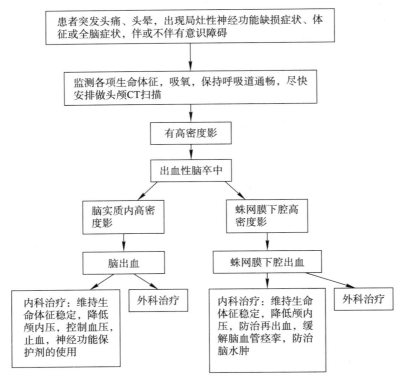

图 3-16-9　出血性脑卒中的诊疗流程

思考题

1. 简述短暂性脑缺血发作的诊断与治疗流程。
2. 简述缺血性脑卒中的诊断与治疗流程。
3. 简述出血性脑卒中的诊断与治疗流程。
4. 简述各种类型脑卒中的鉴别诊断要点。

（杨光田　赵　剡）

数字课程学习

⬇ 教学 PPT　　　　　✎ 自测题

第十七章　周围动脉栓塞

案例

患者,男性,68岁,主因右膝关节以下突发剧烈疼痛、麻木和发凉3h入院。既往有吸烟史和2型糖尿病病史。数月前走路时有间歇性跛行,后发展到休息时亦疼痛。查体:右腿膝关节以下与左腿相比皮肤颜色苍白,皮肤温度低,触觉明显减退。右腘动脉搏动可扪及,右足背动脉搏动不能扪及。左侧腘动脉、足背动脉搏动可扪及。右腿毛细血管充盈时间为8s,左腿为4s。超声多普勒检查发现右腿膝部以下脉搏消失。该患者初步诊断考虑什么? 应采取哪些急救措施?

【概述】

周围动脉栓塞(peripheral arterial embolism)指栓子从心脏或者近心端被血流推向远侧,堵塞周围动脉,导致组织或器官缺血甚至坏死的病理过程。栓子可以是血栓、空气、癌栓、脂肪或异物等。近年来,随着血管造影、心血管外科及循环监测技术的开展,医源性动脉栓塞的发病率有所增加。在周围动脉栓塞部位中,下肢较上肢常见,依次为髂总动脉、股动脉、腘动脉及腹主动脉交叉部位;在上肢,依次为肱动脉、腋动脉和锁骨下动脉。

【病因及发病机制】

周围动脉栓塞可根据栓子的来源分为心源性、血管源性和医源性三类,其中以心源性最常见,占80%以上。

(一) 心源性周围动脉栓塞

风湿性心脏病是周围动脉栓塞最常见的病因,约占20%。风湿性心脏病二尖瓣狭窄时,心房内血流滞缓,加上内膜的风湿病变,血液中纤维易附着心房壁形成血栓。其他心脏疾病包括冠状动脉粥样硬化性心脏病、心肌梗死、心房颤动、充血性心力衰竭和室壁瘤等也可以形成血栓。

(二) 血管源性周围动脉栓塞

动脉瘤、动脉硬化时不稳定粥样斑块可脱落形成栓子,栓塞远端血管。大的栓塞可来源于大的动脉粥样斑块、血栓和胆固醇结晶的混合物,小的栓塞可由胆固醇结晶的释放或由溃疡性动脉硬化斑块脱落引起。

(三) 医源性周围动脉栓塞

心脏人工瓣膜置换、人造血管移植、心脏起搏器安装、动脉造影、血液透析的动静脉瘘、动脉内留置导管和主动脉反搏球囊导管应用等,都可引起继发血栓形成并脱落出现栓塞。

【临床表现】

急性周围动脉栓塞的症状取决于栓塞的位置、栓塞的程度、继发性血栓形成的大小、既往是否有动脉硬化性疾病引起动脉狭窄,以及侧支循环代偿情况。典型临床表现可以概括为"5P",即疼痛(pain)、感觉异常(paresthesia)、麻痹(paralysis)、无脉(pulselessness)和苍白(pallor)。

(一)疼痛

疼痛往往是急性周围动脉栓塞最早出现的症状,通常由栓塞部位动脉痉挛和近端动脉内压突然升高引起。一般疼痛程度剧烈。疼痛部位开始在栓塞处,以后渐向远处伸延。约20%患者最先出现的症状是麻木。

(二)皮色和皮温改变

肢体的血液循环障碍,皮层乳头下静脉丛血液回流完全排空,皮肤呈苍白色。若皮下静脉丛血管内尚积聚少量血液,在苍白皮肤上可出现散在小岛状紫斑。患肢远侧皮温下降明显并有冰冷感。皮温改变平面比实际栓塞平面要低一手宽的距离,感觉、运动障碍的平面常较栓塞部位低1~2个关节平面。

(三)动脉搏动减弱或消失

由于栓塞、继发性的血管痉挛及新发血栓形成,使得阻塞平面远端的动脉搏动减弱或消失,而阻塞平面近端的动脉搏动可能增强。

(四)麻木、运动障碍

由于栓塞平面远端的周围神经缺血,可引起患肢远端呈长袜形感觉异常、麻木和丧失。近端有感觉减退、感觉过敏。患者也可以出现运动功能障碍,如手指(足趾)活动困难,不同程度的足或腕下垂等。

(五)动脉栓塞的全身影响

周围动脉栓塞患者常伴有心血管疾病,栓塞动脉的管腔愈大,全身反应也愈重。动脉栓塞后,血流动力学发生变化,会加重心血管系统的负担,严重者可并发心力衰竭。栓塞发生后,阻塞动脉血流灌注,使受累肢体发生缺血缺氧,甚至坏死,坏死物质进入血液,造成全身代谢异常。一般在栓塞后10~12 h出现,表现为氮质血症、高钾血症、肌红蛋白尿和代谢性酸中毒,有可能导致肾功能衰竭。

【诊断与辅助检查】

(一)诊断

凡有心脏病史伴有心房颤动或前述病因者,突然发生肢体疼痛伴急性动脉缺血表现,相应部位动脉搏动消失,就应该考虑是否发生了动脉栓塞。同时采取相关辅助检查,可为确诊提供更为详细的客观依据。

(二)辅助检查

1. 皮肤测温试验　能较为准确地指示皮肤温度变化的交界平面的部位,而且可以从温度下降的幅度大致了解动脉痉挛的程度。

2. 超声多普勒检查　可通过探测动脉搏动消失的部位,对栓塞平面进行定位。

3. CT血管造影(CTA)、磁共振血管造影(MRA)和动脉造影　可明确栓塞部位、远端动脉是否通畅、侧支循环代偿情况及是否有继发性血栓形成等。CTA和动脉造影可见:①造影剂至栓子部位突然中断,断面呈平截状或"杯口状",侧支循环较少;②血管腔内呈不规则充盈,长度不等(图3-17-1)。

4. 其他检查　心电图、心脏超声可为寻找动脉栓塞的病因提供线索,肌酸肌酶(CK)和乳酸脱氢酶(LDH)明显升高时,提示可能已发生肌肉坏死。血液物理化学检查(血液流变学、高凝状态分子标志物)对判断血栓形成有一定价值。

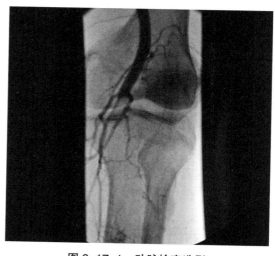

图3-17-1　动脉栓塞造影

【鉴别诊断】

动脉栓塞需与以下引起肢体急性缺血的疾病相鉴别：

1. 动脉粥样硬化继发血栓形成　临床上鉴别急性周围动脉栓塞与动脉粥样硬化继发血栓形成是非常困难的，但两者的鉴别又非常重要。鉴别时可考虑以下几点：

（1）起病前动脉已存在病变：常见的有血栓闭塞性脉管炎和动脉硬化性闭塞症。

（2）起病前常有某些诱因：如外伤、手术、介入等。

（3）有长期患肢血管闭塞所致供血不足的临床表现：如麻木感、畏寒和间歇性跛行等。检查时，体征有皮肤干燥、指（趾）甲畸形、肌肉萎缩病变、脱毛等，起病不如动脉栓塞急骤，常有一段时间的血管功能不全的前驱期。

（4）存在某些动脉硬化的证据：如血清胆固醇水平的升高。动脉造影见受累动脉管壁粗糙、扭曲、狭窄和节段性阻塞，周围有较多侧支循环，呈扭曲或螺旋形。

2. 急性深静脉血栓形成　指血液在深静脉腔内异常凝结，阻塞静脉腔，导致血液回流障碍。临床表现为患肢水肿，浅静脉充盈，皮肤温度变化不明显，动脉搏动存在。

3. 急性外伤性动脉闭塞症　该症有外伤史，缺血表现不严重，多无心血管疾病。

4. 雷诺综合征　指小动脉阵发性痉挛，典型的临床症状是受累部位程序性出现苍白及发冷，青紫及疼痛、潮红后复原。多见于青年女性，好发部位为手指，呈双侧性，偶可见累及趾、面颊、外耳等部位。

【治疗】

治疗是否及时与预后有着密切关系。因此，早期诊断、早期治疗是关键。急诊处理原则是既要尽快通过介入溶栓或手术取栓等方式解除肢体急性缺血，降低肢体致残率，同时又要兼治相关内科疾病，消除病因。

（一）非手术治疗

适应证：①小动脉栓塞，如胫腓干远端或肱动脉远端的动脉栓塞；②全身情况不好，不能耐受手术者；③肢体已经坏疽，不适宜取栓者；④栓塞时间较长或有良好的侧支循环建立，可以维持肢体的血液供应。

1. 抗凝和抗血小板治疗

（1）抗凝治疗：可以防止新的血栓栓塞，可以使用低分子肝素联合华法林治疗3~5天，INR稳定达标后，继续华法林维持3~6个月；除了二尖瓣机械假体瓣膜术后患者外，推荐其余患者的目标INR为2.0~2.5。

（2）抗血小板治疗：对于合并其他需要抗凝治疗疾病（如心房颤动）的患者，可以考虑氯吡格雷或阿司匹林辅助治疗。

2. 溶栓治疗　对发病3天以内的栓塞效果最好，超过7天则效果较差。对于动脉栓塞的患者可选择动脉穿刺置管溶栓。通常方法是尿激酶4 000 U/min，4 h后改成1 000~2 000 U/min持续48 h。同时予肝素500~1 000 U/h以防止导管周围血栓形成。亦可使用静脉滴注给药，常用药物有尿激酶（UK）、组织型纤溶酶原激活物（t-PA）等。通常在溶栓后再根据血管造影情况，选择腔内成形术或开放手术。

（二）手术治疗

如果患者全身情况允许，均应尽早行动脉取栓术。栓塞患者在发病6~8 h以内取栓疗效最好，缺血时间越长，病死率和截肢率越高。可采用动脉切开取栓术或福格蒂取栓导管（Fogarty embolectomy catheter）取栓，由于后者操作方便且创伤小，已经很大程度取代了切开取栓术，但大动脉栓塞尤其是主动脉分叉处血栓仍需切开取栓。血运重建后要密切关注缺血再灌注损伤导致的局部和全身并发症，同时继续治疗相关内科疾病。如果术后出现骨筋膜室综合征，应该及时行骨筋膜室切开减压。对缺血严重已出现不可逆性肌肉坏死征象如小腿肌肉僵硬、肿胀和皮肤坏死，需施行截肢术。

思考题

1. 急性周围动脉栓塞的主要病因有哪些?
2. 急性周围动脉栓塞的典型临床表现有哪些?
3. 急性周围动脉栓塞的急诊处理原则是什么?

（柴湘平）

数字课程学习

⤓ 教学 PPT　　📝 自测题

第四篇　中　毒

第一章　中毒概论

第一章　中毒概论

一、概述

(一) 定义

中毒(poisoning)指化学物质进入人体在效应部位达到一定量而引起损害的全身性疾病。引起中毒的化学物质称为毒物(poison)。

(二) 分类

1. 根据毒物来源和用途　工业性毒物中毒、药物中毒、农药中毒、有毒动植物中毒。

2. 根据接触毒物的毒性、剂量和时间

(1) 急性中毒：短时间内吸收大量毒物引起,起病急,病情重,变化快,需及时诊断和处理。

(2) 慢性中毒：长时间或多次少量毒物进入人体引起,起病慢,病程长,缺乏特异性诊断指标,容易误诊和漏诊。

3. 根据接触毒物的原因

(1) 职业性中毒。

(2) 生活性中毒。

急性中毒的毒物在我国城市以镇静催眠药为主,农村多为有机磷农药。急诊中以急性中毒最为常见。

(三) 中毒机制

毒物一般通过以下机制作用于人体,对人体产生伤害。

1. 局部刺激腐蚀　强酸、强碱→吸收组织中水分,凝固蛋白质和脂肪→组织细胞变性坏死。

2. 缺氧　一氧化碳、硫化氢、氰化物→阻碍氧的吸收、转运或利用→机体组织和器官缺氧(脑和心肌最敏感)。

3. 麻醉作用　有机溶剂和吸入性麻醉剂(亲脂性强)→易通过血脑屏障→脂类含量高的脑组织→抑制脑功能。

4. 抑制酶活力　有机磷杀虫药→抑制胆碱酯酶,氰化物→抑制细胞色素氧化酶,重金属→抑制含巯基酶活力等。

5. 干扰细胞或细胞器功能　四氯化碳→经酶催化产生三氯甲烷自由基→肝细胞膜中不饱和脂肪酸→脂质过氧化→导致线粒体、内质网变性,肝细胞坏死。

6. 受体竞争　阿托品→阻断毒蕈碱受体。

(四) 毒物的吸收、代谢和排出

毒物在人体内吸收、代谢和排出途径如图 4-1-1 所示。

283

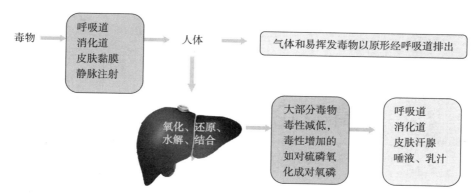

图 4-1-1 毒物在人体内吸收、代谢和排出的途径

（五）影响毒物作用的因素

1. 毒物的性质 化学物质毒性与其化学结构关系密切,如空气中毒物颗粒越小、挥发性越大,吸入肺内的量越多,毒性也越强。

2. 毒物个体易感性 个体对毒物的敏感性常与患者的性别、年龄、体质、健康状况、生活习惯及耐受性有关。

3. 毒物进入的途径、速度和进入量。

二、中毒的临床表现

常见急性中毒综合征(acute toxic syndrome)的症状、体征详见表 4-1-1。

表 4-1-1 急性中毒综合征

中毒综合征	症状和体征	毒物
胆碱能综合征	M 样症状:流泪、流涎、多汗、痰多、腹泻、呕吐、二便失禁、瞳孔缩小、心动过缓	有机磷杀虫剂 氨基甲酸酯类
	N 样症状:肌肉震颤、肌无力、瘫痪	毛果芸香碱(毒扁豆碱、腾喜龙)
	中枢神经系统症状:谵妄、惊厥、意识状态改变等	
抗胆碱能综合征	皮肤干燥、潮红、瞳孔扩大、高热、谵妄、血压升高、心率快、肠鸣音减弱、尿潴留	阿托品、抗组胺药、东莨菪碱、曼陀罗
拟交感综合征	全身高度兴奋、高热、焦虑、谵妄、抽搐、瞳孔扩大、血压升高、心率增快	可卡因、苯丙胺、甲基苯丙胺及其衍生物、咖啡因、茶碱
阿片类药中毒综合征	昏迷、针尖样瞳孔、呼吸抑制、低体温、低血压、心率减慢、反射减弱	吗啡、可待因、海洛英、哌替啶、芬太尼等
镇静催眠类药中毒综合征	反应迟钝、意识紊乱或昏迷、瞳孔缩小、低体温和低血压、呼吸心率减慢、腱反射减低、严重者肺水肿	镇静药、巴比妥类、苯二氮䓬类
三环类抗抑郁药中毒综合征	先兴奋后昏迷、呼吸抑制、低血压、心律失常、惊厥、肌束震颤	三环类抗抑郁药
水杨酸中毒综合征	意识改变、呼吸深快、心率增快、发热、呕吐、耳鸣	阿司匹林、冬青油

三、诊断

根据病史、临床综合征表现做出初步诊断,加上现场调查毒物存在的证据,体内查出毒物或毒物作用后果的证据,并与其他症状相似的疾病进行鉴别,经过综合分析,最后做出病因诊断。

（一）毒物接触史

重点询问接触毒物种类、剂量、途径、起始时间、持续时间和环境。了解发病前生活状况、精神状态、进食、饮酒、用药情况。搜集发病现场物品,包括呕吐物、剩余食物、可疑药瓶及盛放毒物容器、遗书、遗物等。对隐瞒歪曲病史者、服毒自杀者、神志不清、小孩、老年患者等,可询问现场目击者、陪同人员、患者亲属、同事、邻居等。怀疑食物中毒时,应调查同餐进食者有无类似症状发生。

（二）临床表现

毒物中毒的症状和体征多种多样,许多毒物中毒的表现不具特征性,不同毒物中毒临床表现可能相近或重叠,同种毒物中毒表现也会有差别。有毒物接触史者,要分析症状特点、出现时间顺序是否符合某种毒物中毒临床表现的规律。根据主要症状重点扼要查体,注意检查神志、呼吸、脉搏、血压、瞳孔、皮肤黏膜等生命体征情况,在病情允许情况下,再补充作全面细致检查。急性中毒常可累及呼吸、循环、神经、消化、泌尿、血液等多个器官和系统,对有相似症状、体征的中毒综合征要认真鉴别诊断,综合分析。

（三）实验室检查

1. 一般实验室检查　用于评估患者中毒状态下机体各器官组织所处的工作状态和受损的程度,同时可帮助进行鉴别诊断,常规包括:

（1）血液方面检查:血细胞计数、血糖、血清电解质、肝肾功能、凝血功能、动脉血气分析。

（2）影像学检查:X线、CT、MRI检查,超声波和心电图等。

2. 毒物直接和间接检验　毒物的检测有助于确定中毒物质和估计中毒的严重程度。目前实验方法可直接检测毒物——毒物分析,也可通过间接方法检测毒物的代谢物等进行毒物存在和严重程度的估计,如血液胆碱酯酶活力测定有助于有机磷杀虫药中毒的诊断和病情评估。常规采集血、尿、便、呕吐物、剩余食物、遗留毒物、药物和容器等进行相关毒物的测定。

四、治疗

（一）急性中毒的治疗原则

紧急抢救生命、维持生命体征平稳;脱离毒源,清除尚未吸收或已被吸收的毒物;应用特效解毒剂;对症治疗,预防并发症。

（二）急性中毒的救治流程

急性中毒的救治流程见图4-1-2。

（三）急性中毒的治疗

1. 紧急抢救生命、维持生命体征平稳　积极监测和评估患者生命体征,如意识状态、呼吸、脉搏、血压、体温等。优先处理可能威胁患者生命的情况,快速采取相应有效抢救措施,维持呼吸和循环功能稳定。对于昏迷患者,应保持呼吸道通畅;若有呼吸抑制,予吸氧,必要时气管插管机械通气支持。惊厥时予地西泮、苯巴比妥等抗惊厥药治疗。休克者及时补充血容量,必要时应使用血管活性药。心律失常时合理给予药物控制,出现心搏骤停时立刻施行心肺复苏术。

2. 脱离毒源,清除尚未吸收或已被吸收的毒物

（1）脱离中毒现场:如由呼吸道侵入的中毒,应迅速脱离现场,将患者转移至空气新鲜的地方。

（2）皮肤清洗:脱下污染的衣物,迅速用大量清水冲洗。

（3）眼的冲洗:立即用清水彻底冲洗,至少10 min,不能用中和溶液滴眼。

（4）清除胃肠道毒物:其方法包括催吐、洗胃、活性炭的吸附、导泻和灌肠（表4-1-2、表4-1-3）。

3. 促进已吸收毒物排出

（1）利尿和改变尿液酸碱度:多数毒物由肾排出,因此积极利尿是加速毒物排泄的重要措施。利尿时

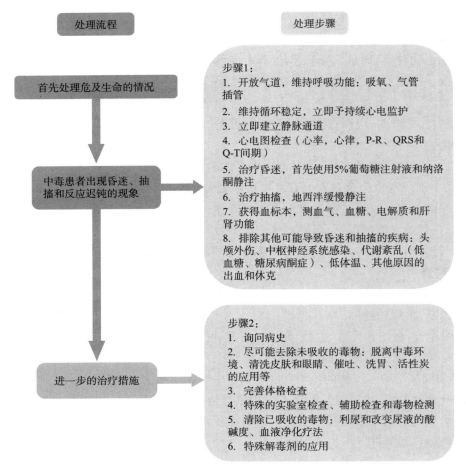

处理流程 　　　　　　　　　　 处理步骤

首先处理危及生命的情况

步骤1:
1. 开放气道,维持呼吸功能:吸氧、气管插管
2. 维持循环稳定,立即予持续心电监护
3. 立即建立静脉通道
4. 心电图检查(心率,心律,P-R、QRS和Q-T间期)
5. 治疗昏迷,首先使用5%葡萄糖注射液和纳洛酮静注
6. 治疗抽搐,地西泮缓慢静注
7. 获得血标本,测血气、血糖、电解质和肝肾功能
8. 排除其他可能导致昏迷和抽搐的疾病:头颅外伤、中枢神经系统感染、代谢紊乱(低血糖、糖尿病酮症)、低体温、其他原因的出血和休克

中毒患者出现昏迷、抽搐和反应迟钝的现象

进一步的治疗措施

步骤2:
1. 询问病史
2. 尽可能去除未吸收的毒物:脱离中毒环境、清洗皮肤和眼睛、催吐、洗胃、活性炭的应用等
3. 完善体格检查
4. 特殊的实验室检查、辅助检查和毒物检测
5. 清除已吸收的毒物:利尿和改变尿液的酸碱度、血液净化疗法
6. 特殊解毒剂的应用

图 4-1-2　急性中毒的救治流程

表 4-1-2　清除胃肠道毒物的常用方法

催吐		
适应证	神志清醒能合作的患者	
禁用证	昏迷、抽搐、惊厥、咽反射消失、休克或原有严重心肺疾患及吞服腐蚀性毒物或石油蒸馏物(如汽油、煤油)的患者	
方法	刺激催吐	用手指、压舌板等刺激咽后壁或舌根诱发呕吐。若胃内容物过稠不易吐出,先饮 200～300 mL 温开水后再催吐,如此反复,直至呕吐物变清为止
	药物催吐	吐根糖浆 15～20 mL 加水 200 mL,口服 20 min 后无呕吐时,可重复剂量,国内少用
洗胃		
原则	越早、越彻底,预后越好	
适应证	服毒 6 h 内,催吐不彻底或不能催吐者 部分毒物在胃停留时间长,但吸收缓慢,6 h 后仍可洗胃 服食毒物量大或毒物毒性强的患者	
禁忌证	有消化道出血或穿孔危险者 严重食管静脉曲张者 吞入强效腐蚀性毒物 对休克、昏迷和抽搐患者,必须在气管保护的前提下洗胃	

续表

洗胃液的选择	一般情况,用清水洗胃。有条件的,选用适当的洗胃液。但不能因为配制特殊的洗胃液而耽误救治时间(不同的洗胃液见表4-1-4)
活性炭吸附	
机制	活性炭是最有效的强力口服吸附剂,能阻止毒物在胃肠道中的吸收,安全可靠
适应证	活性炭几乎可用于所有经口中毒患者以吸附残留毒物,如生物碱、巴比妥类、水杨酸类、苯酚、茶碱等
禁忌证	不能吸附有色金属、无机盐(锂、砷)、乙醇、甲醇、硼酸、氰化物和腐蚀性物质(如强酸和强碱)
方法	中毒后1~2 h内使用疗效更佳。一般催吐或洗胃后,给予活性炭50~100 g加水300~400 mL配成混悬液,口服或胃管注入。严重中毒者可以反复多次给予
不良反应	活性炭使用量过多易引起恶心、呕吐、误吸入肺、便秘或小肠梗阻等不良反应
导泻	
机制	导泻可减少或避免肠道内毒物的停留和吸收
禁忌证	肾衰竭者不用含镁泻剂
方法	一般硫酸镁或硫酸钠15~20 g溶于水中,也可20%甘露醇或25%山梨醇250 mL洗胃后口服或经胃管注入
灌肠	
适应证	适用于口服中毒超过6 h、抑制肠蠕动的毒物(颠茄类、阿片类)中毒及导泻无效者
禁忌证	腐蚀性毒物中毒
方法	1%温肥皂水5 000 mL,多次灌洗

表4-1-3　洗胃液分类和适应证

分类	洗胃液	适应证
保护剂	牛奶、蛋清或米汤	吞服腐蚀性毒物(保护胃黏膜)
溶剂	液状石蜡	吞服脂溶性毒物(如汽油或煤油等)
氧化剂	1∶5 000高锰酸钾液	吞服生物碱、镇静催眠药、阿片类、氰化物
中和剂	弱碱液(如镁乳、氢氧化铝凝胶等)	吞服强碱(碳酸氢钠除外)
	弱酸液(如食醋、果汁等)	吞服强碱
沉淀剂	乳酸钙或氯化钙	吞服氟化物或草酸盐(作用生成氟化钙或草酸钙沉淀)

应严格监测体内的电解质变化和pH。急性肾衰竭患者不宜采用强化利尿。方法:①快速大量静脉滴注5%~10%葡萄糖注射液,静脉注射呋塞米(速尿)20~40 mg。②碱化尿液:碳酸氢钠1~2 mmol/kg静脉推注,随后50~100 mmol/kg静脉滴注,监测并保持血pH 7.50~7.55,尿液pH达7.0~8.0,能加速弱酸性化合物(如苯巴比妥、水杨酸等)离子化而不易在肾小管内重吸收。③酸化尿液:静脉滴注维生素C 6~8 g/d,使尿液pH为5.0,能加速某些弱碱性药物(如苯丙胺、士的宁等)排出。

(2)血液净化疗法:是清除体内毒物及其代谢物的有效措施,适用于严重中毒、长时间昏迷、血液中毒物浓度明显增高、有并发症的患者。方法:①透析疗法:包括血液透析(hemodialysis)和腹膜透析(peritoneal dialysis)。透析疗法对血浆蛋白结合率低的小分子、水溶性毒物效果好,如甲酸、乙醇、乙醛、汞盐、砷、钾、长效苯巴比妥类、水杨酸类、茶碱等,氯酸盐、重铬酸盐中毒引起的急性肾衰竭首选血液透析。中毒12 h内透析效果较好,中毒时间太长,毒物与血浆蛋白结合后不易透出。②血液灌流(hemoperfusion):患者血液通过含有活性炭或树脂的灌流柱,溶解在血液中的毒物被吸附清除后,血液再回输患者体内。适用于脂溶性或与血浆蛋白结合的毒物,如抗精神病药、镇静催眠药、百草枯等。血液灌流时,血小板、白细胞、凝血因子、二价阳离子、葡萄糖也易被吸附,需监测和补充。③血浆置换(plasmapheresis)及换血疗法:适用于游离或与蛋白质紧密结合的毒物,对生物碱(如蛇毒、毒蕈中毒、砷化氢等)中毒效果明显,但技术要求和价格高。

(3)换血疗法:去除患者部分含有毒物的血液,补充等量的新鲜全血,目的是供应可以携带氧气的正常血红蛋白和减少血中毒物。可用于砷化氢、亚硝酸盐、硝基苯等中毒。此方法简单,不需要特殊设备,但需血量较大,有发生输血反应的可能。

(4)氧疗:某些毒物可引起机体缺氧,应及时纠正。如一氧化碳中毒时,吸氧能加速碳氧血红蛋白的离解和一氧化碳的排除。目前,高压氧治疗也广泛用于急性中毒,如急性硫化氢、氰化物中毒和急性中毒性脑病。

4. 应用特效解毒药 部分毒物有特效解毒药,使用时要严格掌握用药指征、方法和剂量(表4-1-4)。

表 4-1-4 常见毒物的特效解毒药及使用方法

毒物	解毒药	剂量和方法
有机磷杀虫药	碘解磷定、盐酸戊乙奎醚、阿托品	详见本篇第三章
抗胆碱药	毒扁豆碱、毛果芸香碱	毒扁豆碱 0.04 mg/kg 静脉注射
阿片类	纳洛酮	0.4 ~ 0.8 mg 静脉注射 2 ~ 3 min 可重复
亚硝酸盐、苯胺	亚甲蓝(美蓝)	1% 5 ~ 10 mL(1 ~ 2 mg/kg)稀释后静脉注射
β 受体阻滞药	胰高血糖素	初始:5 ~ 10 mg 静脉滴注,2 ~ 10 mg/h 维持
钙通道阻滞药	氯化钙	初始:10% 氯化钙 10 mL 加于葡萄糖溶液 20 mL 内缓慢静脉注射,20 ~ 50 mg/(kg·h)维持静脉滴注
华法林	维生素 K_1	10 ~ 20 mg 静脉注射(1 mg/min),每日 3 次
异烟肼	维生素 B_6	等剂量对抗:如剂量不详,首剂 5 g 静脉注射,然后 200 ~ 400 mg 肌内注射或静脉注射
苯二氮䓬类	氟马西尼(安易醒)	详见本篇第六章
甲醇、乙二醇	乙醇、叶酸	5% 乙醇葡萄糖溶液 500 mL 静脉滴注,叶酸 50 mg 每 4 h 一次
氰化物	亚硝酸钠、硫代硫酸钠	3% 亚硝酸钠溶液 10 mL 缓慢静脉滴注,后用 25% ~ 50% 硫代硫酸钠 25 ~ 50 mL 缓慢静脉注射
铅、锰	依地酸钙钠、二乙烯三胺、五乙酸三钠钙	依地酸钙钠每日 1 g 肌内注射或静脉注射,3 ~ 4 天为一疗程
汞、砷、锑	二巯丙醇、二巯丁二钠、二巯丙磺钠	5% 二巯丙磺钠 2 ~ 3 mL 肌内注射,后每次 1 ~ 2.5 mL 每 4 ~ 6 h 一次,2 天后改每日 2 次
氟乙酰胺	乙酰胺(解氟灵)	2.5 ~ 5.0 g 肌内注射,每 6 ~ 8 h 一次

5. 对症综合治疗,预防并发症 大部分急性中毒无特效解毒药,能否安全度过中毒急性期,对症综合治疗非常重要。急性中毒患者应卧床休息、保暖,注意监测生命体征稳定,维持循环容量,纠正电解质和酸碱平衡失常,静脉输液或鼻饲以维持营养。急性中毒的早期主要是针对呼吸衰竭、昏迷、惊厥、心律失常、心搏骤停、休克等作紧急对症处理,治疗方法详见相关章节。如出现肺水肿、脑水肿、急性肾衰竭、感染等并发症,应积极采取相应有效措施。同时要警惕迟发毒效应,早期预防处理。对于自杀患者,心理治疗亦不容忽视。

思考题

1. 简述常见的急性中毒综合征的症状和致毒物。
2. 急性中毒的治疗原则是什么？
3. 简述急性中毒的治疗程序。
4. 如何清除尚未吸收或已被吸收的毒物？

（陈晓辉）

数字课程学习

教学 PPT   自测题

第二章

急性一氧化碳中毒

案例

患者,女性,49岁,因被发现不省人事 30 min 入院。患者于 30 min 前洗浴时被家人发现晕倒在地、不省人事,家人将其抬出并放置于客厅沙发上,随后患者出现烦躁、乱语,呼吸急促,无发热和抽搐,家人急送急诊。家人补充患者在洗浴时使用的为内排式燃气热水器,窗门关闭,在内停留时间约 40 min。查体:T 37℃,P 106 次/min,R 28 次/min,BP 100/65 mmHg,神志模糊,烦躁,体检欠合作。皮肤无潮红,唇甲无发绀,双瞳孔正大等圆,直径 2.5 mm,对光反射迟钝,颈无抵抗,双肺呼吸音清,未闻及干湿性啰音。心率 106 次/min,律齐,未闻及杂音。肌力、肌张力检查欠配合,生理反射存在,病理征未引出。

急性一氧化碳中毒(acute carbon monoxide poisoning)指在生产和(或)生活环境中吸入过量一氧化碳发生的中毒事件,临床表现多样,但以中枢神经系统症状较为突出,我国每年急性一氧化碳中毒发病率和死亡率居各种职业性中毒之首,是较为常见的生活性和职业性中毒。

【概述】

一氧化碳(carbon monoxide,CO)是含碳物质不完全燃烧产生的一种无色、无臭、无味的窒息性气体。分子量 28.01,比重 0.967,微溶于水,易溶于氨水和乙醇等,遇氧燃烧生成 CO_2,与空气混合爆炸极限为 12.5%~74%。

工业生产和生活燃料燃烧不完全产生大量 CO 并泄漏,环境通风不良和防护不当时,空气中 CO 浓度超过允许范围时,即可能发生 CO 中毒。生活性中毒常见于冬天燃煤取暖时烟道堵塞或使用燃气热水器时浴室通风不良、长时间滞留密闭空调车内等情况。CO 吸入也是主要的自杀手段之一。机体接触或吸入有机溶剂二氯甲烷,可在体内转化成 CO,导致 CO 中毒。

【病理生理】

由呼吸道吸入的 CO 经肺泡膜进入血液,与血红蛋白结合成没有携氧能力的碳氧血红蛋白(COHb),CO 与血红蛋白的亲和力比氧与血红蛋白的亲和力大 230~270 倍,且 COHb 的解离速度仅为氧合血红蛋白(HbO_2)的 1/3 600,COHb 影响血红蛋白的携氧能力;另一方面,COHb 使 HbO_2 的氧解离曲线左移,从而阻碍了氧的释放、运输,导致全身细胞组织缺氧。此外,CO 与心肌的肌红蛋白结合,使心肌收缩力下降,血压下降,加重组织缺氧。同时 COHb 与还原型的细胞色素氧化酶 C 和 P450 结合,影响细胞呼吸和氧化过程,阻碍对氧的利用。以上因素共同作用,导致组织器官缺氧,代谢旺盛、缺乏侧支循环和需氧量大的器官(如大脑和心脏)最易受累。近年研究认为急性 CO 中毒后迟发脑病除与缺氧有关外,还与再灌注损伤、脂质过氧化和细胞凋亡等因素有关。

CO 在体内不蓄积,98.5% 以原形从肺排出。吸入新鲜空气时,血液 COHb 半衰期为 4～5 h;吸入纯氧为 40～60 min;吸入 0.3 MPa 纯氧可缩至 20 min。

【临床表现】

急性 CO 中毒的临床主诉可多种多样,但以组织缺氧和直接细胞毒引起的脑缺氧的症状与体征为主要表现。急性 CO 中毒的症状与血液中 COHb 浓度相关,同时与患者中毒前的健康状况有关,儿童、老年人和既往有心肺疾病的患者是高危人群。

(一)急性中毒

按中毒程度分为三级(表 4-2-1)。

表 4-2-1　急性一氧化碳中毒分级

分级	临床表现	血液 COHb 浓度
轻度	头痛、头晕、恶心、呕吐、心悸、全身乏力	10%～30%
中度	在轻度中毒症状的基础上加重,出现呼吸困难、共济失调、意识模糊,甚至浅昏迷。皮肤、黏膜可呈樱桃红色,但少见	30%～50%
重度	迅速出现抽搐、深昏迷,常并发脑水肿、肺水肿、呼吸衰竭、上消化道出血、休克、急性肾功能衰竭、心律失常等	50% 以上

(二)一氧化碳中毒迟发性脑病(delayed carbon monoxide encephalopathy)

部分急性 CO 中毒患者意识恢复后,经过 2～60 天(一般为 14 天)的"假愈期"又出现一系列精神神经症状,表现为各种精神症状包括人格改变、锥体系(如单侧或双侧瘫痪等)或锥体外系表现(以帕金森综合征多见),大脑皮质局灶性功能障碍(如失读、失语、癫痫发作等),脑神经和周围神经损害(如视神经萎缩、听神经损害等),这种现象称之为迟发性脑病或神经精神后遗症,发生率为 3%～10%。近年来研究表明,年龄 40 岁以上、昏迷时间长、有高血压病史、脑力劳动、精神刺激、头颅 CT 异常者,易发生迟发性脑病。

【辅助检查】

1. 血液 COHb　中毒 8 h 内取血测定 COHb 浓度,是诊断 CO 中毒的特异性指标,并有助于分级和评估预后。正常人血中 COHb 浓度应 <3%,但吸烟者可达 5%。

2. 无创碳氧血红蛋白(SpCO)　便携式无创碳氧血红蛋白定量检测仪是一种测量 SpCO 的新技术,可以无创连续地准确测量血液中 SpCO 百分数含量,实现无创、即时地诊断、监测和治疗 CO 中毒患者。

3. 脑电图　出现弥漫性低波幅慢波,与急性期病情不一定平行,恢复时间比临床恢复晚。动态观察对本病的诊断及预后有一定参考价值。

4. 大脑诱发电位　近年研究表明,正中神经体感诱发电位(SEP)、视觉诱发电位(VEP)、听觉诱发电位(BAEP)的异常对急性 CO 中毒及其迟发性脑病的病情诊断、分级、损害定位、预后等方面有较高的临床价值。

5. 头颅 CT　脑水肿时可见脑部有病理性密度减低区,对重度中毒及迟发性脑病具有辅助定位诊断、评估病情的作用。

【诊断与鉴别诊断】

1. 诊断　根据 CO 暴露史,急性发生的中枢神经损害的临床表现和血液 COHb 或 SpCO 测定可作出诊断。

2. 鉴别诊断　急性 CO 中毒应与脑血管意外、糖尿病酮症酸中毒及其他毒物、药物中毒引起昏迷相鉴别,病史、体检、血液 COHb 浓度测定及相关检查有助于鉴别。

【治疗】

治疗原则:迅速切断毒源,撤离现场,尽快纠正缺氧,预防迟发性脑病发生。

1. 迅速切断毒源,撤离中毒环境　发现中毒患者应立即切断毒源,如关闭煤气开关,开窗通风,将患者转移到空气清新的环境。救助人员在救助期间要注意自身的保护,避免吸入中毒或诱发 CO 爆炸。

2. 纠正缺氧

（1）氧疗能加速血液 COHb 解离和 CO 排出,是治疗 CO 中毒最有效的方法。吸入含 5% CO_2 的氧气可加速 COHb 解离,增加 CO 排出。临床上根据病情轻重可予鼻导管、面罩吸氧或高压氧治疗,对严重呼吸衰竭及呼吸停止者应行气管插管、机械通气,危重者可考虑血浆置换。

（2）高压氧治疗（图 4-2-1）:对 CO 中毒的疗效已被肯定,但高压氧治疗的适应证尚未统一,学者大多认为以下情况应予高压氧治疗:昏迷,有短暂性意识丧失,有心、脑和肺并发症,COHb > 40% 的中、重度中毒患者。

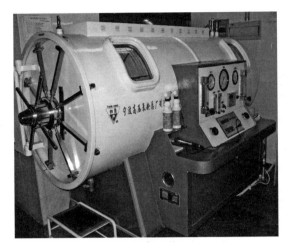

图 4-2-1　高压氧舱图

3. 防治脑水肿　重度 CO 中毒后 24~48 h 脑水肿达高峰,防治措施为降低颅内压和促进脑细胞代谢、恢复脑功能,包括:①脱水疗法:20% 甘露醇(1.0~1.5 g/kg)快速静脉滴注,6~8 h 一次。2~3 天后症状改善减量。并可与 50% 葡萄糖 60~100 mL,或呋塞米 20~40 mg 静脉注射交替使用。②糖皮质激素治疗:地塞米松 10~30 mg/d,疗程 3~5 天。③抽搐治疗:地西泮 10~20 mg 静脉注射,抽搐停止后苯妥英钠 0.5~1.0 g 静脉滴注,4~6 h 内可重复使用。④促进脑细胞代谢:常用药物有三磷酸腺苷、辅酶 A、细胞色素 C 和大剂量维生素 C 等。

4. 防治并发症和后发症　加强对症及支持疗法,要注意水电解质及酸碱平衡,给予足够营养,防治感染,加强昏迷护理,预防压疮。

【预后】

轻度中毒可完全恢复;中度中毒经积极治疗无任何后遗症;重度中毒常有神经精神后遗症,及早高压氧治疗可降低迟发性脑病发生率。

思考题

1. 简述急性一氧化碳中毒的病理生理机制。
2. 简述急性一氧化碳中毒的临床表现和分级。
3. 如何治疗急性一氧化碳中毒? 高压氧治疗的适应证是什么?
4. 什么是急性一氧化碳中毒迟发性脑病?

（陈晓辉　江慧琳）

数字课程学习

📥 教学 PPT　　📝 自测题

第三章

急性农药中毒

案例

> 患者,女性,18 岁,主因神志不清,流涎,气促 30 min 入院。患者因与其母争吵而自闭房内,约 30 min 后被家人发现倒地,神志不清,呕吐,大量流涎,气促,大小便失禁,身旁发现一标签为"对硫磷农药"的瓶子(规格为 100 mL),内有大约 20 mL 原液残留。遂送来诊。查体:T 36℃,P 60 次/min,R 30 次/min,BP 80/50 mmHg,神志模糊,烦躁,呼吸及呕吐物有大蒜样臭味,全身皮肤多汗、湿冷,双瞳孔正大等圆,直径 1.5 mm,对光反射弱,唇甲轻微发绀,口、鼻腔周围见大量白色泡沫样分泌物,呼吸浅促,双肺可闻及大量大、中水泡音。心率 60 次/min,心音低钝,心律规整,未闻杂音。腹平软,肝脾肋下未触及,肠鸣音活跃。全身肌束细颤,以胸部肌肉为著。生理反射存在,病理反射未引出。

农药是指用于预防、消灭或者控制危害农业、林业的病虫、杂草等有害生物,以及有目的地调节植物、昆虫生长的化学药品。农药按用途分类,可分为杀虫剂、杀菌剂、杀螨剂、杀鼠剂、除草剂和植物生长调节剂。据统计,全球每年约发生急性农药中毒 300 万例,死亡 22 万例。2001—2002 年,据中国疾病预防控制中心统计,我国 25 家综合性医院急诊中毒事件中,农药中毒人数占同期急诊中毒的 17.76%,患者以农民为主,男女比例为 1∶1.47。杀虫剂中毒为农药中毒的主要类别,杀虫剂中以有机磷杀虫剂为主(占 85.65%),有意接触是意外事故的 2.6 倍。本章将重点介绍有机磷杀虫剂中毒。

第一节 有机磷杀虫剂中毒

有机磷杀虫剂(organophosphorous insecticide,OPI)是一种被广泛地应用于农、林业的主要农药之一,工作中防护不当、农作物残留、污染食物和意外服用均可导致急性中毒。

【概述】

OPI 多为油状或结晶状,呈淡黄或棕色,微挥发性,具特殊蒜臭味。一般难溶于水(美曲磷酯除外),易溶于多种有机溶剂,遇碱分解失效(美曲磷酯除外),常用剂型有乳剂、油剂、粉剂和喷雾剂等。OPI 毒性与其结构有关,依照不同的取代基,毒性各有不同。有机磷杀虫剂按毒性高低可分为四类(表 4-3-1)。

表 4-3-1　常见的有机磷杀虫剂毒性分类和商品名

毒性分类	商品名
剧毒	甲拌磷（3911）、内吸磷（1059）、对硫磷（1605）
高毒	甲基对硫磷、甲胺磷、氧乐果、敌敌畏
中毒	乐果、倍硫磷、敌百虫
低毒	马拉硫磷、肟硫磷、氯硫磷

【中毒机制】

有机磷杀虫剂在人体内的代谢途径见图 4-3-1。

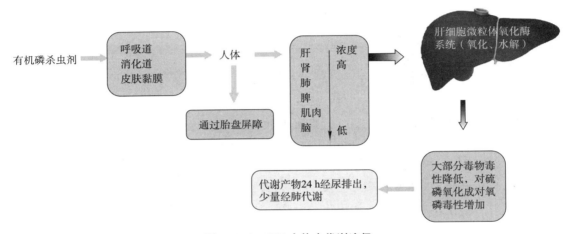

图 4-3-1　OPI 人体内代谢途径

有机磷杀虫剂的主要毒理机制是作用于胆碱能神经,抑制神经节的胆碱酯酶活性,使局部乙酰胆碱大量蓄积,胆碱能神经受到持续冲动,导致先兴奋后衰竭的一系列的毒蕈碱样、烟碱样和中枢神经系统等症状;严重者可因昏迷和呼吸衰竭而死亡。

有机磷杀虫剂中的磷酰基与胆碱酯酶酯解部位丝氨酸羟基结合,形成难以水解的磷酰化胆碱酯酶,使胆碱酯酶丧失分解乙酰胆碱的功能。人体内胆碱酯酶分为真性和假性胆碱酯酶。前者主要存在于中枢神经系统灰质、红细胞、交感神经节和运动终板中,水解乙酰胆碱作用最强。后者又称丁酰胆碱酯酶,存在于中枢神经系统白质、血清、肝、肠黏膜下层和一些腺体中,能水解丁酰胆碱,但难以水解乙酰胆碱。

神经末梢胆碱酯酶功能 24 h 后基本恢复;红细胞内的胆碱酯酶受抑制后直至红细胞再生,胆碱酯酶活性才恢复;假性胆碱酯酶抑制后恢复较快。

【临床表现】

（一）急性中毒

急性中毒主要表现为胆碱能综合征。其临床表现与有机磷杀虫剂的种类、剂量、进入途径、摄入时间长短及个体身体状况等因素密切相关。口服者 10 min 至 2 h 内、呼吸道吸入 30 min 后、经皮肤吸收 2～6 h 内出现症状。

1. 毒蕈样症状（M 样症状）　中毒早期出现,主要因副交感神经末梢兴奋引起类毒蕈碱作用,表现为:

（1）外分泌腺分泌增强:多汗、流涎、口吐白沫、流泪、流涕。

（2）内脏平滑肌痉挛:恶心、呕吐、腹痛、腹泻、二便失禁。

（3）瞳孔括约肌收缩:视物模糊、瞳孔缩小。

（4）心脏和支气管副交感兴奋性增加:心率减慢,支气管痉挛及分泌物增多,出现咳嗽、气促、呼吸困难,严重者发生肺水肿或呼吸衰竭。

2. 烟碱样症状（N样症状） 乙酰胆碱累积于神经－肌肉接头处,导致面、眼、舌、四肢和全身横纹肌纤维束颤动,多见于面部肌肉、胸大肌及四肢肌肉,轻者仅在扣击腓肠肌后局部出现肌束震颤,重者全身肌肉纤颤或强直性痉挛,继而出现肌力降低和瘫痪,呼吸肌麻痹致周围性呼吸衰竭。

乙酰胆碱还作用于交感神经节,使其节后神经纤维末梢释放儿茶酚胺,可引起血压增高、心动过速或其他心律失常。

3. 中枢神经系统症状 乙酰胆碱作用于中枢神经M、N胆碱能受体,引起头晕、头痛、共济失调、烦躁不安、谵妄、惊厥抽搐或昏迷。

4. 局部损害 部分有机磷杀虫剂可引起过敏性皮炎,并可出现水疱剥脱性皮炎,如敌敌畏、敌百虫等。有机磷杀虫剂滴入眼部可引起结膜充血和瞳孔缩小。

（二）中间综合征（intermediate syndrome,IMS）

发生率为5%～10%,系指发生在急性OPI中毒胆碱能危象消失后,约在中毒症状缓解后1～4天,出现屈颈、抬头、外展上臂及屈髋困难、呼吸肌麻痹、呼吸困难等临床表现,累及脑神经者出现眼睑下垂、眼外展受限和面瘫,严重者出现呼吸衰竭而死亡。其发生机制可能与胆碱酯酶受到长期抑制,神经－肌肉接头突触后膜的功能改变有关。

（三）有机磷杀虫剂诱发迟发性神经病（organophosphate-induced delayed neuropathy,OPIDN）

个别患者在重度中毒症状消失后2～3周发生迟发性神经损害,发生率约为5%,主要累及感觉运动神经,表现为下肢肌肉迟缓性瘫痪和四肢肌肉萎缩,出现下肢麻木、乏力、手足活动不灵等症状。目前认为此病变不是由胆碱酯酶受抑制引起的,而可能与有机磷杀虫剂抑制神经靶酯酶、破坏能量代谢过程和损害轴索结构有关。

（四）其他特殊临床表现

1. 迟发性猝死 在急性有机磷杀虫剂中毒恢复期突然死亡,多出现于中毒后3～15天,其机制为有机磷杀虫剂对心脏的迟发性毒作用,心电图表现Q-T间期延长,并发生尖端扭转型心动过速,导致猝死。口服乐果、内吸磷、对硫磷、敌敌畏、甲胺磷等中毒者,易引起心肌损害。

2. "反跳"现象 部分重度有机磷杀虫剂中毒者经治疗症状明显缓解,于中毒后2～8天病情急剧恶化,重新出现有机磷杀虫剂急性中毒症状,病死率>50%,临床上称之为"反跳"现象,其发病机制尚未完全清楚。目前认为可能与残留在皮肤、毛发和胃肠道的毒物继续吸收,解毒药减量过快或停药过早,大量输液及体内脏器功能严重损害有关。

【辅助检查】

1. 胆碱酯酶活性测定 是诊断有机磷杀虫剂中毒的特异性指标,其活性对中毒程度、疗效判断及预后估计极为重要。

2. 有机磷杀虫剂代谢产物测定 对硫磷、甲基对硫磷中毒后尿中出现对硝基酚;敌百虫中毒后尿中出现三氯乙醇。因此,进行相关尿样检测可作为可靠的接触有机磷杀虫剂的指标,有助于诊断。

3. 口服中毒的呕吐物或胃内容物可直接检出有机磷杀虫剂。

4. 其他检查 重度中毒患者胸部X线可发现肺水肿影像。心电图常见心动过速或过缓、室性心律失常（严重者可出现尖端扭转型室性心动过速）、Q-T间期延长。发生迟发性神经病时,肌电图检查可见失神经电位、多相电位增多,运动神经传导速度减慢,远端潜伏期延长,感觉神经传导速度一般正常。

【诊断与鉴别诊断】

1. 诊断 根据患者有有机磷杀虫剂接触史,以自主神经、中枢神经和周围神经系统症状为主的临床表现,结合胆碱酯酶活性测定可做出诊断。依照不同的临床表现及胆碱酯酶活性的高低,可将急性有机磷中毒分为轻、中、重度（表4-3-2）。

表 4-3-2 急性有机磷中毒的病情分度

	临床表现	全血胆碱酯酶活性
轻度	M 样症状为主	正常值的 50% ~ 70%
中度	M 和 N 样症状	正常值的 30% ~ 50%
重度	典型 M、N 样和中枢神经系统症状	< 正常值的 30%

2. 鉴别诊断 需与其他类型农药如拟除虫菊酯类、杀虫脒中毒鉴别。还需与毒覃碱、河豚毒素中毒，中暑、食物或药物中毒，急性胃肠炎和脑炎相鉴别。

【治疗】

有机磷杀虫剂中毒的治疗原则为切断毒源,迅速清除毒物,及早应用足量解毒药和稳定生命体征。治疗前应注意患者的生命体征是否稳定,如不稳定,则必须在稳定生命体征的同时给予解毒剂和清除毒物的治疗。

（一）切断毒源,清除毒物

立即撤离中毒现场,迅速脱去污染衣服,用肥皂水（敌百虫中毒禁用）彻底清洗污染的皮肤、毛发、指甲等,防止毒物继续吸收。口服中毒者应用清水、生理盐水、2% 碳酸氢钠（敌百虫中毒禁用）或 1/5 000 高锰酸钾溶液（对硫磷中毒禁用）反复洗胃,直至洗出液澄清。并予活性炭 50 ~ 100 g 口服吸附毒物,每 4 h 一次,或硫酸钠 15 ~ 20 g 导泻。医务人员在处置患者期间要注意自身的防护,需戴手套和口罩,以防止受毒物污染。

洗胃的注意事项:

（1）彻底:首次洗胃量以 20 000 mL 为宜,洗到无味为止。

（2）反复:由于有机磷在体内存在肝肠循环,被吸收的毒物可经胆道或胃黏膜再分泌到胃肠道,因此洗胃后应留置胃管,以便再次清洗。胃管宜留置 2 ~ 3 天,定时清洗。可每 2 ~ 4 h 洗胃 1 次,每次 5 000 mL。

（3）适温:洗胃液最好保持在 37℃,与体温接近为宜。过凉易刺激胃肠蠕动,促进毒物向肠腔移动,不利于毒物的洗出,并可致病人低体温;过热则易使胃肠黏膜血管扩张,促使毒物被吸收。

（二）解毒药

解毒药的使用原则:早期、足量、联合、持续。

1. 种类和作用机制

（1）胆碱受体拮抗剂

1）阿托品（atropine）:能阻断乙酰胆碱对副交感神经和中枢神经系统的 M 受体作用,缓解 M 样症状,兴奋呼吸中枢,但无对抗 N 受体的作用。应用至 M 样症状消除或出现"阿托品化（atropinization）"（皮肤黏膜干燥、颜面潮红、瞳孔较前扩大不再缩小、心率增快和肺部湿啰音消失）后减少用量、延长给药间隔时间;阿托品因不能阻断中枢神经的胆碱能毒覃碱受体,对中枢神经症状无明显效果。

2）盐酸戊乙奎醚:新型选择性长效抗胆碱药,能同时拮抗 M、N 受体和中枢神经系统的症状,对支配心脏的 M_2 受体无作用。盐酸戊乙奎醚达量化指标为口干（口腔分泌物减少）、皮肤干燥、肺部啰音消失。

（2）胆碱酯酶复活剂:肟类化合物能使被抑制的胆碱酯酶恢复活性,其复活机制是通过亲核反应攻击磷酰化胆碱酯酶活性中心丝氨酸残基结合的磷酰化基团使其脱去,即去磷酰化,从而恢复乙酰胆碱酯酶活性。肟类化合物还具有非胆碱酯酶重活效应,通过调节中枢抑制递质和兴奋递质效应,抑制中枢和周围胆碱能突触释放乙酰胆碱,同时使 M 受体变构,降低其对乙酰胆碱的敏感性。常用药物有氯解磷定、碘解磷定、双复磷等,对缓解 N 样症状疗效好,但各有差异。氯解磷定和碘解磷定对内吸磷、对硫磷、甲胺磷、甲拌磷等中毒的疗效好,对敌百虫、敌敌畏等中毒的疗效差,对乐果和马拉硫磷中毒的疗效可疑;双复磷对敌敌畏、敌百虫中毒的疗效较好。对胆碱酯酶复活药疗效差的患者,应以胆碱受体拮抗药治疗为主。

2. 使用方法 详见表4-3-3,中毒症状消失后可停用解毒药,并至少观察3~7天。

表4-3-3 有机磷中毒解毒药的治疗方案

解毒药	轻度	中度	重度
胆碱受体拮抗剂			
阿托品	首剂:1~2 mg,皮下注射,q1~2 h 阿托品化后:0.5 mg,皮下注射,q4~6 h	首剂:2~4 mg,静脉注射,随后1~2 mg静脉注射 q30 min,0.5~1 mg,皮下注射,q4~6 h	首剂:5~10 mg,静脉注射,随后2~5 mg静脉注射 q10~30 min,0.5~1 mg,皮下注射,q2~6 h
盐酸戊乙奎醚	1~2 mg,肌内注射,q8~12 h	2~4 mg,肌内注射,q8~12 h	4~6 mg,肌内注射,q8~12 h
胆碱酯酶复活剂			
氯解磷定	0.5~0.75 g,肌内注射/静脉注射	0.75~1.5 g肌内注射/静脉注射,0.5 g肌内注射/静脉注射 q2 h,总量为4~5 g/24 h	1~2 g静脉注射 q30~60 min,总量为10 g/24 h
碘解磷定	0.4 g稀释后静脉注射,必要时2 h后重复1次	0.8~1.2 g稀释后静脉注射,必要时每2 h重复1次	1.2~1.6 g稀释后静脉注射,30 min后可视病情重复用药,0.4 g/h维持至病情好转
双复磷	0.125~0.25 g肌内注射,必要时2 h后重复1次	0.25~0.5 g肌内注射或静脉注射,2 h后酌情予0.25 g静脉注射	0.5~0.75 g稀释后静脉注射,30 min后重复0.5 g

(三)稳定生命体征和对症治疗

重度有机磷杀虫剂中毒者出现肺水肿或呼吸衰竭时,应注意保持呼吸道通畅,给予正确氧疗,必要时应用机械通气;心律失常者应行心电监护并及时应用抗心律失常药。脑水肿者应用脱水药和糖皮质激素,惊厥者给予地西泮。危重患者可行血液净化治疗,如血液灌流、换血疗法等。对迟发性神经病者,应给予神经营养治疗,可配合理疗及运动功能的康复治疗。

(四)中间综合征的治疗

机械通气是唯一有效的急救措施,及时行气管插管或气管切开,迅速建立人工气道及机械通气,确保呼吸功能,以助患者度过呼吸衰竭。中间综合征恢复以颅神经支配肌肉最快,继而颈屈肌及肢体肌肉恢复,最后呼吸肌恢复。机械通气撤离以呼吸功能恢复为准,经综合救治后一般于4~18天可缓解。中间综合征有很高的自限性,救治成功率较高。

(五)迟发性神经病的治疗

肌注大剂量的维生素 B_1、B_{12} 和胞磷胆碱营养神经,给予适量糖皮质激素,辅以物理治疗及其他支持疗法。

【预后】

轻、中度中毒者一般预后良好,无后遗症;重度中毒者可因肺水肿、呼吸肌麻痹、呼吸中枢衰竭死亡,或出现迟发性神经病遗留运动功能障碍。

第二节 百草枯中毒

百草枯是一种速效、触杀型除草剂,1962 年上市,农业生产应用甚广,中毒事件屡有发生。急性百草枯中毒患者以多脏器功能损害为临床表现,其中肺损伤最具特征性。百草枯中毒的总病死率为 20% ~ 75%,且存活人群中绝大多数患者存在肺间质纤维化,无特效解毒药,预后较差。

【概述】

百草枯(paraquat,又名对草快、克芜踪)的化学名为 1,1′ 二甲基 -4,4′ 二氯二吡啶,分子式为 $C_{12}H_{14}N_2 \cdot 2Cl$,为白色结晶,以阳离子形式存在,为强氧化剂。易溶于水,微溶于乙醇,在酸性及中性溶液中稳定,可被碱水解。

【代谢途径与中毒机制】

1. 代谢途径 百草枯可经胃肠道、皮肤和呼吸道吸收,因其无挥发性,一般不易经呼吸道发生中毒。皮肤若长时间接触百草枯,或短时接触高浓度百草枯,特别是破损的皮肤或阴囊、会阴部被污染,均可导致全身中毒。口服中毒是百草枯中毒的主要途径。百草枯吸收后 2 h 达到血浆浓度峰值,并迅速分布到肺、肾、肝、肌肉、甲状腺等部位,其中以肺组织中浓度较高。百草枯以原形形式广泛分布于体内,在肌组织中存留时间较长,平均半衰期 84 h,且在体内不经代谢以原形形式经肾随尿排出体外,少量亦可从粪便中排出。人口服致死量约为 2 ~ 6 g,口服吸收率 5% ~ 15%,存留时间较长。

2. 中毒机制 百草枯的中毒机制目前尚不完全清楚。一般认为百草枯是一电子受体,参与细胞内的氧化还原反应,生成大量活性自由基,引起细胞膜脂质过氧化,从而造成全身组织细胞的氧化性损害。

肺是百草枯作用的主要靶器官,中毒后肺组织的百草枯浓度是血浆浓度的 10 ~ 90 倍。这种特殊的肺毒性可能是由于肺部存在胺类物质转运系统,百草枯与胺类物质结构上具有特殊的相似性,通过细胞膜对双胺和聚胺类物质的主动转运机制,百草枯被肺泡 I、II 型细胞主动转运而摄取。由于肺泡细胞对百草枯具有主动摄取和蓄积特性,故肺损伤为其最突出的表现。

【临床表现】

1. 局部刺激症状 皮肤接触可引起局部炎症、红斑、水疱、溃疡等表现;眼接触后可引起刺激症状,眼结膜炎,结膜、角膜灼伤。

2. 消化道症状 口服中毒者可出现口腔、舌咽、食管黏膜糜烂、溃疡及灼痛等化学烧伤等症状,随后出现吞咽困难、声嘶和咳嗽等症状,并可伴发热、恶心、呕吐、腹痛、腹泻、便血,部分患者可出现肝功能损害。

3. 呼吸系统症状 以呼吸系统损害最为突出。常于 24 h 内迅速出现肺水肿及出血,表现为咳嗽、咳痰、咯血、呼吸困难等,并出现弥漫性进行性肺纤维化所致的严重低氧血症。低氧血症可紧随中毒早期的肺水肿和肺出血之后出现,部分患者出现肺纤维化,也可在患者一般情况开始好转后,10 ~ 14 天后再次出现呼吸困难并进行性发展至 ARDS,最终死于呼吸衰竭。部分患者会出现皮下气肿和(或)纵隔气肿。

4. 肝肾功能损害 服药量小者,若能度过上述的急性中毒阶段,则在 3 ~ 5 天后可出现肾小管损害所致的肾衰竭和肝细胞损害的临床表现,但均较轻微。

5. 其他系统损害 患者还可以出现心肌损害、急性肾衰竭,以及严重的中枢神经系统抑制症状。

【辅助检查】

1. 明确百草枯摄入的定性分析 可测定血清和尿液中的百草枯浓度,尿检测为阴性时可于摄入百草枯 6 h 时再次测定;如仍为阴性,则出现严重后遗症的可能性较小。血清药物浓度测定除明确诊断外,还有助于判断预后。一般认为在服药后 4、10、24 h 后,血药浓度分别低于 0.2、0.3、0.1 μg/mL,预后稍好;而中毒 24、48 h 后,血药浓度仍分别高于 0.2、0.1 μg/mL,则常为预后不良的指标。所采样本必须是患者摄入百草枯4h后的血样,血样必须保存在塑料试管内,不可用玻璃试管。

2. 血气分析 在抢救过程中应连续检测,多表现为低氧血症。

3. 肝肾功能测定和心肌酶学检测。

4. 影像学检查 肺部影像学(胸部X线和CT)表现可随时间的改变而变化。中毒早期(3～7天)表现为肺纹理增多,肺野呈毛玻璃样改变,严重者两肺广泛高密度阴影,形成"白肺"(图4-3-2);中毒中期(1～2周)肺大片实变,腺泡结节,部分肺纤维化(图4-3-3);中毒后期(2周后)出现肺网状纤维化及肺不张表现(图4-3-4)。

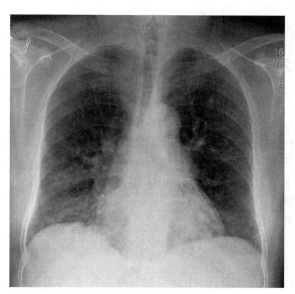

图 4-3-2 中毒早期的胸片表现

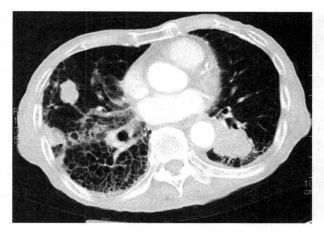

图 4-3-3 中毒中期的胸部 CT 表现

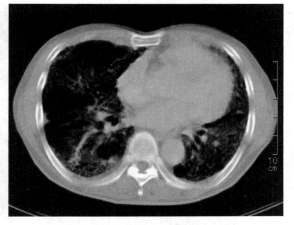

图 4-3-4 中毒后期的胸部 CT 表现

【诊断与鉴别诊断】

(一)诊断依据和中毒程度分级

1. 诊断依据 有明确的百草枯接触史或服毒史,有以肺损害为主并伴有多系统损害的临床表现,一般可以明确诊断。对于诊断困难者可进行尿、血或胃内容物的毒物分析。

2. 分级 根据百草枯的摄入量和临床表现,将百草枯中毒分为三级(度)(表4-3-4)。

表 4-3-4 百草枯中毒分级

分级	摄入量	临床表现	预后
轻度	< 20 mg/kg	有轻度消化道和呼吸系症状,一般无其他器官损害	经积极治疗后多能康复
中重度	20 ~ 40 mg/kg	服后立即呕吐,数小时内出现腹泻、腹痛及口和咽喉部溃疡;1 ~ 4 天内出现肾衰竭、肝损伤改变、低血压和心动过速;1 ~ 2 周内出现咳嗽、咯血、胸腔积液,随着肺功能恶化,肺纤维化出现	部分患者可存活,但多数患者在 2 ~ 3 周内死于肺功能衰竭
急性暴发型	> 40 mg/kg	服后立即呕吐,数小时到数天内出现腹泻、腹痛、肝肾衰竭、口腔咽喉部溃疡、胰腺炎、中毒性心肌炎、昏迷、抽搐等	1 ~ 4 天内死于多器官功能衰竭

【治疗】

百草枯中毒的治疗目前仍处于探索阶段,现行的治疗药物及方法包括洗胃、导泻、血液透析、血液灌流、抗自由基药物、免疫抑制剂等。

1. 一般处理

(1)监测生命体征,确保气道通畅,呼吸、循环功能正常。

(2)脱去污染衣物,用清水或弱碱性液体彻底冲洗局部接触的皮肤,眼部污染立即用清水冲洗至少 15 min,医务人员应戴口罩和手套。

(3)处理口腔溃疡和感染,对有口咽部、食管损伤征象的患者要禁食,酌情使用镇痛药。

(4)必要时采取以下措施控制呕吐:应用 5-羟色胺拮抗剂,如昂丹司琼 8 mg 缓慢静脉推注,推注时间不低于 15 min。或应用吩噻嗪类镇吐药,如丙氯拉嗪。不应使用甲氧氯普胺等多巴胺受体拮抗剂,因其可减弱多巴胺对肾功能恢复的作用。

2. 减少毒物的吸收 因无特效解毒药,能否及时清除毒物便成为决定抢救成败的关键。消化道吸收百草枯的速度快,经口摄入后约 2 h 即达血浆浓度峰值,故各种经由消化道清除毒物的方法必须在中毒后数小时内尽早实施。应于早期反复彻底洗胃,可用 1% 皂黏土溶液或 2% 碳酸氢钠溶液;洗胃后应于胃管内注入活性炭溶液,以加强毒物的吸附;继而用硫酸镁或甘露醇导泻,要求每隔 2 ~ 4 h 反复进行吸附与导泻,持续进行 2 ~ 3 天,一直达到尿中百草枯定性试验阴性时为止。百草枯具有一定的腐蚀性,洗胃时应小心谨慎,以免毒物造成患者咽喉部或食管溃疡穿孔。

3. 补液和利尿 百草枯主要以原形经肾小球滤过和肾小管主动排泄,吸收后 24 h 出现肾小管损害。故对于早期未发生肾衰竭者,强制性利尿是有效的,保持尿量 200 mL/h,必要时可给予呋塞米 20 mg,静注,每 4 ~ 6 h 一次。同时给予补液,以保持肾对百草枯的清除处于最佳状态,并保持水电解质平衡。

4. 血液透析或血液灌流 目前普遍认为血液灌流治疗效果比血液透析更为有效,特别是对中度中毒和中毒剂量未知的患者。无论血液透析或血液灌流,都应尽可能在中毒 4 ~ 12 h 进行,且越早越好。此外,有研究证实,血浆置换治疗明显优于上述常规治疗。

5. 药物治疗 无特效解毒药,主要是通过清除自由基、抑制免疫等对症治疗。

(1)抗自由基药物:百草枯的早期毒性表现为激活炎性细胞,释放蛋白水解酶及氧自由基,损伤肺泡细胞,导致肺纤维化和呼吸衰竭。因此,抗自由基阻止早期肺损伤是治疗百草枯中毒的一个重要途径。可试用大剂量维生素 C、还原型谷胱甘肽和姜黄素等进行抗氧化治疗,动物实验证实有效,但有待临床进一步研究。

(2)激素和免疫抑制剂:早期未死于多脏器衰竭、食管穿孔的中度中毒患者,多逐渐发展为肺纤维化,并在数周内死于呼吸衰竭。现常早期大剂量使用激素,或加大激素用量并联合免疫抑制剂治疗,以试图阻止此过程。方法:环磷酰胺 5 mg/(kg·d)总量 4 g 和地塞米松 8 mg,每 8 h 一次,持续 2 周治疗。但激素和免疫抑制剂在百草枯中毒中的疗效尚有待临床的进一步证实。

(3)阻断肺细胞对百草枯的主动摄取:目前正在研究各种聚胺结构类似物及百草枯单克隆抗体,以期通过竞争性抑制机制阻断或减少肺细胞的主动摄取过程。

6. 氧疗　早期不宜氧疗,因为给氧会加速氧自由基的形成,促进患者的死亡,原则上禁用。当百草枯中毒导致严重的气体交换障碍,患者表现为低氧血症,若不纠正会直接危及生命时,则需要对氧疗的实施进行评估。现认为可使用 PEEP 和 CPPB 给低 FiO_2 混合气体,只有在 $PaO_2 < 40$ mmHg 时,才给予中毒者吸入高于 21% 的氧气。

7. 放射治疗　使用放射治疗能控制肺纤维原细胞的数量,同时降低纤维蛋白产生,但无证据表明此方法能够降低病死率。

8. 肺移植　是改善患者肺纤维化的手段。

【预后】

超大剂量的百草枯中毒患者多在短期内死于多器官功能衰竭,中、重度中毒患者即使能度过急性期,后期亦多出现不可逆的肺纤维化而死于肺功能衰竭。病程中出现 3 个以上器官衰竭者几乎均难以存活。

思考题

1. 简述有机磷中毒的临床表现。
2. 哪些实验室检查有助于明确有机磷中毒的诊断和病情分级?
3. 面对急性有机磷杀虫剂中毒患者,如何快速做出抢救措施? 解毒药的应用原则是什么?
4. 何谓"阿托品化"?
5. 简述百草枯中毒的临床表现。
6. 百草枯中毒患者如何进行氧疗?

（陈晓辉　林珮仪）

数字课程学习

教学 PPT　　自测题

案例

患者,男性,32 岁,农民,主因突发神志不清伴抽搐 15 min 入院。

患者 15 min 前与朋友聚餐时进食"熏肉、豆干"后,突发头晕,伴恶心、呕吐,继而神志不清,双眼上吊,口吐白沫,四肢抽搐,持续约 3 min 后自行苏醒,事后不能回忆,大小便失禁,伴心悸、腹痛,无偏瘫,朋友急送我院急诊。送院过程中,患者再发作抽搐 2 次,性状同前。同进餐者有类似症状。既往史不详。

查体:T 36.8℃,P 110 次 /min,R 26 次 /min,BP 132/76 mmHg,神志模糊,烦躁,检查不合作。双瞳孔正大等圆,对光反射迟钝,巩膜、黏膜无黄染。颈软,双肺呼吸音清,未闻及干湿性啰音,心率 110 次 /min,律齐,各瓣膜区未闻及杂音。腹平软,全腹无压痛及反跳痛,肝脾肋下未触及,肠鸣音亢进,四肢肌张力增高,腱反射稍亢进,病理征未引出。

灭鼠剂(鼠药)指一类可以杀死啮齿动物的化合物。由灭鼠剂所致的误食或蓄意投毒引起的人、畜伤亡事件在国内时有发生,严重威胁着人民的生命财产安全。现举几种较常见的灭鼠剂中毒,如毒鼠强、氟乙酰胺和抗凝血灭鼠剂中毒。

【概述】

灭鼠剂品种甚多,按来源大致可分为抗凝血灭鼠剂、致痉挛剂、无机灭鼠剂等(表 4-4-1)。依其作用形式,可将常用的灭鼠剂分为急性与慢性两大类,其中前者指老鼠进食毒饵后在数小时至一天内毒性发作而死亡,如毒鼠强、氟乙酰胺;后者指老鼠进食毒饵数天后毒性才发作,如抗凝血灭鼠剂(杀鼠灵、杀它仗、溴敌隆)。抗凝血灭鼠剂是目前使用最广泛的一类灭鼠剂(表 4-4-2)。

【中毒机制】

1. 毒鼠强 完整皮肤不易吸收,经消化道或呼吸道黏膜快速吸收入血,以原形存于体内,很快均匀分

表 4-4-1　灭鼠剂的分类

分类		商品名
抗凝血灭鼠剂	香豆素类	华法林、克灭鼠、杀它仗、溴敌隆
	茚满二酮类	如敌鼠、杀鼠酮
致痉挛剂		氟乙酸钠、氟乙酰胺、毒鼠强
无机灭鼠剂		磷化铝、磷化锌、硫酸铊
其他		安妥、鼠特灵、抗鼠灵、胆固化醇

表 4-4-2 常用灭鼠剂的特性

项目	毒鼠强	氟乙酰胺	抗凝血灭鼠剂
别名或种类	鼠没命、三步倒、闻到死	敌蚜胺、氟素儿、AFL、Fussol、Megatex Baran	杀鼠灵、杀它仗、溴敌隆
合法性	国内禁用	国内禁用	合法,主导的杀鼠产品
物理性状	白色粉末状,无臭,无味	白色针状结晶,无臭,无味	无臭味
化学性质	化学性质极其稳定,微溶于水和丙酮,难溶于乙醇	化学性质稳定,易溶于水,成为无色透明溶液	不溶于水,溶于乙醇和丙酮等有机溶剂
毒性	人的 LD_{50} 为 0.1 mg/kg,口服致死量为 5~12 mg	鼠的 LD_{50} 为 15 mg/kg,人的口服致死量为 0.1~0.5 g	杀它仗对家兔的 LD_{50} 为 0.25 mg/kg,溴敌隆对大白鼠的 LD_{50} 为 1.25 mg/kg,犬为 10.0 mg/kg

布于各组织器官中,在生物体内代谢缓慢,不易降解,以原形从尿和粪便中缓慢排出,易造成二次中毒。

毒鼠强可作为中枢神经系统抑制物 γ-氨基丁酸(GABA)的拮抗剂,与 GABA 竞争受体,可逆性阻断 GABA 与受体结合,中枢神经呈过度兴奋而导致强直性痉挛和惊厥,并可引起皮质放电,导致癫痫大发作或产生精神异常。同时,毒鼠强可直接作用于交感神经,导致肾上腺素能神经兴奋或抑制体内单胺氧化酶和儿茶酚胺氧位甲基移位酶的活性,使其失去灭活肾上腺素和去甲肾上腺素的作用,导致中枢神经功能紊乱。此外毒鼠强还有类酪氨酸衍生物胺类作用,能使肾上腺素作用增强。

2. 氟乙酰胺 通过消化道和损伤的皮肤黏膜吸收,在体内代谢排泄缓慢,易致蓄积中毒,可导致二次中毒。

氟乙酰胺进入体内后,即脱氨基转化为氟乙酸,与细胞内线粒体的辅酶 A 作用,生成氟代乙酰辅酶 A,再与草酰乙酸反应,生成氟柠檬酸。由于氟柠檬酸与柠檬酸在化学结构上相似,但不能被乌头酸酶作用,反而拮抗乌头酸酶,使柠檬酸不能代谢产生乌头酸,中断三羧酸循环(谓之"致死代谢合成"),使丙酮酸代谢受阻,妨碍正常的氧化磷酸化过程,从而引起中枢神经系统和心血管系统为主的毒性损害。此外,氟柠檬酸还可以直接损害中枢神经系统和心肌,氟离子还可以与体内钙离子相结合,使体内血钙下降。

3. 抗凝血灭鼠剂 可经消化道、呼吸道、皮肤吸收。抗凝血灭鼠剂进入机体后,对维生素 K 产生竞争性抑制,干扰肝对维生素 K 的作用,抑制凝血因子 Ⅱ、Ⅶ、Ⅸ、Ⅹ 的活性,影响凝血酶原的合成,使凝血时间延长。同时,其代谢产物亚苄基丙酮可直接损伤毛细血管壁,发生无菌性炎症,导致管壁通透性增加而加重出血。

【临床表现】

1. 毒鼠强 属于一种对人畜有强烈毒性的神经毒性灭鼠剂,潜伏期短,人误食后数分钟至 30 min 内突然发病,一般无前驱症状,临床上主要表现为以神经系统症状为主的多系统损害,反复发作且进行性加重的强直性抽搐。癫痫样发作、惊厥及昏迷是毒鼠强中毒的特征性表现。中毒症状的轻重与接触量密切相关。

(1)神经系统:首发症状有头痛、头晕、无力。部分患者可出现口唇麻木及醉酒感。严重者迅速出现神志模糊,躁动不安,四肢抽搐,继而出现阵发性强直性抽搐,每次持续 1~6 min,多可自行停止,间隔数分钟后再次发作。可伴有口吐白沫,小便失禁等,发作后意识可恢复正常。

(2)消化系统:中毒者均有恶心、呕吐,可伴上腹部烧灼感、腹痛和腹泻,严重者有呕血。中毒后 3~7 天约 1/4 病例出现肝大及触痛。

(3)循环系统:一般有心悸、胸闷等。心电图出现窦性心动过缓或窦性心动过速,个别可见期前收缩,部分心电图有心肌损伤或缺血的表现。

2. 氟乙酰胺 误食后可有潜伏期 30~120 min,临床表现为以中枢神经系统和循环系统症状为主的两大综合征。

（1）中枢神经系统：表现为头晕、头痛、乏力、易激惹、烦躁不安、肌束震颤、意识障碍甚至昏迷、阵发性抽搐，以及因强直性抽搐导致的呼吸衰竭。

（2）循环系统：表现为心悸、心动过速、血压下降、心力衰竭、心律失常（期前收缩、室速或室颤）、心肌损害（心肌酶活力增高，Q–T 间期与 ST–T 改变等）等。

（3）其他：可有消化道症状和呼吸系统表现，如呼吸道分泌物增多、呼吸困难、咳嗽、恶心、呕吐、肠麻痹和大小便失禁等。

3. 抗凝血灭鼠剂　抗凝血灭鼠剂作用缓慢，摄入后潜伏期长，大多数 2~3 天才出现中毒症状，以凝血系统障碍为特征性改变。

（1）消化道症状：如恶心、呕吐、纳差等。

（2）凝血系统障碍：表现为皮肤、黏膜、内脏出血，如皮下出血（图 4-4-1）、瘀斑、牙龈出血及其他脏器出血（如血尿、鼻衄、咯血、呕血和便血等），严重者可发生休克。

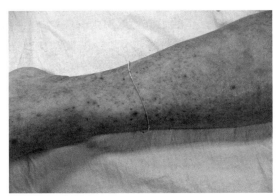

图 4-4-1　抗凝血灭鼠剂中毒患者皮下出血

（3）其他：可有关节疼痛、低热、精神不振等。

【实验室检查】

1. 毒物鉴定　血、尿、呕吐物、胃液和可疑食物中若检测出毒物，则可明确诊断。血、尿中毒鼠强浓度与病情相关，尿中毒鼠强浓度一般高于血中浓度且消失较晚。

2. 血生化检查

（1）抗凝血灭鼠剂中毒可见红细胞、血红蛋白下降，出血时间、凝血时间及凝血酶原时间均延长，血小板减少。

（2）氟乙酰胺中毒可有血柠檬酸含量和血氟含量增高，血钙、血糖降低。

（3）毒鼠强和氟乙酰胺中毒可见肌酸激酶（CK）、肌酸激酶同工酶（CK–MB）显著升高。

（4）所有灭鼠剂中毒患者均应监测肝肾功能和电解质。

3. 心电图　毒鼠强和氟乙酰胺中毒可有窦性心动过速或过缓，同时可有心肌损伤或缺血改变。

4. 脑电图　脑电图改变与毒鼠强中毒的病情密切相关，并可随病情转归而动态演变，是判断中毒程度和病情的一项较有意义的指标。

【诊断与鉴别诊断】

1. 灭鼠剂中毒诊断要点

（1）有灭鼠剂接触史或摄入史，尤其是在进食后集体发病更有意义。

（2）出现灭鼠剂中毒的主要临床表现，如毒鼠强中毒出现癫痫大发作等中枢神经系统兴奋的症状，氟乙酰胺中毒出现神经系统和循环系统的症状，抗凝血灭鼠剂中毒则出现以出血为主的临床表现。

（3）血、尿、呕吐物等生物样品中检出毒物，并测定浓度。

2. 病情严重程度分级　见表 4-4-3。

表 4-4-3　毒鼠强中毒与氟乙酰胺中毒的病情严重程度分级

严重程度分级	毒鼠强中毒	氟乙酰胺中毒
轻度	头痛、头晕、恶心、呕吐和四肢无力等症状，可有肌束震颤或局灶性癫痫样发作	头痛、头晕、视力模糊、乏力、四肢麻木、肢体小抽动、恶心、呕吐、口渴、上腹部烧灼感、腹痛、窦性心动过速、体温下降等

续表

严重程度分级	毒鼠强中毒	氟乙酰胺中毒
中度	在轻度中毒的基础上,具有下列之一者:癫痫大发作,精神症状(幻觉、妄想等)	除上述症状外,尚有分泌物多、呼吸困难、烦躁、肢体痉挛,血压下降、心电图示心肌损害等
重度	在中度中毒的基础上,具有下列之一者:癫痫持续状态,脏器衰竭	除上述症状外,可有昏迷、惊厥、严重心律失常、瞳孔缩小、肠麻痹、大小便失禁、心力衰竭、呼吸衰竭等

3. 鉴别诊断

(1)毒鼠强中毒应除外其他以癫痫大发作为主要临床表现的疾病,如原发性癫痫、中枢神经系统感染性疾病、脑血管意外等。尤其要与氟乙酰胺中毒进行鉴别,因为两者的主要症状如抽搐、惊厥相似,鉴别要点见表 4-4-4。

表 4-4-4　毒鼠强中毒与氟乙酰胺中毒的鉴别要点

鉴别要点	毒鼠强中毒	氟乙酰胺中毒
潜伏期	潜伏期短,数分钟至 30 min	潜伏期长,30 ~ 120 min
抽搐的特征	进行性加重的强直性抽搐	阵挛性抽搐
乙酰胺治疗	无效	有效

(2)氟乙酰胺中毒应注意与有机磷中毒、中暑和食物中毒鉴别。

(3)抗凝血灭鼠剂中毒应除外其他出血性疾病,如白血病、血小板减少症等内科疾病。

【治疗】

1. 彻底清除体内毒物

(1)立即催吐和洗胃,使用药用活性炭吸附和导泻,皮肤污染者应用温水彻底冲洗。洗胃后可给予氢氧化铝凝胶或生鸡蛋清保护消化道黏膜。

(2)血液净化治疗:是目前唯一证实能有效清除体内毒鼠强的方法,以血液透析联合血液灌流治疗效果最佳,中、重度中毒患者应尽早进行,经血液净化治疗后血液毒鼠强浓度下降,组织中的毒物重新释放入血,周期为 8 h,因此还应多次进行,直至癫痫症状得到控制,病情稳定。

2. 解毒

(1)毒鼠强中毒目前尚缺乏明确的特效解毒剂,二巯基丙磺酸钠是广谱重金属解毒剂,据报道对毒鼠强中毒有较好的解毒作用,但是否是毒鼠强中毒的解毒剂,尚需进一步的研究证实。大剂量的维生素 B_6 亦有解毒作用。

(2)乙酰胺(解氟灵)作为氟乙酰胺中毒的特效解毒剂,可与氟乙酰胺竞争酰胺酶,使其不能脱氢产生氟乙酸,并直接提供乙酰基,与辅酶 A 形成乙酰辅酶 A,阻止有机氟对三羧酸循环的干扰,恢复机体的正常氧化磷酸化代谢过程。成人乙酰胺(解氟灵)2.5 ~ 5.0 g,肌注,每 6 ~ 8 h 一次,儿童按 0.1 ~ 0.3 g/(kg·d)分 2 ~ 3 次肌注,用药依病情决定,一般维持 5 ~ 7 天。首次给全日量的一半效果更好。因乙酰胺 pH 低,刺激性大,注射局部疼痛明显,宜加用 0.5% 普鲁卡因同时注射以减轻疼痛。危重患者可将乙酰胺 20 g 加入 500 ~ 1 000 mL 液体中静滴。

(3)抗凝血灭鼠剂中毒者可使用特效解毒剂维生素 K_1。无出血倾向、凝血酶时间与凝血酶原活动度正常者,可不用维生素 K_1 治疗,但应密切观察;轻度出血者,用 10 ~ 20 mg 肌内注射,每日 3 ~ 4 次;严重出血者,首剂 10 ~ 20 mg 静脉注射,续以 60 ~ 80 mg 静脉滴注;出血症状好转后逐渐减量,一般连用 10 ~ 14 天,出血现象消失,凝血酶原时间与活动度正常后停药。维生素 K_3、维生素 K_4、卡巴克络、氨苯甲酸等药物对此类抗凝血灭剂中毒所致出血无效。

3. 对症治疗

（1）控制抽搐：苯巴比妥为预防强直性抽搐的基础用药,可与其他镇静止痉药合用。轻度中毒者每次 0.1 g,每 8 h 肌内注射一次;中、重度中毒患者每次 0.1 ~ 0.2 g,每 6 h 肌内注射一次,抽搐停止后减量使用 3 ~ 7 天。地西泮是癫痫大发作和癫痫持续状态的首选药,成人每次 10 ~ 20 mg,缓慢静脉注射。成人注射速度不超过 5 mg/min,可重复使用,间隔时间在 15 min 以上,注意呼吸抑制。若癫痫持续状态超过 30 min, 连续两次使用地西泮仍不能有效控制抽搐,应及时应用静脉麻醉剂(如硫喷妥钠)或骨骼肌松弛剂。

（2）积极防治多器官功能障碍：呼吸衰竭是毒鼠强中毒死亡的主要原因,对有急性肺水肿、呼吸道分泌物增多、频繁的强直性抽搐及大剂量使用镇静剂止痉的患者,需尽早建立人工气道,保持气道通畅,必要时行机械通气。此外,应重视脑水肿的早期治疗,避免或减轻脑组织的损害,对于有抽搐症状的患者,应使用甘露醇或呋塞米(速尿)脱水降颅压。抗凝血灭鼠剂中毒出血严重者,可输注新鲜血液、新鲜冷冻血浆或凝血酶原复合物,以迅速止血,并酌情使用肾上腺皮质激素,同时给予大剂量维生素 C。

（3）对症支持治疗：密切监测心、脑、肺、肾等重要脏器功能,及时给予相应的治疗措施,包括心电监护,防止脑水肿,保护心肌,纠正心律失常,维持水、电解质酸碱平衡,高压氧疗等。

思考题

1. 毒鼠强中毒和氟乙酰胺中毒的发病机制是什么?
2. 毒鼠强中毒和氟乙酰胺中毒的临床表现有何区别?
3. 毒鼠强中毒和氟乙酰胺中毒的特效解毒药是什么?
4. 毒鼠强中毒患者酶学指标明显升高的原因是什么?
5. 简述抗凝血灭鼠剂的中毒机制,以及其特效解毒药的机制和用法。

（陈晓辉）

数字课程学习

⬇ 教学 PPT　　　📝 自测题

第五章　急性毒品中毒

毒品指阿片、吗啡、二醋吗啡（海洛因）、甲基苯丙胺（冰毒）、亚甲二氧基甲基苯丙胺（摇头丸）、大麻、可卡因及国家规定管制的其他能够使人成瘾的麻醉药品和精神药品。20 世纪 80 年代以来，随着国际交往的日益频繁，曾一度在我国境内禁绝的毒品问题又重新出现，吸毒人数也不断上升。据有关部门统计，现阶段我国登记在册的吸毒人员有 234.5 万人，年龄集中在 20 ~ 40 岁。

通常根据药物学原理、毒品的来源和毒品对人体的作用对毒品进行分类，其中药物学原理是国际上通用的分类依据（表 4-5-1）。

表 4-5-1　常用的毒品分类

分类方法	分类	毒品名称
药物学原理	麻醉药品	阿片、吗啡、二醋吗啡（海洛因）、可卡因等
	精神药品	麦角酸二乙胺（LSD）、苯丙胺等
毒品的来源	天然原生植物类	罂粟
	半合成类	阿片、二醋吗啡（海洛因）
	合成类	摇头丸、甲基苯丙胺（冰毒）、氯胺酮（K 粉）
毒品对人体的作用	镇静剂	阿片、二醋吗啡（海洛因）等
	兴奋剂	甲基苯丙胺（冰毒）、亚甲二氧甲基苯丙胺（MDMA）和可卡因等
	致幻剂	色胺类（如裸盖菇素）、LSD、苯烷胺类（如麦司卡林）等

毒品不仅严重危害人的身心健康，还引发违法犯罪，破坏正常的社会和经济秩序，给社会造成巨大的经济损失。

第一节　阿片类药物急性中毒

阿片（opium）类药物主要有吗啡（morphine）、哌替啶（pethidine）、可待因（codeine）、二醋吗啡（heroin，海洛因，俗称"白粉"）、美沙酮（methadone）、芬太尼（fentanyl）、舒芬太尼（sufentanil）及二氢埃托啡（dihydroetorphine）等。

【中毒机制】

阿片类药物可经口服、鼻吸或注射吸收，起效时间随进入人体的途径不同而异，静脉滴注起效时间为 10 min、鼻黏膜吸入 10 ~ 15 min、肌内注射 30 ~ 45 min、口服 90 min。大多数阿片类药物进入人体后经肝代谢，随尿排出，肝肾功能障碍者容易出现药物蓄积。吗啡中毒量为 0.06 g，致死量为 0.25 g；可待因中毒量为

0.2 g,致死量为 0.8 g。

此类药物通过激动中枢和外周的阿片受体,抑制突触神经递质而产生效应。阿片类药物兴奋 μ 和 κ 受体后,产生中枢镇痛镇静、欣快、呼吸抑制和瞳孔缩小等效应;δ 受体激动后,表现为焦虑、幻觉和精神异常,影响 λ 受体出现精神愉快、镇痛和惊厥等反应。阿片类药物还能直接兴奋延髓化学感受区,引起恶心、呕吐,降低呼吸中枢对二氧化碳张力的敏感性,抑制脑桥呼吸中枢。

【临床表现】

1. 中枢神经系统　轻者困倦、淡漠,重者木僵、昏迷;部分可能出现烦躁不安、幻觉、谵妄等,个别患者可能出现癫痫大发作,甚至惊厥。

2. 呼吸抑制　表现为呼吸频率减慢和发绀,中、重度中毒时呼吸频率仅为 4~6 次 /min,是导致患者死亡的主要原因。

3. 针尖样瞳孔　两侧对称,但在中毒后期或缺氧严重时也可能不缩小,甚至扩大。哌替啶具有阿托品样作用,故其不会引起瞳孔缩小。

4. 其他　可出现低血压、休克、心动过缓、恶心、呕吐与体温下降等。

【并发症】

1. 非心源性肺水肿　海洛因中毒者常见,表现为呼吸急促、发绀、咳红色泡沫痰、心动过速。

2. 感染　长期滥用毒品者免疫力下降,故常合并各种感染,常见菌有金黄色葡萄球菌、链球菌、结核分枝杆菌等,常出现注射局部的蜂窝织炎、静脉炎、肺炎、感染性心内膜炎(以右心心内膜炎多见)等。

3. 艾滋病感染　吸毒者艾滋病发病率高,尤其是静脉注射吸毒人群。

4. 戒断综合征　在使用阿片类拮抗剂治疗急性中毒的过程中,如果过度拮抗(over-shoot)阿片的作用,患者在意识恢复清醒后,可出现不安、易激惹、打哈欠、流涕、流泪、心动过速、血压升高、体毛竖立等戒断症状。

【辅助检查】

1. 血常规、血电解质、渗透压和血气分析。

2. 毒物检测　血、尿中可检出阿片类药物的浓度。

3. X 线检查　疑有肺水肿和肺部感染者,应行胸部 X 线检查。

4. HIV 检测　静脉注射毒品者,尤其有不洁针头使用史的成瘾者,应视为 HIV 高危人群,需常规检测。

【诊断】

急性毒品中毒的诊断要点包括:①有吸毒史或注射毒品的痕迹;②有昏迷、针尖样瞳孔和呼吸抑制"三联征",即急性阿片类药物中毒综合征的典型表现;③血、尿或胃内容物检测出毒品含量;④纳洛酮诊断性治疗有效。

【治疗】

1. 紧急抢救生命、维持生命体征平稳　阿片类药物中毒的患者存在昏迷和呼吸抑制,因此,应尽早进行气道管理,保持呼吸道通畅,充分给氧,迅速纠正低氧血症,必要时应予人工辅助通气,迅速建立静脉通道。

2. 清除毒物　口服中毒者应及早、彻底洗胃。因药物可致胃排空延迟,胃肠道动力下降,故即便是中毒时间较长的患者仍应洗胃。洗胃后应将药用活性炭 50~100 g 灌入胃内,并使用硫酸镁和甘露醇导泻。对于已吸收的毒物,可采取利尿、血液透析等措施加速毒物的排出。

3. 解毒剂的应用　纳洛酮(naloxone)是阿片受体的纯拮抗剂,不仅能在 1~2 min 内迅速逆转阿片类药物所致的昏迷和呼吸抑制作用,还可改善脑水肿及抽搐发作,是抢救阿片类药物中毒的重要治疗措施,考虑阿片类药物急性中毒时应立即使用。

负荷用药:根据患者情况,使用盐酸纳洛酮首剂 0.2~0.8 mg 静脉注射或肌内注射,可重复使用,静脉注射间隔 2 ~ 3 min,肌内注射间隔 10 min,直至神志转清;当总量达 10 mg 而未见疗效时,则应考虑合并有缺氧、缺氧性脑损伤或合并其他药品、毒品中毒,需进一步检查排除其他疾病。

维持用药:纳洛酮的半衰期为 20 ~ 60 min,有效作用持续 45 ~ 90 min,较许多阿片类药物的半衰期和作用时间短,因此在患者昏迷和呼吸抑制逆转之后,还应继续使用小剂量纳洛酮维持,以免患者再次昏迷。对于阿片类药物依赖中毒者,使用纳洛酮治疗清醒后,应尽快减量维持,以免引起严重的戒断症状。根据不同阿片类药物的种类及病情轻重调整剂量,采用间断静脉注射或静脉滴注等方式维持 24 h 左右,直至病情稳定。

4. 支持对症治疗　纠正水电解质平衡紊乱。

5. 防治并发症　出现非心源性肺水肿时,应尽快给予畅通气道,吸氧,呼吸机辅助通气,适量使用毛花苷 C,增加心肌收缩力或心输出量,糖皮质激素改善肺毛细血管通透性,减少渗出。有感染者予抗感染治疗。毒品成瘾、戒断综合征予戒毒治疗。

第二节　亚甲二氧基甲基苯丙胺(摇头丸)中毒

亚甲二氧基甲基苯丙胺(摇头丸,MDMA),又称"迷魂药",属苯丙胺类兴奋剂的衍生物,具有苯丙胺样中枢兴奋和麦角酸二乙胺(LSD)样致幻作用。MDMA 于 1914 年由德国 Merck 药厂合成,但一直未用于临床。20 世纪 90 年代以来,MDMA 作为一种"舞会药"在美国和欧洲一些国家的娱乐场所被广为滥用,现已波及包括亚洲许多国家在内的世界范围。MDMA 被误认为成瘾性低和安全性高,且价格便宜,容易获得,因此,其目前在青少年中的滥用有增加趋势。

【中毒机制】

常见的 MDMA 滥用方式为口服,其他方式还有鼻吸和静脉注射。服 MDMA 后 30 ~ 60 min 开始起效,约在 90 min 后达高峰,能持续 8 h 或更长。MDMA 在体内代谢经 N- 脱甲基形成亚甲二氧基苯丙胺(MDA),MDA 也有活性和药理作用,65% 经肾排出。MDMA 使突触前神经元释放 5- 羟色胺、多巴胺和去甲肾上腺素,并抑制这些递质的再摄取;MDMA 也抑制单胺氧化酶,使以上递质的破坏减少,结果使大脑各区的突触 5- 羟色胺、多巴胺和去甲肾上腺素能神经递质明显增加,引起交感神经、5- 羟色胺能兴奋。交感神经兴奋可造成多汗、瞳孔扩大、心动过速、血压升高和精神运动冲动增强;5- 羟色胺能兴奋,则可出现感觉增强、失真、错觉等。另外,MDMA 很可能由于 5- 羟色胺的异常,导致机体体温升高和活动亢进。

【临床表现】

MDMA 中毒表现为拟交感综合征,主要与交感神经和 5- 羟色胺能兴奋相关。

1. 神经系统表现　轻度中毒者可出现头痛、焦虑、烦躁不安、眩晕、视物模糊、疲劳感、眼球震颤、嗜睡、昏睡等。中毒严重者可发生昏迷、癫痫持续状态、脑出血、呼吸衰竭等。

2. 心血管系统表现　常可出现血压上升、心动过速、心律失常、心悸、房室传导阻滞。严重者可发生血压骤降、肺水肿、心源性休克甚至心搏骤停等,并可因严重心律失常致死。凡患慢性心脏病又服用 MDMA 者则更易危及生命。

3. 对横纹肌的作用　可出现肌张力增高、肌肉疼痛、痉挛、僵硬、牙关紧闭、磨牙,常由于头颈部肌肉有节律抽动导致头部不断左右摆动,似摇头状,此为本病的特征。严重时可发生横纹肌溶解,进而引起肾衰竭。

4. 其他　MDMA 中毒者可出现体温升高,如果体温过高、大量出汗、横纹肌溶解,会导致高钠血症、高钾血症、代谢性酸中毒等。

【辅助检查】

1. 血电解质、渗透压和血气分析　可通过这些检查判定患者是否存在脱水和酸碱平衡紊乱,部分患者可有高钠血症、渗透压增高和酸中毒。

2. 肌酸激酶（CK）、血肌酐和尿素氮 发生横纹肌溶解和肾功能损害时可升高。

3. 尿常规 脱水时可出现尿相对密度升高，尿 pH 监测还有助于评价碱化尿液的效果。

4. 毒理学检测 尿中检出 MDA，血中检出 MDMA，则可明确诊断。

5. 头部 CT 对神志不清、有神经系统症状和体征者，应行头部 CT 检查，以鉴别颅内病变。

【诊断和鉴别诊断】

一般来就诊的多为中度中毒的患者，多知道自己服用过 MDMA，所以确诊并不困难。对于病史不清、症状可疑的患者，医护人员应该想到 MDMA 中毒的可能。毒理学检测有助于明确诊断，还需与颅内病变及其他疾病引起的高热、血压过高或神志变化相鉴别。

【治疗】

1. 维持生命体征平稳 保持呼吸道通畅，吸氧，监测体温、脉率、呼吸、血压等生命体征。

2. 清除毒物 口服中毒者常规采取洗胃、导泻、药用活性炭口服或胃管注入等措施。输液、利尿、促排泄。

3. 镇静和抗惊厥 首选苯二氮䓬类药物，轻者给予地西泮 5～10 mg 口服或 10 mg 肌内注射；躁动明显时还可使用氟哌啶醇，起始剂量为 2.5～5.0 mg 肌内注射；或予氯丙嗪 1 mg/kg 肌内注射，每 4～6 h 一次。严重躁动或惊厥者给予地西泮 0.2 mg/kg（单次总量不超过 20 mg）以 2 mg/min 静脉注射（注意呼吸抑制的不良反应），必要时可重复。若无效，可给予苯巴比妥以 15～20 mg/kg 的剂量静脉注射，速度不超过 100 mg/min。根据临床情况调整剂量，镇静和抗惊厥药治疗还有利于血压稳定。

4. 控制高血压 多用硝普钠、硝酸甘油或酚妥拉明降压。

5. 降温 高热者必须立即降温，可安置于空调的环境下或用冷水擦浴，但应防止寒战，使肛温降到 38℃左右就可停止降温，以免患者体温过低。必要时还应使用药物降温。

6. 纠正水电解质和酸碱平衡紊乱 脱水或高钠血症时应适量补液，维持正常血容量，保证脏器灌注，合并酸中毒时应适量补碱。

7. 碱化尿液和利尿 碱化尿液的目的是防止在横纹肌溶解时发生急性肾衰竭，可静脉滴注碳酸氢钠，使尿 pH 达 7～8，注意密切监测血 pH，避免碱中毒。发生横纹肌溶解时易引起高钾血症，还可使用甘露醇和呋塞米。

8. 加强护理 由于 MDMA 的药理作用及部分患者同时饮酒等原因，患者往往存在活动过度、冲动、自我约束力下降及幻觉和暴力倾向等表现，故应注意密切观察，防止患者发生外伤。

【预防和教育】

毒品滥用是一个社会问题，需加强包括青少年在内的全民教育，只有把学校教育、家庭教育与社会预防结合在一起，对毒品展开一场没有硝烟的战斗，毒品滥用、毒品中毒等现象才能销声匿迹。

思考题

1. 典型急性阿片类药物中毒的临床表现是什么？

2. 阿片类药物中毒的特效解毒剂是什么？其作用机制是怎样的？

3. 简述"摇头丸"中毒的临床表现和治疗。

（陈晓辉 林珮仪）

数字课程学习

↓ 教学 PPT　　　✎ 自测题

第六章　急性药物中毒

案例

患者,女性,36 岁,主因神志不清 1 h 入院。患者于 1 h 前被家人发现倒卧在床上,呼之不应,床边见呕吐物及"地西泮"和"苯巴比妥"的空药瓶,家属急送患者至我院急诊。既往有"神经衰弱"史,长期失眠,有服用安眠药的习惯。近期因"情绪抑郁"曾流露自杀念头。查体:T 36.8℃,P 64 次 /min,R 10 次 /min,BP 90/60 mmHg,浅昏迷,呼吸浅慢,皮肤巩膜无黄染,双瞳孔正大等圆,直径 2.5 mm,对光反射迟钝,双肺呼吸音清,未闻及干湿性啰音,心率 64 次 /min,律齐,各瓣膜听诊区未闻及病理性杂音。腹平软,肝脾肋下未触及,肠鸣音稍亢进,四肢肌张力减弱,腱反射减弱,病理征未引出。

第一节　急性镇静催眠药中毒

镇静催眠药是一组中枢神经系统抑制药,巴比妥类和苯二氮䓬类是镇静催眠药最常见的种类。

【概述】

镇静催眠药主要通过消化道、肌肉或静脉注射途径进入体内。镇静催眠药多为脂溶性,药物的吸收、分布、蛋白结合、代谢、排出及起效和作用时间与脂溶性的强弱相关。脂溶性强的药物易通过血脑屏障,起效快,作用时间短,称为短效药,反之则称为长效药。镇静催眠药大致分为巴比妥类、苯二氮䓬类和非巴比妥非苯二氮䓬类(表 4-6-1)。大多数镇静催眠药中毒均为故意的,如自杀、投毒等。

表 4-6-1　镇静催眠药的分类及其半衰期

镇静催眠药			半衰期(h)
巴比妥类	极短效类	美索比妥、硫喷妥钠	<2
	短效类	司可巴比妥	2~3
	中效类	戊巴比妥、异戊巴比妥、布他比妥	3~6
	长效类	苯巴比妥(鲁米那)	6~8
苯二氮䓬类	短效类	三唑仑、奥沙西泮	<5
	中效类	阿普唑仑、替马西泮	5~15
	长效类	氯氮䓬、地西泮、氟西泮	>30

续表

镇静催眠药			半衰期（h）
非巴比妥非苯二氮 䓬类	氨基甲酸酯类	甲丙氯酯（安宁）	6～17
	醛类	水合氯醛、副醛	7～10
	派啶酮类	格鲁米特（导眠能）	12.5
	环吡咯酮类	佐匹克隆	3.5～6
	咪唑并吡啶类	唑吡坦（思诺思）	2～4

【中毒机制】

（一）药物代谢动力学

1. 巴比妥类 巴比妥类药物的中毒量和致死量因药物起效快慢、维持时间长短及机体耐受性而异，与短效巴比妥相比，长效巴比妥的脂溶性和蛋白结合率低，分布容积小，作用时间长。长效巴比妥的通透性受体内 pH 变化的影响，只有在非离子化状态下，才具有膜通透性。在酸性状态下，药物呈离子化状态，有利于巴比妥的渗透；在碱性状态下，药物呈非离子化状态，渗透降低。因此，碱化尿液可治疗长效巴比妥中毒。巴比妥类药物口服后在胃和小肠吸收，经肝内细胞色素 P450 微粒体酶系统代谢成无活性的物质，经肾排出。

2. 苯二氮䓬类 苯二氮䓬类药物的起效时间由胃肠道的吸收速度决定，达血药浓度高峰的时间一般为 1～3 h。脂溶性苯二氮䓬类比水溶性的吸收和起效快，在胃排空和联用乙醇的前提下，药物吸收更快。由于脂溶性药物吸收后从中枢神经快速再分布到外周脂肪组织，其作用时间较水溶性短。苯二氮䓬类药物经肝氧化和结合后，被分解成有活性的代谢产物，其作用时间较原药强，大多经肾排出。

3. 非巴比妥非苯二氮䓬类 大多数药物在肝生物转化后，被分解成代谢产物，大多经肾排出，部分通过粪便排出。

（二）中毒机制

所有的镇静催眠药都有中枢神经抑制作用，大多数通过激活 γ- 氨基丁酸（gamma-aminobutyric acid，GABA）产生中枢抑制作用，而不同种类药物的作用位点不同，导致临床表现又各有其特点，如巴比妥类主要作用于脑干网状结构上行激活系统，引起意识障碍；苯二氮䓬类则作用于边缘系统，影响情绪和记忆力。

【临床表现】

（一）急性中毒

1. 巴比妥类中毒 一次使用治疗剂量 5～10 倍的药物，即可引起急性中毒，吸收的药量超过其治疗量的 15 倍时，则有致命危险。口服长效巴比妥类 >6 mg/kg 或短效巴比妥类 >3 mg/kg，即可出现毒性反应。

（1）中枢神经系统：轻度中毒可出现嗜睡、共济失调、言语不清、步态不稳和反应迟钝等。中度中毒可有昏睡、浅昏迷和反射减弱等表现。重度中毒时表现为深昏迷、肌张力下降、腱反射消失。

（2）呼吸系统：呼吸浅慢、抑制或呼吸停止。

（3）循环系统：中枢性抑制使血管扩张，导致低血压。严重时可并发非心源性肺水肿。

（4）其他：瞳孔常缩小，可出现低体温和皮肤病损（皮肤水疱）。

2. 苯二氮䓬类中毒 此类药物的中枢神经系统抑制较巴比妥类轻，但一次用药量过大或反复给药致积蓄作用会发生中毒。轻度中毒时可有意识模糊、头晕、头痛、言语不清、共济失调、恶心、呕吐及腱反射减弱等表现，严重者可出现昏睡、昏迷和呼吸抑制。如果长时间的昏迷和呼吸抑制不能纠正，应考虑同时服用了其他镇静催眠药或乙醇等,并需排除颅内病变。

3. 非巴比妥非苯二氮䓬类中毒 症状与巴比妥类中毒相似,除了中枢神经抑制作用外,对其他系统均有损害。如水合氯醛中毒可引起严重胃炎、胃肠道出血、心律失常;甲丙氨酯中毒可出现严重的低血压;格鲁米特中毒可表现明显的抗胆碱能症状。

(二)镇静催眠药的滥用和戒断综合征

药物滥用(drug abuse)指长期过量使用具有依赖性潜力的精神活性药物,这种用药与公认医疗实践的需要无关,导致成瘾及出现精神错乱和其他异常行为。长期使用镇静催眠药会出现耐药性和依赖性,突然停药或减量可引起戒断症状,表现为自主神经功能亢进,手部震颤加重,失眠、焦虑、恶心、呕吐,一过性视、触、听幻觉等,临床上称为戒断综合征。巴比妥类药物的戒断症状比较严重,一般在停药后 12~24 h 出现,而地西泮、氯氮䓬等长效药物在停药后 5~6 天才出现。

【辅助检查】

1. 血液生化检查 了解血糖、电解质、肝肾功能、渗透压。

2. 血气分析 了解是否存在由于呼吸抑制所导致的缺氧或酸中毒。

3. 血液、尿液、胃液毒物分析 检出毒物有助于明确病因诊断。

4. X 线检查 并发非心源性肺水肿者应行胸片检查。因水合氯醛不透 X 线,故疑服用此药者可行腹平片加以鉴别。

【诊断】

(一)急性中毒的诊断

1. 有使用药物的证据,症状在使用药物后出现。

2. 出现中枢神经抑制的临床表现,如言语不清、共济失调、步态不稳、眼球震颤、注意力不集中、记忆力减退、木僵或昏迷。

3. 以上症状并非由躯体器质性疾病所致(如低血糖昏迷、脑血管意外、糖尿病酮症酸中毒和高渗性昏迷等)。

4. 血、尿及(或)胃内容物中可检测到药物。

(二)戒断综合征的诊断

长期服用中到高剂量的镇静催眠药数周以上者,一旦停止用药或减少用量,如出现自主神经功能亢进、震颤、失眠、恶心呕吐、癫痫大发作等表现,即可诊断为戒断综合征,并能据此排除躯体疾病或其他精神障碍。

【治疗】

(一)急性中毒的治疗

1. 基本生命体征的维持和监测

(1)保持气道通畅:吸氧,深昏迷和呼吸抑制的患者需行气管插管和机械通气。

(2)维持血压:应输液,以补充血容量。如无效,给予血管活性药物,但水合氯醛中毒者应避免使用多巴胺,因其有增加致死性心律失常的风险。

(3)心电监护:如出现心律失常,应尽快给予抗心律失常药。

2. 清除未吸收的毒物

(1)洗胃:口服中毒者应尽快催吐或洗胃。巴比妥类药物中毒超过 5~6 h 仍要洗胃,因该药物可致幽门痉挛,延长药物在胃内停留时间,加深中毒程度。洗胃后应灌入活性炭悬液,并给予硫酸钠导泻(忌用硫酸镁,以防加重中枢抑制)。若系灌肠引起的中毒,应行洗肠治疗。

(2)活性炭:对所有口服镇静催眠药中毒者均推荐使用。每次 50~100 g,每 4 h 一次。

3. 促进已吸收的毒物排出

（1）碱化尿液：仅对苯巴比妥等长效巴比妥类药物有效。

（2）强效利尿：应用 20% 甘露醇或 25% 山梨醇静脉滴注，并加用呋塞米或其他利尿剂以加速毒物排出，维持尿量在 100 ～ 200 mL/h。

（3）血液净化：对摄入致死量药物和中毒症状严重的患者应及早应用。

4. 解毒剂的应用 怀疑苯二氮䓬类药物中毒者应考虑使用氟马西尼（flumazenil）。氟马西尼是苯二氮䓬类拮抗剂，能竞争和逆转苯二氮䓬受体的中枢抑制作用。用法：0.2 mg/min，缓慢静脉注射，必要时重复注射，总量可达 3 ～ 5 mg。大剂量会导致兴奋、躁动、戒断甚至惊厥等现象，尤其在合并其他药物中毒或苯二氮䓬类药物长期滥用者。对使用总剂量达 5 mg 而无效者，应考虑患者的抑制状态并非由苯二氮䓬类药物引起。

5. 维持水、电解质平衡，治疗并发症。

（二）戒断综合征的治疗

1. 替代递减的脱毒治疗 对中短效的巴比妥类药物依赖，可使用长效的苯巴比妥或地西泮替代，然后缓慢递减，2 ～ 3 周后停药。苯二氮䓬类药物依赖可使用地西泮替代短效药，随后逐日递减，直至停药。

2. 精神心理科治疗 通过心理疏导帮助患者逐步脱离药物依赖和滥用。

第二节　急性乌头碱中毒

乌头属毛茛科多年生草本植物，临床上用于治疗风湿、类风湿关节炎等疾病。其主要成分为乌头碱，在川乌、草乌、雪上一枝蒿、落地金钱、搜山虎、附子等温里中草药及中成药虎力散、圣力散中均含有乌头碱（aconitine）（ⓔ 图 4-5-1）。中医认为这些药物有回阳救逆、温阳、散寒止痛等功用。该类药物若用生药泡酒或者煎煮不当、煎煮时间过短、饮用过量或者误服等，都可能造成中毒。我国药源丰富，民间有自服治病的习惯，故乌头碱中毒在我国并不少见。

【中毒机制】

乌头碱的主要致毒成分是双酯型二萜类生物碱，其亲脂性强，难溶于水，易溶于乙醇等有机溶剂，故在乌头类药酒中常浓度较高。乌头碱可通过消化道快速吸收，中毒极为迅速，其中毒量为 0.2 mg，致死量为 3 ～ 4 mg。重度乌头碱中毒的病死率高达 3.1%。急性草乌中毒后，其毒性成分在 30 min 内就能被明确检出，而且其分解速度很快，12 h 内血浆中的浓度即明显降低，吸收高峰出现于中毒后 3 ～ 6 h。乌头碱强烈兴奋迷走神经，对周围神经和中枢神经先兴奋再抑制，可以直接作用于心脏，引起严重的心律失常。

【临床表现】

乌头碱中毒主要表现在对神经系统和心血管系统两方面的损害。

1. 神经系统 乌头碱先兴奋后麻痹感觉神经和中枢神经，出现一系列胆碱能神经 M 样症状和 N 样症状。患者表现为颜面部、舌和肢体的麻木感。

2. 循环系统 由于乌头碱强烈兴奋迷走神经，引起窦房结抑制，使心肌（心房和心室）内异位起步点兴奋性增加，产生各种心律失常，尤以室性心律失常最多见，具有"多样性""速变性"和"致命性"特征。乌头碱中毒致心律失常表现为明显的量效关系，低剂量时可引发室性期前收缩，高剂量时可引发心室颤动。

乌头碱中毒者的心电图可以表现为窦性心动过缓、房性心律失常、房室传导阻滞、室性期前收缩、室性心动过速、心室颤动、心脏停搏等（图 4-6-1）。

3. 消化系统 患者可出现恶心、呕吐等消化系统症状。

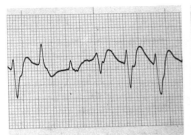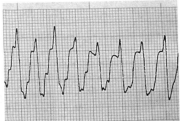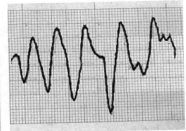

图 4-6-1　乌头碱中毒患者的心电图表现

【诊断】

根据患者有乌头碱类药物摄入史,心脏神经系统表现及典型的舌头麻木感,临床一般不难诊断。但对于没有提供毒物接触史的患者,如临床上看到患者心电图多种心律失常同时存在,变化迅速,室颤被终止后又迅速复发,多样性变化迅速的室性心律失常不能用心源性疾病解释时,应该追问患者是否有服用乌头碱类药物的病史。

【治疗】

乌头碱中毒没有特效解毒药,应采用排毒的方法,保护重要脏器,对症治疗。因此,治疗的关键在于早期尽快清除体内毒物。

1. 及时、充分的催吐、洗胃　　必要时可反复多次,洗胃后以 50% 的硫酸镁溶液 50 mL 或 25% 甘露醇 250 mL 导泻。洗胃时应严密做好心电监护,以备洗胃过程中如出现室速、室颤等突发情况,能及时给予电除颤。

2. 血液灌流　　对于无特效解毒药的中毒患者,在综合治疗的基础上,应及早给予血液灌流治疗。乌头碱属于亲脂性强的生物碱,可通过活性炭吸附血液灌流清除,并于中毒早期应用,疗效可更显著。对于危重患者,可反复多次进行血液灌流,必要时联合血液透析,这将使乌头碱中毒并发急性肾功能衰竭患者的血肌酐清除率显著提高,从而促进肾功能的恢复。

3. 强效利尿　　乌头碱的体内代谢主要通过肾,所以在积极进行催吐、洗胃、导泻中断毒物被吸收的同时,应给予大量补液,稀释毒素,配合强有力的利尿措施,以促进毒素排泄。

4. 控制致命的心律失常　　乌头碱中毒所致恶性心律失常是最常见、最致命的,因此,积极、有效控制各类心律失常是一个至关重要的抢救措施。

5. 及早使用阿托品　　阿托品能解除迷走神经对心脏的抑制作用,通过提高窦房结的自律性和传导性,可终止异位节律的发生。同时又可缓解循环、呼吸中枢的兴奋作用,增加冠状动脉循环及心排血量,对抗乙酰胆碱的作用,使消化系统症状缓解。此外,其对心动过缓、房室传导阻滞及血压下降者也有明显效果。阿托品用量个体差异较大,以心率维持在 100～110 次 /min 较为安全。

6. 治疗室性心律失常　　在及早给予阿托品的同时,还需应用利多卡因、胺碘酮等抗心律失常药。可选用利多卡因 1～2 mg/kg 静脉注射,于期前收缩消失或室速转复或总量达 4 mg/kg 后,以 20～50 μg/（kg·min）速度静脉滴注维持;也可选用胺碘酮,先立即静脉注射 150 mg 负荷量,观察 15 min,若不能转复,再次给予 150 mg 静脉注射,后以 1 mg/min 静脉维持 6 h,再以 0.5 mg/min 维持 18 h。

对药物不能控制的室速、室颤,应及早给予双相波能量 200 J 电复律治疗,可重复电复律。

思考题

1. 镇静催眠药中最常见的中毒类型是什么?

2. 镇静催眠药中毒综合征的临床表现包括什么?

3. 简述镇静催眠药中毒的治疗。

4. 简述乌头碱中毒的主要临床表现。

5. 简述乌头碱中毒的心电图特征。

（陈晓辉 江慧琳）

第三节 急性乙醇中毒

 案例

患者,男性,58岁,农民。主因头痛、呕吐、视物模糊4h,昏迷2h急诊入院。既往有长期饮酒史,来诊前6h曾饮酒,具体量不详。查体:T 36.8℃,P 60次/min,R 40次/min,BP 40/20 mmHg。深昏迷,呼吸深大,四肢皮肤湿冷。双侧瞳孔对称性扩大,直径约6 mm,光反射消失。双肺满布干湿性啰音,心率60次/min,心律齐,四肢腱反射消失,病理反射未引出。血气分析示pH 6.98,CO_2CP 8.2 mmol/L,示代谢性酸中毒,血糖13.3 mmol/L。

急性乙醇中毒(aute ethanol poisoning)是饮入过量乙醇或酒类饮料,引起的中枢神经系统由兴奋转为抑制的状态,严重者可出现昏迷、呼吸抑制及休克等。

【概述】

酒的有效成分是乙醇,又称酒精,是一种无色、易燃、易挥发的烃类羟基衍生物,具有醇香味,能溶于水和大多数有机溶剂。根据制作方法的不同,可将酒分为三类:发酵酒、配制酒和蒸馏酒。各类酒所含的乙醇浓度不同:发酵酒(如果酒、啤酒和黄酒等)的乙醇含量多在20%以下;配制酒(如青梅酒、玫瑰酒等)的乙醇含量很低;蒸馏酒又名烈性酒(如白酒、白兰地、威士忌),乙醇含量40%～60%,日常乙醇中毒常为蒸馏酒引起。

【代谢及中毒机制】

(一)乙醇的代谢

乙醇的代谢是限速反应,不同个体的乙醇代谢速度有明显差别(图4-6-2)。健康人一次摄入乙醇70～80 g即出现中毒症状,对大多数成人而言,致死量为一次摄入250～500 g乙醇。

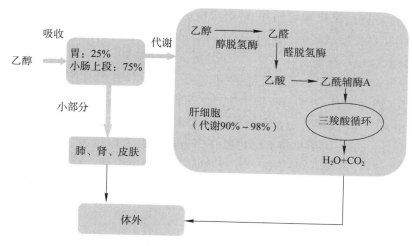

图4-6-2 乙醇的代谢

（二）急性乙醇中毒的机制

1. 中枢神经系统抑制作用　乙醇具有脂溶性，能迅速通过血脑屏障，小剂量时作用于脑细胞突触后膜苯二氮䓬-γ-氨基丁酸受体，对抑制性递质γ-氨基丁酸产生抑制作用，故而影响大脑皮质表现为兴奋，作用于皮层下中枢及小脑时表现为共济失调。血中乙醇浓度极高时，其可抑制延髓中枢，从而引起呼吸循环衰竭，甚至死亡。

2. 代谢异常　乙醇在肝代谢需氧化型烟酰胺腺嘌呤二核苷酸（NAD）做辅酶，生成还原型烟酰胺腺嘌呤二核苷酸（NADH）。因此大量饮酒后NADH/NAD增高，影响糖代谢，使得糖异生受阻，出现低血糖；还会引起乳酸升高、酮体蓄积，导致代谢性酸中毒。

3. 循环系统的影响　乙醇通过影响心肌细胞的通透性，抑制Na^+-K^+-ATP酶和$Ca^{2+}-ATP$酶的活性，破坏线粒体和肌质膜结构，使脂肪酸代谢异常，阻碍心肌纤维蛋白合成，影响心肌能量代谢和兴奋-收缩偶联。

4. 消化系统的影响　乙醇对消化道黏膜有直接刺激作用，同时溶解脂蛋白，严重破坏胃黏膜屏障，导致氢离子及胃蛋白酶的反弥散，发生急性胃黏膜病变而致出血。

【临床表现】

急性乙醇中毒的临床症状与患者饮酒量、个人耐受程度和血乙醇浓度有关。临床分期见表4-6-2。

表4-6-2　急性乙醇中毒的临床分期

临床分期	临床表现	血乙醇浓度（mmol/L）
兴奋期	眼球充血，颜面潮红或苍白，头痛，欣快感，言语增多，情绪不稳定，易激惹，可有粗鲁行为或攻击行动	11～33
共济失调期	口齿不清，语无伦次，视力模糊，眼球震颤，步态不稳，共济失调	33～54
昏迷期	昏睡，皮肤湿冷，口唇发绀，心率增快，血压降低，呼吸慢有鼾音，大小便失禁，严重者可因呼吸麻痹、循环衰竭而死亡	＞54

此外，重症乙醇中毒患者常发生酸碱平衡和电解质紊乱、低血糖、吸入性肺炎、急性肺水肿、上消化道出血等。部分患者可发生急性肌病，表现为肌痛，可伴有肌球蛋白血尿，甚至出现急性肾衰竭。

【辅助检查】

1. 血乙醇浓度　急性乙醇中毒时，呼出气中乙醇浓度与血中乙醇浓度相当。

2. 血生化检查　可出现低血钾、低血镁、低血钙、低血糖、血酮体阳性。

3. 动脉血气分析　急性中毒者可有不同程度的代谢性酸中毒、阴离子隙增高，严重呼吸抑制时可出现低氧血症。

4. 心电图　可出现心律失常，ST-T改变。

【诊断与鉴别诊断】

1. 诊断　根据饮酒史、呼出气味、意识改变和血乙醇浓度测定作出诊断。

2. 鉴别诊断　急性乙醇中毒应与伴有意识障碍或昏迷的其他疾病相鉴别，如镇静催眠药或抗精神失常药中毒（尤其有自杀倾向者）、一氧化碳中毒、肝性脑病、中枢神经系统感染和脑血管意外等。急性乙醇中毒尤其要与急性甲醇中毒相鉴别，后者除有与前者相似的神经系统症状外，还以眼部损害和较严重的代谢性酸中毒为特征。

【治疗】

轻症者无需特殊处理。有共济失调者应注意休息，限制活动，以免发生外伤；兴奋躁动者应加以约束，如烦躁不安或过度兴奋，可给予小剂量地西泮，避免使用吗啡、氯丙嗪、苯巴比妥类镇静药。对重度中毒者，应予积极治疗。

1. 维持循环、呼吸功能　注意神志、呼吸、心率、血压、尿量和体温的监护,维持有效血容量,可静脉滴注 0.9% 氯化钠注射液和 5% 葡萄糖盐水溶液等;保证气道通畅,供氧充足,有呼吸抑制时需行气管插管或机械通气辅助呼吸。

2. 清除毒物

（1）洗胃或导泻:由于乙醇吸收较快,胃黏膜损伤较重,服用量少、服用时间长和症状轻的患者可不予洗胃和导泻。如同时服用其他毒物、短时间大剂量摄入乙醇或症状重时,应予活性炭吸附或导泻,神志清醒者可用催吐法洗胃,神志障碍或昏睡者可先行气管插管后洗胃。

（2）血液透析:指征为血乙醇含量 > 108 mmol/L,伴酸中毒或同时服用甲醇或怀疑伴有其他毒物摄入时,严重呼吸抑制。

3. 纳洛酮治疗　纳洛酮是阿片受体拮抗剂,在治疗急性乙醇中毒时主要拮抗 β- 内啡肽对中枢神经系统的抑制而达到治疗效果,是非特异的催醒药。用法:0.4 ~ 0.8 mg 静脉注射,必要时 30 min 后可重复使用。

4. 对症支持治疗　保暖,维持正常体温,维持水电解质、酸碱平衡;补充足够热量、B 族维生素和维生素 C;适当使用保护胃黏膜药物。

思考题

急性乙醇中毒的血液透析指征是什么?

（陈晓辉　江慧琳）

数字课程学习

📥 教学 PPT　　　📝 自测题

第五篇　事故急救

第一章　电击伤

> **案例**
>
> 　　某日下午4时,急诊室接到某工地电话,一名男性在工地上被断落的裸包电线击倒。已经切断电源,但该男子依然昏迷不醒,呼叫无反应,面色苍白,口唇发黑,无呼吸动作。要求指导现场处理和立即派人出诊。请问该男子目前处于什么危急状态? 作为一名急诊科医生,接到电话后应该如何答复? 出诊时应注意什么?

　　电击伤(electric shock injury)指人体直接或间接接触电源或遭受雷击(lightning strike)和电能量(静电)时,引起全身、局部组织损伤或功能障碍,甚至发生呼吸、心搏骤停。现代社会中,电击伤事件是常见的急症。

【发病机制】

　　电击伤有电源进口和出口,进口为人体接触电源处,出口为身体着地处。电流主要通过3种机制导致损伤:①电流对机体组织的直接作用,通过影响离子运动干扰肌肉收缩和神经传导。②热效应,使电能转变为热能而引起表浅和深部组织、器官烧伤。触电部位及通过途经组织电阻最大的产热量最大。③雷电击中、肌肉收缩或电击后跌倒导致的机械性钝挫伤(雷电会通过快速加热周围空气而生成高达20个大气压的冲击波,该冲击波随后可在人体中传播,引发机械性创伤)。

　　电击伤的临床表现与电流的种类和强度、电压高低、皮肤及其他组织电阻、触电时间长短、电流在人体内的径路等因素有关。

【临床表现】

　　1. 皮肤　身体各部皮肤的电阻因皮肤厚度不一而各异,角化层及全层皮肤最厚的手掌及足底部的电阻最大。皮肤电阻的大小随着所含的湿度、温度和电位差而变化,潮湿的皮肤比干燥的皮肤电阻降低数百倍甚至数千倍。疲劳、过热、过冷、失血、疼痛性创伤及精神创伤等因素均可提高人体对电流的敏感性。若将皮肤下各层组织视为单一导体,则经过截面较小部位的电流密度大于经过截面较大者。一定量电压的电流经一侧手至一侧颈部,则在臂部的电流密度大于躯干的电流密度,因而在臂部产生的热及内烧伤也较大。皮肤下的小接触点截面最小,产热及内烧伤也最重。电击伤后可发生浅表层热烧伤、Ⅱ度烧伤和Ⅲ度烧伤,具体可表现为4种形式:电流进出口烧伤、电弧烧伤或对吻烧伤、火焰烧伤和闪光灼伤。电流进出口常见于手、腕部和头部,可导致严重的部分或全层组织烧伤,进出口处为点状凹陷坏死,周围组织充血水肿。电击伤会造成一种独特的烧伤特征,即"对吻烧伤(kissing burn)",该伤痕一般出现于屈肌的皱褶处,即屈肌表面在紧邻关节处相互接触的地方;若患者有衣物着火,也会导致典型的火焰烧伤,其损伤同一般烧伤;闪光灼伤是极短暂的接触电流所致的皮肤灼伤,主要由强烈的闪光、电流或热辐射所致。胸部和上腹部的皮肤灼伤提示经胸电流,此类患者预后较差。

2. 循环系统　电击伤最严重的表现是呼吸、心搏骤停。电击伤后的心律失常总体发病率较高,大部分为良性。急性电击所致的心脏损伤可因心搏停止(通常由直流电或雷电引起)或心室颤动(交流电)导致院前心搏骤停,其中,心室颤动是最常见的致命性心律失常。电击伤患者在心搏停止后可自行恢复窦性节律,但呼吸麻痹的持续时间较长,因此,在抢救闪电击伤时,必须持续进行人工呼吸为主的心肺脑复苏。

3. 神经系统　电击伤后,中枢神经系统和周围神经系统都可受到损伤。患者可出现意识丧失、肌无力或麻痹、呼吸抑制、自主神经功能障碍及记忆障碍。周围神经损伤导致的感觉和运动障碍较常见。闪电性麻痹是雷电击伤所特有的一过性麻痹,其特征为肢体有斑驳的蓝色皮疹且无脉搏搏动,下肢比上肢更常受累。这些表现往往在几个小时内消退,也可永久存在。值得注意的是,被雷电击中的患者可能因自主神经功能障碍而出现瞳孔固定、散大或不对称,此时不能将其作为停止复苏的指征。很多被雷电击中的患者还会发生鼓膜破裂、白内障、前房积血、玻璃体积血、视神经损伤、感音性耳聋、耳鸣、眩晕及面神经损伤等。

4. 肌肉骨骼系统　骨组织电阻最大,电流通过时产生的热最高,加上深部组织散热慢,可能造成骨膜烧伤、骨基质破损和骨质坏死。除了烧伤相关损伤外,跌倒、冲击伤或反复强直性肌肉收缩均可引发骨折。深部电热损伤可导致组织坏死和水肿,以及急性骨筋膜室综合征,从而导致横纹肌溶解和(或)内脏损伤。

5. 泌尿系统　由于大量深部组织的损伤、坏死,肌间隙的大量渗出、肿胀,筋膜内压力增加可影响循环,使肢体远端缺血,造成肌肉不可逆的损伤和坏死,释放出大量的肌红蛋白及血红蛋白,使伤后患者的尿呈葡萄酒色或酱油色,当经肾排出时可导致肾小管阻塞,引起急性肾衰竭。此外,液体血管外渗引起的血容量不足可导致肾前性氮质血症和急性肾小管坏死。

6. 血液系统及其他　血液的电阻较小,更易为高热所损伤。电流通过血液可直接影响血管层,引起血液凝固、血管栓塞。电损伤后还有迟发性动脉血栓形成及动脉瘤形成和破裂的风险。内部器官(如肺、胃、小肠及结肠等)的损伤不常见。腹部受累时可并发瘘管形成、穿孔、继发性多重微生物感染、脓毒症甚至死亡。妊娠妇女被电击后可发生流产或死胎。

【辅助检查】

1. 血常规检查　可有白细胞增高。

2. 尿液检查　可有肌红蛋白、血红蛋白阳性。

3. 动脉血气分析　可有 PaO_2 降低、$PaCO_2$ 升高及高血钾等电解质异常。

4. 血生化检查　肌酸激酶、乳酸脱氢酶、谷草转氨酶等升高。

5. 心电图检查　可有心律失常,严重者可出现心室颤动甚至心脏停搏,也可见到心肌缺血、心肌损害及急性心肌梗死型的心电图变化。应特别对电流进口在左臂的患者行心电图检查。如心电图有变化,应给予持续的心电监护。

6. X 线检查　可明确骨折的情况。

7. MRI 检查　对诊断深部组织的损伤有帮助。

【诊断要点】

电击是非常紧急的急症,急诊医生必须马上作出诊断、病情判断及处理。根据有明确的触电或雷击史,结合局部体征特点、全身情况及电击伤后综合征的临床表现和辅助检查结果,一般可明确诊断及损伤程度。电接触点位于左臂时,应注意心肌损伤,于颈部则应注意脑、脊髓及眼晶状体的损伤。

【急救措施】

电击伤的急诊救治原则为:立即使患者脱离电源,对于呼吸心跳停止者,立即给予心肺脑复苏术,检查伤情、对症治疗、处理外伤、防治并发症。挽救生命优于保全肢体,维持功能优于恢复结构。

电击伤的急诊救治流程见图 5-1-1。

1. 立即脱离电源,防止进一步损伤　救助者切勿以手直接推拉、接触或以金属器具接触患者,以确保

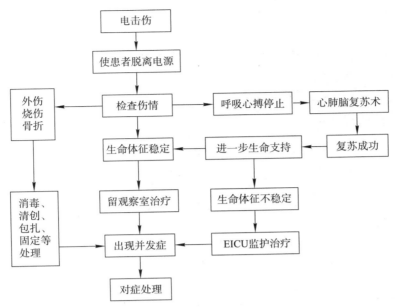

图 5-1-1　电击伤的急诊救治流程

自身安全。最妥善的方法为立即将电源电闸拉开,切断电源。但对接触某些携带有巨大残余电力的设备而被电击的患者,以及电源开关离现场太远或仓促间找不到电源开关时,可用干燥的木器、竹竿、扁担、橡胶制器、塑料制品等绝缘物体将患者与相关设备如电线或电器分开,或用木制长柄的刀斧砍断带电电线、切断电源后,救助者方可接触伤者。但应认识到,木棍、皮带、橡皮手套等绝缘工具并不是绝对安全的,尤其是在潮湿或高电压的情况下。分开了的电器仍处于带电状态,不可接触。

2. 心肺脑复苏　对已发生或可能发生呼吸心跳停止者,应立刻建立心电监护,分秒必争地进行心肺脑复苏。在心脏按压过程中,可静脉给予肾上腺素,提高主动脉舒张压和冠状动脉灌注压,并可使细颤变为粗颤,易于电除颤,故肾上腺素可作为电击伤心搏骤停复苏的首选药。若心电监护示心搏微弱,未发现心室颤动,此时禁用肾上腺素及异丙肾上腺素,因其可使心肌应激性增加,更易引起心室颤动。

3. 对症治疗及防治并发症　对于较轻的电击伤患者,给予一般对症处理即可。高压电击伤时,深部组织的损伤大,渗出多,不能仅以体表烧伤面积作为安排输液的依据。在进行输液治疗时,主要依据患者对输液治疗的反应,包括每小时尿量、周围循环情况及对中心静脉压进行监测。补液量根据其表面积计算,应多于一般烧伤的补液。为了及时将游离的肌红蛋白及血红蛋白排出体外,以减轻对肾的刺激损伤,预防急性肾功能衰竭,应注意利尿和碱化尿液。可使用利尿药、甘露醇、碳酸氢钠等,开始应输注较大量液体,以保证患者尿量在每小时 50 mL 以上。但是,对于有过心搏骤停或心电图异常的电击患者,应控制输液量,以防心脏负荷加重。对于严重的电击伤患者,尤其是有合并症的患者,应尽快转入 EICU 进行监护治疗,针对不同的并发症作出相应的处理。当怀疑患者被高压电(>1 000 V)击伤时,即使看似无损伤,也应进行12~24 h 的心电监护。其他心电监护指征包括低电压触电患者存在心脏病史、明显胸痛、经证实发生过意识丧失或心律失常。妊娠期的电击伤患者应请产科会诊,因为轻微创伤,包括电击伤,都可能会引起胎盘早剥。

4. 处理外伤　对有明显电灼伤或合并其他部位损伤的患者,应及时作出相应的处理,早期切开减张,包括筋膜切开减压。对有较大烧伤创面的患者,应保护灼伤创面,防止污染和进一步损伤。密切注意继发性出血。早期应用抗生素,注射破伤风抗毒素,注意预防厌氧菌感染。对合并有四肢骨折者,在搬运前应给予固定。此外,腹壁电击伤致胆囊坏死、肠穿孔、肝损伤、胰腺炎等,头部电击伤致头皮损伤、颅骨外伤甚至全层颅骨坏死等,均应及时给予相应处理。

思考题

1. 电击伤的严重程度主要由哪些因素决定？
2. 电流会对人体产生哪些作用？
3. 电击伤的典型症状与体征有哪些？
4. 电击伤的急救原则是什么？

（潘曙明）

数字课程学习

教学 PPT　　　自测题

溺　水

案例

患者,女性,18岁,某日13时在河边玩耍时不慎落水并被急流冲入深水区,想挣扎游上岸但未果,逐渐沉入水底。在旁的同学见状,立即呼叫救人,熟悉水性的同学即前往施救。5 min后,众人努力将其救上岸,此时落水者面色苍白、口唇发绀、无自主呼吸、呼之不应。此时救援者应将其身体倒立给予"倒水",还是应将其平卧,徒手将患者口腔内吸入的杂草异物清出,并给予口对口人工呼吸,另一人给予闭胸心脏按压……该如何对患者实施急救?

溺水(drowning)也称淹溺,指人体淹没于水中,呼吸道被水、淤泥、杂草等所堵塞,或喉头、气管反射性痉挛,引起的急性缺氧、窒息。淹溺造成的呼吸、心搏停止者如不及时抢救,可在短期内死亡。在我国,淹溺是十分常见的急症,淹溺者以青少年为主,是中小学生意外死亡的常见原因。

【发病机制】

淹溺的基本病理生理改变为急性窒息所产生的缺氧状态。当人淹没于水中时,因本能屏气导致缺氧。此外,被迫深呼吸使大量水进入呼吸道和肺泡,阻滞了气体交换。落水后的挣扎使机体耗氧量增加,进一步加重了缺氧。淹溺分为干性淹溺(窒息缺氧)和湿性淹溺(肺泡进液)。

1. 干性淹溺　为喉痉挛所致窒息,落水者呼吸道液体进入很少或无。人落水后,因惊慌、恐惧或骤然寒冷等强烈刺激引起喉头痉挛、声门关闭,以致呼吸道完全梗阻,造成窒息和(或)反射性心搏骤停而死亡。据估计,溺死者有10%~40%属此型。

2. 湿性淹溺　为落水者呼吸道和肺泡吸入大量液体所致窒息,数秒钟后可以发生呼吸停止和心室颤动。

以往认为,海水的高渗性使血浆液进入肺间质和肺泡,从而导致重度肺水肿和血清高渗;淡水淹溺时误吸的低渗液体迅速通过肺并进入血管腔,从而导致容量超负荷,并产生对血清电解质的稀释作用。研究表明对于非致命性淹溺者而言,误吸液量超过4 mL/kg很少见,淹溺者出现血容量或电解质所需要的误吸液量远远超过4 mL/kg。所以目前已不再强调海水淹溺和淡水淹溺之间有重要区别。

不论淡水与海水,进入呼吸道和肺泡后,都可洗除肺泡表面活性物质,阻碍肺内气体交换,二者共同的基本病理生理改变为急性窒息所产生的缺氧和二氧化碳潴留。需要注意的是,非致命性淹溺者吞咽的水量往往远超吸入肺中的水量,救治过程中常会使用呼吸机持续正压通气。很多患者在救治过程中出现呕吐、误吸等现象,这增加了急性呼吸窘迫综合征的发病率。若患者被淹没在特殊介质中,如跌入粪池、污水池,吸入物容易阻塞小支气管和细支气管,增加肺部感染的风险,还可引起硫化氢中毒等。

全身缺氧可引起多种并发症。最初的缺血、缺氧和再灌注损伤,可引起神经受损;在脑复苏的过程中,大量炎症介质释放和严重的氧化应激损伤也会导致脑水肿和血脑屏障受损,颅内压升高,患者可出现嗜睡等意识障碍,严重者可出现昏迷。心律失常既可以是淹溺的结果,也可以是淹溺的病因。低氧血症、酸中毒及潜在的低体温是导致心律失常的主要因素,常见的心律失常类型有室性心动过速和心动过缓,严重者可出现心室颤动甚至心搏骤停。部分患者可出现肾衰竭,常由低氧血症、休克、血红蛋白尿或肌红蛋白尿所致的急性肾小管坏死引起。凝血功能异常相对少见,严重者可出现弥散性血管内凝血(DIC)。

【诊断要点】

根据淹溺史和打捞经过不难诊断,但应迅速评估淹溺者的生命状态,如呼吸、心跳、血压及意识状态等。还应寻找其他损伤证据,特别是颈椎损伤。

1. 临床表现 处于濒死期的淹溺者获救后,由于机体缺氧,往往表现为烦躁不安或神志不清,可伴有抽搐,全身青紫或皮肤黏膜苍白,四肢厥冷,面色灰白,球结膜充血,面部水肿,上腹部膨隆,口腔、鼻腔和气管内充满血性泡沫或污泥,呼吸停止,心搏、脉搏微弱,血压下降或测不到,甚至心搏停止。部分患者还合并颅脑及四肢损伤。复苏过程中可出现心律失常,甚至心室颤动、心搏骤停。经心肺脑复苏后,常有呛咳、呼吸急促,两肺满布湿啰音,重者可出现肺水肿、脑水肿及心力衰竭等。1~2天后可出现脑水肿、急性呼吸窘迫综合征、溶血性贫血、DIC或急性肾衰竭等。继发性呼吸道感染多见。

2. 辅助检查

(1)动脉血气分析:可表现为低氧血症、高碳酸血症和呼吸性或代谢性酸中毒。需要动态监测电解质改变。

(2)全血细胞计数,血糖,肝、肾功能检查,凝血功能检查。

(3)胸部X片:可出现肺部阴影扩大,肺纹理增多,肺野有絮状渗出或炎症改变,甚至可有两肺弥漫性肺水肿。

(4)心电图:常表现为窦性心动过速、非特异性ST段和T波改变,通常数小时内恢复正常。出现室性心律失常、完全性心脏传导阻滞时提示病情严重。

(5)头颅MRI:起病3~4天后的头颅MRI检查有助于判断预后。

【急诊处理】

淹溺的急诊处理原则为:立即畅通呼吸道,对于呼吸心搏停止者,立即进行心肺脑复苏,维持水、电解质、酸碱平衡,积极治疗肺水肿,纠正低氧血症,防治吸入性肺炎、多器官功能障碍综合征等并发症(图5-2-1)。

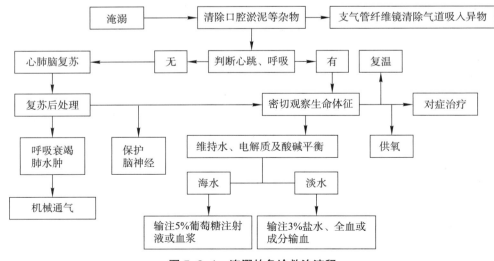

图 5-2-1 淹溺的急诊救治流程

1. 现场急救　将淹溺者从水中救出后,应立即清除口、鼻腔内的水和泥沙等污物。如呼吸、心搏停止,应立即进行口对口人工呼吸及胸外心脏按压(具体操作参考第一篇第四章"心肺脑复苏术指南")。尽早气管插管,使用简易呼吸器进行间断正压呼吸,待心跳恢复后再送至医院继续抢救。患者肺内积水多已吸收,故无需"倒水"处理。呼吸道有较多分泌物或液体影响通气时,应予负压吸痰处理。

2. 安全运送　因淹溺者大多有复杂且严重的病理生理变化,常常引起严重的并发症,故复苏初步成功后,仍需转送医院进一步观察和治疗。在转运过程中,应保持呼吸道通畅,继续吸氧,自主呼吸停止者应继续使用简易呼吸器维持呼吸,开放静脉通道,密切观察生命体征。

3. 复苏后处理　复苏成功者应转入 EICU 治疗。

(1) 积极纠正低氧血症:供氧,插胃管,以减少胃内容物反流。对昏迷患者应行气管插管,支气管纤维镜下清除吸入气道内的异物。对于无需立即气管插管的有症状患者,应吸氧将 SpO_2 维持在 94% 以上。另外,通过持续气道正压(continuous positive airway pressure,CPAP)或双水平气道正压(bilevel positive airway pressure,BPAP)进行无创正压通气可以改善氧合,减轻通气血流比例失调,目标是保证 $PaO_2 > 60$ mmHg。但应注意气道正压可增加胸内压,患者可能会出现低血压。必要时需进行高压氧治疗。

(2) 复温:对于低温淹溺者,应脱去其湿冷衣服。需人工呼吸者,应给予已经过加温湿化的气体。患者肛温在 32～33℃时可用干燥的毛毯或被褥裹好身体,逐渐自行复温;肛温 < 31℃时,应加用热风或用 44℃热水温暖全身。无需行心肺脑复苏的患者,可做全身性温水浴,方法是头部外露,裸体浸泡在 40～44℃或稍低温度的水中,使其缓慢复温。

(3) 保护脑神经:昏迷者给予冰帽,防治脑水肿可用 20% 甘露醇 125～250 mL 快速静脉滴注,6～8 h一次。

(4) 维持水、电解质、酸碱平衡。

(5) 处理并发症:应用抗生素防治吸入性肺炎,特别是吸入污水、粪便者。肺水肿及支气管痉挛时,可雾化吸入 0.5% 异丙肾上腺素。糖皮质激素可防治脑水肿、肺水肿和急性呼吸窘迫综合征,并能减轻溶血反应。有心律失常和心力衰竭者,也应积极对症治疗。

思考题

1. 淡水淹溺和海水淹溺的病理生理机制有何区别?

2. 淹溺的典型临床表现是什么?

3. 如果遇到淹溺者,应如何处理?

(潘曙明)

数字课程学习

⬇ 教学 PPT　　　✏ 自测题

案例

患者,男性,21岁,某工地工人,于7月某日高温闷热天气下,高强度劳动时出现高热、抽搐、意识障碍而送来急诊。查体:T 41℃,P 120次/min,R 40次/min,BP 70/40 mmHg,无汗,昏迷。血常规:WBC 3.6×10^9/L,PLT 60×10^9/L;凝血常规:PT 26 s;生化全项:CPK 1 500 U/L,ALT 140 U/L,AST 100 U/L,TBIL 28 μmol/L,Cr 61 μmol/L;尿常规示肌红蛋白阳性。立即收入 EICU 治疗。患者应诊断为何种类型中暑?如何处理?

中暑指在长时间的高温、高湿和热辐射作用下,机体体温调节功能障碍,水、电解质代谢紊乱及神经系统功能损害,出现一系列热应激综合征的总称。重症中暑分为热痉挛(heat cramp)、热衰竭(heat exhaustion)、热射病(heat stroke)和日射病(heliosis)四种类型(也有将日射病归属于热射病类型)。四种类型重症中暑的病因及发病机制不同,其症状和体征亦有差异,因而其防治措施也不尽相同。重症中暑的死亡率较高。

【病因】

中暑多由于在夏季持续性高温(35℃以上)同时存在高湿度(相对湿度80%以上)和太阳热辐射下的气候环境中露天作业,患者对高温环境的适应能力不足,过多获取外源热能、产热增多和散热障碍为其常见病因。患有各种慢性病、年老体弱、肥胖、营养不良、体内严重缺钾、过度疲劳、先天性汗腺缺乏或皮肤广泛受损及使用阿托品等抑制汗腺分泌的药物,可成为中暑的诱因。

高温下进行强体力劳动,大量出汗后水、盐大量丢失或饮水多而盐分补充不足是发生热痉挛的原因。热衰竭多发生于饮水不足的老年人、体弱者和婴儿等一时未能适应高温的人。人体头部直接暴晒在烈日中可发生日射病。热射病多发生在高温、高湿、持续闷热环境中长时间从事体力劳动者。根据发病原因和易感人群的不同,热射病分为经典型热射病(classic heat stroke,CHS)和劳力型热射病(exertional heat stroke,EHS)。CHS 主要由于被动暴露于热环境中,引起机体产热与散热失衡而发病,常见于婴幼儿、孕妇和年老体弱者,以及有慢性基础疾病或免疫功能受损的个体。EHS 主要由于高强度体力活动引起机体产热与散热失衡而发病,常见于夏季剧烈运动的青年人,如在夏季参训的军人、运动员、消防员、建筑工人等。尽管 EHS 在高温高湿环境中更容易发生,但环境条件并非其发病的必需条件。

【发病机制】

1. 体温调节障碍 在生理情况下,当环境温度低于体表温度时,人体可通过辐射、对流、传导和蒸发等方式散热,使机体的产热与散热保持平衡。当环境气温增高、热辐射强度增大或活动代谢产热轻度增加时,机体可通过体温调节中枢调节增加散热,此时血流加速,皮肤血流量增加,血管扩张,产热和散热继续保持平衡。当环境温度高于体表温度,人体唯一的散热途径仅为出汗及皮肤和肺泡表面的蒸发,此时虽然大量出汗(环境空气中湿度大时,即使大量出汗,其汗液蒸发量仍很小),但散热量仍小于产热和受热量,机体蓄热量不断增加,引起体温升高,水、电解质紊乱,出现以中枢神经系统和(或)心血管系统功能障碍为主的中暑表现。

2. 热适应能力下降 人体在受热后发生热应激反应,选择性合成热应激蛋白(HSP),从而使人体对热产生热适应,提高耐热能力。但热适应是有一定限度的,超过这个限度或热适应能力下降就会导致热损伤。

3. 热损伤 高热使 IL-1、肾上腺素能受体等发生相应改变,使人体耐热。同时过热会使细胞膜、细胞器、酶类受损,组织功能障碍,导致细胞受损甚至凋亡。脑水肿是中暑后的必然产物,也是热损伤后的一种组织病理反应,血管源性细胞外水肿(血脑屏障破坏)和细胞毒性细胞内水肿(细胞代谢障碍)两种类型并存。高温环境下,患者常常由于大量出汗或出汗后只进水未进盐,出现低钾、低钠和低血浆渗透压,加重了脑水肿。

(1)热痉挛:水和电解质平衡紊乱(血中钠离子浓度急速显著降低),神经肌肉细胞兴奋性发生改变,从而突然发生肌痉挛,伴有收缩痛。

(2)热衰竭:由于高温高湿度下大量出汗,同时周围血管扩张,皮肤血流量剧增但不伴内脏血管收缩,导致有效循环血量骤减、脑供血不足而引起昏厥。

(3)日射病:日光热辐射穿透头部皮肤及颅骨引起脑温增高,可达 40~42℃,脑细胞受损,进而造成脑组织的充血、水肿。另外,脑水肿机械性压迫脑血管,血管内皮细胞的肿胀、脑内肾上腺素受体兴奋和多巴胺、5-羟色胺浓度的升高会使脑血管收缩,进一步加重脑缺血。脑血流不足导致脑缺氧,体温调节功能失常,散热障碍。尸检发现日射病死亡者的脑组织有充血、水肿、散在出血点、神经细胞变性及轻度中毒性脑炎样改变。

(4)热射病:当体温高于 42℃时,高热对机体细胞膜及细胞内结构的直接作用,使蛋白质热变性,改变脂膜的流动性,损伤线粒体,导致线粒体氧化磷酸化发生障碍,严重者可引起全身细胞产生不可逆的损伤和衰竭,影响到全身各器官系统,最后产生病变。如血管内皮细胞受损引起 DIC 出血及水肿等。高温直接影响肝,同时受到缺血、缺氧、DIC 和代谢性酸中毒的影响,最终导致肝衰竭。肾损伤主要为肾小管变性,肾包膜、肾盂、间质出血,出现少尿、尿液相对密度高,重者出现血尿、肌红蛋白尿,甚至无尿、氮质血症、肾衰竭。热射病死亡者尸检可见广泛的细胞变性或坏死,心、肝、肾、脑等器官可有出血或瘀血。

【临床表现】

根据临床表现的轻重,中暑可分为先兆中暑、轻症中暑和重症中暑,三者之间的关系是渐进的。

1. 先兆中暑

(1)高温环境下,出现轻微的头痛、头晕、目眩、耳鸣、心悸、乏力、口渴、多汗、四肢无力、注意力不集中、动作不协调等症状。

(2)体温正常或略有升高,一般不超过 37.5℃。

(3)若及时采取措施如迅速离开高温现场等,补充水和盐分,短时间内即可恢复。

2. 轻症中暑

(1)除有先兆中暑的表现外,常有面色潮红、皮肤灼热、恶心、呕吐等表现,或出现四肢湿冷、面色苍白、血压下降、脉搏增快等呼吸、循环衰竭的早期表现。

(2)体温一般在 38℃以上。

(3)如及时处理,一般可于数小时内恢复。

3. 重症中暑 是中暑中最严重的一种情况,如不及时救治将会危及生命。

(1)热痉挛:神志清楚,体温不高。四肢肌肉及腹肌等经常活动的肌肉痉挛,尤其是腓肠肌,常呈对称性和阵发性。可有血清 Na^+、Cl^- 浓度降低,血清肌酸激酶增高。

（2）热衰竭：头晕、头痛、心悸、多汗、面色苍白、恶心、呕吐、口渴、皮肤湿冷、血压一过性下降,晕厥或神志模糊,体温正常或稍微偏高。常有血液浓缩、高钠血症及轻度氮质血症。

（3）日射病:体温增高症状不如神经系统症状明显。患者可出现剧烈头痛、恶心呕吐、视力模糊、烦躁不安,继而可出现昏迷及抽搐。四肢轻瘫、尿潴留及病理反射阳性,甚至中枢性呼吸循环衰竭,双侧瞳孔散大。可有脑电图异常。

（4）热射病:以高热、无汗、昏迷、多器官功能障碍综合征为特点。发病早期有大量冷汗,继而无汗、呼吸浅快、脉搏细数、躁动不安、神志模糊、血压下降,逐渐向昏迷伴四肢抽搐发展,严重者可出现广泛出血、脑水肿、肺水肿、呼吸衰竭、心力衰竭等。同时可出现蛋白尿,凝血异常,电解质紊乱,酸碱平衡失调,血清肌酸激酶增高,肝、肾功能异常等。

【诊断与鉴别诊断】

在高温高湿度环境下出现上述典型临床表现者,可诊断为中暑。热(日)射病应与流行性乙型脑炎、中毒性菌痢、疟疾等发热性疾病相鉴别,病史及腰椎穿刺脑脊液、大便实验室检查有助于鉴别诊断。热痉挛伴有腹痛时,应与急腹症相鉴别。热衰竭应与易引起晕厥和低血压的疾病鉴别。

【急诊处理】

中暑的急诊处理原则为:使患者立即脱离高温现场,降低体温,补充水和电解质,对症处理,防治多器官功能障碍。

中暑的急诊处理流程见图5-3-1。

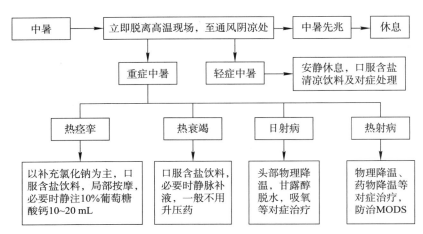

图 5-3-1 中暑的急诊处理流程

1. 先兆中暑 使患者暂时脱离高温现场,至通风阴凉处休息即可。

2. 轻症中暑 使患者迅速脱离高温现场,至通风阴凉处安静休息。解开衣扣,让病人平卧,用冷水毛巾敷其头部,同时应用风扇,口服含盐清凉饮料及对症处理。不能饮水者,给予生理盐水或乳酸林格液静脉滴注,用量根据具体情况掌握。

3. 重症中暑 使患者迅速脱离高温现场,并根据发病机制和临床类型进行急救。

（1）热痉挛:主要补充氯化钠,一般可口服含盐清凉饮料或在其饮食中加盐,局部按摩,必要时给予10%葡萄糖酸钙 10 ~ 20 mL 缓慢静脉注射。

（2）热衰竭:使患者暂时脱离高温现场,至通风阴凉处休息,口服含盐清凉饮料即可恢复,一般不必应用升压药。

（3）日射病:病死率较高,应注意及时头部物理降温。使用甘露醇等脱水剂治疗脑水肿,同时可给予吸氧等对症治疗。

（4）热射病：治疗的重点为：①快速、有效、持续降温；②迅速补液扩容；③有效控制躁动和抽搐。其中，快速、有效、持续降温是最重要的。

1）立即脱离热环境：迅速脱离高温、高湿环境，除去全身衣物。

2）快速测量体温：建议使用直肠温度来反映核心温度。也可测量体表温度（腋温或耳温）做参考。需注意的是，如果腋温或耳温不高，不能排除热射病，应每 10 min 测量一次体温或持续监测体温。

3）积极有效降温：降温目标为核心温度在 30 min 内迅速降至 39.0℃ 以下，2 h 内降至 38.5℃ 以下。当核心温度降至 38.5℃ 时即停止降温措施或降低降温强度，维持直肠温度在 37.0 ~ 38.5℃，以免体温过低。若体温再次升高，应重新启动降温措施。具体方法可选择：空调、风扇、冷水浴、降温毯或自动降温仪，4℃ 生理盐水灌胃或直接快速静脉输液。血液净化是热射病脏器支持的重要手段，同时也可起到血管内降温的作用。持续静脉 – 静脉血液透析滤过（CVVHDF）模式能实现更高的透析 / 置换液流速，降温更快。不推荐使用药物降温，包括非甾体抗炎药及人工冬眠合剂。

4）快速液体复苏：第 1 小时输液量为 30 mL/kg 或总量为 1 500 ~ 2 000 mL，之后根据患者反应（如血压、脉搏和尿量等）调整输液速度，维持非肾衰竭患者尿量为 100 ~ 200 mL/h。住院治疗的热射病患者应连续监测血压、心率、呼吸频率、SpO_2、中心静脉压（CVP）、血气、乳酸、每小时尿量及尿液颜色，有条件者可进行有创监测，如有创动脉压或 PiCCO 等，以指导容量管理。

5）气道保护与氧疗：将昏迷患者的头偏向一侧，防止误吸。意识不清的患者禁止喂水。首选鼻导管吸氧，目标是维持 $SpO_2 \geqslant 90\%$。若鼻导管吸氧未能达标，应给予面罩吸氧，必要时气管插管。

6）控制抽搐：可给予镇静药使患者保持镇静，防止舌咬伤等意外伤。

在救治过程中，需密切监测其他系统及重要器官功能，及时启动适宜的支持治疗。包括纠正凝血功能障碍，防治脑水肿，肝功能损伤的治疗，胃肠道功能保护及治疗，横纹肌溶解综合征的治疗，防治多器官功能衰竭等。必要时及早启动血液净化治疗，在启动连续性血液净化（continuous blood purification, CBP）治疗的时机上，热射病患者应较其他危重患者更为积极。

热射病患者出现以下任意一条时，可考虑行 CBP，如满足以下两条及两条以上者应立即行 CBP：①一般物理降温无效，且体温持续高于 40℃ 超过 2 h；②血钾 > 6.5 mmol/L；③肌酸激酶 > 5 000 U/L，或其上升速度在 12 h 内超过 1 倍，出现急性肾衰竭的表现；④少尿、无尿，或难以控制的容量超负荷；⑤肌酐每日递增值大于 44.2 μmol/L；⑥难以纠正的电解质和酸碱平衡紊乱。

停用 CBP 指征：①生命体征和病情稳定；②肌酸激酶 < 1 000 U/L；③水、电解质和酸碱平衡紊乱得以纠正；④尿量 > 1 500 mL/d 或肾功能恢复正常。

思考题

1. 中暑的概念是什么？
2. 重症中暑可分为哪几种类型？
3. 热射病的症状有哪些？
4. 中暑急救的首要措施是什么？

（潘曙明）

数字课程学习

📥 教学 PPT　　　📝 自测题

第四章

动物咬伤

第一节　毒　蛇　咬　伤

案例

> 患者,女性,43岁,南方某建筑工地民工。当晚10时左右在临时厨房边不慎被一条约60 cm长、手指粗的蛇咬伤。因光线不足未能看清其花纹形态。当时自觉伤口一过性微痛后无痛觉,未予特殊重视。1 h后自觉头晕、视物不清、胸闷、心悸、四肢乏力、吞咽困难,怀疑为毒蛇咬伤而送急诊。途中患者症状呈进行性加重,流涎、言语不清、四肢瘫软、呼吸急促。查体:T 36.6℃,P 120次/min,R 30次/min,BP 140/90 mmHg,血氧饱和度80%～85%。神志朦胧,口唇发绀,呼吸困难,双侧瞳孔正大等圆,直径约4 mm,对光反射消失,心率120次/min,双肺呼吸音低,可闻及干湿性啰音,腹平软,肝脾肋下未触及,四肢肌力1～2级。左下肢第2趾背部可见蛇咬牙痕2个,针尖样大小,间距1 cm,无渗血及肿胀。该患者是被何种毒蛇咬伤? 应如何处理?

【发病机制】

蛇毒是自然界成分最复杂、最浓缩的天然高价毒素之一,毒液多为淡黄色或乳白色半透明黏稠状液体,成分达100多种,含有酶、多肽、糖蛋白和金属离子等,其中毒性蛋白达数十种,分别对机体神经系统、血液系统、肌肉组织、循环系统、泌尿系统、内分泌系统、消化系统等产生毒性作用。蛇毒被人体吸收后,分布于全身各器官,其中肾最多,脑最少。蛇毒主要在肝中分解,并由肾排泄,72 h后蛇毒在体内含量已极微。

虽然蛇毒素是一种很复杂的蛋白质,但为了便于理解,以及及时对临床蛇咬伤患者进行诊断与治疗,根据蛇毒的主要毒性成分、其使人致命致残的生物效应和蛇咬伤临床特征综合分析,可将蛇毒素简要分为三大类,即神经毒素、血液毒素和细胞毒素。

1. 神经毒素作用机制　神经毒素主要为β神经毒素(β-neurotoxin,β-NT)和α神经毒素(α-neurotoxin,α-NT),二者分别作用于运动神经末梢(突触前)和运动终板的乙酰胆碱受体(突触后)。β-NT抑制乙酰胆碱释放,α-NT竞争胆碱受体,二者均可阻滞神经的正常传导,引起神经肌肉弛缓性瘫痪症状。早期临床表现比较典型的为眼睑下垂、吞咽困难,继而呼吸肌麻痹引起呼吸衰竭,甚至呼吸停止(🖥 图5-4-1)。银环蛇毒素是最典型的神经毒素。

2. 血液毒素作用机制　血液毒素种类很多,分别作用于血液系统的各个部分。蛇毒蛋白酶直接和间接作用于血管壁,破坏管壁有关结构,诱导缓激肽、组胺、5-羟色胺释放,损害毛细血管内皮细胞,抑制血小板聚集,可引起出血。蛇毒溶血因子直接作用于红细胞膜,使其渗透性、脆性增加。磷脂酶A可使血液中的磷脂酰胆碱水解成为溶血磷脂酰胆碱,产生溶血作用。蛇毒促凝因子(如蝰亚科蛇毒的 X、V 因子激活剂)使血液凝血块和微循环血栓形成,引起弥散性血管内凝血(DIC)。蝮亚科蛇毒中的类凝血酶(thrombin-like enzyme)有类似凝血酶的活性,既可促进纤维蛋白单体生成,又可激活纤溶系统,故有双重作用(低剂量促凝,高剂量抗凝);在蛇毒纤溶酶的共同作用下引起去纤维蛋白血症,也称类 DIC(⊜ 图 5-4-2),这种出凝血功能障碍统称为蛇毒诱发消耗性凝血病(venom-induced consumption coagulopathy, VICC)。VICC 表现为出血,轻者可有皮下出血、鼻出血、牙龈出血,严重者可引起凝血功能下降,伤口流血不止、血尿、消化道出血甚至脑出血。DIC 者常伴有休克、微循环障碍、循环衰竭和急性肾衰竭等。

3. 细胞毒素作用机制 蛇毒透明质酸酶使伤口局部组织透明质酸解聚,细胞间质溶解,组织通透性增大,除产生局部肿胀、疼痛等症状外,可使蛇毒素更易于经淋巴管和毛细血管吸收进入血液循环,产生全身中毒症状。蛇毒蛋白水解酶可损害血管和组织,同时释放组胺、5- 羟色胺、肾上腺素等多种血管活性物质。心脏毒素(或称膜毒素、肌肉毒素、眼镜蛇胺等)引起细胞破坏、组织坏死,轻者可引起局部肿胀、皮肤坏死,重者可有局部大片坏死,深达肌肉骨膜,患肢致残,还可直接引起心肌损害,严重者可导致心肌细胞变性、坏死。

4. 其他 蛇毒作为异种异体蛋白进入人体,可引发过敏反应。病毒、细菌等病原微生物可随毒牙及伤口进入机体造成感染,加重局部肿胀和全身症状。在多种蛇毒素的作用下,人体内的免疫细胞释放炎症介质,引起全身炎症反应综合征(SIRS),甚至多器官功能障碍综合征(MODS)。

【临床表现】

毒蛇咬伤的临床表现包括伤口局部症状和全身中毒症状,中毒症状的轻重与毒蛇种类、排毒量、毒力、毒液吸收量、被咬伤部位、中毒途径和就诊时间等因素密切相关。毒蛇咬伤的病程和症状可因不同的时段而异,亦与人群相关,儿童及年老体弱者中毒更严重。神经毒性发作可在数分钟内,一般不超过 6 h,神经功能恢复可能需要数天甚至长达数周。凝血功能可在几小时内发生异常,持续时间可达 2 周以上。

1. 局部表现 毒蛇咬伤局部可见两颗较大呈".."形的毒牙咬痕(较一般无毒牙痕大)(⊜ 图 5-4-3),也可呈": :"形,即除毒牙痕外,还出现副毒牙痕迹,后者说明毒蛇咬伤的程度较深。毒蛇体型越大,牙距越宽。有两排整齐深浅一致的牙痕多属无毒蛇咬伤(⊜ 图 5-4-4)。神经毒素局部症状可不明显,无红、肿、热、痛或起初有轻微痛和肿胀,不久发生麻木,牙痕小且无渗液,容易被忽视或轻视。血液毒素可致局部肿胀、疼痛、瘀斑,轻者血自牙痕或伤口处流出难以凝固,严重者可引起伤口流血不止。细胞毒素作用的局部表现有剧痛、红肿、起水疱、坏死及溃烂,眼镜蛇、五步蛇咬伤极易引起潜行性皮下组织坏死。

2. 全身表现

(1)神经毒素的表现:四肢无力、吞咽困难、言语不清、复视、眼睑下垂(图 5-4-1)、呼吸浅慢、窒息感、瞳孔对光反应消失、昏迷、呼吸麻痹、自主呼吸停止、心搏骤停,如银环蛇、金环蛇咬伤。

(2)血液毒素的表现:皮下出血、紫癜、鼻出血、牙龈出血,甚至大片皮下淤血、瘀斑(图 5-4-2)。泌尿系、消化道等出血时有肉眼血尿、柏油样大便,甚至脑出血。合并 DIC 时除全身出血外,还可合并皮肤湿冷、口渴、脉搏细速、血压下降、休克,血管内溶血时可有黄疸、酱油色尿,严重者可出现急性肾衰竭。凝血功能检查是血液毒素中毒的可靠指标,DIC 样综合征可出现凝血时间延长,APTT、PT、TT 延长,纤维蛋白原减少,"3P"和 FDP 阳性,α_2-PI 活性降低,但 AT-Ⅲ 活性和血小板下降不明显。血小板下降明显且 D- 二聚体阳性时考虑 DIC。竹叶青、烙铁头、五步蛇及红脖游蛇咬伤可出现 DIC 样综合征。蝰蛇、蝮蛇咬伤常并发 DIC,甚至 MODS。

(3)细胞毒素的表现:肿胀可延及患肢甚至躯干,坏死溃烂可使患肢致残(图 5-4-3);心肌损害可出现心功能不全,如眼镜蛇咬伤;横纹肌破坏可出现肌红蛋白尿合并肾功能不全,如海蛇咬伤。病情恶化者可出现全身疼痛并出现 SIRS,甚至 MODS。

(4)混合毒素的表现:同时出现神经毒素、血液毒素和(或)细胞毒素的临床表现。如眼镜王蛇咬伤以

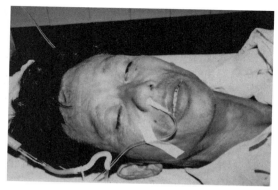

图 5-4-1　蛇毒神经毒素中毒致眼睑下垂

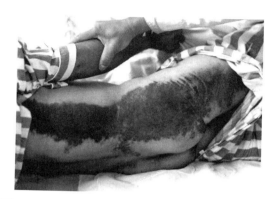

图 5-4-2　蛇毒血液毒素中毒致大片皮下淤血、瘀斑

神经毒素表现为主,可兼具细胞毒素表现;五步蛇咬伤以血液毒素和细胞毒素表现为主;蝰蛇、海蛇咬伤以神经毒素和血液毒素表现为主。

3. 实验室检查

（1）血常规:白细胞增高,中性粒细胞增高,核左移;出血过多或溶血时,血红蛋白下降、红细胞减少;出现 DIC 时,血小板减少。

（2）尿常规:急性血管内溶血时可有血红蛋白尿;肌肉损害时可出现肌红蛋白尿;肾功能不全时尿量少,可出现蛋白尿和管型尿,相对密度下降。

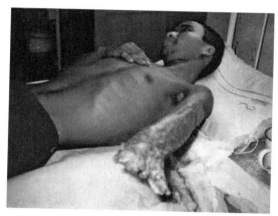

图 5-4-3　蛇毒细胞毒素中毒致局部坏死

（3）凝血纤溶系统检查:凝血时间、APTT、PT、TT、Fig、"3P"、FDP、D- 二聚体、AT-III 和 α_2-PI 活性等检查有助于血液毒素中毒的诊断。

（4）血生化检查:胆红素、谷丙转氨酶、谷草转氨酶、A/G、乳酸脱氢酶、肌酸激酶、肌酐、血尿素氮等检查有助于发现肝、肾等器官功能障碍。降钙素原、超敏 C 反应蛋白等有助于判断是否合并感染。血乳酸可有效判断外周组织代谢情况。

（5）血气分析:有助于评价患者的呼吸功能和 pH。

（6）心电图:有助于了解患者的心肌损害情况,可有窦性心动过速、心律失常、房室传导阻滞、ST-T 改变、高钾血症、心肌缺血或心肌梗死等。

（7）肌电图:四肢肌肉和胸大肌等出现肌电进行性衰减有助于神经肌肉麻痹的诊断。

（8）胸片或肺 CT:可发现肺部受伤情况,尤其是肺水肿和胸腔积液等。

（9）头颅 CT 和 MRI:对判断脑出血或脑梗死有诊断价值。

（10）B 超:有助于探查心包积液、心功能障碍、胸腹腔积液或其他潜在病变等。

【诊断要点与鉴别诊断】

1. 了解询问被蛇咬伤的时间、地点和当时的感觉。

2. 了解蛇的情况,是否看见或捕捉到,对其形态特征的描述,如有专家鉴定结果更好。

3. 鉴别是有毒蛇还是无毒蛇咬伤,鉴别要点见表 5-4-1。

4. 各种毒蛇咬伤的特殊临床表现见ℯ 表 5-4-1。需要与蜈蚣咬伤、蜂蜇伤、毒虫（如毒蜘蛛、毒蝎）咬伤等鉴别。不明致伤时,有条件者可做酶联免疫吸附试验（ELISA）或乳胶凝集试验（毒蛇抗原抗体反应试验）,以确定毒蛇的种类。

表 5-4-1　毒蛇与无毒蛇咬伤的临床特征鉴别要点

临床特点	毒蛇咬伤	无毒蛇咬伤
牙痕	毒蛇咬伤的牙印有 1~4 个,一般 2 个,牙痕较深而粗大,并且有一定的间距,大牙后可有锯齿状细牙,呈"八"字形或倒"八"字形排列	无毒蛇咬伤的牙痕比较浅而细小,个数较多,间距较密,呈锯齿状或弧形两排排列
局部伤口	水肿和坏死、出血、麻木	外伤样疼痛和出血
全身症状	可有出血、MODS、呼吸骤停	不明显,可伴轻度头晕、恶心、心悸、乏力等
实验室检查	凝血功能、血气分析、肾功能异常	正常

5. 注意有无贫血、溶血和凝血功能障碍、血液浓缩、血浆蛋白改变、肝肾功能障碍及电解质紊乱等。

【急诊治疗】

毒蛇咬伤的急诊治疗原则为:迅速辨明是否为毒蛇咬伤,分类处理;对毒蛇咬伤,应阻止或减缓毒素的继续吸收,拮抗或中和已吸收的毒素,排出已吸收毒素,同时根据毒蛇种类尽快使用相应的抗蛇毒血清;防治各种并发症。

毒蛇咬伤的急救流程见图 5-4-4。

(一)现场急救及伤口处理

原则是迅速减缓毒液吸收,尽快送医院。要尽量给予无伤害性处理,不做无效的耗时性措施。不要等待症状发作以确定是否中毒,而应该立即送至医院急诊处理。

1. 脱离被蛇咬伤的环境　立即远离被蛇咬的地方,如果蛇咬住不放,可用棍棒或其他工具促使其离开;如水中被蛇(如海蛇)咬伤,应立即将伤者移送至岸边或船上,以免发生淹溺。

2. 判断蛇伤性质　如咬伤处无毒蛇牙痕,或无红肿及疼痛,则可能为非毒蛇咬伤(需警惕神经毒类毒蛇),可暂不给予特殊治疗;如可疑毒蛇咬伤,应观察 6 h 以上;毒蛇与无毒蛇咬伤后不易区别时,应一律按毒蛇咬伤治疗。尽量记住蛇的基本特征,如蛇形、蛇头、蛇体、蛇尾、蛇的大小和颜色,如有条件最好拍摄致伤蛇的照片。现场最好不要试图去捕捉或追打蛇,以免二次被咬。

3. 禁止饮酒　饮酒不仅不能解蛇毒,反而会加快蛇毒扩散,醉酒还可使病情加重而变得复杂化。

4. 防止蛇毒素扩散、吸收

(1)伤口排毒处理:有条件时可试用负压吸出局部蛇毒,可用拔火罐或吸毒器(紧急制作方法:将注射器底部割去磨平,底部罩在伤口上即可抽吸,尽可能吸出伤口内毒液并反复冲洗伤口)(图 5-4-5)。

(2)破坏伤口局部残留蛇毒:伤口及周围组织浸润注射解毒剂。胰蛋白酶可破坏蛇毒素中的蛋白质成分,特别是神经毒素。用法为:胰蛋白酶 2 000 U 加入 0.25% 利多卡因 20~40 mL 中局部浸润封闭疗法。用药前可先肌内注射异丙嗪 25 mg 或静脉注射地塞米松 5~10 mg,以防止过敏反应;如缺乏胰蛋白酶时可用糜蛋白酶代替。依地酸二钠是一种金属螯合剂,血液毒素多数属金属蛋白酶,依地酸二钠可与蛇毒酶活性中心的金属离子螯合使毒素失去作用。用法为:10% 依地酸二钠注射液 4 mL(或 2% 依地酸二钠注射液 25 mL)加入 0.25% 利多卡因 20~40 mL 中局部浸润注射和环状封闭。可用 0.1% 高锰酸钾溶液伤口内冲洗。

(3)阻止蛇毒扩散:伤后要保持冷静,避免慌张、激动。尽量全身完全制动,尤其受伤肢体制动,可用夹板固定伤肢,受伤部位相对低位(保持在心脏水平以下),使用门板等担架替代物将伤者抬送至可转运的地方,尽快将伤者送到医疗机构。伤肢绷带加压固定是唯一推荐用于神经毒素类毒蛇咬伤的急救方法,近心端肢体行大面积包扎并固定,松紧度以扪及远端动脉搏动为宜,这种措施既能阻止蛇毒沿着皮下组织及通过静脉和淋巴回流往上扩散,避免引起局部肿胀,又能保证远端组织的血液供应,同时开放伤口,让毒液随

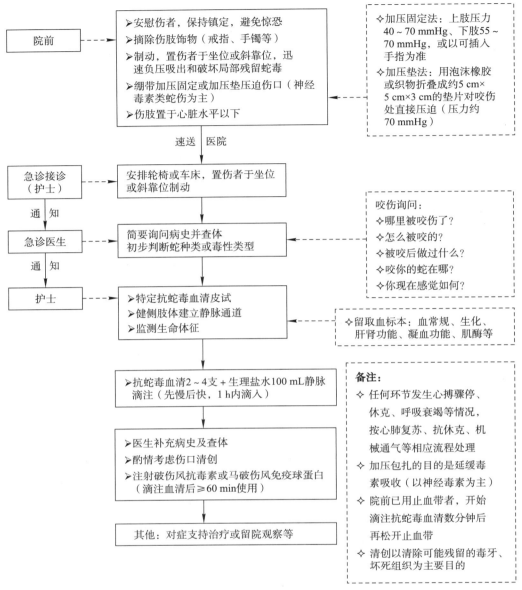

院前 ┄┄> ➤安慰伤者，保持镇定，避免惊恐
➤摘除伤肢饰物（戒指、手镯等）
➤制动，置伤者于坐位或斜靠位，迅速负压吸出和破坏局部残留蛇毒
➤绷带加压固定或加压垫压迫伤口（神经毒素类蛇伤为主）
➤伤肢置于心脏水平以下

◇加压固定法：上肢压力40～70 mmHg、下肢55～70 mmHg，或以可插入手指为准
◇加压垫法：用泡沫橡胶或织物折叠成约5 cm×5 cm×3 cm的垫片对咬伤处直接压迫（压力约70 mmHg）

速送｜医院

急诊接诊（护士） ┄┄> 安排轮椅或车床，置伤者于坐位或斜靠位制动

通知

急诊医生 ┄┄> 简要询问病史并查体初步判断蛇种类或毒性类型

咬伤询问：
◇哪里被咬伤了？
◇怎么被咬的？
◇被咬后做过什么？
◇咬你的蛇在哪？
◇你现在感觉如何？

通知

护士 ┄┄> ➤特定抗蛇毒血清皮试
➤健侧肢体建立静脉通道
➤监测生命体征

◇留取血标本：血常规、生化、肝肾功能、凝血功能、肌酶等

➤抗蛇毒血清2～4支＋生理盐水100 mL静脉滴注（先慢后快，1 h内滴入）

备注：
◇任何环节发生心搏骤停、休克、呼吸衰竭等情况，按心肺复苏、抗休克、机械通气等相应流程处理
◇加压包扎的目的是延缓毒素吸收（以神经毒素为主）
◇院前已用止血带者，开始滴注抗蛇毒血清数分钟后再松开止血带
◇清创以清除可能残留的毒牙、坏死组织为主要目的

➤医生补充病史及查体
➤酌情考虑伤口清创
➤注射破伤风抗毒素或马破伤风免疫球蛋白（滴注血清后≥60 min使用）

其他：对症支持治疗或留院观察等

图 5-4-4 毒蛇咬伤的急救流程

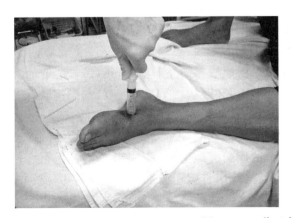 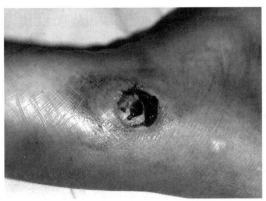

图 5-4-5 伤口负压吸引排毒法

伤口流出,但操作略复杂。咬伤部位也可使用加压垫法,操作简单、有效。这两种方法对各种毒蛇咬伤都有较好的效果。但应注意的是,结扎会加重部分细胞毒素类毒蛇(如眼镜蛇、五步蛇)咬伤局部的损害,不管是何种蛇咬伤,患肢结扎过紧、时间过长均可引起局部损害,甚至坏死。

(4)蛇咬伤超过24 h时的处理:一般不再排毒,伤肢局部肿胀疼痛时给予冰敷可减轻症状,如伤口周围肿胀过甚,可用消毒钝头粗针平刺直入2 mm;有局部坏死时,应切开坏死表面,以利排液减压,加快局部消肿,同时应清除坏死组织,以利修复。

(5)遇伤口流血不止时的处理:应给予伤口局部"点压止血法"处理(图5-4-6)。

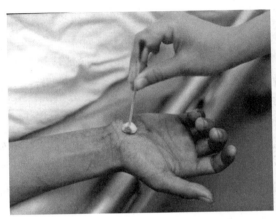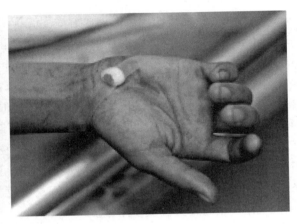

图 5-4-6　伤口点压止血法

5. 解压　去除受伤部位的各种受限物品,如戒指、手镯、脚链、手表、较紧的衣(裤)袖、鞋子等,以免因后续的肿胀导致无法取出,加重局部伤害。

6. 呼救　呼叫120,尽快将伤者送至医院。

7. 止痛　如有条件,可给予对乙酰氨基酚或阿片类镇痛药口服止痛,不可饮酒止痛。

8. 复苏　急救人员到达现场施救时,原则上应在健侧肢体建立静脉通道,并留取血标本备检,根据情况给予生命体征监测,必要时给予液体复苏。如患者恶心,有发生呕吐的风险,应将伤者置于左侧卧位;密切观察气道和呼吸,如意识丧失、呼吸心搏停止,立即进行心肺复苏。

(二)全身解毒治疗

1. 抗蛇毒血清　疗效肯定,被毒蛇咬伤后,有条件者应尽早使用。抗蛇毒血清的使用主要遵守三项基本原则:早期用药、同种专一、异种联合。如能确定是被何种毒蛇咬伤,应首选单价特异抗蛇毒血清(如抗蝮蛇毒血清6 000 U/瓶、抗五步蛇毒血清2 000 U/瓶、抗眼镜蛇毒血清1 000 U/瓶、抗银环蛇毒血清10 000 U/瓶),否则,可选用多价抗蛇毒血清。但目前我国尚未生产多价抗蛇毒血清。因同科蛇毒抗原抗体间存在交叉免疫现象,所以使用同科抗蛇毒血清治疗同科毒蛇咬伤可有一定的疗效。如竹叶青蛇咬伤可用抗五步蛇毒血清,必要时可加用抗蝮蛇毒血清;蝰蛇、烙铁头咬伤使用抗五步蛇毒血清及抗蝮蛇毒血清;眼镜王蛇咬伤可使用抗银环蛇毒血清,必要时可加用抗眼镜蛇毒血清;海蛇咬伤可使用抗眼镜蛇毒血清,必要时可加用抗银环蛇毒血清。抗蛇毒血清皮试较难预测过敏反应,但目前仍要求在用药前做皮试,若试验结果呈阳性,应缓慢静脉滴注或脱敏注射,并同时给予异丙嗪和糖皮质激素,加强抗过敏作用。对有血清病、严重过敏或过敏性休克史者,应根据中毒严重程度,权衡使用利弊,谨慎决定是否用药。确需用药者,应酌情减量,缓慢滴入,密切监测用药反应,并备好肾上腺素等抢救药物和复苏设备。抗蛇毒血清的用法为:因各种抗蛇毒血清的效价不同,一般首次应用1~4支,稀释后予静脉注射,视病情轻重,可间隔重复用药。儿童被毒蛇咬伤后的抗蛇毒血清用量与成人一致。抗蛇毒血清因其吸收极慢且不稳定,原则上不作肌内注射,只有在无法静脉用药或偏远落后地区,才考虑肌内注射。

2. 中草药 如季德胜蛇药等,中医中药尚有不少药剂配方,均具有一定疗效,但应在医生指导下使用。

(三)对症支持疗法

1. 破伤风抗毒素(TAT) 毒蛇口腔及毒牙可能带有破伤风梭菌,故应使用 TAT。用药前先做皮肤过敏试验。破伤风皮试应避开抗蛇毒血清使用过程,至少在抗蛇毒血清使用 1 h 后再开始皮试和用药,以避免过敏或不良反应重叠。

2. 抗生素 毒蛇咬伤不需常规预防性抗感染,对有局部组织坏死、伤口处有脓性分泌物或脓肿形成者,应给予抗生素抗感染治疗。

3. 新斯的明 在充分使用抗蛇毒血清治疗的基础上,对神经毒素类毒蛇咬伤患者,出现肌无力时可考虑给予新斯的明 1.5 ~ 2.0 mg 肌内注射(儿童使用剂量为 0.025 ~ 0.08 mg/kg),如注射后 5 ~ 30 min 神经症状明显改善(眼睑下垂消失或呼吸能力提高等),30 min 后考虑重复新斯的明 0.5 mg 静脉或皮下注射,阿托品 0.6 mg/8 h,直至病情完全好转。期间应密切监测患者气道反应,必要时气管插管。新斯的明有增加呼吸道分泌物的不良反应,故如遇到患者气管分泌物增多时应减量或停用,使用莨菪类药可减轻其不良反应。

4. 加兰他敏 作用和用法同新斯的明,可以与新斯的明交替使用。

5. 止血疗法 一般止血药如卡巴克洛、氨甲环酸、抗血纤溶芳酸、氨甲环酸、维生素 K_1 等也可使用。必要时补充凝血因子。新鲜血浆含有多种凝血因子,可少量多次输注。

6. 莨菪类药(山莨菪碱)与地塞米松合用 可改善微循环、减轻蛇毒中毒反应,有防治 DIC 及 MODS 的作用。根据病情可每天反复使用,连续 3 ~ 4 天。

7. 伤口周围水疱或血疱的处理 可先用无菌注射器抽出渗出液,然后湿敷或外敷药膏(如磺胺嘧啶银冷霜)。如伤口已发生坏死、溃烂,应予清创,用 1:5 000 呋喃西林(或依沙吖啶)溶液或烧伤润肤膏外敷,以利坏死组织溶脱和肉芽生长。指端坏死应尽快做功能修复手术。

8. 伤口处理 应在使用抗蛇毒血清后及早进行。清创的主要目的是发现和清除可能残留的断牙,清除局部坏死组织,处理创面污染或感染灶。少数毒蛇咬伤的伤口肿胀显著,有发展为骨筋膜隔室综合征的风险,需及时切开减压。伤口不要求做预防性切开,因切开可能增加出血和损伤神经、血管或肌腱及诱发感染的风险。如凝血功能障碍未纠正导致出血,坏死皮肤、组织的清理或植皮应在凝血功能基本恢复,病情稳定后再实施。如确定肢体或指(趾)坏疽,可考虑截去坏疽的部分。

9. 局部负压封闭引流术(VSD) 小规模临床研究显示,负压封闭引流对患肢肿胀、溃烂甚至坏死有良好的疗效,有助于预防骨筋膜隔室综合征的发生。此方法仍需更多临床验证。

(四)防治并发症

毒蛇咬伤患者在出现呼吸衰竭、休克、心肌损害、心力衰竭、DIC、急性肾衰竭、继发感染等并发症时均应及时处理,特别是呼吸衰竭发生率高、出现早、持续时间长,应及时应用呼吸机辅助呼吸。毒蛇咬伤致 DIC 临床过程比较特殊,因 DIC 出现较早,很快进入消耗性低凝期,故不宜抗凝纤溶治疗;DIC 样综合征时仅需对症治疗。

【防范及注意事项】

社区开展毒蛇咬伤宣教是最重要的预防办法。夏秋两季是蛇咬伤的高发季节,长江以南各省为蛇咬伤的高发区域。蛇类的昼夜活动有一定规律,眼镜蛇与眼镜王蛇喜欢白天活动(9:00—15:00),银环蛇则多在晚上活动(18:00—22:00),蝮蛇白天晚上均有活动。蛇是变温动物,气温达到 18℃ 以上才出来活动,所以特别要注意在闷热欲雨或雨后初晴时警惕经常出洞活动的蛇。一旦遇到蛇,如果它不主动攻击,千万不要主动惊扰,尤其不要振动地面,最好绕道而行。不要试图裸手抓蛇或捡拾看似死亡的蛇,大多数被蛇咬伤者即为抓蛇或打扰蛇所致。对于毒蛇养殖户,应注意加强蛇作业中的个人防护,使用有效的防护工具,如配备防咬伤手套、靴子等装备,并对蛇作业人员进行严格的岗前培训,规范工作程序。

第二节 毒虫咬伤

常见的陆生有毒昆虫和节肢动物有膜翅目昆虫如蜜蜂、马蜂、胡蜂、黄蜂及节肢动物蝎、蜈蚣等,它们对人体的伤害多局限于叮咬部位,全身反应常见于继发性的过敏反应,少数年幼、体弱者被多只毒虫咬伤可能会造成死亡。当成批有毒昆虫如马蜂(图 5-4-5)群起攻击青壮年时也可造成严重伤害,马蜂螫伤引起死亡的事件常有发生,应予注意。

【发病机制】

有毒昆虫毒液中含有激肽、蜂毒肽等多肽类物质,透明质酸酶、磷脂酶 A 等酶类物质,以及 5- 羟色胺、组胺等胺类物质。毒液可产生神经毒性、血液毒性和细胞毒性等,引起患者伤口局部剧痛、水肿、瘀斑甚至坏死,严重者可出现全身过敏反应、休克、溶血、肌损伤、神经麻痹、意识丧失、抽搐等,甚至出现多器官功能障碍综合征(MODS)而死亡。

【临床特征与识别】

1. 当地存在有上述有毒昆虫生活的环境和伤人记录,多见于春、夏暖和季节。

2. 患者有有毒昆虫接触史或发现毒虫及被打死的毒虫。

3. 被咬部位肿胀处存在细小咬、螫痕迹或毒刺。

4. 有相应的临床表现(表 5-4-2)。

【急诊处理原则】

1. 尽快明确诊断,清除未吸收进入体内的毒素　①仔细检查螫伤部位有无毒刺,如有,则予以拔除或刮除;②冲洗螫伤部位,剧痛者可给予冰敷或激素软膏外涂;③用针尖挑开伤口,并用负压吸出毒液。

2. 排出已吸收的毒素　①补液的同时加强利尿;②必要时给予血液灌流(滤过)治疗。

3. 抗毒素　①可口服季德胜蛇药片;②有条件者可使用抗蛇毒血清;③地塞米松和山莨菪碱联合使用,可起到抗毒、抗炎症反应和防治 MODS 的作用。

4. 对症治疗　①注意患者的生命体征,对有过敏反应者,可口服或肌内注射抗组胺药;继发过敏性休克者,可用肾上腺素肌内注射或静脉滴注 / 注射。②肌痉挛或肌强直者,可在镇静的同时静脉注射 10% 葡萄糖酸钙 10～20 mL。③局部剧痛者可用利多卡因局部封闭治疗。④积极防治 MODS。

第三节 犬科动物咬伤

案例

　　患者,女性,30 岁,因被流浪狗咬伤右手臂半小时就诊。患者受伤后立即在家用肥皂水冲洗伤口,约 10 min 后来急诊。查体:T 37.1℃,一般情况好,心、肺正常,肝、脾肋下未触及。右前臂背侧腕关节上 4 cm 左右有 1 个明显伤痕,伤口流血少许,微肿胀;伤肢未触及肿大淋巴结。请问患者被流浪狗咬伤后有何危险?应如何处理?

犬咬伤可致狂犬病。狂犬病(rabies)又称恐水症,目前尚无有效治疗方法,病死率几乎 100%。近年来,我国部分省份狂犬病发病率呈逐年上升趋势,应引起高度重视。

【发病机制】

(一)病原微生物

犬身上所携带的常见病原微生物有病毒、细菌、寄生虫等,其中危害最大的是狂犬病毒,可以致命。

1. 病毒　狂犬病毒最常见。调查发现,犬带毒率为 10.8%～30%,在我国,病犬是人畜狂犬病的主要传染源。如果家养宠物有机会接触外界犬等动物,便可能携带狂犬病毒,应高度警惕。人群对狂犬病毒普遍易感,不分年龄、性别,一年四季均可发病,温暖季节相对较多,与人外出频繁、衣服单薄易为犬咬伤有关。农村地区的发病率高于城市,可能与农村养犬较多、犬野性大、预防接种不到位、群众防病意识淡薄、被犬咬伤后的清创处理不彻底等有关。

2. 细菌　破伤风梭菌最常见。即使宠物没有携带狂犬病毒的可能,在离家觅食的过程中,口腔、爪子沾染破伤风梭菌的可能性也较大。因此,注意预防破伤风是必要的。

(二)感染途径

人畜多由于被患病动物咬伤或抓伤而受感染,其次为损伤的皮肤黏膜接触病毒、细菌时被感染。对黏膜而言,即使是无损伤的正常黏膜,狂犬病毒也会畅通无阻地从黏膜进入人体。应避免与家养宠物过度亲近,特别是避免让宠物舔皮肤黏膜。此外,被狂犬咬伤后,用嘴吸去伤口处污血的做法是错误的,因为狂犬病毒是活的病原微生物,能主动感染人。

(三)发病机制

狂犬病毒是嗜神经病毒,对神经组织有很强的亲和力,主要存在于患病动物的唾液和脑组织。携带狂犬病毒的动物咬伤人后,狂犬病毒可通过咬伤的皮肤或黏膜进入人体。其可以 1 mm/h 的速度,沿传入神经向中枢扩散。狂犬病毒在神经轴内运行期间是不繁殖的,进入脊根神经节后开始大量繁殖,然后侵入脊髓向上运动。其自脊髓到达脑干和整个中枢神经系统,仅需数小时。狂犬病毒一旦进入脑后,便大量繁殖,迅速扩散并波及全脑,由此严重影响脑部神经细胞的功能。同时,狂犬病毒还通过传出神经(包括运动神经、感觉神经和自主神经系统)离心性运行,扩散到其支配的各组织和器官中。由于迷走、舌咽及舌下神经核受损,致吞咽肌及呼吸肌痉挛,因此患者可出现恐水、吞咽及呼吸困难。交感神经受累时,唾液分泌和出汗增多,从而导致病毒感染者出现狂犬病的典型临床表现。迷走、交感和心脏神经节受损时,患者可出现心血管症状,甚至猝死。

【临床特征与诊断要点】

被犬抓、咬伤多留有伤痕,伤及血管可出血,合并感染可出现局部红肿及淋巴结肿痛,其他炎症反应症状如低热、关节痛少见。患者可出现轻度肝脾大,而全身症状不重,极少数患者出现眼淋巴结综合征,即眼结膜炎、耳前淋巴结肿大或血小板减少。特别要注意狂犬病的特征与识别,根据病史,典型狂犬病发作有发热、精神异常结合恐水、怕风、怕光,即典型的"三怕"临床表现,排除破伤风脑炎及脊髓灰质炎等疾病,即可诊断狂犬病。

【急诊处理】

犬、猫科动物咬伤的急诊处理原则为:立即彻底冲洗伤口,负压吸出污染组织残存异物或液体,消毒、清创,接种全程疫苗并注射抗狂犬病毒血清,预防感染和破伤风,处理并发症。出现狂犬病时应避免刺激,对症处理,注意安全。

犬咬伤、抓伤的急诊处理流程见图 5-4-7。

1. 犬咬伤评估　犬咬伤软组织损伤严重、合并症多,伤情复杂,严重者可危及生命。对于危及生命的患者,首先要稳定生命体征,关键在于维持气道通畅、给予呼吸支持、稳定血流动力学控制出血。同时,对所有犬咬伤创口均应仔细评估和探查,并需进行狂犬病暴露风险评估和破伤风暴露风险评估。犬咬伤后的狂犬病暴露分级及免疫预防处置程序见表 5-4-2。

2. 伤口处理　一旦被犬咬伤、抓伤,要在抓伤及咬伤后的第一时间进行伤口处理。可在咬伤现场或就地寻找水源,彻底冲洗伤口。用"拔火罐"或负压吸引器吸出污染组织残存的异物或液体。用肥皂水或其他弱碱性清洗剂和流动清水交替清洗所有咬伤处约 15 min。对较深的伤口,可用注射器或插入导管对伤口深部进行大量灭菌水灌注冲洗。彻底冲洗后,用稀碘伏或其他具有灭活病毒能力的医用制剂涂擦或清

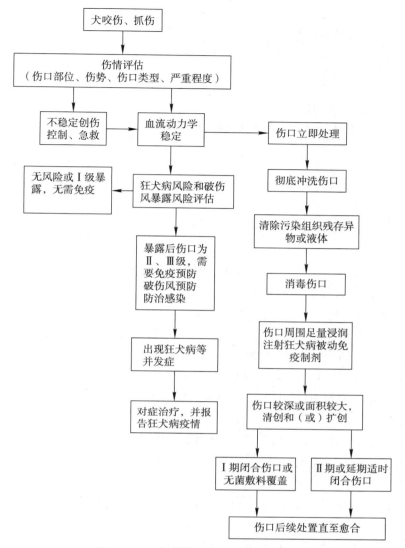

图 5-4-7 犬咬伤、抓伤的急诊处理流程

洗伤口内部,可以灭活伤口局部残存的狂犬病毒。较深或面积较大的伤口应适当清创,临床无感染、6 h 以内、头面部的伤口可行一期缝合;咬伤 6 h 以上的伤口,易感染的患者(如免疫功能缺陷、无脾或脾功能障碍、静脉淤滞、成人糖尿病等),这类感染风险较高的伤口不建议进行一期闭合;如伤及大血管或撕裂较大时应稀疏缝合,但应在伤口周围足量使用抗狂犬病毒血清浸润注射后进行。伤口表面不使用外用药。

3. 注射被动免疫制剂 既往无免疫史或免疫史不全的狂犬病Ⅲ级暴露及神经分布密集的部位(如头、面、会阴、手部等)和严重免疫功能缺陷的Ⅱ级暴露病例应尽早注射狂犬病被动免疫制剂(抗狂犬病毒血清或狂犬病人免疫球蛋白)。彻底清创后,即在受伤部位先用总剂量 1/2 的抗狂犬病毒血清(10~20 mL)或狂犬病人免疫球蛋白(使用剂量为每千克体重 20 U)行皮下浸润注射,余下一半剂量在伤口周围肌内注射(头部咬伤者可注射于颈背部肌肉)。世界卫生组织建议,首先应尽可能多地在伤口部位浸润注射,后将多余的抗狂犬病毒血清注射到大腿肌肉而不是臀部,以延长狂犬病的潜伏期,争取更多的时间使机体产生足够的免疫力。此外,部分患者可能对抗狂犬病毒血清过敏,因此,在用药前必须做过敏试验,若呈阳性,但伤势严重而必须使用时,可以进行强化脱敏。要向患者及其家属详细交代病情,说明预防注射的目的和可能达到的效果并严密观察。

4. 预防注射狂犬疫苗 当前,预防注射狂犬疫苗主要遵循"5 针法",即在咬伤后 0 天(第 1 天,当天)、

表 5-4-2　犬咬伤后狂犬病暴露分级和免疫预防处置原则

暴露分级	分级依据	免疫预防处置原则
I	完好的皮肤接触动物及其分泌物或排泄物	清洗暴露部位,无需进行其他医学处理
II	符合以下情况之一: ①无明显出血的咬伤、抓伤 ②无明显出血的伤口或已闭合但未完全愈合的伤口接触动物及其分泌物或排泄物	1. 处理伤口 2. 接种狂犬病疫苗 3. 必要时使用狂犬病被动免疫制剂*
III	符合以下情况之一: ①穿透性的皮肤咬伤或抓伤,临床表现为明显出血 ②尚未闭合的伤口或黏膜接触动物及其分泌物或排泄物	1. 处理伤口 2. 使用狂犬病被动免疫制剂 3. 接种狂犬病疫苗

* 当判断病例存在严重免疫功能缺陷等影响疫苗免疫效果的因素时,II级暴露者也应当给予狂犬病被动免疫制剂。

3 天(第 4 天,以下类推)、7 天、14 天、28(或 30)天,各肌内注射狂犬疫苗 2 mL,儿童用量与成人相同。首次暴露人群选择"5 针法"完成全程免疫接种,如完成全程免疫半年内再次暴露,不需要接种;如完成全程免疫超过半年未到 1 年再次暴露,需加强接种 2 剂,即"5 针法"的第 0、3 天;如完成全程免疫超过 1 年未到 3 年再次暴露,需加强接种 3 剂,即"5 针法"的第 0、3、7 天;如完成全程免疫超过 3 年再次暴露,则需重新全程免疫接种。狂犬病为致死性疾病,暴露后进行人用狂犬疫苗接种无任何禁忌。

狂犬病免疫治疗的指征为:①在动物留观期间,当动物出现第一个异常体征,患者即开始接受疫苗加抗狂犬病毒血清或狂犬病人免疫球蛋白治疗。②应宰杀该动物,尽快送检,不主张保守观察。如免疫学检查阴性,可停止免疫治疗。

5. 预防破伤风　犬咬伤为破伤风易感伤口,尤其是穿刺伤及撕裂伤的伤口,应结合破伤风主动免疫史,评估是否需要注射破伤风被动免疫制剂。常规注射破伤风抗毒素(TAT)1 500 U,注意应先进行过敏试验。

6. 使用抗生素防治继发感染　此外还要教会家属如何在伤后 1~2 周,密切观察有无并发症的出现,力争早期发现、早期处理。

7. 心理干预　部分犬咬伤患者可能会出现恐惧、害怕犬类等心理,部分家属可能会出现自责、担心伤口愈合不良等心理问题,甚至出现创伤后应激障碍综合征,此时需给予适当的心理干预。狂犬病恐怖症,又称癔症性假性狂犬病,是一种对狂犬病过分恐惧的心理疾病,通常伴有强迫症、恐惧症。此病患轻则害怕接触动物,怕被伤及,甚至看到动物就会联想到狂犬病,以及自身是否已被传染;重者即使已接种疫苗,也不能消除自身的不安和恐惧,给身心健康带来了严重危害。导致此病的根本原因是对狂犬病的认识不足,必要时应适当给予心理干预治疗。

8. 其他　狂犬病发病后予以对症处理,如隔离治疗,减少声、光、风的刺激;狂躁患者可给予地西泮、苯巴比妥钠、氯丙嗪等药物;不能进食者,应补足水分和营养等;注意安全,妥善处理污染物。

第四节　河豚鱼及鱼胆中毒

思考题

1. 我国常见的毒蛇有哪些?

2. 蛇毒中含有哪些常见毒素?

3. 论述神经毒素类毒蛇咬伤的发病机制。

4. 毒蛇咬伤后局部伤口应如何处理才能有效清除蛇毒?

5. 毒蛇咬伤有哪些严重的并发症? 应如何防治?

6. 常见的有毒昆虫有哪些?

7. 毒虫螫、咬伤的处理原则有哪些?

8. 被犬类咬伤后,伤口应如何处理?

9. 如何预防狂犬病?

10. 狂犬病发作后注射疫苗有效吗?

11. 简述河豚鱼中毒的主要毒素和机制。

12. 简述鱼胆中毒的治疗原则。

（张剑锋）

数字课程学习

⬇ 教学 PPT　　　✎ 自测题

第六篇　外伤急救

第一章 多发性创伤

案例

患者,男性,68 岁,主因车祸致胸部疼痛,左小腿畸形、出血 1 h 入院。患者受伤后无昏迷,无恶心、呕吐。既往体健。查体:神志清楚,急性痛苦病容,P 105 次/min,R 24 次/min,BP 120/85 mmHg,左侧胸廓压痛,双侧呼吸音对称;未闻及明显心脏病理性杂音;腹平,上腹部轻压痛,无反跳痛,肠鸣音 3 次/min;骨盆挤压分离征阴性;左小腿中段畸形,约 8 cm 不规则伤口伴出血。辅助检查:血常规 WBC 12×10^9/L,N 87%,Hb 102 g/L;X 线片示左侧多发肋骨骨折,左肺挫伤伴胸腔积液,左胫腓骨中段骨折;B 超提示腹腔少量积液,左下腹诊断性穿刺抽得不凝血。该患者应如何诊断和紧急处理?

一、概述

机体在单一机械致伤因素作用下,同时或相继遭受两个或两个以上解剖部位的损伤,其中一处损伤即使单独存在也可危及生命或肢体。复合伤是指两种以上的致伤因素同时或相继作用于机体造成的损伤。

创伤是全球范围内死亡的主要原因之一,其中道路交通损伤是导致 18~29 岁个体死亡的主要原因。仅在美国,每年就有超过 5 000 万患者因各种创伤就诊,而在所有转入 ICU 的病例中,创伤约占 30%。据 WHO 报道,2014 年有 125 万人死于道路交通损伤,预计到 2030 年,创伤将上升至全球第 3 位致残原因。战争是导致创伤的常见原因,其中多发伤的比例为 20%~70%,这与武器的杀伤力有关。而在平时,多发伤的主要原因有交通事故、高处坠落、厂矿工伤、意外伤害等。特别是在发展中国家,随着社会经济、交通和建筑事业的快速发展,道路交通损伤和坠落伤日益增多,由于机械暴力的能量高而常导致多发性创伤。

二、临床特点

1. 病情危重,变化迅速,病死率高,脏器功能不全发生率高　多发伤并非各处创伤的简单叠加,多部位损伤累加的效应对机体产生巨大的影响,病理生理变化严重,常危及生命。有时伤情变化迅速,短时间内突然恶化、死亡。多发伤患者有 3 个死亡高峰,包括伤后即刻,多为严重颅脑损伤、高位脊髓损伤、窒息、心脏大血管严重损伤,约占死亡人数的 50%,基本无法避免;伤后早期(数分钟至数小时内),为失血性休克、颅脑损伤、张力性气胸、心脏压塞等,约占死亡人数的 30%;伤后中晚期(数天至数周),为收住 ICU 后,多由继发感染、严重脓毒症、多器官功能衰竭所致。大出血、严重颅脑损伤、脓毒症/多器官功能障碍综合征(multiple organ dysfunction syndrome,MODS)是严重多发伤死亡的主要原因,其中颅脑损伤约占 70%、大出血约占 20%、脓毒症/MODS 约占 10%。一般而言,创伤程度越重,发生 MODS 的概率越高,特别是合并失血性休克的多发伤患者。

2. 病情复杂,容易漏诊 多发伤涉及多个部位损伤,症状和体征互相影响,导致某些损伤的表现不典型,或者某部位的损伤特别严重、受到特别关注而忽视了其他部位的损伤,如果临床医师不熟悉多发伤的特点就容易发生漏诊。此外,多发伤的患者往往可能合并共存疾病及现正使用药物,使病情更复杂,更易导致不良预后,高龄、肥胖和严重共存疾病均与较差的创伤预后相关。美国国家创伤数据库的一项大型回顾性研究显示,使用华法林会使创伤后死亡风险升高约 70%。

3. 休克发生率高 有报告显示,休克发生率高达 50%~80%。多发伤常有明显的容量丢失而发生低容量性休克,容量丢失的途径包括明显的外出血、胸腹腔出血或组织间隙内出血,其中后者的出血量可以非常大,却容易被忽视,如骨盆骨折引起的后腹膜间隙出血可达 3 000~5 000 mL。多发伤的休克还可由心源性(如心脏压塞、心脏钝性挫伤、心肌梗死、张力性气胸)、神经源性(高位脊髓损伤)、中枢性(严重颅脑损伤)和感染性(多在创伤 24 h 后发生)等因素所致,且常为多种原因合并存在,需要注意鉴别。

4. 常有呼吸功能损害 早期多见于颅脑创伤引起的中枢性呼吸功能损害,以及高位颈髓损伤、气道损伤和阻塞、胸部严重创伤、休克等。后期常由气道分泌物排出困难、肺部感染、脓毒症、腹腔高压、急性呼吸窘迫综合征等引起。

5. 容易并发感染 多发伤患者常有免疫力降低而容易发生感染,包括局部和全身防御功能缺陷。其中中性粒细胞、单核巨噬细胞、淋巴细胞、树突状细胞等的功能衰退备受重视,表现为血清调理素原减少、粒细胞生成减少、中性粒细胞的化学趋向性和杀菌能力抑制,以及特异性免疫反应的缺陷,如淋巴细胞生成减少等。感染可来自创口、手术部位、肺部、血液、尿路等部位,其中以肺部感染最为常见,留置动脉和深静脉导管者发生导管相关的血液感染也比较常见。任何开放的创口都容易成为细菌定植和感染的源地,手术部位也容易发生,特别是有内固定物植入或肠腔开放等污染手术时。此外,胃肠道是机体最大的细菌和毒素存储地,严重创伤、休克、缺血再灌流损伤、低氧都可导致肠道屏障功能丢失,细菌和毒素可以通过淋巴循环、门静脉循环和腹腔进入体循环,发生肠道细菌移位和内毒素血症。

6. 多发伤处理上的矛盾和困难 多发伤涉及机体多个部位,必须在初步评估后确定一个优化的顺序,首先处理迅速危及患者生命的情况,如气道梗阻、张力性气胸、大出血。手术顺序上以止血手术最为优先,包括剖腹和剖胸止血,然后是开颅减压、骨折固定和清创手术等。辅助检查也应该围绕这些处理的优先顺序进行,绝不能为了完善检查而耽搁紧急处理措施的实施。某些部位的损伤不可能像择期手术一样做到条件准备充分、手术程度彻底,应该以最简单的方法、最快的速度处理致命性损伤,实施损伤控制策略,避免长时间的手术操作。有时在处理上会出现完全矛盾的两种状况,如颅脑损伤合并失血性休克时补充血容量和应用脱水剂的对立,此时必须抓住主要的矛盾解决,同时尽可能地兼顾到对立的另一面或在后续治疗中立即解决。

三、辅助检查

1. 实验室检查 在患者到达急诊室后建立静脉通道的同时抽取血标本,立即送检血常规和血型、血生化、血气分析、凝血功能等,快速获取患者的血红蛋白、血小板、凝血酶原时间(PT)、部分凝血活酶时间(APTT)、纤维蛋白原、D-二聚体、电解质、肝肾功能、血 pH、乳酸、氧分压等指标。多发伤患者早期因出血、休克、低体温等,极易出现严重贫血、凝血功能异常、电解质及酸碱平衡紊乱等,应当尽快予以纠正,并注意动态复查。近年来,血栓弹力图(thromboelastography,TEG)的检测逐渐普及,其为凝血功能床旁快速监测提供了更理想的工具。推荐使用 TEG 明确创伤性凝血病的特征和指导成分输血,尤其对于长期服用抗凝与抗血小板药物的患者。

2. 心电图 可以了解心脏的节律和传导功能是否正常、有无心肌缺血损伤及基础心脏病变情况。心电图应作为多发伤患者的常规检查项目,也有助于鉴别弥漫性和局限性心肌损伤,需要动态监测。

3. 超声　是多发伤患者理想的检查手段,适用范围广,且无创、无放射性,可以在床旁反复进行。近年来国内外普遍强调超声检查应由创伤临床医师完成,认为能对多发伤进行快速全面的评估,也就是针对创伤患者的超声快速评估(focused assessment with sonography for trauma,FAST)。FAST 检查的内容包括腹腔、胸腔和心包有无积液,肝、脾等实质性脏器有无损伤;扩大范围的 FAST(extended FAST,E-FAST)检查包括是否存在气胸,研究表明 E-FAST 对于此类损伤的敏感性优于 X 线片检查。此外,超声还可以引导中心静脉和动脉穿刺置管,指导胸腹腔积液穿刺引流,诊断特殊部位的骨折等,具有很好的实用价值和应用前景。

4. X 线片　严重创伤患者的初次评估中强调胸部和骨盆 X 线摄片的重要性,胸片可以显示需要立即处理的潜在致命性损伤,如张力性气胸、纵隔增宽、心影增大等;骨盆片可以显示骨盆骨折,提示存在盆腔及腹膜后出血的可能性。建议使用床旁摄片或者在创伤复苏室中安装固定的摄片机,摄片不应中断复苏的过程。X 线摄片诊断长骨骨折的准确性很高,但对脊柱骨折的诊断效能不高,可作为初步筛选的方法,往往最终还需要 CT 检查来明确诊断。

5. CT　几乎是所有部位损伤诊断的金标准。随着螺旋 CT 技术的迅速进展,CT 检查的时间大大缩短。目前提出对严重创伤患者早期进行全身 CT 检查,可以大大缩短其诊断时间、降低病死率和并发症发生率。对于合并明显血流动力学不稳定或者处于濒死状态者,则必须充分权衡检查必要性与转运风险。CT 血管造影(CTA)与常规的血管造影(DSA)在诊断大血管损伤上的价值相当,但前者更为方便。

6. MRI　对脊髓损伤的诊断价值很高,对脑挫伤、弥漫性轴索损伤、外伤性脑梗死、脑干损伤也有较好的诊断作用。但 MRI 检查需要的时间较长,早期对病情不稳定的危重患者需要谨慎考虑。

7. DSA　可以很好地诊断大血管损伤,一般可以先进行 CT 血管造影,必要时再行 DSA 检查。但 DSA 可以同时进行介入治疗,如在骨盆骨折、髂血管损伤致后腹膜大出血时行血管栓塞具有非常好的效果,也可以对假性动脉瘤、血管损伤患者植入支架。

8. 其他　如各种内镜、造影、脑电图、经颅多普勒超声、ECT 和 PET-CT 等。如胃镜可以诊断应激性溃疡出血,并行内镜下止血治疗、放置鼻肠管。纤维支气管镜在多发伤合并气道损伤的诊断、人工气道建立、肺部感染诊断和治疗中都具有很好的价值。ECT 和 PET-CT 检查时间长、费用高,在多发伤早期的价值不高,后期可以帮助脑损伤程度的判断。对于重型颅脑损伤的患者,随着多模态脑功能监测理念的普及,脑电图及经颅多普勒超声显示出很好的应用前景。

四、创伤评分

创伤评分是对创伤严重度进行定量评价的方法,常用的创伤评分方法有院前使用的改良创伤计分(RTS)、院内使用的简明损伤定级标准(AIS-2005)、急性生理学及慢性健康状况评分系统(APACHE-Ⅱ评分)等。其中,简明损伤定级标准(AIS)与损伤严重度评分(ISS)是院内评分中应用最广的方法,AIS-2005 版是目前判断创伤严重度解剖学评分的金标准。

AIS 将身体分为 9 个解剖部位:①头部(颅、脑);②面部(包括眼、耳);③颈部;④胸部;⑤腹部及盆腔脏器;⑥脊柱(颈、胸、腰);⑦上肢;⑧下肢、骨盆和臀部;⑨体表(皮肤)。ISS 将身体分为 6 个解剖部位:①头部和颈部(包括脑、颅骨、颈椎);②面部(包括累及口、耳、眼、鼻及面部骨骼的损伤);③胸部(包括胸腔内脏器及膈肌、胸廓和胸椎的损伤);④腹部和盆腔脏器(包括腹腔内所有脏器及腰椎损伤);⑤四肢和骨盆;⑥体表。AIS 的每一损伤需查询 AIS 评分手册,单发伤依据损伤部位及具体诊断直接查询 AIS 编码手册中的点后编码(小数点右侧的一位数),即为 AIS 分值,AIS 1—AIS 6 分别代表轻度、中度、较重、重度、危重、极重度(目前不可救治)。多发伤需将各部位创伤诊断逐一查询 AIS 编码手册后分别列出 AIS 分值,再根据 ISS 解剖分区在三个损伤最严重的 ISS 身体区域中各选出一个最高的 AIS 分值,分别平方后相加,即:ISS = $(AIS_1)^2 + (AIS_2)^2 + (AIS_3)^2$。ISS 分值从 1 到 75 分,ISS≥16 者定为严重多发伤。应注意,任意一个 AIS 分值为 6,不论其余部位损伤情况如何,ISS 均确定为 75 分。

五、多发伤的诊治

1. 创伤救治体系建设与模式选择　多发伤的救治包括院前、院内两个阶段,涉及多个学科的知识与技能,对硬件条件和人员队伍有特别的要求。应尽快将患者送到有相应救治能力的医疗机构,尽早接受专业人员实施的确定性治疗,才能减少器官功能障碍的发生和降低病死率。创伤救治的组织形式极大地影响多发伤患者的病程和转归,20 世纪 80 年代开始,北美等西方发达国家逐步建立创伤分级救治体系,成立创伤中心和创伤小组,根据伤情将患者转运到相应级别的创伤中心,取得显著效果。相关研究表明,严重创伤患者在指定的创伤中心治疗时,死亡或发生并发症的可能性显著降低。

国内目前常见的三种创伤救治模式:①以急诊 / 创伤外科为主的独立学科救治模式;②由急诊或重症医学科牵头负责、多专科协作模式,多发伤患者手术由不同学科完成;③以外科某一专科为主,其他专科会诊模式。近 20 年的临床经验已经证实,上述第 1、2 种模式不论救治结局还是并发症发生率,与欧美发达国家的救治效率差距不大,而目前多数医院仍在采用的第 3 种模式存在极大的不足,医师的整体救治理念匮乏,救治过程缺乏连续性。

2. 院前急救　是多发伤救治的重要环节,包括现场急救和安全转运两部分内容。现场急救首先要快速评估现场的安全性,迅速使患者脱离险境并实施必要的隔离或警示,以保证患者和急救人员的安全。患者平放在地,适当暴露,快速评估生命体征,如发现心脏停搏则立即进行心肺复苏,其他还包括保持气道通畅、人工呼吸及循环支持。在院外阶段的创伤救护中,气道保护是十分必要的。张力性气胸是有效通气的严重威胁之一,需迅速进行针头胸腔穿刺排气。创伤患者低血压时器官灌注受损,往往需要进行液体复苏。为预防发生额外损伤,在转运途中要进行严格的颈部制动,防范脊柱稳定性的破坏,有效固定骨折,以防止神经血管损伤等。

将创伤患者迅速转运至最近且最合适的医院是创伤急救的基本原则,因此要尽量减少转运时间,避免耽误创伤急救的“黄金 1 小时”。此外,院前应尽早与收治医院建立联系,提供创伤患者的相关信息及预计到达时间,以便后者提前做好收治准备,这对严重创伤患者的治疗至关重要。理想的院前 – 院内病情交接应当包括如下内容:年龄(A)、受伤时间(T)、创伤机制(M)、创伤部位(I)、症状与体征(S)、目前已行的处置(T)等,院前提供的信息可帮助院内医生关注更有可能的损伤。例如,描述患者从高处坠落脚先着地时,应怀疑跟骨、下肢和腰椎骨折,降主动脉损伤;描述驾驶室挤压变形损伤时,应考虑肋骨骨折、肺挫伤、肝脾和肾挫裂伤、腹腔空腔脏器损伤的可能。

3. 院内急诊室处理　多发伤患者在急诊室处理的过程往往需要多科协作进行,理想的创伤团队可能包括急诊科医师、创伤外科医师、各专业的外科医师、急诊护士、麻醉医师、放射技师等。不论任何情况,所有的创伤团队必须有一个明确指定的领导者,由其来决定总体的治疗计划和分配具体任务。处理严重创伤患者时,需要清晰、简单、组织有序的方法,一般包括初步评估和二次评估两部分内容(图 6-1-1)。创伤早期快速有效的评估和复苏措施,可以将可预防性死亡的比例从 35% 降低至 10% 以下,所以伤后的 1 h 被称为“黄金 1 小时”。

(1) 初步评估

A. 气道安全与颈椎保护。气道阻塞是创伤后立即死亡的主要原因,对创伤患者的初次评估首先应评估气道是否安全。创伤早期气道梗阻的常见原因包括舌后坠、误吸、颌面部损伤、气管损伤等。如果患者能够进行语言交流,可基本判断气道是安全的,但在后续仍需反复关注气道的通畅情况。此外,颅脑外伤的患者格拉斯哥昏迷评分≤8 分时,也通常认为气道不安全。对于气道不安全的情况,可暂时采用仰头提颏法或双手托下颌开放气道,然后考虑气管插管、气管切开等建立确定性安全的气道。对于所有钝挫伤的昏迷患者,若无确凿证据证实颈椎没有损伤,应常规对颈椎实施颈托保护。在气道评估与处理时,也应尽可能地保护颈椎,避免头颈部过伸过屈等活动。应注意,在颈托的前部没被撤去时,不应尝试气管插管。

与移除颈托前部并手法维持轴线稳定相比,不取下颈托前部进行插管造成脊柱半脱位的风险更大。

B. 呼吸:通气与氧合。正常的通气与氧合情况除了需要安全的气道,还依靠肺、胸壁、膈肌等的功能。此阶段应及时发现张力性气胸、连枷胸、肺挫伤、大量血胸、开放性气胸等严重影响通气功能的危险情况,并立即采取相应的处理措施。如果最初的胸片检查未发现气胸,在气管插管机械通气后可能出现新的张力性气胸,所以对于插管后发生血流动力学不稳定的患者,应再次肺部听诊,必要时重复摄片。

C. 循环与控制出血。血流动力学和循环状况评估是初步评估的重要内容,评价灌注状况的临床指标包括精神状态、皮肤色泽与温度、心率、血压及毛细血管充盈等。在评估循环的同时,尽快建立静脉输液通道,至少为2条静脉通道。外周静脉通道建立困难时,可以选择骨髓腔通道,情况允许时建立中心静脉通道,但不应该干扰其他抢救的实施。在建立静脉通道的同时,抽取静脉血标本,迅速送检血型、血常规、交叉配血和凝血功能、血生化等指标。

控制出血也很重要,直接压迫出血部位仍是一线的治疗方法,对于不能控制的肢体大出血可以使用止血带。可应用超声按照 FAST 程序进行检查,能迅速准确地发现胸腔、心包和腹腔的出血情况,有条件者行床旁胸部、骨盆 X 线摄片检查,对于多发肋骨骨折、骨盆骨折的患者,早期使用合适的骨盆带固定。

多发伤患者很大部分都存在不同程度的休克,必须进行及时有效的复苏。可选择的液体包括晶体液、胶体液及血制品,对于选择何种液体为优目前还存在争论。对于需要输血的患者,推荐血浆∶血小板∶红细胞的比例应为 1∶1∶1。积极的液体疗法是多发伤早期复苏的关键环节,但在活动性内出血尚未控制之前,并不主张充分输液和快速提升血压至正常水平,以免加重出血和血液过度稀释,而是将收缩压暂时维持在 80～90 mmHg,直至手术确切止血,即"限制性液体复苏"。允许性低血压因为存在低灌注的风险,在严重颅脑损伤(格拉斯哥昏迷评分≤8 分)时属于禁忌。

D. 神经功能评估。在患者到达急诊室时就应该尽早快速地评估患者的神经功能,可根据患者的意识水平、瞳孔大小与反应、神经定位体征、脊髓感觉平面等综合判断,其中意识水平判断常用格拉斯哥昏迷评分。引起创伤患者意识障碍的原因有颅脑直接损伤、低氧、休克、严重低血红蛋白、醉酒、服药甚至吸毒,要注意鉴别。

E. 暴露与环境控制。初次评估的最后阶段是使患者完全暴露以发现尚未察觉的损伤。还应该注意防止低体温,可予以保温毯、气流加温、温液体处理。

(2)二次评估:在初次评估完成后且患者的情况得到初步稳定时进行,目的是获得患者既往史及损伤情况相关的资料,并对各个部位或系统进行详细的伤情评估。

创伤患者的病史询问可以按照 AMPLE 的顺序进行:①过敏史(allergies,A);②当前服用药物(medications,M);③过去疾病史 / 妊娠史(past illness/pregnancy,P);④最后进食时间(last meal,L);⑤与受伤有关的事故与环境(event/environment,E)。

可以按照 CRASH PLAN 方案对创伤患者进行全面细致的体格检查:①心脏及循环(cardiac,C);②胸部及呼吸(respiration,R);③腹部(abdomen,A);④脊柱(spine,S);⑤头部(head,H);⑥骨盆(pelvis,P);⑦肢体(limbs,L);⑧血管(arteries,A);⑨神经(nerves,N)。

辅助检查方面,胸部与骨盆 X 线摄片及 FAST 检查在评估中早期使用,然后根据初步诊断决定相应的 CT 检查。颅脑损伤是否需要手术处理必须依赖 CT 的诊断,要尽可能创造条件尽快完成,不应过分强调病情危重、不宜搬动而放弃或延迟 CT 检查。由于 CT 的诊断效能高、扫描时间短,对于多发患者推荐选择性的多部位同时 CT 检查,对提高多发伤的临床诊治效率和水平有较大帮助。应注意的是,患者在急诊室治疗期间应反复接受气道、呼吸、循环的评估,如果情况恶化,需再次启动完整的初步评估。

4. 各损伤部位的进一步处理　多发伤患者在完成再次评估和辅助检查后,要决定各损伤部位的进一步处理措施,其中最关键的是决定手术处理的优先顺序。通常是按照"控制出血性手术 – 开颅减压、非出血性内脏损伤手术 – 清创与骨折固定"的顺序进行,如患者情况和实际条件允许,可以同时进行两个优先部位的手术;对于特别危重而无法搬动者,为控制大出血可考虑床旁就地手术。

　　手术是多发伤处理中非常重要的手段,但同时可造成或加重机体损伤,扩大的手术和延长的手术时间会导致血流动力学不稳定、酸中毒、凝血功能障碍和低温,反而增加器官功能衰竭的发生和加速患者死亡。因而目前主张在严重创伤的手术处理中实施“损伤控制”策略,也就是采用最简单的方法对患者进行止血、去除污染物、固定骨折,然后尽快转至 ICU 进行继续复苏和纠正代谢异常,在患者基本生命状况改善后再行二期确定性手术,使预后得到明显改善。当然如果患者生理条件允许,有条件的医疗机构在损伤控制性复苏策略指导下,也可以早期实施一部分确定性手术治疗。

　　5. ICU 监护治疗　是多发伤救治中非常重要的环节。多发伤患者在 ICU 内的处理需要 ICU 专业医师和创伤医师的共同参与。大量研究表明,开放式的 ICU 管理对患者不利,主张实施由 ICU 医师主导的封闭式管理,且必须有创伤医师参与日常管理,更理想的是建立专门的创伤 ICU,进行全面的生命支持和监测,并且针对损伤类型和严重度有重点地反复评估,以利于早期发现问题、减少漏诊。

　　严重创伤患者的 ICU 治疗应至少包括如下内容:①原发损伤的持续评估与规范处理。针对不同的损伤机制与损伤部位,应重点筛查一些可能的隐匿性及迟发性损伤,进行全面系统的创伤评估,尽早明确和完善创伤的诊断,同时应明确各部位损伤的确定性治疗措施及计划,尤其是手术治疗的时机与方法。②器官功能的监测与损伤的防治。这是 ICU 治疗的核心内容之一,严重创伤后极易出现多器官功能损害甚至衰竭,应进行持续的循环功能、呼吸功能、肾功能、凝血功能、胃肠道功能及镇静镇痛与中枢神经系统监测和维护,并全力预防发生进一步的器官损伤。③创伤后并发症的预防与处理。多发伤患者极易出现诸如颅内高压、颅内感染、呼吸机相关性肺炎、腹腔间隔室综合征、感染与脓毒症、静脉血栓栓塞、骨筋膜隔室综

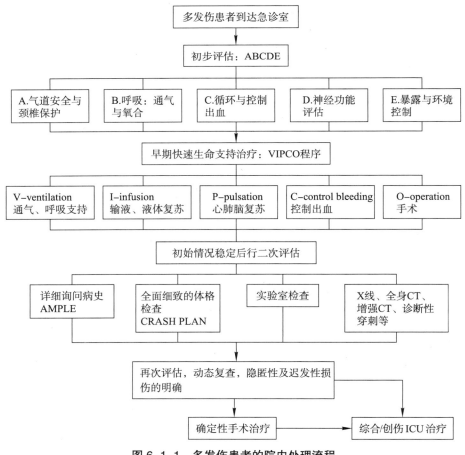

图 6-1-1　多发伤患者的院内处理流程

合征等,早期预防与及时处理对改善患者预后至关重要。④营养支持、功能康复与心理治疗。同其他危重症患者一样,营养支持是不可或缺的,而康复治疗的理念也应从患者进入 ICU 就开始,在原发损伤得到初步控制后,尽早开始康复功能锻炼。

思考题

1. 什么是多发伤? 什么是复合伤?
2. 简述多发伤在急诊室初步评估和处理的要点。
3. 多发伤二次评估的要点是什么?

（张　茂　周骁钰）

数字课程学习

教学 PPT　　　自测题

案例

患者,男性,29 岁,主因车祸致神志不清 2 h 入院。查体:BP 144/65 mmHg,R 25 次 /min,HR 74 次 /min,T 36.8℃。昏迷,格拉斯哥昏迷评分 5 分,前额部皮肤挫裂伤,双眶周瘀青,右侧瞳孔圆形,直径 5 mm,对光反应迟钝;左侧瞳孔圆形,直径 3 mm,对光反应迟钝。颈软,双肺呼吸音粗,无啰音,心率 74 次 /min,律齐。腹平软。四肢、脊柱无畸形。疼痛刺激有收缩反应,巴宾斯基征阳性。头颅 CT 示右侧额颞部双凸形高密度影,中线偏向左侧。初步诊断为何种疾病? 如何急救处理?

【概述】

颅脑外伤在平时及战时均较为常见,年发病率为(55.4 ~ 64.1)/10 万,平时主要由交通事故(53.0%)、跌倒坠落(28.6%)等所致。在我国因创伤死亡患者中,半数以上与颅脑外伤有关;在交通事故中,因颅脑外伤而死亡的人数占首位,且 60% ~ 70% 死于伤后 24 h 以内。因此,提高急救意识、知识和技能,对挽救颅脑外伤患者的生命至关重要。

【损伤机制】

颅脑外伤是因外界暴力作用于头部而引起的,可分为直接损伤和间接损伤。其中脑组织遭受暴力后除了发生脑挫裂伤及弥漫性轴索损伤等原发性损伤之外,还将引起不同程度和范围的脑出血、缺血、水肿及变性等一系列继发性损伤。

1. 直接损伤　指暴力直接作用于头部而引起损伤。根据头皮、颅骨损伤的部位及暴力作用的方式,可分为加速性损伤、减速性损伤和挤压性损伤。①加速性损伤:相对静止的头部遭受暴力打击后头部沿暴力作用方向加速运动而造成的损伤,如钝器击伤等,损伤部位主要发生在着力部位。②减速性损伤:高速运动的头部撞击在速度较慢的物体所引起的损伤,如坠落或跌倒时头部着地后的损伤,损伤部位不仅在着力部位,也常发生在着力部位的对侧,也称对冲伤。③挤压性损伤:头部受两个不同方向的暴力作用致颅骨发生严重变形所引起的损伤。

2. 间接损伤　指暴力作用在身体其他部位后传递至颅脑造成的损伤。因着力点不在头部,一般在颅脑部无损伤痕迹发现,是一种特殊而又严重的颅脑损伤类型。①挥鞭样损伤:由于惯性作用,当躯干遭受加速性暴力时,总是身体先运动而后头部才开始移动。迟动的头颅与颈椎之间即出现剪应力,可引起颅颈交界处的损伤。紧接着,头颅就像挥鞭一样被甩向力轴的前方。当躯干运动终止时,头部仍以颅颈交界处为中心继续做旋转运动,直至受到躯干的限制,即反作用力大于作用力时,头部运动骤然停止,再次产生剪应力性损伤。与此同时,在脑组织与颅腔之间,亦同样存在剪应力。②颅颈连接处损伤:坠落伤时,臀部或双足先着地,由患者的体重和重力加速度所产生的强大冲击力,自脊柱向上传导至枕骨,可引起严重的枕骨大孔环形陷入骨折,致使后组脑神经、颈髓上段和延髓受损,轻者致残,重者当场死亡。③创伤性窒息:由胸部挤压伤所致的脑损伤,是因胸壁突然遭受巨大压力冲击,或同时合并声门关闭,导致上腔静脉回流所属的上胸部、颈部、头面部皮肤和黏膜及脑组织均发生弥散性点状出血。

【临床特征】

1. 一般临床表现

(1)意识障碍:颅脑外伤后意识障碍可有由轻到重的表现(意识障碍程度见第二篇第九章昏迷),按格拉斯哥昏迷评分(表6-2-1)分为:①轻型,13~15分,伤后昏迷在30 min以内;②中型,9~12分,伤后昏迷时间为30 min~6 h;③重型,3~8分,伤后昏迷在6 h以上,或在伤后24 h内意识恶化再次昏迷6 h以上者。

表6-2-1 格拉斯哥昏迷评分量表

分值	睁眼	语言	运动
6			遵嘱动作
5		回答切题	定位动作
4	自主睁眼	回答错误	刺痛肢体回缩反应
3	呼唤睁眼	含糊不清	刺痛肢体过屈反应
2	刺痛睁眼	只能发音	刺痛肢体过伸反应
1	无睁眼	不能言语	无反应

(2)颅内压增高:表现为头痛、呕吐。头部局限性疼痛的部位常代表致伤的着力点。当整个头部持续性剧痛伴眼球胀痛并不断加重时,常暗示颅内有继发性血肿和颅内压增高的可能。伤后呕吐也是常见的症状之一。

(3)瞳孔改变:当患者处于昏迷状态时,眼部体征更是能够客观反映病情的可靠征象。主要是瞳孔大小与光反应、眼球运动及眼底改变。

(4)神经系统体征

1)脑疝:指颅内压增高后,由于颅内各腔室间压力不均衡,以致某些部位的脑组织向邻近的解剖间隙移位,从而引起危及患者生命的综合征,也是颅脑损伤后颅内压增高的严重后果。最常见的脑疝有小脑幕切迹疝和枕骨大孔疝。①小脑幕切迹疝,首先是患侧瞳孔散大,继而出现对侧肢体偏瘫和进行性意识障碍恶化;②枕骨大孔疝,又称小脑扁桃体疝。发展较缓者常有颈强直或强迫头位,头痛、呕吐剧烈,可出现双侧锥体束征,尤其是儿童常表现为阵发性角弓反张;意识障碍多不明显,但呼吸抑制较突出,眼底水肿显著。发展急剧的小脑扁桃体疝多为颅后窝血肿所致,临床上可无以上典型表现,常突然发生呼吸衰竭而猝死。

2)锥体束征:常见一侧或两侧肢体及面肌瘫痪和(或)运动性失语,偏身感觉障碍。

(5)生命体征:脑损伤后呼吸、脉搏、血压的紊乱时间长,且无恢复的迹象,则常表明有较严重的脑干损伤。若伤后生命体征已恢复正常,但随后又渐次出现血压升高、脉压差加大、呼吸和脉搏变慢等改变,即说明有进行性颅内压增高。若患者早期出现休克,除婴幼儿之外,均应考虑身体其他部分合并有创伤性出血。

2. 特殊表现

(1)小儿和老人颅脑外伤特点:①新生儿头伤几乎都是产伤所致,多因颅骨变形引起颅内出血,且常伴有脑缺氧损害,如果头皮有血肿、颅骨有变形、囟门张力高、搏动不明显或反应迟钝、频繁呕吐,应及早行CT检查。婴幼儿及学龄前儿童脑挫裂伤后反应较重,生命体征改变明显,容易出现休克症状。②老年颅脑外伤者并发颅内血肿往往因为颅内代偿间隙较大,早期症状多不明显,甚至没有明显的头痛表现,但多有脑膜刺激征,呕吐常见;待到颅内压增高时,症状急转直下,脑疝发展较快,旋即出现双瞳孔散大及中枢性衰竭,应予以注意。

(2)水、电解质紊乱的特殊表现:如尿崩症、高钠或低钠综合征。

(3)高渗高血糖非酮性昏迷:当脑组织遭受严重损伤时,因为机体应激反应或下丘脑-垂体系统受损,可引起糖代谢紊乱,而致高血糖、高渗透压、非酮症昏迷。

(4)神经源性肺水肿:严重颅脑损伤可因下丘脑受损或因颅内压增高,引起下丘脑功能障碍,大量儿茶酚胺被释放入血,周围血管和肺血管痉挛,肺血流动力学紊乱,肺血容量骤增,从而导致急性肺水肿。这类患者起病急、发展快,可于颅脑外伤后早期就出现呼吸困难、缺氧、发绀、大量血性泡沫痰,满肺湿啰音及血压升高。

(5)脑死亡:详见第一篇第四章心肺脑复苏。

【辅助检查】

目前以头颅 CT 检查最为常用,其他包括:腰椎穿刺、颅脑超声检查、X 线平片检查、脑血管造影检查、MRI 检查、颅内压监护、脑电图、脑诱发电位及放射性核素检查。

对颅脑损伤患者采用 CT 检查,可以准确反映损伤的病理及范围,同时还可以动态观察病变的发展与转归,对一些特殊性脑损害、迟发性病变及预后的判定亦有重要意义。但 CT 也存在一些难以避免的缺点,例如对与脑组织等密度病变的识别较困难,对位于颅底或颅顶的病变易遗漏,对脑干内或体积较小的病变显示较差,区别慢性硬膜下积液所致脑沟加宽与脑萎缩改变尚有一定困难。硬膜外血肿的密度一般均较高,脑水肿反应较轻,血肿内侧面比较平直,血肿形态呈平凸形。急性硬膜下血肿与硬膜外血肿相近似,但形态如新月状,由于紧贴于脑组织,常伴发有脑挫裂伤,故脑水肿反应明显、占位效应亦较显著。脑内血肿,多呈圆形或不规则的椭圆形高密度影像,包绕血肿周围有显著的水肿带。脑挫裂伤典型的 CT 表现呈混杂密度改变,在低密度水肿区内有斑点状高密度出血灶。较大的挫裂伤不仅病灶周围有明显的脑水肿反应,还可见脑室、脑池移位变窄等占位效应。

弥漫性轴索损伤 CT 表现为大脑皮质与白质之间、灰质核团与白质交界区、脑室周围、胼胝体、脑干背外侧及小脑内有散在的毛细血管小出血灶,而无占位效应。有时伴有蛛网膜下隙出血、脑室内积血及弥漫性肿胀。

【评估】

1. 按照创伤评估的一般原则进行初次评估。A(airway):评估气道安全及颈椎保护。B(breathing):保证呼吸及维持氧合,注意合并颈椎损伤时的保护。C(circulation):评估循环,控制活动性出血,纠正低血压。D(disability):残疾及神经功能评估。E(exposure,environment):充分暴露,环境评估及控制(纠正低体温)。

2. 颅脑外伤患者往往伤情重、情况急、变化快,又常因意识障碍不能配合检查,如何有重点地收集病史和简洁扼要地查体,是迅速作出判断的关键。但也不可忽视全面的系统检查,既要重点突出,也要顾及整体,避免遗漏其他部位的损伤。

3. 关于辅助检查的选择,应从病情考虑而决定取舍。有时特重型颅脑外伤患者就诊时已处于濒危状态,急需抢救,在这种情况下,应以挽救生命为第一目标,不可稍有迟疑,应果断采取有效的措施。

4. 伤情判断的原则

(1)掌握伤情基线,即将患者伤后的基本情况进行系统了解,作为基线,并在观察、治疗过程中不断比较分析,做出判断。伤情包括以下 10 个方面:①意识状态;②生命体征;③眼部征象;④运动障碍和损伤;⑤感觉障碍;⑥小脑体征;⑦头部检查;⑧脑脊液漏;⑨眼底情况;⑩合并损伤。

(2)分析损伤机制,根据加速性或减速性损伤、着力点、骨折线做出判断。

(3)伤情轻重分类,根据格拉斯哥昏迷评分判断轻、中、重及变化趋势。

【治疗】

(一)急救与转送

1. 现场急救 颅脑外伤患者的现场急救是否及时、正确尤为重要。因为绝大多数颅脑外伤患者均有不同程度的昏迷,失去自我救助的能力,要做好现场急救,包括解除气道阻塞、维持足够的氧合和血压、固定可疑的脊柱损伤、伤口临时止血和包扎等。

2. 转送 转送前必须有初步检查的记录及病史。低氧是颅脑外伤患者必须处理的情况,院前气道管理规范必须在风险和急迫性之间找到平衡点。成功的院前急救气管插管需要接受充分培训的医生和特别的处理规范。在患者呼吸道已通畅、休克得到纠正的情况下才可转送,途中应备有必要的抢救器材及药品。运输工具要求迅速、平稳,搬动时头颈部不可过度扭曲。若系开放性颅脑损伤,高空转送时,高度不宜超过4 000 m,以免发生脑膨出。应首选将患者转运至有神经外科专科的创伤中心,以最大限度提高救治质量。

(二)病人的分类处理

1. 伤情分类 根据伤情和就诊时的情况,可将伤情分为以下4种情况分别处理:

(1)紧急抢救:伤情危重的闭合性颅脑外伤,持续昏迷或曾清醒再昏迷,GCS评分3~5分,瞳孔变化,生命体征改变明显,情况危急来不及做进一步检查,应根据受伤机制和临床特点定位,有条件时立即完成头颅CT检查,行开颅手术抢救。若属于原发性脑干损伤,则应行气管插管或切开、机械辅助通气、亚低温脑保护、脱水及颅压监护等非手术处理。

(2)准备手术:伤情严重,GCS评分6~8分,生命体征提示有颅内压增高改变,应立即行头颅CT检查,明确定位,安排急诊手术;若经CT检查并未发现颅内血肿,则给予非手术治疗。

(3)住院观察:伤情较重,CCS评分9~12分,有阳性或可疑的神经系统体征,生命体征轻度改变,辅助检查有局限性脑挫伤,未见血肿,应收入院观察,动态复查头颅CT。

(4)急诊室观察:伤情较轻,CCS评分13~15分,神经系统检查阴性,生命体征基本稳定,辅助检查亦无明显阳性发现时,留急诊室观察。

2. 手术治疗 原则是救治患者生命,纠正或保存神经系统重要功能,降低死亡率和伤残率。颅脑外伤手术主要针对开放性颅脑损伤、闭合性损伤伴颅内血肿或因颅脑外伤所引起的合并症和后遗症。

(1)急性硬膜外血肿:手术指征:①急性硬膜外血肿>30 mL,颞部血肿>20 mL,需立刻开颅手术清除血肿。②急性硬膜外血肿<30 mL,颞部血肿<20 mL,最大厚度<15 mm,中线移位<5 mm,GCS评分>8分,没有脑局灶损害症状和体征的患者可保守治疗,但必须住院严密观察病情变化,行头部CT动态观察血肿变化。一旦出现临床意识改变、高颅压症状,甚至瞳孔变化或CT血肿增大,都应立刻行开颅血肿清除手术。手术方法:按照血肿部位采取相应区域骨瓣开颅,清除血肿和彻底止血,骨窗缘悬吊硬脑膜,骨瓣原位复位固定。

(2)急性硬膜下血肿:手术指征:①急性硬膜下血肿>30 mL、颞部血肿>20 mL、血肿厚度>10 mm,或中线移位>5 mm的患者,需立刻采用手术清除血肿。②急性硬膜下血肿<30 mL、颞部血肿<20 mL、血肿最大厚度<10 mm,中线移位<5 mm、GCS评分>9分的患者,可以先行非手术治疗。如果出现伤后进行性意识障碍,GCS评分下降>2分,应该立刻采用外科手术治疗。③对于具有颅内压监测技术的医院,GCS评分<8分的重型颅脑外伤合并颅内出血的患者都应行颅内压监测。手术方法:对于临床最常见的额颞顶急性硬膜下血肿,特别是合并脑挫裂伤高颅压的患者,提倡采用标准大骨瓣开颅血肿清除,根据术前GCS评分、有无脑疝及术中颅内压情况,决定保留或去骨瓣减压,硬膜原位缝合或减张缝合。双侧额颞顶急性硬膜下血肿应行双侧标准外伤大骨瓣手术,也可采用前冠状开颅去大骨瓣减压术。

(3)急性脑内血肿和脑挫裂伤:手术指征:①对于急性脑实质损伤(颅内血肿、脑挫裂伤)的患者,如果出现进行性意识障碍和神经功能损害,药物无法控制高颅压,CT出现明显占位效应,应该立刻行外科手术治疗。②额颞顶叶挫裂伤体积>20 ml,中线移位>5 mm,伴基底池受压,应立刻行外科手术治疗。

③急性脑实质损伤患者,通过脱水剂等药物治疗后颅内压≥25 mmHg,脑灌注压≤65 mmHg,应行外科手术治疗。④急性脑实质损伤(颅内血肿、脑挫裂伤)患者无意识改变和神经损害表现,药物能有效控制高颅压,CT未显示明显占位效应,可在严密观察意识和瞳孔等病情变化下,继续药物保守治疗。手术方法:对于额颞顶广泛脑挫裂伤合并脑内血肿、CT出现明显占位效应患者及对于无颅内血肿、额颞顶广泛脑挫裂伤脑肿胀合并难以控制的高颅压、出现小脑幕切迹疝征象的患者,均应该提倡采用标准外伤大骨瓣开颅清除颅内血肿和失活脑挫裂伤组织、彻底止血。

(4)凹陷性颅骨骨折:手术指征:①闭合性凹陷性骨折>1.0 cm。②闭合性凹陷性骨折位于脑功能区、压迫导致神经功能障碍。③开放性凹陷性骨折。④闭合性凹陷性颅骨骨折压迫静脉窦导致血液回流、出现高颅压。凹陷性颅骨骨折位于静脉窦未影响血液回流、无高颅压患者不宜手术。

3. 非手术治疗　颅脑外伤需要手术的患者占15%左右。非手术治疗主要包括生命支持和器官功能支持,尤其是维持大脑足够的氧合功能和血流灌注。颅脑外伤患者中绝大部分的轻、中型及重型中的一部分多以非手术治疗为主。即使是手术患者,术后亦需进行较之手术更为复杂的非手术治疗,并积极预防各种并发症,才能保证整个治疗获得成功。

(1)气道管理:保持呼吸道通畅、维持机体氧合是颅脑外伤患者的首要治疗方式。重型颅脑外伤患者气道保护能力下降,舌后坠,吞咽和咳嗽功能障碍,呕吐物及分泌物可造成气道机械性阻塞,需建立安全气道,及时清除气道分泌物。对于重型颅脑损伤患者及昏迷时间较长者,应尽早行气管切开,每日评估脱机拔管时机,预防呼吸机相关肺损伤及感染。

(2)严密观察病情变化:72 h内密切监测患者瞳孔、意识改变等重要生命体征。在急性颅内压增高时,尚可出现血压升高、脉率变慢、脉压增大、呼吸节律变慢、幅度加深的脑缺血反应。

(3)维持脑灌注及氧供:低血压和低氧血症是颅脑外伤预后不良的独立影响因素,必须早期尽快纠正。对于年龄50~69岁的患者维持收缩压>100 mmHg,对于年龄15~49岁或>70岁的患者维持收缩压>110 mmHg或者更高,并且维持脑灌注压60~70 mmHg,可降低病死率和改善预后。维持血氧饱和度>95%。

(4)监测颅内压:对于重型颅脑外伤(GCS评分3~8分)并且CT结果异常的患者,均建议监测颅内压。当颅内压>22 mmHg,需积极降颅压治疗。

(5)其他监测:①经颅多普勒监测:用于脑血流及脑血管痉挛的监测,评估脑血管反应性和脑自主调节平均流速变化。②脑电图监测:可以帮助判断脑功能和神经损伤程度,识别癫痫及非惊厥性癫痫持续状态;同时监测镇静,评估昏迷程度。③脑氧饱和度监测:包括颈内静脉球血氧饱和度(jugular venous bulb oxygen saturation,SjvO$_2$)监测、脑组织氧分压(partial oxygen pressure of brain tissue,PbtO$_2$)监测、近红外光谱(near-infrared spectroscopy,NIRS)监测等。

(6)防治脑水肿,降低颅内压:颅脑外伤后脑水肿是由于脑脊液分泌增多或(和)吸收障碍或(和)循环障碍,引起脑脊液循环动力学的异常改变,使脑脊液在脑室内或(和)颅内蛛网膜下隙异常积聚,使其部分或全部异常扩大,可引起并加重颅内高压。临床上可去骨瓣减压、使用高渗脱水剂及利尿药、脑脊液引流、亚低温或应用神经保护药等方式处理。保持头高位15°~30°,维持液体平衡。

(7)亚低温治疗:对于弥漫性颅脑损伤者,不推荐早期(2.5 h内)、短时程(48 h)使用预防性低温治疗以改善预后。长时程亚低温(35℃,5天)可提高恶性颅内高压(颅内压>30 mmHg)重型颅脑外伤患者的生存率和生存质量。

(8)镇静镇痛:颅脑外伤重症及术后患者常出现不同程度的昏迷、疼痛、躁动、焦虑及谵妄;中枢损伤后,在去皮质抑制的状态下,交感中枢兴奋性传出增强,也可并发阵发性交感神经过度兴奋综合征,加重患者的病情或影响后续治疗。需要给予必要的镇痛和镇静治疗,但要注意对神经体征变化的观察。

(9)积极纠正凝血功能障碍:颅脑外伤患者常出现凝血指标异常,对创伤预后影响重大,需及时补充凝血底物,维持正常凝血功能,有条件者监测血栓弹力图,早期发现并纠正凝血功能障碍。

(10)胃肠道应激性溃疡的防治:颅脑外伤重症患者常并发胃肠局部黏膜缺血坏死而致消化道溃疡、出血,肠蠕动减慢极易导致胃肠道运动功能障碍。2周内上消化道出血的发生率为12.9%。要尽早纠正危险因素、应用质子泵抑制剂、早期开放肠内营养,以防治应激性溃疡。

(11)营养治疗:颅脑外伤重症患者营养不足可使并发症发生率增加,造成呼吸机撤机困难、病情恶化、住院时间延长及病死率增加等。营养原则强调早期启动、缓慢增加和重视蛋白质补充,建议入院48 h内即启动肠内营养,初期1~3天可供给的目标能量建议40%~70%,随后增加到80%~100%,重症患者肠内营养优于肠外营养。同时,当遇到严重营养不良患者或者肠内营养不足以满足其营养需要时,可联合使用肠外营养。

(12)康复管理:早期康复可以促进颅脑外伤患者神经和机体的功能恢复,减少各种并发症,缩短ICU住院时间并降低医疗费用,帮助患者早日回归家庭和社会。对于无禁忌证者,建议早期评估和制定康复方案,给予高压氧治疗。

(13)并发症管理

1)感染:中枢神经系统感染以细菌感染最为常见,中枢神经系统感染的归因病死率可高达4.4%~33.3%,做好预防工作是关键。怀疑颅内感染时,应及时留取相关标本进行细菌涂片或培养、二代基因测序,尽早开始经验性抗菌药物治疗。后期根据病原学及药敏结果及时调整治疗方案,必要时外科干预治疗。

2)继发性癫痫:又称症状性癫痫或获得性癫痫,持续脑电监测有利于提高癫痫患者的检出率,改善患者预后。预防性使用抗癫痫药对于晚期癫痫的发生率无任何作用,不建议常规预防使用。但重型颅脑外伤患者伤后尽早静脉途径预防性抗癫痫治疗可减少伤后早期痫性发作(7天内)的风险。

3)静脉血栓栓塞:是严重颅脑外伤患者常见且后果严重的并发症,包括深静脉血栓和肺栓塞。强调早期、全程防治,主要包括物理预防和药物预防。

4)神经内分泌并发症及其管理:①下丘脑垂体功能减低:颅脑外伤存活患者中,33%~50%合并部分或全部下丘脑垂体功能减退,建议实施必要的垂体激素替代治疗,尤其是皮质醇激素及甲状腺激素的替代。②尿崩症及高钠血症:是由于抗利尿激素(ADH)缺乏导致大量稀释性尿液排出(多尿)的疾病。原因多考虑颅内脑损伤导致下丘脑垂体尤其是垂体后叶损伤所致,常合并高钠血症。③低钠血症:在颅脑外伤患者中较为常见,低钠血症会影响神经元的结构和功能,严重的会导致患者预后不良。需及时针对病因治疗,纠正电解质紊乱,维持内环境稳定。

思考题

1. 颅脑外伤的主要损伤机制是什么?
2. 颅脑外伤的急救评估要点是什么?
3. 颅脑外伤的分类处理原则是什么?

(张　茂　吕　康)

数字课程学习

⬇ 教学PPT　　　📝 自测题

【概述】

胸外伤是最常见的创伤之一,占创伤入院患者总数的 10% 以上,历次战争中胸部战伤的发生率为 4.4% ~ 33.0%。它也是与伤员损伤严重程度及死亡率密切相关的损伤。在胸骨、肋骨及胸椎组成漏斗型骨性结构支撑保护下,心脏、肺、大血管、纵隔、食管、气管、胸腺、神经及淋巴组织受到损伤后,可引起一系列较紧急的呼吸与循环改变,若不能迅速及时地获得适当的急救,会危及生命。

根据是否造成胸膜腔与外界沟通,胸部损伤可分为开放性损伤和闭合性损伤。胸部损伤根据部位不同分为肋骨骨折、气胸、血胸、创伤性窒息、肺损伤、纵隔损伤、心脏损伤等。胸部损伤根据暴力性质不同,可分为钝性伤和穿透伤。钝性伤多由机动车交通事故、高空坠落、重物挤压等暴力所致,日常生活中多见,损伤机制复杂,多有肋骨或胸骨骨折,常伴器官组织钝挫伤与裂伤;穿透伤多由火器或锐器暴力致伤,战争中居多,损伤机制较清楚,损伤范围直接与伤道有关,早期诊断较容易。

【病理生理】

1. 呼吸功能障碍　通过以下各种机制引起缺氧和二氧化碳潴留,造成不同程度的呼吸功能不全甚至衰竭。

(1)通气功能障碍:①呼吸运动异常:胸廓损伤后疼痛使胸壁呼吸运动减弱,肺泡不能充分膨胀;胸壁损伤与外界相通,如创伤性血胸、创伤性气胸及创伤性膈疝等,都会使胸膜腔正常的负压变小甚至消失,两侧胸腔压力失去平衡,影响胸廓的正常运动,限制肺膨胀;一侧或双侧相邻多根多处肋骨骨折引起浮动胸壁,伤侧肺不能有效地呼吸,与正常胸壁运动相反活动的“反常呼吸”,降低了肺的通气功能,严重者会引起纵隔摆动,危及生命。②呼吸道阻力增加:胸部创伤均不同程度地引起呼吸道分泌物的积聚,肺部疼痛限制咳嗽反射,分泌物不能及时排出,同时也导致支气管痉挛,可增加呼吸阻力,减少通气量。

(2)换气功能障碍:①肺渗出增加:肺实质损伤引起组织内出血或渗出,肺泡膜及毛细血管内膜缺氧,增加毛细血管的通透性,使肺泡内渗出液增加。②通气/血流比例失调:肺泡壁肿胀,使肺泡与毛细血管内血流的氧气和二氧化碳交换障碍。其中急性呼吸窘迫综合征(ARDS)和肺不张,可使部分血液不能充分摄取氧气与排出二氧化碳,降低通气/血流比值;血胸或气胸,胸内积血或积气均可致肺萎陷,降低通气/血流比值,加重换气功能障碍。

2. 循环功能障碍

(1)胸部创伤引起的失血可致循环血量减少,甚至失血性休克。

(2)心包腔内出血直接使心包腔内压力增高。血胸和气胸使胸腔压力增高,间接使心包腔压力升高。两者均可使心脏静脉血回流受阻,心搏量减少。

(3)浮动胸壁和开放性气胸可引起纵隔摆动,使上、下腔静脉扭曲,导致回心血量减少,心每搏输出量下降。

（4）心肌损伤使心脏收缩和舒张功能障碍,引起全身供血不足。

（5）胸部创伤引起的通气或换气功能障碍可造成呼吸衰竭与酸中毒等,导致心功能抑制或心律失常。

【临床表现】

1. 休克 大量失血及胸膜和肺的损伤引起呼吸和循环功能障碍均可造成休克。心脏损伤或心脏压塞所致的心排血量下降亦可引起休克。临床表现为疲乏无力、出冷汗、面色苍白或发绀、脉搏细速、血压降低及不同程度的呼吸困难、意识丧失等。

2. 呼吸困难 胸部创伤均可出现不同程度的呼吸困难,造成呼吸困难的主要原因有浮动胸壁、气胸及大量血胸、呼吸道的阻塞及损害、肺实质损伤、创伤后 ARDS、急性失血,临床表现为胸闷、气促、口唇发绀。

3. 咯血 胸部创伤后咯血提示肺或气管、支气管损伤,临床表现为痰中带血或大量咯血。

4. 胸痛 为胸壁局部软组织损伤引起的胸痛,对呼吸和循环无明显影响。肋骨骨折在深呼吸、咳嗽及体位变动时疼痛加重。胸部皮下气肿引起的胸痛多为轻微胀痛,无明显压痛。肺、支气管损伤也有胸痛表现。

5. 皮下气肿 当肺、支气管裂伤时,空气可经裂口进入胸腔或纵隔,可扩展到胸部皮下,尤其在张力性气胸时,空气可扩展到头颈部和四肢,形成广泛皮下气肿。

6. 胸壁伤口 检查胸壁伤口的位置、大小、有无出口及出入口方向,判断可能损伤的器官。

【辅助检查】

1. 血生化指标 血常规可以快速评估患者的失血情况。血气分析评估伤者的氧合与二氧化碳潴留及酸碱平衡情况,可作为决定是否紧急辅助通气的重要参考指标。心肌酶谱可用于初步判断伤者心脏损伤情况。

2. 胸部 X 线检查 有助于明确肋骨骨折的部位、数目及性质,了解创伤性血胸、气胸和血气胸的性质、程度及变化情况,对心脏损伤、肺损伤、支气管损伤和创伤性膈疝等各种胸外伤诊断也有重要意义。床旁摄片简单易行,对急危重症患者可减少移动次数,避免病情加重。少量气胸或少量胸腔积液及轻度肺挫伤患者可能难以诊断,应特别注意。碘水造影可用于膈疝、支气管或食管损伤的诊断。

3. 胸部 CT 检查 可明确病变的部位、性质和程度,尤其对伤势严重的多发伤患者能快速明确诊断。在诊断肺挫伤、气胸、血胸等时,尤其是对于少量气胸或胸腔积液,CT 明显优于 X 线检查。对于肋骨、肩胛骨、胸骨及平片不易发现的骨折、错位甚至大血管损伤,CT 具有明显的优势。

4. 胸腔穿刺术 怀疑有创伤性血胸、气胸时,可进行胸腔穿刺术。若疑为血胸,患者取平卧位或半卧位,穿刺部位可在腋中线第 5 或第 6 肋间。若疑为气胸,患者取半坐位,穿刺部位取锁骨中线第 2 肋间。

5. 心包穿刺术 疑有心包积血或心脏压塞时,可行心包穿刺术,可以有效地挽回生命。

6. 支气管镜检查 疑有支气管损伤时,可行支气管镜检查,宜在剖胸术前进行。

7. 超声检查 特别适合于腹部脏器、心脏、血管和软组织的检查。同样也适合于胸部创伤的评估,包括定性和半定量诊断气胸、血胸、肺挫伤、心脏和大血管损伤等,对于胸骨骨折、肋骨骨折的诊断也有帮助。

8. 心电图检查 可为心脏传导系统和冠状动脉损伤提供重要参考。

9. 食管造影及主动脉造影 疑有食管破裂时,可行食管造影,也可以使用稀释型口服造影剂的螺旋CT 扫描。主动脉造影是明确主动脉损伤的金标准,也可行高分辨螺旋 CT 扫描。

10. 胸腔镜 是胸外伤诊断与治疗的一种微创手段,可有效处理胸腔内持续出血、凝固性血胸及修复肺裂伤等。

【诊断】

1. 肋骨骨折 肋骨骨皮质连续性中断形成肋骨骨折,往往由于直接暴力所致。临床表现为胸壁畸形,局部压痛明显,挤压胸部加重疼痛,严重时随呼吸产生骨摩擦音,可与胸部软组织挫伤鉴别。骨折断端刺激局部皮肤或肋间神经产生剧烈疼痛,在深呼吸、咳嗽、上肢活动、变换体位时加剧。同侧多根多处肋骨完全骨折会出现吸气时骨折区胸壁内陷,呼气时胸壁外突的反常呼吸运动,称为连枷胸。胸部X线检查是判断肋骨骨折断裂线和断端错位的常用手段,如果不能排除骨折存在,可加做胸部CT平扫确诊。此外,肋骨骨折需与病理性骨折鉴别,以免漏诊。

2. 胸膜损伤　外界空气进入胸膜腔形成气胸,常见原因包括肺破损和胸壁破损。气胸主要分为三类,包括闭合性气胸、开放性气胸和张力性气胸,以后两者最紧急,如处理不及时可能会危及生命。空气自由进出胸膜腔为开放性气胸,患者往往出现明显呼吸困难、颈静脉怒张等症状。通气时气管向健侧移位,呼吸急促,听诊呼吸音减低或消失,叩诊鼓音,严重者可出现口唇发绀、意识丧失等休克表现。通过胸部X线检查可见伤侧胸腔积气,肺被压缩而萎陷,有明显的胸廓充气影,纵隔移位。当胸部伤口形成向胸膜腔的单向阀门样结构,则形成更严重的张力性气胸。患者表现较开放性气胸临床症状更为严重,如意识障碍、大汗、气管明显移向健侧、呼吸音完全消失等,出现循环障碍。

3. 创伤性窒息　当胸部受到暴力挤压时,由于胸腔的密闭性,胸内压骤然剧增,压迫心脏及大静脉,右心房血液经上腔静脉逆流造成末梢静脉及毛细血管过度充盈扩张,并发广泛的毛细血管破裂出血。临床表现为颈胸部皮肤微小紫蓝斑点;球结膜、鼻腔黏膜充血明显;暂时或永久性视力障碍,耳鸣,外耳道出血,听力障碍;精神障碍,谵妄,甚至迅速死亡。

4. 肺损伤　主要包括肺裂伤、肺挫伤和肺冲击伤等。可出现血气胸、肺内血肿、肺间质及肺泡内炎性介质释放和渗出。临床表现可轻可重,视伤肺面积及程度而定,严重者表现为呼吸困难、咯血、红色泡沫痰,听诊伤肺湿啰音,更重者出现顽固性低氧血症。胸部X线检查依然是重要的筛查手段,主要表现为肺内圆形或椭圆形、边缘清楚、密度增高的团块状阴影,或斑片状浸润影,一般伤后2~5天变得更明显,进一步完整评估病情需要行胸部CT平扫检查。

5. 心脏损伤　可分为钝性心脏损伤与穿透性心脏损伤。常见心肌挫伤。临床上常出现胸痛、心慌、气促,甚至心绞痛等症状,还可以出现颈静脉怒张,心音遥远,心搏微弱,脉压小、动脉压降低等失血容量表现,严重者心律失常或心力衰竭。结合心电图了解心电活动,通过超声心动图显示心脏结构和功能变化,留取心肌酶学检测如磷酸肌酸激酶及其同工酶、心肌肌钙蛋白Ⅰ或T测定反映心肌损伤情况。

6. 膈肌损伤　仅发生了膈肌损伤的情况少见,临床表现轻,常常漏诊,经过一段时间后才能发现,临床多见以其合并脏器损伤的症状体征为主。急诊床旁B超检查、X线及CT检查均可快速、准确地判断相应情况。

【治疗】

胸外伤早期救治原则在于尽早纠正呼吸和循环功能障碍,胸部损伤处理包括院前急救和院内急救。

1. 院前急救　在各种突发情况时,利用简陋的条件进行合理、得当、迅速的院前急救往往是拯救生命的关键,越来越受到重视。首先对伤情通过CRASH PLAN等评分快速地做出判断。然后对伤情较重的患者紧急处理,原则是维持呼吸、循环稳定,制止外出血,镇静镇痛,并迅速脱离危险现场,及时转运。

(1)现场威胁生命的严重胸外伤(如张力性气胸)可利用笔筒引流气体,变张力性气胸为闭合性气胸,穿刺后是否在现场制作活瓣尚存在一定争议,如转运时间较长可以制作单向活瓣。

(2)开放性气胸使用塑料袋或胶带等封闭伤口变为闭合性气胸,密切观察是否发生张力性气胸,如果患者出现持续加重的低氧、呼吸窘迫或低血压,应怀疑有张力性气胸,此时应解除封闭物。

(3)怀疑多根多处肋骨骨折导致浮动胸壁和反常呼吸的患者予以固定胸廓并及时人工通气,当反常呼吸浮动幅度达3~5 cm或以上时,可引起严重的呼吸与循环功能障碍,并可迅速导致死亡,必须紧急处理,此时首先应暂时予以棉垫加压包扎,然后用多头胸带固定胸廓。

(4)影响呼吸的血胸应及时行胸腔穿刺引流术引流积液并记录引流量,如果引流管持续引流血性液体、休克未纠正、受伤一侧的呼吸音减弱或者消失,叩诊可听到浊音,高度怀疑进行性出血。

(5)胸外伤可直接或间接地引起呼吸道内分泌物或血液潴留,要尽早采取措施及时予以清除,保证呼吸道通畅。

2. 院内急救　进入医院后快速详细地判断伤情,同时予以氧气吸入、心电监护、建立稳定的静脉通道、及时血生化检查,必要时呼吸机辅助通气(表6-3-1)。

(1)补充血容量与抗休克。当有低血容量临床征象时,应迅速补充血容量,并通过中心静脉压测定和超声评估,鉴别低血压是否由失血或心脏压塞、心功能不全所致,指导容量复苏或者心包引流。

(2)及时处理心脏压塞。心包穿刺不仅作为心脏压塞的诊断手段,也是有效的急救措施,但不能作为确定性的治疗措施。急性心脏压塞诊断一经明确,应及时行心包穿刺抽吸或引流,必要时手术治疗。

(3)镇痛治疗是关键。可静脉持续使用阿片类镇痛剂,同时鼓励患者咳嗽,加强胸部物理治疗,采取支

表 6-3-1　主要胸外伤的伤情评估与处理要点

	临床表现	辅助检查	早期处理
张力性气胸	呼吸困难 患侧胸部饱满伴胸廓活动受限 气管偏向健侧 叩诊呈过清音,听诊呼吸音减低 颈静脉怒张,中心静脉压持续升高	胸片 胸部 CT	胸腔闭式引流
开放性气胸	胸壁伤口带有气流冲击声 皮肤损伤	胸片 胸部 CT	封闭伤口,胸腔闭式引流
心脏压塞	心前区创口,或枪弹道、刀伤经过此处	心脏超声 中心静脉压测定	心包穿刺,急诊手术
肋骨骨折	局部压痛 挤压痛 骨折摩擦音可能 反常呼吸可能	胸片 胸部 CT	镇痛 呼吸衰竭时气管插管、呼吸机辅助呼吸 择期手术
气胸	叩诊有过清音 呼吸音减低	胸片 胸部 CT	胸腔闭式引流
血胸	叩诊呈浊音或鼓音	胸片 胸部 CT	胸腔闭式引流 胸腔镜下止血或开放手术
纵隔气肿	与心搏同步的嘎吱声(Hamman 征)	胸片、胸部 CT 中心静脉压测定	必要时做纵隔引流术
膈肌破裂	叩诊呈浊音或鼓音	胸部 CT	急诊手术
支气管破裂	纵隔气肿 气胸或张力性气胸 胸腔闭式引流后肺仍不能膨胀 全肺不张	支气管镜 胸部 CT	急诊手术
食管破裂	纵隔气肿	食管造影 胃镜	急诊手术
主动脉破裂	假性主动脉缩窄综合征可能 上纵隔压迫综合征可能 心脏收缩期杂音可能	主动脉造影 胸部 CT 胸片	急诊手术
心脏挫伤	心前区的软组织挫伤 胸闷 严重者,可引起血流动力学变化	心电图:复极不规则 心肌酶谱测定	心电监护 药物治疗

气管镜吸痰、无创通气等措施。

（4）当患者有呼吸衰竭的征兆时,可采用机械通气,待病情稳定后尽早脱机。一般推荐使用呼气末正压通气或持续正压通气模式。对于严重的连枷胸患者,推荐使用手术固定肋骨。

（5）大范围的肺裂伤可有呼吸困难、发绀、脉搏加快,如失血量较大可出现血压下降甚至休克。多数肺裂伤患者经过胸腔置管引流可治愈。对于经胸腔闭式引流后呼吸困难改善不明显和进行性血胸者,需要剖胸探查。

（6）手术治疗。严格掌握急诊剖胸探查手术指征:心脏大血管损伤;严重肺裂伤或气管损伤;胸腔内进行性出血;食管破裂;胸腹联合伤;胸壁大块缺损;胸内存留异物,危及生命或影响预后。

思考题

1. 简述胸部闭合性损伤与开放性损伤的特点。
2. 简述胸外伤的主要临床表现。
3. 简述胸外伤的主要处理原则。

（许硕贵）

数字课程学习

📥 教学 PPT　　　✍ 自测题

第四章 腹部外伤

案例 🌱

患者,男性,26岁,主因车祸致腹部疼痛 3 h 入院。患者驾驶大货车与他车追尾,车速约 50 km/h,上腹部与方向盘相撞,即出现上腹部疼痛、轻微胸闷,并逐渐加重。入院查体:神志清醒,T 37.8℃,P 119 次/min,R 28 次/min,BP 135/85 mmHg;呼吸偏浅促,面罩吸氧 5 L/min,动脉血氧饱和度为 97%,胸廓挤压征阴性,双肺呼吸音对称;腹部稍隆,肠鸣音不明显,腹壁偏紧张,全腹均有压痛,反跳痛阳性;骨盆挤压分离征阴性;四肢无明显畸形和压痛。目前诊断需要考虑什么?需要做哪些检查?下一步如何处理?

【概述】

腹部外伤无论在平时和战时都是较为常见的严重创伤,其发生率在平时占各种损伤的 0.4%~1.8%,在战时占 5%~8%。腹部外伤的原因包括:①撞击伤、压砸伤、锐器刺伤、火器伤、跌打伤、吞食异物伤等各种伤害。②高处坠落拍击伤。③剧烈爆炸引起的气浪或水浪的冲击伤。④化学性损伤(如腐蚀性的强酸、强碱或毒物等造成的损伤)。腹部创伤的关键问题在于有无内脏器官的损伤,单纯腹壁外伤对伤员生命没有多大威胁,内脏损伤后所引起的大出血与休克,感染与腹膜炎,病情多危重,如不及时诊治,则危及生命,其病死率可高达 10%~20%。病死率的高低与伤后至确定性手术时间有密切关系,伤后 2 h 内获得正确治疗者,90% 可望治愈,随着时间的延迟,病死率明显增加。因此,对腹部外伤做到尽早诊断和及时治疗至关重要。

【病理生理】

腹部由腹壁、腹膜腔及所属的器官组成,由脊神经及自主神经双重支配。腹膜血管、淋巴管丰富,同时含有大量的活性细胞,腹膜腔面积大,几乎与人体表面积相当。当腹腔损伤时,引起的炎症反应严重,液体丢失量大,可引起严重的水电解质、酸碱平衡紊乱。

腹部外伤时可以引起腹内实质性脏器的破裂、出血,出现失血性休克的临床表现;也可引起空腔脏器的穿孔,出现严重的腹腔内炎症改变,产生严重的炎性反应综合征,大量有效循环血量的丢失引起严重的水电解质、酸碱平衡紊乱。

由于胃肠道本身的损伤,损伤所致胃肠的缺血、缺氧,以及本身的肠道免疫功能的改变,可导致胃肠黏膜屏障功能减弱,肠道菌群失调,肠道细菌及内毒素移位。由于上述创伤、出血、炎症等原因,可导致腹膜腔压力增加,出现腹腔间室综合征。随着病程进一步的发展,最终可导致多器官功能不全或多器官衰竭。

【症状与体征】

1. 单纯腹壁损伤　常见为局限性腹壁肿、痛和压痛,有时可见皮下瘀斑。这些征象的程度和范围并不随时间的推移而加重或扩大。单纯腹壁损伤通常不会出现恶心、呕吐或休克。

2. 腹痛　腹内脏器伤者除少数合并严重脑外伤、脊髓损伤和休克外,都具有腹痛症状,发生率为95% ~ 100%。受伤后患者有持续难以忍受的剧痛,即说明腹腔内有严重损伤。早期患者诉说疼痛最重的部位,常是脏器损伤的部位,对诊断很有帮助。

3. 恶心、呕吐　空腔脏器破裂及内出血均可刺激腹膜,引起反射性恶心、呕吐。细菌性腹膜炎发生后,呕吐是肠麻痹的表现,多为持续性。

4. 腹胀　早期无明显腹胀,晚期由于腹膜炎产生肠麻痹后,腹胀常明显并进行性加重。腹膜后血肿由于刺激腹膜后内脏神经丛,也可反射性引起肠麻痹、腹胀和腰痛等症状。

5. 腹部压痛、反跳痛和肌紧张等腹膜刺激征　除单纯脾破裂对腹膜刺激较轻外,其他腹内脏器伤均有较明显的腹膜刺激征。压痛最明显处,往往是损伤脏器所在部位。

6. 肝浊音界消失　对闭合伤有诊断意义,多为空腔脏器破裂,气体进入腹腔形成膈下积气所致。

7. 移动性浊音　伤后早期出现移动性浊音是腹内出血或尿外渗的依据,破裂出血的脏器部位可出现固定性浊音,这是脏器附近积存凝血块所致。

8. 肠鸣音减弱或消失　早期由于反射性肠蠕动受抑制,晚期由于腹膜炎肠麻痹,致肠鸣音减弱或消失。

【辅助检查】

1. 实验室检查　血常规及血型、配血、尿常规、血生化、血尿淀粉酶等。

2. 诊断性腹腔穿刺及腹腔灌洗　诊断性腹腔穿刺阳性率可达90%以上,对诊断腹腔内脏有无损伤和哪一类脏器的损伤有很大帮助。只要怀疑有腹腔内脏损伤,一般检查方法尚难明确诊断的情况下均可进行此项检查。但在严重腹胀或疑有广泛腹腔粘连的情况时应慎重。疑有胰腺损伤,抽出液应做淀粉酶检查。有时可因穿刺针管或塑料管被大网膜堵塞,或腹腔内液体未流至穿刺区,抽不到液体而出现假阴性,此时可更换穿刺部位或者在超声引导下再行穿刺。

若诊断性腹腔穿刺阴性而又高度怀疑腹内有严重损伤,可采取诊断性腹腔灌洗术(DPL)进一步检查。穿刺方法与诊断性腹腔穿刺相同。用带针芯套管针刺入腹腔,将有侧孔的塑料管置入腹腔。塑料管尾端连接无菌输液瓶,将500 ~ 1 000 mL 的生理盐水缓缓注入腹腔。当液体流完后,把输液瓶转移至床面以下,借助虹吸作用使灌洗液流回输液瓶。然后,取瓶中液体三管,每管约 10 mL,分送实验室检查红细胞与白细胞计数、淀粉酶测定、细菌培养及涂片染色查细菌,有符合以下任何一项结果者为阳性:①肉眼观为血液、胃肠道内容物、胆汁或尿液。②显微镜下红细胞计数超过 10 万 /mm³ 或白细胞计数超过 500/mm³。③淀粉酶含量超过 1 000 索氏化单位。④灌洗液中发现细菌。

3. 腹部创伤超声　创伤重点超声评估法(FAST)与传统的腹部超声检查不同,FAST 检查的目的是了解心包腔、右上腹的 Morrison 窝(肝肾隐窝)、左上腹的脾肾隐窝及盆腔(图 6-4-1)。有无游离积液。FAST 的优势是价格便宜、无创、可以在床边进行。FAST 的局限性是只有在患者数量大的医院里、在经常从事该项技术检查的医生(外科医师、急诊科医师、超声科医师)操作下,其结果才有可信性。目前,我国越来越多的急诊科或在急诊科平台

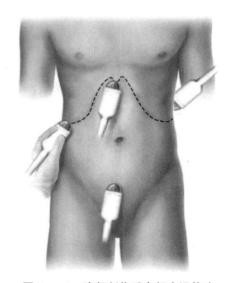

图 6-4-1　腹部创伤重点超声评估法

上搭建的创伤中心均已配备超声仪器,越来越多的急诊科医师掌握了床旁超声技术,可以实现 FAST 检查。对病情不稳定的创伤患者的评估中,FAST 至关重要,如果伤员有低血压同时在腹腔内发现大量游离液体,一般就有剖腹探查的指征。

4. X 线检查 胸片不仅能够明确有无血气胸、纵隔血肿及肋骨骨折等,还可以根据肋骨骨折的位置,提示是否存在腹内脏器损伤的可能。如右下胸肋骨骨折需进一步排除肝损伤,左下胸肋骨骨折需进一步排除脾损伤、膈肌破裂。对于腹部钝性伤患者,尤其当血流动力学不稳定时,需常规行骨盆摄片检查以排除骨盆骨折。对于腹部刺伤患者,如果腹部立位平片可见膈下游离气体,则提示空腔脏器破裂。

5. 造影检查 有条件时可行选择性动脉造影,对内脏出血的部位有一定的诊断价值;尿道膀胱造影可帮助诊断尿道膀胱损伤。

6. CT 检查 对生命体征平稳的伤员来说,CT 扫描已经成为一项重要的辅助诊断手段。腹部 CT 检查在腹部钝性损伤诊断中极具价值,因为 CT 能够同时对腹腔及腹膜后进行评估,以确定骨性结构(腰椎、盆骨)的完整性,精确地显示腹腔内实质性脏器(肝、脾)和腹膜后器官(胰腺、肾)的损伤情况,并对损伤程度进行正确分级。CT 能够显示肠管损伤(肠系膜条索征、肠壁增厚或腔外气体)。如果没有实质性脏器损伤的依据,腹腔内游离积液的密度与血液相同,提示肠系膜损伤。CT 所见不能明确诊断时,临床评估就显得十分重要,主要的处理选择有三种:24 h 后复查 CT、临床观察或急诊剖腹探查。

7. MRI 检查 对血管和某些特殊部位的血肿,如十二指肠壁血肿有较高的诊断价值,磁共振胆道造影(MRCP)对胆道损伤有很好的诊断价值。

8. 腹腔镜 对于可疑的腹腔脏器损伤有很好的诊断价值,可以减少保守观察过程中诊断的延误。

【诊断】

1. 有无内脏伤 多数患者由于临床表现较为典型,确定内脏是否受损一般并不困难,但是不少患者诊断却并不容易,常见于早期就诊而腹内脏器损伤的体征尚不明显者,为解决这方面的困难,进行短时间的严密观察十分必要。当有以下情况之一者,应考虑有腹内脏器损伤:①早期出现休克征象者(尤其是出血性休克)。②有持续性甚至进行性腹部剧烈疼痛伴恶心、呕吐和腹胀等症状者。③有明显的腹膜刺激征者。④有移动性浊音、肝浊音界消失和肠鸣音减弱或消失等表现者。⑤有呕血、尿血或便血者。⑥直肠指诊在直肠前壁有触痛、波动或指套有血迹者。⑦有气腹表现者。

2. 什么脏器受到损伤 详细询问受伤史(部位、暴力的方向和大小)和仔细的查体是腹部各脏器损伤诊断最基本的方法。结合必要的辅助检查,对确定损伤部位有重要价值。诊断性腹腔穿刺对明显的肝脾破裂、大血管破裂、空腔脏器破裂是简单、安全、有效的诊断方法。腹腔穿刺灌洗对少量出血,灌洗液碱性磷酸酶测定对早期空腔脏器穿孔有诊断价值。腹部 X 线站立片对空腔脏器穿孔,血尿对肾损伤,B 超对肝脾包膜下破裂,CT 对后腹膜血肿都有确诊价值。严密观察病情变化,并根据需要做再次检查,在防止漏诊、误诊中起至关重要的作用。

3. 是否有多发伤 多发伤可能有以下几种情况:①腹内某一脏器有多处破裂;②腹内有一个以上脏器受到损伤;③除腹部损伤外,尚有腹部以外的合并损伤;④腹部以外受损累及腹内脏器。不论哪一种情况,在诊断和治疗中,都应注意避免漏诊,否则将导致严重后果。提高警惕和强调诊治中的全面观点是避免这种错误的关键。

【治疗】

一、急诊处理的程序

腹部外伤的急诊处理程序见图 6-4-2。

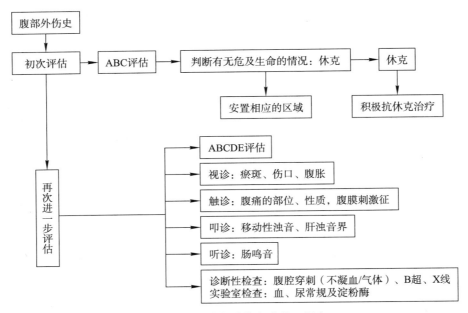

图 6-4-2 腹部外伤急诊处理程序
A. 气道；B. 呼吸；C. 循环；D. 意识；E. 显露 / 环境控制

二、非手术治疗

1. 液体疗法　腹部外伤患者有大量液体存在于第三间隙而不能参加循环,致使有效循环血量明显减少,必须注意补液。补液的同时要注意监测血压、尿量、血细胞比容及中心静脉压,及时调整输液速度。注意晶体液、胶体液的比例。

2. 禁食与胃肠减压　对于怀疑腹部损伤的患者进行禁食是必要的。胃肠减压能够减轻胃肠胀气,改善胃肠供血,利于肠功能的恢复,改善肺通气功能,减少肺部并发症的发生。

3. 抗感染　有腹膜炎时,抗生素的使用很重要,应选用疗效最佳、毒性最小的抗生素。经验用药要选用联合 / 广谱抗生素,尽可能留取细菌标本。选用对致病菌敏感的抗生素为佳。

4. 严密监测治疗　注意生命体征和全身器官功能的变化,尤其关注呼吸、循环和肾功能,并结合必要的实验室和辅助检查,判断是否存在失血和腹腔感染。对腹部相关的症状和局部体征要进行动态观察与检查,包括监测腹膜腔压力。

三、手术治疗

1. 剖腹探查指征　伤后出现休克、腹膜炎体征、腹腔内游离气体、消化道出血或严重血尿,都是紧急剖腹探查的绝对适应证。闭合伤有下列情况之一时也应探查:①有明确的腹膜刺激征;②有腹腔游离气体;③腹腔穿刺或灌洗发现不凝血、胆汁污染或肠内容物;④胃肠道出血;⑤持续低血压而难以用腹部以外的原因解释。

2. 术前准备　①主要是抗休克、抗感染,如有休克,首先应建立并维持 2～3 路较快速的静脉通道;有条件者,应行双腔或三腔中心静脉插管输入平衡盐溶液、血液。②凡疑胃肠器官损伤,应尽早应用抗生素;开放伤或结肠伤时,还应预防性肌内注射 TAT 1500 U。③持续胃肠减压,留置导尿管,并记录尿量。

3. 探查腹腔　①在腹腔探查过程中,要求动作迅速、准确、轻柔,既要有重点,又要按一定顺序进行全面探查。②对各器官应能在直视下观察或用手触摸清楚,特别注意位于腹膜后的易被遗漏的器官,如胃后壁、贲门附近、胰腺、十二指肠、结肠肝曲、结肠脾曲、直肠、肾、输尿管等处。③开腹后腹腔内的积血,应以最快的方式吸除,根据积血较集中处,迅速找到受伤器官并控制出血;有气体或消化道内容物溢出,多半表示胃肠道有破裂处,可借助周围肠壁挫伤和纤维蛋白素沉积处找到受伤部位。④按顺序探查,一般先是肝、脾,然后从胃开始探查十二指肠第一段、空肠、回肠、结肠和直肠及其系膜,其次是盆腔器官,接着再切开胃结肠韧带检查胃后壁和胰腺;必要时,切开后腹膜探查十二指肠各段,注意大血管及肾有无出血。在探查过程中,如发现出血或破裂的器官,应随时控制出血或暂时封闭破口,以阻止内容物外溢。⑤最后根据探查结果,按轻重缓急做出合理、全面的安排,逐一处理。

4. 腹腔器官伤的处理方法　①一般按先止血、后修补的原则进行处理;②对于消化道的破口,应先处理污染重的下消化道伤,后处理污染轻的上消化道伤;③开放伤必须找出伤道全程,凡发现前壁有破口时,必须探查后壁,以免遗漏;④腹腔内的异物、血块、失去活力的组织均应清除;⑤空腔器官和肝、胆、胰伤处理后应用大量生理盐水反复冲洗腹腔,然后吸净;⑥如果腹腔污染严重,需大量生理盐水冲洗并留置引流管保证术后充分引流。

5. 损伤控制外科(damage control surgery,DCS)　指在救治严重创伤、大量失血患者时,患者全身情况很差,生理耐受程度很低,采用分阶段的方式完成手术治疗,即早期简化手术,然后复苏,待患者生理紊乱得到适当纠正,全身情况改善后再次进行确定性手术。这样可以较大限度地减少生理紊乱对伤员的损害,避免由于低体温、凝血异常、酸中毒致命性"三联征"而引起不可逆的病理损害,降低患者病死率。

目前,一般认为需要实施损伤控制外科策略的指征包括:①严重脏器损伤伴大血管损伤;②严重多发伤;③大量失血;④出现低体温、酸中毒和凝血功能障碍;⑤上述指标处于临界值且预计手术时间超过90 min。

损伤控制性手术的原则包括保温、控制出血、防止污染、暂时关闭腹腔等。①保温:注重对患者的保温。②尽快用简单的方法完成止血:腹腔填塞节省时间且止血效果确凿,应主动实施,在肝损伤时应用最多。实施腹腔填塞时要防止过度填塞、填塞不够、填塞不当。腹腔填塞前血管损伤的处理为侧面修补、血管结扎、暂时性腔内插管分流。③防止和控制污染:可考虑肠管外置于腹壁或者简单造口。④暂时关闭腹腔:包括筋膜开放法,用网片(Mesh)、补片、自体皮片移植或"Bogota"袋(一种3 L的泌尿系统冲洗袋)缝合固定于腹壁切口两侧的筋膜上暂时关腹。⑤后续处理:将患者转送至ICU,进行全面的监测治疗,积极纠正呼吸、循环、凝血功能障碍,酸中毒,低体温和内环境失调;在患者生理功能改善后争取在48~72 h进行第二次手术。

四、特殊情况的处理

1. 腹腔间室综合征(abdominal compartment syndrome,ACS)

(1) 定义:腹腔间室综合征是指持续的腹内高压,腹内压>20 mmHg,伴或不伴腹腔灌注压<60 mmHg,并伴有新的器官功能不全或衰竭。

(2) 非手术治疗措施:①增加腹壁顺应性:镇静/镇痛,使用神经肌肉阻滞剂,避免床头抬高大于30°。②清空脏器内容物:鼻胃管减压,直肠减压,胃/结肠促动力药物,抑制胃肠道分泌。③清除腹腔积液:腹腔穿刺,经皮穿刺置管引流。④纠正液体正平衡:避免过度液体复苏,利尿,使用胶体液/高渗液,血液透析/超滤。⑤脏器功能支持:优化通气,肺泡复张;监测气道跨壁压。⑥保护胃肠黏膜屏障和肠道正常菌群的重建。

(3) 手术治疗措施:①开腹减压;②肠造瘘及腹膜腔引流;③手术后腹部开放,但要对腹腔内脏器进行保护。

2. 肠道细菌与内毒素移位及感染　具体措施包括:①控制原发损伤,及时手术处理实质性腹内出血和空腔脏器损伤,避免长时间的休克和肠道低灌注;②积极维护机体的氧合功能;③注意防止腹膜腔间隔室综合征的发生;④条件允许时早期应用肠内营养;⑤给予胃黏膜保护药物,避免长时间使用质子泵抑制剂;

⑥主动调整肠道菌群,补充益生菌制剂。

思考题

    1. 腹部外伤可出现哪些病理生理改变?

    2. 如何进行腹部外伤的诊断?

    3. 如何进行腹部外伤的损伤控制手术?

(许硕贵)

数字课程学习

📥 教学 PPT　　　✏ 自测题

第五章 脊柱外伤

案例 🌱

患者,女性,18岁,从3m高处坠落,短暂昏迷,自行清醒。患者自诉腰背部疼痛,双下肢无力。无恶心、呕吐,无胸闷、气急,无腹痛,大小便未解。查体:痛苦貌,神志清,双瞳孔等大等圆,对光反应存在。双侧呼吸音清,对称;腹平软,无压痛、反跳痛,肠鸣音正常;骨盆挤压征阴性,双下肢温痛觉减弱、位置觉正常,左下肢肌力2级,右下肢肌力3级。头颅CT检查提示蛛网膜下隙出血,X线提示腰1爆裂骨折。上述表现,你想到了什么?还需做哪些检查才能确诊?

【概述】

脊柱骨折(fractures of the spinal colum)是一种严重创伤,其发生率占全身各部分骨折的5%~7%,在矿山创伤中,脊柱骨折发生率约占10%。约有20%的脊柱外伤伴有脊髓损伤。脊柱脊髓损伤的后果极为严重,可致终身残疾,甚至因并发症而致死亡,因此对脊髓损伤患者及时、准确地检查、诊断和治疗至关重要。

【分类】

(一)部分损伤

部分损伤指脊柱本身的连续性尚未遭受完全破坏的损伤。临床上又可根据脊柱的稳定性是否受累而分为:

1. 稳定型 指脊柱的稳定性完整,不致引起再移位者。包括横突骨折、棘突骨折与椎体轻度、单纯性压缩性骨折。

2. 不稳定型 指稳定性虽已受波及,但脊柱的连续性尚未完全中断者。包括椎体压缩性骨折、椎体爆裂性骨折和关节突骨折。

(二)完全损伤

完全损伤指脊柱椎体之间的连续性已完全中断的损伤。多由强大的暴力所致,或暴力的持续时间较长,以致先发生脊柱不完全性损伤,后随着暴力的持续而使受损椎体位移,破裂范围逐渐增大,最后使椎节的骨质、韧带及椎管内的脊髓组织完全受累,并出现连续性中断的影像学表现。轻者仅表现为椎节的脱位(多伴有脊髓损伤),重者不仅椎体局部呈现粉碎性破坏,还可合并多脏器损伤并发生严重的休克。

【损伤机制】

(一)直接暴力

直接暴力较为少见,指外力直接损害脊柱所致。以交通事故、自然灾害及火器伤多见。多伴有软组织损伤,并易引起内脏伤,应注意检查。

（二）间接暴力

主要因作用于头颈及足臀部的暴力纵向传导至脊柱的某一节段,由于压应力的作用而引起骨折脱位。可因暴力的方向不同而分为垂直压缩暴力、屈曲压缩暴力、仰伸压缩暴力、侧向压缩暴力和旋转压缩暴力等。

（三）肌肉拉力

以腰椎及颈椎多见,常发生于腰部或颈部突然侧弯或前屈时,以致引起横突或棘突撕裂性骨折,易漏诊,应注意。

（四）病理性骨折

病理性骨折临床上较为多见,高龄者多发。当脊柱椎体有转移性肿瘤或骨质疏松症时,轻微外力就可引起椎体压缩性骨折样病变。应注意与外伤性骨折相鉴别。

四、临床特征

（一）一般症状

1. 疼痛　具有骨折患者所特有的剧烈疼痛,尤其在移动躯干时为甚,常感无法忍受。因此,患者多采取被动体位而不愿做任何活动。

2. 压痛、叩痛及传导痛　骨折局部均有明显的压痛和叩痛,并与骨折的部位一致。单纯椎体骨折者,压痛较深,其主要通过棘突传导。椎板及棘突骨折,压痛较浅表。除单纯棘突、横突骨折外,一般均有间接叩痛,疼痛部位与损伤部位相一致。

3. 活动受限　无论何型骨折,脊柱均出现明显的活动受限。在检查时,切忌让患者坐起或身体扭曲,以防使椎管变形而引起或加重脊髓及脊神经根受损;亦不应让患者做各个方向的活动,包括主动与被动活动,以免加剧骨折移位及引起继发损伤,甚至造成截瘫。

（二）神经症状

神经症状指脊髓、马尾或神经根受累症状。

1. 颈髓损伤　$C_{1\sim2}$ 或枕颈段骨折脱位所引起的颈髓损伤为高位颈髓伤。如该处的生命中枢直接受到压迫并超过其代偿限度时,患者多立即死亡。但该处椎管矢径较大,仍有一定数量的存活者,可引起四肢瘫痪及因并发症而发生意外。C_3 以下部位颈髓损伤为下位颈髓伤,严重者四肢瘫痪,且胸部呼吸肌多受累而仅保留腹式呼吸。完全瘫痪者,损伤平面以下呈痉挛性瘫痪。

2. 胸段或腰段脊髓伤　以完全性损伤多见,尤以胸段明显。平面以下感觉、运动及膀胱、直肠功能均出现障碍。

3. 马尾伤　视受损范围不同其症状差异较大,除下肢运动及感觉有程度不同的障碍外,膀胱、直肠功能亦可波及。

4. 神经根性损害　多与脊髓症状同时出现。常因神经根受压而引起剧烈疼痛,尤以完全性脊髓伤者多见,且常常成为该类患者要求手术的主要原因之一。

（三）其他症状

1. 肌肉痉挛　指受损椎节椎旁肌肉的防御性挛缩。实质上,它对骨折的椎节起固定与制动作用。

2. 腹肌痉挛或假性急腹症　常见于胸腰段骨折。主要原因是椎体骨折所致的腹膜后血肿刺激局部神经丛,造成反射性腹肌紧张或痉挛。个别病例甚至可出现酷似急腹症样的症状与体征,以致被误诊而行手术探查,最后在术中才发现系腹膜后血肿所致。

3. 发热反应　多见于高位脊髓损伤者。主要因全身的散热反应失调所致,亦与中枢反射、代谢产物的刺激及炎性反应等有关。

4. 急性尿潴留　除脊髓损伤外,单纯胸腰段骨折亦可发生。后者主要由于腹膜后出血反射性反应所致。

5. 全身反应 休克、创伤性炎症反应及其他各种并发症等均有可能发生,应全面观察。

【影像学检查】

（一）普通 X 线平片

应按常规拍摄正、侧位片。在无加重或引起脊髓伤危险时,亦可拍摄动力性侧位片。观片时应仔细观察及判定骨折周围及局部的特征,并注意骨折片的移位方向,特别注意有无向椎管内滑入。损伤波及第一、二颈椎时,应补加开口位;波及椎弓根及小关节者,则需加拍左右斜位。

（二）CT

涉及椎管的骨折,骨折片容易进入较为空虚的椎管内,普通 X 线片难以发现;颈胸段及胸腰段骨折,由于解剖部位比较特殊,一般平片难以获得较为清晰的侧位片。通过 CT 扫描可以清晰显示骨折的部位及其移位的方向和范围,也可行 CT 椎管影像重建,从而为判定椎管的形态及阻塞部位提供客观依据。

（三）MRI

可获得清晰的解剖图像以对脊柱完整性进行判定,主要优点是便于对脊髓受伤程度的观察,并有利于脊髓休克的鉴别诊断及对脊髓损伤各种疗法的对比观察。

（四）其他检查

其他可能有帮助的检查包括脊髓造影、诱发电位检查、B 超检查、肌电图检查和数字减影血管造影,可酌情选用。

【诊断与鉴别诊断】

（一）诊治流程

脊柱脊髓损伤的诊治流程见图 6-5-1。

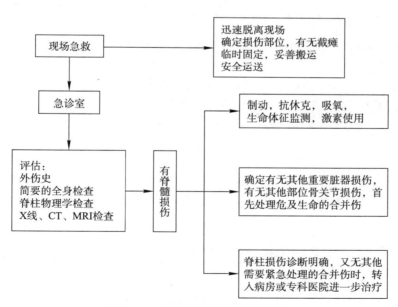

图 6-5-1 脊柱脊髓损伤的诊治流程

（二）鉴别诊断

通常情况下,脊柱脊髓损伤一般不需要与其他伤患鉴别。但以下情况应加以区别。

1. 脊髓前动脉综合征与颈髓过伸性损伤的鉴别 两者均见于头颈部外伤情况下,但在治疗上,前者多需手术,后者多用非手术治疗,因此两者应加以鉴别（表 6-5-1）。

表 6-5-1　脊髓前动脉综合征与颈髓过伸性损伤的鉴别

	脊髓前动脉综合征	颈髓过伸性损伤
致伤机制	多发生于颈椎前屈状态下	均为颈部仰伸损伤
瘫痪特点	多发生四肢瘫,下肢重	上肢重于下肢
感觉障碍	一般较轻	痛温觉消失,位置觉、粗感觉存
X 线片所见	损伤节段多可见骨赘	椎间隙及椎前阴影增宽
治疗	手术治疗	非手术治疗

2. 外伤性钩椎关节病与脑外伤后遗症的鉴别　因两者外伤机制相似,伤后均有头痛等症状(指椎动脉受压者),但其治疗原则不同,因此应加以鉴别(表 6-5-2)。

表 6-5-2　外伤性钩椎关节病与脑外伤后遗症的鉴别

	外伤性钩椎关节病	脑外伤后遗症
旋颈	诱发头痛	无关
头痛特点	多为一侧偏头痛	多呈放射性、弥漫性
颈痛	多有,且较明显	无
肌电图	阴性	阳性发现
不等渗液静注	无特殊反应	诱发头痛
眼球震颤图	呈现颈源性	阴性
椎动脉造影	阳性	阴性

3. 病理性骨折与外伤性骨折的鉴别　因两者在治疗及预后上相差较大,故应加以鉴别(表 6-5-3)。

表 6-5-3　病理性骨折与外伤性骨折的鉴别

	病理性骨折	外伤性骨折
外伤史	无,或十分轻微	明确
年龄	多为老年人	成年人,尤以青壮年多见
创伤反应	轻微	明显
疼痛特点	疼痛及压痛均较轻	剧痛,伴有压痛
椎旁肌痉挛	不明显	明显
X 线片特点	骨质多疏松状,可有骨破坏缺损征	椎体可有压缩、碎裂等典型改变

【治疗】

（一）治疗原则

对各种脊柱损伤均应遵循以下原则:

1. 首先处理休克和维持呼吸道通畅,检查和治疗合并损伤。

2. 单纯性骨折脱位,按骨折脱位的一般原则予以复位、固定及功能锻炼,并注意避免引起脊髓损伤。

3. 多数脊柱骨折或脱位可以采用闭合方法复位和固定。在颈椎,最常用头颅牵引。

4. 重度不稳定骨折或骨折脱位需要切开复位与内固定术,同时做脊柱损伤节段的融合术。

5. 对伴有脊髓损伤的脊柱骨折脱位,应以有利于脊髓功能的恢复与重建作为着眼点,将其置于首要地位。

6. 预防及治疗并发症,其中尤其应注意肺部感染、尿路感染、压疮及静脉血栓等的防治。

7. 全身支持疗法,对高位脊髓损伤者尤为重要。

8. 功能重建与康复治疗,应采取积极态度及有效措施,使患者恢复一定的生活自理及工作能力。

(二)现场救护

1. 迅速将患者撤离事故现场,避免重复损伤或加重损伤。

2. 对于有外伤史伴颈部疼痛、四肢神经症状者都应按颈椎损伤处置。创伤后意识障碍或昏迷者也应按颈椎损伤处置。对于高处坠落、车祸等高能量损伤、多发伤患者都应考虑到颈椎损伤可能。

3. 根据患者主诉和对脊柱由上而下的快速检查,确定损伤部位;根据伤后肢体及躯干感觉、运动和大小便情况确定有无瘫痪。检查时,切勿让患者坐起或让脊柱屈曲,仅就地翻动即可。

4. 临时固定,最好选用制式急救器材,如制式固定担架等。无专门器材时,应选择硬质担架或门板等将脊柱予以临时固定。对于考虑有颈椎损伤的患者应行脊柱制动,采用硬质颈托固定颈椎,同时用固定带将躯干可靠地固定于带衬垫的硬床(板)上以有效限制颈部活动。颈部穿刺伤者不建议颈托固定,可在颈部两侧放置沙袋或衣物等维持颈椎稳定。

5. 安全转运。在将患者搬向担架时,应采取 3~4 人平托法,保持脊柱轴线稳定,避免扭曲和转动,切忌两人或一人以抱起状错误搬运,防止引起或加重脊髓损伤。

(三)急救措施

1. 患者抵达急诊科后,应迅速进行简要的全身检查,确定有无休克及其他重要脏器损伤;有无其他部位骨关节损伤;就脊柱物理学检查而言,尤应注意呼吸、膀胱充盈状态、双下肢感觉、腱反射及足踝部肌力,均有代表性,可帮助初步确定损伤部位和损伤的严重程度及是否合并脊髓损伤。首先处理危及生命的合并伤。

2. 对于考虑有颈椎损伤的患者,应给予脊柱制动,采用硬质颈托固定颈椎,同时用固定带将躯干可靠地固定于带衬垫的硬床(板)上以有效限制颈部活动。

3. 保持呼吸道通畅,必要时吸氧。

4. 建立静脉通道,输液,必要时输血。

5. 如合并脊髓损伤,可静脉内使用激素和利尿剂。

6. 初步处理病情稳定后,可行 X 线摄片、CT 或 MRI 等检查。危重患者检查必须有医护人员陪同。

7. 脊柱损伤诊断明确,且无其他需要紧急处理的合并伤时,患者可转入病房或专科医院进一步治疗。

思考题

1. 简述脊柱脊髓损伤现场救护的注意事项。
2. 简述急性脊柱脊髓损伤的治疗原则。

(刘明华)

数字课程学习

⬇ 教学 PPT　　　📝 自测题

第六章　骨关节外伤

案例

　　患者,男性,32岁,主因车祸致右小腿肿痛畸形6h入院。当地医院已予以石膏固定,现疼痛有缓解,但右足感麻木。查体:神清,生命体征平稳,头、胸、腹(-),右小腿中段畸形,肿胀明显,有严重压痛,右小腿皮温稍高,触之张力高,右足诸趾呈屈曲状态,被动伸趾疼痛,右足背、胫后动脉搏动触及,甲床充盈<2 s。X线检查示右胫腓骨中段粉碎性骨折。初步诊断为右胫腓骨中段骨折。如何解释患者右下肢病情变化? 有哪些可能性? 如何紧急处理?

【概述】

　　骨折(fracture)是骨结构的完整性或连续性中断,可因直接或间接暴力和肌肉牵拉引起。长期、反复、轻微的直接或间接损伤集中在骨骼的某一点可发生疲劳骨折。某些骨骼病变如骨肿瘤或骨髓炎遭受轻微外力即断裂,称为病理性骨折(pathological fracture)。必须注意骨折部位的软组织损伤,尤其是神经和血管损伤。

【分类】

(一) 根据骨折处皮肤、黏膜的完整性分类

1. 闭合性骨折　骨折处皮肤或黏膜完整,骨折端不与外界相通。

2. 开放性骨折　骨折处皮肤或黏膜破裂,骨折端与外界相通。骨折处的创口可由锐器伤、火器伤如刀伤、枪伤由外向内形成,亦可由骨折端刺破皮肤或黏膜从内向外所致。如耻骨骨折伴膀胱或尿道破裂、尾骨骨折致直肠破裂均属开放性骨折。

(二) 根据骨折的程度和形态分类

1. 不完全骨折　骨的完整性和连续性部分中断,按其形态又可分为:

(1) 裂缝骨折:骨质发生裂隙,无移位,多见于颅骨、肩胛骨等。

(2) 青枝骨折:多见于儿童,骨质和骨膜部分断裂,可有成角畸形。有时成角畸形不明显,仅表现为骨皮质劈裂,与青枝被折断时相似而得名。

2. 完全骨折　骨的完整性和连续性全部中断,按骨折线的方向及形态可分为:

(1) 横行骨折:骨折线与骨干纵轴接近垂直。

(2) 斜行骨折:骨折线与骨干纵轴呈一定角度。

(3) 螺旋形骨折:骨折线呈螺旋状。

(4) 粉碎性骨折:骨质碎裂成3块以上。

(5) 嵌插骨折:骨折片相互嵌插,多见于干骺端骨折。即骨干的密质骨嵌插入骺端的松质骨内。

（6）压缩性骨折：骨质因压缩而变形，多见于松质骨，如脊椎骨和跟骨。

（7）凹陷性骨折：骨折片局部下陷，多见于颅骨。

（8）骨骺分离：通过骨骺的骨折，其骨骺的断面可带有数量不等的骨组织。

（三）根据骨折端稳定程度分类

1. 稳定性骨折　骨折端不易移位或复位后经适当外固定不易发生再移位者，如横行骨折、青枝骨折、嵌插骨折、裂缝骨折等。

2. 不稳定骨折　骨折端易移位或复位后经适当的外固定仍易于发生再移位者，如斜行骨折、螺旋形骨折、粉碎性骨折等。

【临床特征】

（一）全身表现

1. 休克　是骨折的常见并发症，多见于多发性骨折、股骨骨折、骨盆骨折、脊柱骨折和严重的开放性骨折。

2. 发热　骨折后一般体温正常，只有在严重损伤、有大量内出血、血肿吸收时，体温可有升高，通常不超过 38℃。

（二）局部表现

1. 骨折的一般表现

（1）疼痛与压痛：所有骨折均有疼痛，移动患肢时加剧。触诊时，骨折处有局限性压痛和轴向叩击痛。

（2）局部肿胀与瘀斑：骨折时，骨髓、骨膜及周围软组织内的血管破裂出血。在闭合性骨折周围形成血肿，软组织亦因受伤而发生水肿，患肢显著肿胀，可产生张力性水疱。外伤后由于血红蛋白分解，皮下瘀斑可变为紫色、青色或黄色。

（3）功能障碍：骨折后肢体部分或全部丧失活动功能。

2. 骨折的特有体征

（1）畸形：由于骨折段移位，导致受伤部位失去正常形态，主要表现为短缩、成角、旋转畸形。

（2）反常活动：骨折后，在肢体没有关节的部位出现异常的活动。

（3）骨擦音或骨擦感：骨折端互相摩擦时，可产生骨擦音或骨擦感。

【检查】

1. X 线检查　可确定骨折的类型和移位，如不完全骨折、体内深部骨折等。X 线片需摄正、侧位，并包括邻近关节，必要时应拍摄特殊位置或健侧对应部位的 X 线片。

2. CT 和 MRI 检查　CT 检查在复杂骨折或深在部位的损伤，如髋关节、骨盆、脊柱的骨折脱位，判断骨折破坏程度、移位状态等诊断中显示优势。CT 三维成像技术使像髋臼骨折这样的复杂骨折可以三维立体显示出来。MRI 适用于了解软组织的病理变化。MRI 对比明显、层次分明，对明确脊柱骨折合并脊髓损伤情况、膝关节半月板及韧带损伤、关节软骨损伤等具有独特的优势，是普通 X 线片和 CT 无法替代的。

【诊断】

根据病史、体征、影像学检查，不难对骨关节外伤作出正确的诊断。但可能有各种全身或局部的并发症，应注意预防并及时诊断、正确处理。

1. 休克　严重创伤，骨折引起大出血或重要器官损伤所致。

2. 脂肪栓塞综合征　是由于骨折处髓腔内血肿张力过大，骨髓被破坏，脂肪滴进入破裂的静脉窦内所致，可引起肺、脑脂肪栓塞。亦有人认为是由于创伤的应激作用，使正常血液中的乳糜微粒失去乳化稳定性，结合成直径达 $10\sim20\ \mu m$ 的脂肪球而成为栓子，阻塞肺毛细血管。临床上出现呼吸功能不全、发绀，胸部摄片有广泛性肺实变。动脉血氧低可致烦躁不安、嗜睡，甚至昏迷和死亡。

3. 重要内脏器官损伤　可并发肝、脾破裂，肺损伤，膀胱和尿道损伤，直肠损伤，出现相应的症状。

4. 重要周围组织损伤

（1）重要血管损伤:常见的有股骨髁上骨折,远侧骨折端可致腘动脉损伤;胫骨上段骨折的胫前或胫后动脉损伤;伸直型肱骨髁上骨折,近侧骨折端易造成肱动脉损伤。

（2）周围神经损伤:特别是在神经与其骨紧密相邻的部位,如肱骨中、下 1/3 交界处骨折极易损伤紧贴肱骨行走的桡神经;腓骨颈骨折易致腓总神经损伤。

（3）脊髓损伤:为脊柱骨折和脱位的严重并发症,多见于脊柱颈段和胸腰段,出现损伤平面以下的截瘫。目前,虽有不少关于脊髓损伤再生的研究,但尚未取得突破性进展,脊髓损伤所致的截瘫可导致终身残疾。

5. 骨筋膜隔室综合征　即由骨、骨间膜、肌间隔和深筋膜形成的骨筋膜室内肌肉和神经因急性缺血而产生的一系列早期症候群。最多见于前臂掌侧和小腿,常由创伤骨折的血肿和组织水肿使其室内内容物体积增加,或者外包扎过紧、局部压迫使骨筋膜室容积减少,从而导致骨筋膜室内压力增高所致。当压力达到一定程度（前臂 65 mmHg,小腿 55 mmHg）可使供应肌肉的小动脉关闭,形成缺血 – 水肿 – 缺血的恶性循环。根据其缺血的不同程度而导致:①濒临缺血性肌挛缩:在严重缺血早期,经积极抢救,及时恢复血液供应后,可避免发生或发生极小量的肌坏死,可不影响患肢的功能,或影响极小。②缺血性肌挛缩:较短时间或程度较重的不完全缺血,恢复血液供应后大部分肌肉坏死,形成挛缩畸形,严重影响患肢功能。③坏疽:范围广、时间久的完全缺血,大量肌肉坏疽,常需截肢。

【治疗】

在处理骨折的整个过程中必须将患者作为一个整体进行考虑。不仅需要对骨折本身进行评估,而且需要判断软组织损伤程度。骨折治疗的原则为:复位、固定和功能锻炼。

（一）骨折的复位

1. 复位标准

（1）解剖复位:骨折段通过复位,恢复了正常解剖关系,对位、对线完全良好,称解剖复位。

（2）功能复位:经复位后,两骨折段虽未恢复至正常的解剖关系,但在骨折愈合后对肢体功能无明显影响者,称功能复位。每个部位功能复位的标准不尽一致,大体原则是:①骨折部位的旋转、分离移位必须完全矫正。②缩短移位成人下肢不应超过 1 cm,儿童下肢缩短 2 cm 以内。③成角移位:具生理弧度的骨干,可允许与其弧度一致的 10° 以内的成角;侧方成角与关节活动方向垂直,不能自行矫正,必须完全复位。④长骨干横行骨折,骨折端对位至少达 1/3,干骺端对位应不少于 3/4。

2. 复位方法

（1）闭合复位:包括手法复位和牵引复位,多数骨折均可通过闭合复位获得满意效果。

（2）切开复位:通过手术,直视下将骨折复位。切开复位会影响骨折局部血供愈合,需严格掌握适应证。

（二）骨折的固定

1. 外固定　常用的有石膏绷带、小夹板、牵引、外固定器等,各有优缺点和适用范围。

2. 内固定　采用金属或可降解材料,将切开复位的骨折固定在适当位置的固定方法。近年来生物学内固定的概念,强调骨折治疗要重视骨的生物学特性,要保护血供,给骨与软组织的愈合创造最好的条件。

（三）功能锻炼

1. 骨折早期　伤后 1~2 周内,患肢肌肉做等长收缩锻炼为主。

2. 骨折中期　骨折 2 周以后,逐步活动骨折处的上下关节。

3. 骨折后期　骨折已达临床愈合。加强患肢关节的主动活动,尽快恢复各关节正常活动范围和肌力。

思考题

1. 什么是骨筋膜隔室综合征？
2. 骨折治疗的原则有哪些？

（刘明华）

数字课程学习

📥教学 PPT　　　　✏自测题

第七章　烧　伤

案例

患者,男性,33岁。主因室内失火烧伤右前臂、头颈部2 h来院。查体:HR 114次/min,BP 125/82 mmHg,R 18次/min,SpO₂ 95%,神志清楚;头面部创面发红、疼痛明显,口鼻可见烧伤;声音嘶哑,双肺呼吸音减低;腹软,肠鸣音正常;右前臂创面发红,可见散在大小不一的水疱;颈部创面苍白,可见红斑,余无特殊。该患者烧伤程度和面积为多少? 初步诊断是什么? 早期处理要点是什么?

【概述】

由热力导致的人体组织器官损伤统称为烧伤(burn)。烧伤是一种平时及战时都可见的人体外伤。大面积烧伤所引起的病理生理变化十分复杂,不仅累及全身各重要器官和系统,而且严重时短时间即可发生明显的病理生理变化,甚至危及生命。随着现代医学技术进步和生物医药材料的发展,我国烧伤救治水平不断提升,烧伤救治技术能力位居世界领先水平。

【烧伤原因和分类】

1. 热力烧伤　火焰、热气体(蒸汽气流)、热流体(水、汤、奶)、热半流体(粥、糖液、熔岩)、热半固体(沥青)、热固体(金属)等。

2. 化学烧伤　酸、碱、磷、苯及其衍生物等。

3. 电烧伤　电接触、电弧、电火花。

4. 放射性烧伤　各类放射线,包括β、γ射线,均可通过外照射、内照射造成损伤。

5. 其他　激光、微波等。

【烧伤深度】

根据热力侵袭皮肤、软组织、肌肉和骨骼的深度,将烧伤分为三度,其中Ⅱ度烧伤又分为浅、深两级,称为三度四分法(图6-7-1)。亦有教材直接按Ⅰ~Ⅳ度烧伤分类。

1. Ⅰ度烧伤　局限于表皮层。患者感疼痛,创面发红,压之褪色,表皮屏障功能完整,如阳光灼伤及沸水烫伤。此类烧伤不会导致瘢痕形成。

2. Ⅱ度烧伤　分浅Ⅱ度烧伤和深Ⅱ度烧伤,两者均累及真皮层。浅Ⅱ度烧伤指烧伤延伸至浅乳头状真皮,表现为创面发红,常伴有水疱,疼痛,表面潮湿,如开水烫伤。这类烧伤会自行从残存的上皮、毛囊、汗腺开始上皮再生,需7~14天,以后可出现皮肤变色。深Ⅱ度烧伤累及网状真皮层,表现出白色夹杂一些红斑的色泽,相对于浅Ⅱ度烧伤,深Ⅱ度烧伤潮湿皮肤更少,可呈斑点状,压之不褪色,但对刺痛仍有感觉。这类烧伤将从毛囊及汗腺的角质化细胞开始上皮再生而愈合,需14~28天。由于大部分真皮丧失,所以通常会形成较严重的瘢痕,如热油烫伤。

3. **Ⅲ度烧伤** 累及真皮全层或皮下组织,如肌肉、骨骼等。以硬皮革样焦痂为特征,不痛,呈黑、白或樱桃色。由于上皮及上皮附属物均丧失,所以创面愈合必须从创面边缘上皮再生来实现,必要时需行皮肤移植或皮瓣转移手术。

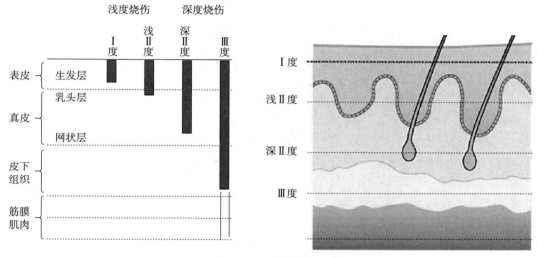

图 6-7-1　烧伤深度

【烧伤面积】

1. **大面积烧伤** 烧伤面积可用烧伤区域占全身体表面积(total body surface area,TBSA)的百分比来衡量,成年人具体烧伤面积可使用伦德 – 布劳德表(Lund–Browder chart)计算(图 6-7-2)。

2. **小面积或散在的烧伤** 可使用手掌法来测量,患者单手手指并拢展开的面积约相当于 1% TBSA。

3. **婴幼儿和儿童的烧伤** 由于头颈部所占体表面积较成年人大,而双下肢所占体表面积较成年人小,可根据伯科法(Berkow method)计算(表 6-7-1),或通过 Lund–Browder 图表法使用下列公式计算:头颈部面积 +(12- 年龄),双下肢面积 –(12- 年龄)。

表 6-7-1　伯科法儿童烧伤面积计算表

部位	<1 岁	1~4 岁	5~9 岁	10~14 岁	>14 岁
头部	19	17	13	11	9
颈部	2	2	2	2	2
胸腹前壁	13	13	13	13	13
胸腹后壁	13	13	13	13	13
臀部	2.5	2.5	2.5	2.5	2.5
会阴部	1	1	1	1	1
上臂	4	4	4	4	4
前臂	3	3	3	3	3
手	2.5	2.5	2.5	2.5	2.5
大腿	5.5	6.5	8	8.5	9
小腿	5	5	5.5	6	6.5
足	3.5	3.5	3.5	3.5	3.5

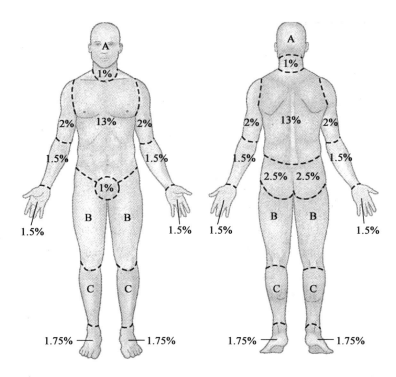

年龄增长对身体各部位体表面积所占百分比的影响

年龄	头颅的1/2（A）	大腿的1/2（B）	小腿的1/2（C）
婴儿	9.5	2.75	2.5
1 岁	8.5	3.25	2.5
5 岁	6.5	4	2.75
10 岁	5.5	4.25	3
15 岁	4.5	4.25	3.25
成年	3.5	4.75	3.5

图 6-7-2　伦德 - 布劳德表

【烧伤程度】

烧伤的严重程度主要取决于热力所作用的局部温度和持续时间,以及所损害的部位和器官的重要性。

1. 轻度烧伤　Ⅱ度烧伤面积 9% TBSA 以下。

2. 中度烧伤　Ⅱ度烧伤 10%～29% TBSA,或Ⅲ度烧伤面积不足 10% TBSA。

3. 重度烧伤　烧伤总面积达到 30%～49% TBSA,或Ⅲ度烧伤面积为 10%～19% TBSA,或Ⅱ度、Ⅲ度烧伤面积虽不到上述百分比,但已发生休克等严重并发症,或呼吸道烧伤,或有较重的复合伤。

4. 特重烧伤　烧伤总面积 50% TBSA 以上,或Ⅲ度烧伤面积 20% TBSA 以上,或已有严重并发症。

【特殊烧伤】

1. 化学烧伤　各种原因所致的化学烧伤已成为一类日常特殊性质的烧伤。化学烧伤的致伤因子与皮肤接触时间往往较热烧伤时间长,因此,某些化学烧伤可以是局部很深的进行性损害,甚至深部组织毁损,如深部脂肪皂化、液化,肌肉坏死,肌腱溶解等。当化学烧伤导致深部组织毁损烧伤时,局部伤口的处理与重建难度加大。同时,有些化学物质可从创面、正常皮肤、呼吸道或消化道黏膜等多处吸收,引起中毒和内脏继发性损伤,因此治疗过程中应注意患者肝、肾、呼吸及血液系统的病情变化。

发生化学烧伤时应及时用水冲洗,必须注意避免冲洗液流向未烧伤区域。碱或酸烧伤,在冲洗时会产热而加重损伤,故应先轻擦净后再冲洗。酸烧伤引起组织凝固性坏死,并因此使损伤范围得到局限;碱烧伤引起液化性坏死,并进一步侵入深层组织。所以对碱烧伤需行急诊清创,并通过 pH 检测掌握清创深度,以防其对正常组织进一步损伤。

2. 电烧伤 电烧伤致组织损伤的程度因电流种类、电流量大小、频率、电压、组织的电阻、皮肤湿度、持续时间、接触面积及电流径路等而异。低压、低频率触电主要影响心脏和呼吸,可无重要的软组织损伤,高压电(> 1 000 V)则主要产生严重的软组织损伤,可伴有或不伴有心脏和呼吸系统的改变。电压 > 40 V,即有造成死亡的危险。电流沿低阻抗的组织传导,如神经、血管、肌肉等,因此,除电流入口和出口处烧伤,其余皮肤可无表现。所以,单凭皮肤表面损伤判断容易低估电烧伤的伤情。

严重电烧伤因肌肉损伤而产生肌红蛋白尿,故行液体复苏时需注意肾功能的保护。在补足血容量的基础上可使用呋塞米利尿,保持尿量在 1 mL/(kg·h)以上,并给予碳酸氢钠溶液以碱化尿液,防止肌红蛋白在肾小管沉积。患者在入院后需行心电监护直至伤情稳定,存在心肌损伤时,及时使用心肌营养药物保护心功能。

必须仔细检查所有电烧伤患者的肢体,了解有无血管损伤,必要时行筋膜切开减压,或探查、清创。电烧伤还可引起短暂或永久性的神经性病变,严重的电烧伤可致迟发性白内障,需要进行随访。

3. 吸入性损伤 指由于头面部火焰烧伤或处于密闭环境等情况下,吸入大量烟雾、有害气体、高热空气或蒸汽等所致的呼吸道甚至肺实质的损伤。它不仅有热的作用,更重要的是具有局部化学性刺激(如引起化学性气管、支气管炎),以及有害物质的吸收中毒(如一氧化碳中毒)。因此,以往的呼吸道烧伤和肺烧伤等传统名称现统称为吸入性损伤。吸入性损伤所致的病理变化主要有三点:气道损伤、肺水肿、肺萎陷或肺不张。临床如有下列表现:声嘶和喘鸣、刺激性咳嗽、呼吸功能的改变、一氧化碳中毒等,无论有无典型的临床表现和体征,无论有无影像学资料、纤维支气管镜检查结果,均应临床诊断为吸入性损伤并开始相应的预防和治疗。

轻度吸入性损伤仅需要抗炎、补液、氧疗等一般性治疗;中、重度吸入性损伤除上述措施外,往往还需行气管插管或气管切开、气道冲洗和机械通气等呼吸支持和一些药物治疗。

【烧伤并发症】

1. 休克 烧伤休克早期主要为低血容量性休克,中后期可出现感染性休克,一般依据下列临床表现及检查进行诊断:烦渴、神志改变、血压下降、心率加快、尿量减少、消化道症状、末梢循环不良、电解质和酸碱平衡紊乱、血流动力学紊乱、组织氧合不良、脏器功能损害等。

2. 急性脑水肿 烧伤后缺血缺氧性脑病、电解质紊乱所致低钠血症和补液过量的水中毒较为常见。

3. 急性肺水肿 当肺血管内皮细胞受损,毛细血管通透性增高,或复苏不当时,大量液体渗至肺间质,引起"休克肺"。

4. 心功能不全 烧伤早期常有心肌缺血缺氧性损害,加之伤后释出心肌抑制因子,使心泵功能发生障碍,对水负荷的调节和承受能力差,液体输入过多时可加重右心负担,致左心室充盈压升高,肺循环淤血,肺毛细血管内流体静压增高,血管内液体外渗至肺间质及肺泡腔中。

5. 氧中毒 长时间(纯氧 12 h 以上或高压氧 2 ~ 3 h)吸入高浓度氧,肺泡氧浓度和动脉血氧分压骤增,通过激活补体系统,中性粒细胞聚积于肺内并活化,生成大量氧自由基,造成肺泡毛细血管膜的毒性损害,发生渗透性肺水肿。

6. 急性肾衰竭 溶血和血(肌)红蛋白、毒性物质损害及休克引起肾组织血流量明显减少,肾小球滤过率降低,出现少尿甚至无尿。烧伤后应尽快补足有效循环血量,改善肾血液灌注。有血(肌)红蛋白尿者,应适当增加补液量以增加尿量,碱化尿液,使用利尿剂,防止或减轻肾损害,必要时行透析疗法。

【烧伤的综合救治】

（一）现场处置

1. 解脱　尽快脱离或终止致伤因素，如灭火、脱离接触致伤源。

2. 转移　迅速离开致伤现场，转移到安全地点，便于进行急救或展开必要的处置。

3. 冷水冲洗　以 15℃ 以下的洁净水为宜，其中自来水最为方便，可用于灭火、冷却、减轻损伤、缓解疼痛。对化学性损伤，需脱除衣物，以减少化学物对皮肤、软组织的进一步侵害；同时轻缓擦拭皮肤表面残留的化学物质，随后使用大量流动冷水持续冲洗至少 30 min，以进一步稀释、清除化学物质，并抵消产热。

4. 镇静镇痛　轻者可以口服镇痛药（如芬必得），严重者需要静脉使用镇痛药，此时应由专业急救人员实施，并注意气道的安全性。伴有颅脑损伤或呼吸抑制时，不得使用吗啡类药物，以免加重伤情。严重烧伤早期表现烦躁不安，应警惕中枢性缺氧，而非疼痛。

5. 复苏补液　一般烧伤可以适当口服功能性饮料或服用盐水，切忌大量饮水，以免诱发脑水肿。

（二）院内急救

1. 开放气道　重视呼吸道吸入性损伤的可能，及早建立有效的人工气道。国内多采用环甲膜穿刺或气管切开术。

2. 建立静脉通道　烧伤后热力直接损伤及血管活性物质释放，造成毛细血管通透性增高，大量血管内液外渗，导致有效循环血量不足而发生休克，因此需尽快建立静脉通道。严重烧伤患者往往补液量很大，补液同时需要严密监测血容量状况，应尽可能进行深静脉穿刺置管。补液量按患者的烧伤面积和体重计算。成人伤后第一个 24 h，每 1%TBSA（Ⅱ度、Ⅲ度）每千克体重的补液量为 1.5 mL。其中胶体液和晶体液的比例为 1∶2，广泛深度烧伤者，其比例可改为 1∶1。另加以 5% 葡萄糖溶液 2 000 mL 补充水分。计算补液量的一半于伤后 8 h 内输入。第二个 24 h，胶体液和晶体液为第一个 24 h 的一半，水分补充仍为 2 000 mL。儿童补液量应相对较多，一般按 1.8～2.0 mL/kg 计算第 1 个 24 h 晶、胶体补液量，基础水分儿童按 70～100 mL/kg，婴幼儿按 100～150 mL/kg 计算。老年烧伤面积＞10%TBSA 或Ⅲ度面积＞5% TBSA 均应补液；烧伤面积＜10% TBSA（Ⅲ度面积＜5% TBSA），有心、肺、肾功能障碍者应限量补液，减慢输注速度，以免发生急性肺水肿和心力衰竭。

3. 镇静镇痛　液体复苏后可适当静脉给予小剂量的吗啡、芬太尼等镇痛，但需注意预防呼吸抑制的发生，尤其重视没有建立人工气道者。

4. 筛查合并伤　烧伤患者常合并其他部位的损伤，如骨折及腹部闭合伤，且合并伤常因表面的烧伤而被漏诊。因此，对每位烧伤患者都应做全身彻底的评估，包括颅脑、脊柱、胸腹部、骨盆、四肢。烧伤创面处理应该在完成其他部位损伤的评估后进行。对高危患者，在后续治疗过程中仍需严密观察数天，避免漏诊。

5. 切痂减压　深Ⅱ度和Ⅲ度烧伤累及肢体时，肢体远端血供可能受损。随着焦痂下水肿加重，也可能使静脉回流障碍，最终影响动脉血供，类似于骨筋膜室综合征的病理生理过程，表现为肢体远端麻木、疼痛，毛细血管充盈试验阳性。诊断主要依据体格检查和测量组织内压，可通过脉搏血氧计或多普勒超声检查明确诊断。当组织内压大于 40 mmHg 时，需尽快行痂面切开减压。此操作最常见的并发症是失血，以及肢体减压后代谢产物大量释放和进入体循环后引起的低血压。如果切痂后远端灌注仍没有改善，则应考虑是否存在血容量不足。此外，胸部烧伤患者如因焦痂紧缩而影响呼吸，也需要行切痂术。创面是引发各种烧伤并发症的根本原因。在条件允许的前提下，应尽早施行焦痂切除手术，并尽可能一次性完全切除。肾功能不全并非一次性焦痂全切除手术的绝对禁忌证，但应在严密的心、肺功能监护下进行。

6. 感染防治　控制感染的措施主要有两方面：一方面是早期切痂并处理创面，另一方面是及时有效使用抗生素。抗生素可分为局部用药和全身用药。烧伤抗感染原则上尽量不选用有明显肾毒性的抗生素，如氨基糖苷类抗生素。

7. 营养支持　严重烧伤患者由于高代谢等原因，每日热量和蛋白质消耗量大，若补充不及时，感染更易发生。应采取热量和蛋白质补充并重的策略进行营养支持。

(三) 烧伤创面治疗

创面处理方法的改进和抗菌敷料的应用使烧伤患者的致命性感染明显减少。目前,传统的溶菌酶敷料逐渐让位于创面早期切痂及植皮。对不需要植皮就能自行愈合的患者,局部抗感染技术阻止了创面的感染,并为愈合创造了良好环境,使严重脓毒症的发生率得以降低。

目前,对创面的治疗分三个阶段:评估、处理和康复。一旦完成对烧伤面积和深度的评估及彻底清创,进一步治疗随即开始。烧伤创面应用合适的敷料覆盖,以防止水分蒸发和保温,达到保护上皮,并保持理想功能位的目的。特殊敷料还具有一定镇痛作用。烧伤较轻者,上皮屏障功能基本保有,这类创伤以镇痛和保持创面湿润为目的。敷料使创面保持稳定,应避免频繁更换敷料,以防止水分蒸发,减轻创面疼痛。深Ⅱ度和Ⅲ度烧伤需自体皮移植促进愈合,目前强调早期切痂、植皮,除非患者存在手术禁忌证。

(四) 器官功能支持

1. 保护心脏功能 防止心肌损害,增强心肌收缩力,增加心排血量(见动力扶持部分)。

2. 保护肺功能 防止过多、过快输液发生肺水肿。中、重度吸入性损伤或面颈部明显肿胀、有呼吸道梗阻可能者,应预防性气管内插管或气管切开;当 $PO_2 < 8$ kPa 或 $PCO_2 > 6.67$ kPa 时,可采用呼吸机辅助呼吸。

3. 保护肾功能 尿量少、尿比重高,应输入水分或补充血容量;尿量少、尿比重低,可给予呋塞米,同时输入胶体液。急性肾衰竭时,应按急性肾衰竭处理。血红蛋白尿和肌红蛋白尿处理原则:①增加补液量,加快补液速度,使每小时尿量维持在 70 ~ 100 mL。②给予溶质性利尿剂,使短期内尿量增加,以利于血红蛋白或肌红蛋白尽快排出。③给予碱性溶液,使尿液碱化,以防血红蛋白或肌红蛋白沉淀堵塞肾小管。

4. 保护胃肠道功能 应用抑酸药如奥美拉唑、兰索拉唑等,降低胃酸浓度;尽早给予肠道营养,改善胃肠道血液灌注,有利于纠正休克;补充特殊营养素如谷氨酰胺,促进损伤黏膜修复。

思考题

1. 何为重度和特重度烧伤?

2. 烧伤患者如何补液?

3. 简述吸入性损伤的诊断和治疗。

(白祥军 杨 帆)

数字课程学习

📥 教学 PPT   📝 自测题

第八章 气性坏疽

案例

患者,男性,33岁。主因交通事故致左侧胫腓骨开放性骨折 2 h 来院。急诊予以清创缝合和外固定支架固定。术后第 2 天,患者出现低热,查体:T 37.9℃,P 122 次/min,R 22 次/min,BP 111/65 mmHg,SpO₂ 99%,神志清楚;心音有力,双肺呼吸音粗;腹软,肠鸣音正常;左小腿肿胀,下段可见 10 cm 已缝合伤口,局部皮下捻发感,左足背动脉未及搏动,余无特殊。该患者初步诊断是什么?紧急处理要点是什么?

【概述】

气性坏疽(gas gangrene)是由厌氧梭状芽孢杆菌引起的一种急性特异性感染。已知的梭状芽孢杆菌有数十种,引起本病的主要有产气荚膜杆菌、水肿杆菌、败血杆菌和溶组织杆菌等。临床上该病主要累及肌肉,致病菌产生的外毒素可引起局部水肿、产气、肌肉坏死及全身中毒,亦称梭状芽孢杆菌性肌坏死,可导致大片肌坏死或肌炎。此类感染发展急剧,病情严重,对下肢、臀部伤,特别是大血管伤、大块肌肉坏死、开放性骨折、深部穿入伤及有异物存留的盲管伤,应高度警惕。

【病因及分类】

体内存在适合厌氧菌生长繁殖的环境和机体免疫力的降低,是梭状芽孢杆菌侵入人体后引发气性坏疽的两个必要条件。根据感染方式的不同可分为下列三类。

1. 创伤后感染　大多数气性坏疽见于开放性损伤后,如战伤、开放性创伤合并休克、邻近肛门会阴部的严重创伤、开放性骨折伴有血管损伤、电击伤、猪咬伤、口腔颌面部软组织挫裂伤及挤压综合征等。

2. 医源性感染　此类气性坏疽罕见,报道的原因有:腹腔镜胆囊切除术后、剖宫产后、断肢再植术后、阑尾切除术后、结肠镜检查术后和臀部穿刺术后等。

3. 自发性感染　如绞窄性疝、肠坏死致气性坏疽。这类感染的发生常与下列因素有关:恶性肿瘤、糖尿病和肝硬化等。

【发病机制】

梭状芽孢杆菌侵入机体软组织并在厌氧的环境中迅速生长繁殖,产生多种对人体有害的外毒素和酶,如 α 毒素、胶原酶、透明质酸酶、溶纤维酶和脱氧核糖核酸酶等。α 毒素是主要的外毒素,也是一种卵磷脂酶,可以破坏组织细胞的细胞膜,引起溶血、血管内皮细胞损害、组织坏死等;胶原酶分解皮下、肌肉的胶原组织;透明质酸酶分解透明质酸使组织崩解,结果使肌肉大片坏死,病变迅速扩散、恶化。糖类分解产生大量气体,使组织膨胀;蛋白质的分解和明胶的液化,产生硫化氢,使伤口发生恶臭。由于局部缺血、血浆渗出及各种毒素的作用,伤口内的组织和肌肉进一步坏死和腐化,更利于细菌的繁殖,使病情急剧恶化,导致脓毒性休克和多器官功能障碍的发生。

【临床特征】

气性坏疽发病急,病情重,死亡率高。此病潜伏期短,早期多为局部感染临床症状,病情可急剧恶化,导致多器官功能衰竭。

1. 局部感染 由于细菌在伤口内产生大量气体,并致组织水肿,因而早期出现伤肢沉重感,伤口呈胀裂样剧痛,并有稀薄、恶臭的浆液样血性分泌物流出;患部肿胀明显,压痛剧烈,常突发伤肢胀裂样剧痛,进行性加重,其程度往往超过创伤伤口本身,一般镇痛药不能控制。伤口周围皮肤水肿、苍白、紧张、发亮。随着病情进展,伤肢局部肿胀明显并迅速向上下蔓延,局部肿胀加剧,静脉淤滞使得肤色转为暗红、紫黑,出现大理石样斑纹或大小不同的含有暗红液体的水疱。轻触伤口周围可有捻发感,整个肢体水肿、变色、厥冷,直至坏死。病情的发展通常以小时计算。因组织分解、液化、腐败和大量产气,伤口可有恶臭。伤口内可见肌肉呈紫褐色或土灰色,刀割时不收缩,也不出血(图6-8-1)。

2. 全身感染 患者常表情淡漠,有头晕、头痛、恶心、呕吐、冷汗、烦躁不安、发热、心率增速、呼吸急促等全身中毒症状。随着病情的发展,晚期可出现进行性贫血、黄疸、血红蛋白尿、休克、酸中毒、昏迷等,病情发展很快,全身情况可在12~24 h内急剧恶化,导致外周循环衰竭和多器官功能衰竭。

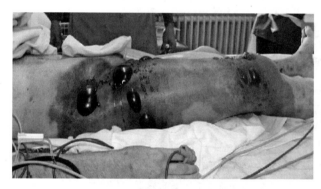

图6-8-1 气性坏疽创面

【辅助检查】

1. 常规检查 血常规可见白细胞计数和中性粒细胞明显增高,贫血;可有不同程度的酸中毒,溶血,氮质血症和肝、肾等脏器受损的征象。

2. 细菌学检查 伤处分泌物涂片染色找到大量的革兰染色阳性的梭状芽孢杆菌,芽孢位于菌体次极端,呈椭圆形,直径小于菌体;菌体无鞭毛,在体内可形成明显的荚膜(图6-8-2)。如镜检发现有荚膜的革兰氏阳性粗大杆菌,白细胞少且形态不典型,并伴有其他杂菌等,即可初步报告结果。但几乎没有多形核白细胞是其特点。由于该病发展快、病死率高,故细菌培养和病理活检仅作为后续的确诊手段,不能等待其结果,以免延误治疗。

3. 影像学检查 X线检查伤肢除有肿胀、畸形、骨折外,特征性表现为伤处皮下和肌群间有气体影(图6-8-3)。CT检查更为明显。

【诊断与鉴别】

当患者有创伤病史,出现局部组织剧烈疼痛、肿胀、皮下捻发感及创口恶臭,伴有寒战高热、烦躁不安、脉搏过快和呼吸急促等全身中毒症状时,要首先考虑气性坏疽的诊断。如创口分泌物涂片染色有革兰染色阳性的粗大杆菌,X线检查显示患处肌群间积气,即可以确诊。但必须与以下疾病相鉴别:

1. 芽孢菌性蜂窝织炎 局限于皮下蜂窝组织,沿筋膜间隙迅速扩散,但不侵犯肌肉。一般起病较慢,潜伏期为3~5天。虽然也以伤口疼痛开始,伤口周围也有捻发音,但局部疼痛和全身症状较轻,皮肤很少

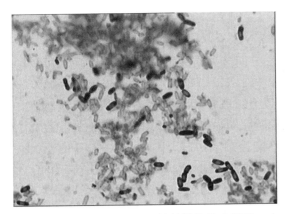

图 6-8-2　革兰染色阳性的梭状芽孢杆菌

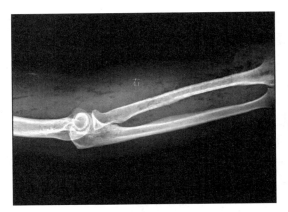

图 6-8-3　皮下和肌群间气体影

变色,水肿也很轻。

2. 链球菌性蜂窝织炎　发病较缓慢,往往在伤后 3 天才出现症状。毒血症、疼痛、局部肿胀和皮肤改变均较轻。有气肿和捻发音出现,但气肿仅局限于皮下组织和筋膜。伤口周围有一般的炎性表现。渗出液呈浆液脓性,涂片检查有链球菌。

3. 大肠埃希菌性蜂窝织炎　可出现组织间气肿,且有高热和谵妄等毒血症状。但局部肿胀发展较慢,脓液具有大肠埃希菌感染的脓液特征,即脓液稀薄,呈浆液性。脓液涂片检查可发现革兰氏阴性杆菌。

【治疗原则】

1. 尽早清创　清创应尽早进行,这直接关系疾病的预后。清创前静脉滴注大剂量青霉素。清创时不用止血带,病变部位暴露要充分,病变区应作广泛、多处切开,包括伤口周围水肿或皮下气肿区,彻底清除无活力的肌肉组织,直至有正常颜色、弹性和能流出新鲜血液的肌肉为止。如整个肢体已广泛感染,应果断行截肢手术,截肢残端不缝合,用 3% 过氧化氢溶液湿敷,待伤口愈合后再修整。

2. 应用抗生素　首选青霉素,剂量要大,每天在 1 000 万 U 以上。也可选用克林霉素、多西环素、氯霉素、头孢曲松、大环内酯类(如红霉素)和硝咪唑类(如甲硝唑),并根据药物敏感试验结果调整抗生素。

3. 高压氧治疗　作用机制包括:抑制产气荚膜杆菌产生外毒素;抑制厌氧菌生长;可置换气泡中的气体,使组织肿胀减轻,分泌物减少,局部循环得以改善;改善病变组织缺氧,减少坏死组织蔓延,提高治愈率,减少伤残率。一般采用三日 7 次疗法,即第一日 3 次,第二、三日 2 次,以后每日 1 次至痊愈。通过这种治疗方法,一般可以避免截肢。据报道,凡能完成最初 48 h 的 5 次高压氧治疗患者,几乎都能存活。

4. 全身支持治疗　包括器官功能维护,输血,纠正酸碱和水、电解质紊乱,营养支持及对症处理等。

【预防】

受伤后 6 h 内彻底清创处理,以 3% 过氧化氢或 1∶1 000 高锰酸钾液冲洗,消除局部厌氧环境;对局部感染实施扩创手术,切除感染和坏死组织。为了防止气性坏疽传播,对气性坏疽的伤员应进行隔离,伤员用过的一切衣物、伤口敷料、手术器械等应单独收集后消毒处理,以防交叉感染。

思考题

1. 简述气性坏疽的感染机制。

2. 气性坏疽的临床表现主要有哪些?

3. 气性坏疽的治疗原则有哪些？

（白祥军　杨　帆）

数字课程学习

⬇ 教学 PPT　　📝 自测题

案例

患者，男性，52岁。主因张口不便，四肢活动不利，进食困难1天急诊入院。查体：T 37℃，P 76次/min，R 20次/min，BP 120/75 mmHg，神志清楚，张口困难，口齿不清，头颈部僵硬。四肢张力增高，两下肢肌力Ⅳ级，巴宾斯基征阴性。入院当天患者出现3次阵发性四肢抽搐、口唇青紫、口吐白沫、呼吸急促等症状。追问病史，该患者6天前不小心被带铁锈的钉子扎伤脚底，当时伤口未作特殊清创处理。该患者如何初步诊断？该怎么处理？

【概述】

破伤风（tetanus）是破伤风梭菌（Clostridium tetani）感染后，以骨骼肌强直和痉挛为临床表现的急性特异性感染。破伤风杆菌是专性厌氧菌，低氧条件下可在机体局部迅速繁殖，同时产生毒素，表现为全身骨骼肌持续性强直和阵发性痉挛，重症患者可发生喉痉挛、窒息、肺部感染和多器官功能衰竭。

【病因】

破伤风梭菌为革兰氏阳性厌氧菌，广泛存在于泥土和人畜粪便中。破伤风梭菌能产生两种外毒素，即破伤风痉挛毒素和溶血毒素。痉挛毒素为致病的主要因素，是一种毒力极强的蛋白质，能被蛋白酶水解。溶血毒素可引起局部组织坏死和心肌损害。机体免疫力缺乏、局部伤口缺氧等情况都有利于破伤风发病。人体对该病普遍易感，其发病率与伤口污染情况和处理是否恰当关系密切。病后有一定免疫力；血清中大部分抗体在病后3个月消失，可再次感染。

【发病机制】

破伤风梭菌主要通过皮肤或黏膜伤口侵入人体，常见于外伤和烧烫伤患者。破伤风梭菌在缺氧条件下容易生长繁殖，伤口中有坏死组织、泥土或其他异物，或伴有需氧菌如葡萄球菌等的混合感染，即可造成适于破伤风梭菌繁殖的有利环境。其所产生的外毒素对中枢神经系统，尤其是脑干和脊髓前角神经细胞有高度亲和力。痉挛毒素附着在血清球蛋白上，经由血液循环和淋巴系统到达脊髓前角灰质或脑干的运动神经核，与灰质中突触小体膜的神经节苷脂结合，使其不能释放抑制性神经递质甘氨酸或氨基丁酸，导致α运动神经失去正常的抑制性，引起特征性的全身横纹肌的强直性收缩或阵发性痉挛。毒素也能影响交感神经，导致大汗、血压不稳定和心率增快等。

【临床特征】

（一）典型表现

1. 潜伏期　破伤风的潜伏期一般为1～2周，与伤口的部位、缺氧情况、早期处理情况及机体免疫状态等因素有关。潜伏期越短，症状越严重。

2. 前驱期　起病的最初 1～2 天患者有发热、乏力、头晕、头痛、烦躁不安、肢痛、反射亢进、咀嚼肌无力,继而出现肌肉强直,下颌紧张、张口不便、吞咽困难,嚼肌、颈肌、腹肌、背部肌肉紧张、酸痛等表现。

　　3. 发作期　出现典型的肌肉强烈收缩,最初是咬肌,以后依次为面肌、颈项肌、背腹肌、四肢肌群、膈肌和肋间肌,任何轻微刺激,如光线、声响、震动或触碰病人身体,均能诱发全身肌群的痉挛和抽搐。肌强直在肌痉挛间歇期持续存在,为本病的特征之一。痉挛可呈阵发性,也可出现频繁发作;发作间歇越短,预后越差。典型的患者可出现"角弓反张",表情肌痉挛,表现为双目上抬,口角向外收缩,形成典型的"苦笑"面容。强烈的肌痉挛,有时可使肌断裂,甚至发生骨折。膀胱括约肌痉挛可引起尿潴留。持续性呼吸肌群和膈肌痉挛,可以造成呼吸停止。疾病期间,患者神志始终清楚。痉挛发作常在 3 天内达高峰,多数患者经积极治疗后好转,痉挛发作次数逐渐减少,程度减轻,间歇期延长。病程一般为 3～4 周,严重者可达 6 周以上。

(二)非典型表现

少数患者表现为局部破伤风。仅有受伤部位肌肉的持续性强直,可持续数周至数月,以后逐渐消退;有时也可发展为全身性破伤风。局部破伤风病情通常较轻,多见于接受过预防注射者,预后较佳。

(三)并发症

1. 窒息　由于呼吸肌持续性痉挛和黏痰堵塞气管所致。

2. 肺部感染　喉头痉挛、呼吸道不畅、支气管分泌物淤积、不能经常翻身等,都是导致肺部感染的原因。

3. 酸中毒　呼吸不畅、通气不足而致呼吸性酸中毒。肌肉强烈收缩,禁食后体内脂肪不全分解,使酸性代谢产物增加,造成代谢性酸中毒。

4. 循环衰竭　由于缺氧、中毒,可发生心动过速,时间过长后可形成心力衰竭,甚至发生休克或心搏骤停。

【诊断及鉴别诊断】

(一)诊断

根据患者外伤史和典型临床表现,即可做出临床诊断。近期有创伤或伤口感染史是诊断的重要依据。典型的临床表现如"苦笑"面容、牙关紧闭、角弓反张、全身肌肉强直、阵发性肌肉痉挛等有助于临床诊断。创伤组织或脓液培养出破伤风梭菌可以进一步确诊。但对仅有某些前驱症状的患者,诊断则比较困难,需提高警惕,密切观察病情,以免误诊或漏诊。

(二)鉴别诊断

1. 脑膜炎　如化脓性脑膜炎、病毒性脑膜炎等,虽有"角弓反张"和颈项强直等症状,但无阵发性痉挛。患者有发热、剧烈头痛、喷射性呕吐等,神志有时不清。脑脊液检查有压力增高、白细胞计数不同程度增多等。

2. 狂犬病　有被狗、猫咬伤史,常出现发热及谵妄、多语、烦躁等精神症状,以咽肌、喉肌抽搐为主。咽肌应激性增强,患者听见水声或看见水,咽肌立即发生痉挛,喝水不能下咽,并有大量流涎。

3. 癫痫　可表现为四肢强直、痉挛、抽搐,但既往有类似的病史,每次突然发作,发作时意识丧失,伴口吐白沫或咬破舌头、尿失禁等。

4. 木僵状态　是精神病行为紊乱的常见症状之一,处于木僵状态的患者常表情淡漠,双眼、双唇紧闭,不言不食,四肢肌张力增高,小便失禁等。一般的刺激不能引起相应的反应。经过有效的抗精神病治疗后大多有好转。

5. 低钙血症搐搦症　本病强直性痉挛主要限于手足,无张口困难、牙关紧闭及"苦笑"面容。低钙击面征(chvostek sign)与低钙束臂征(trousseau sign)阳性,血钙值常降低。

6. 引起张口困难的局部疾患　如扁桃体周围脓肿、牙髓与牙周病变及颞颌关节疾病等。但这些疾病有明显的局部疼痛、炎症表现,而无全身肌肉强直与肌痉挛等。

7. 药物不良反应　士的宁、吩噻嗪、甲氧氯普胺所致的肌张力障碍性反应,症状与破伤风很相似,但痉挛间歇期肌肉完全松弛,且牙关紧闭出现较晚,有服药史,停药后 24~48 h 消失。

8. 其他　如子痫、癔病等,应仔细询问病史并注意鉴别。

【治疗】

急诊处理原则:彻底清创,控制感染,尽早使用破伤风抗毒素及破伤风免疫球蛋白,控制和解除痉挛,保持呼吸道通畅,加强全身支持疗法。

(一) 及时清创

对伤口进行彻底清创,敞开伤口,必要时扩大伤口,用 0.3% 双氧水冲洗,每日冲洗 2 次至伤口痊愈。

(二) 使用破伤风抗毒素及免疫球蛋白

破伤风抗毒素和免疫球蛋白能中和破伤风梭菌生长繁殖过程中释放的外毒素,但对破伤风梭菌的生长繁殖及毒素释放无作用。对已与神经组织结合的毒素无效,故应尽早使用。

1. 破伤风抗毒素(TAT)　注射前应做皮试,皮试阴性者一般用 3 万~5 万 U 加入 5% 葡萄糖溶液 500~1 000 mL 内,静脉缓慢滴入。如有创口,一周后追加一次,视病情逐渐减量。

2. 破伤风免疫球蛋白(TIG)　应及早使用,且以一次给足剂量为佳,避免多次或分次给药。应用大剂量时,可多点肌内注射,以获得良好的效果。目前推荐肌内注射剂量为 3 000~10 000 U(预防剂量为一次 250 U)。破伤风免疫球蛋白属于人源性蛋白,不需做皮试,只可用于肌内注射,若静脉注射可能会引起血压骤然下降及过敏反应。

(三) 控制和解除痉挛

1. 一般处理　患者应住环境安静的病室,重症患者应及早入住 ICU,防止光、声刺激。控制和解除痉挛是治疗过程中重要的一环,如能做好,可在极大程度上防止窒息和肺部感染的发生,降低病死率。

2. 药物的使用

(1) 镇静药的使用:可减少患者对外来刺激的敏感性。最常用的为地西泮,从小剂量开始,逐渐增大到理想剂量。根据病情调整滴速,使患者处于安定标准化状态,即患者检查治疗时不再出现抽搐反应,处于浅昏迷状态,神经系统深反射存在,浅反射迟钝,但喉反射存在而不影响咳嗽。剂量应个体化,每日最大剂量应控制在 500 mg 以内。亦可用苯巴比妥 0.1~0.2 g,肌内注射。

(2) 控制肌痉挛:常用苯巴比妥,根据病情调整剂量,可联合地西泮,使患者达到安定化状态。

(3) 肌松剂:若经过镇静解痉等处理不能控制痉挛,可应用肌松剂如异丙酚、左旋筒箭毒碱等。使用时应准备呼吸支持。

(4) 肾上腺皮质激素:如患者并发高热、昏迷,可加用氢化可的松 200~400 mg,静脉滴注,每日 1 次。

(四) 保持呼吸道通畅

对破伤风患者主张早期气管切开,有效排除气道内分泌物,维持良好的通气功能,预防肺部并发症。有下列情况之一者应行气管切开术:①药物难以控制抽搐的重型患者;②轻、中型,有缺氧一次或喉痉挛性抽搐发作一次者;③出现意识障碍者或呼吸道分泌物多、黏稠不易咳出者。

(五) 控制感染

外伤性、化脓性病例在彻底清创后,根据细菌培养结果使用抗生素。培养结果未明确时,可常规用青霉素和甲硝唑治疗。合并化脓性感染或其他感染者选用广谱抗生素。

(六) 支持治疗

给予碳水化合物,高蛋白、高热量、易消化饮食,补充大量维生素 B 和维生素 C 及足够的水和电解质,以纠正强烈的肌痉挛、出汗及不能进食等所引起的水与电解质代谢紊乱,保持水、电解质及酸碱平衡。

【预防】

破伤风的预防是极其重要的,急诊预防措施主要有:

（一）正确处理伤口

所有伤口都应进行彻底清创,尤其是钉伤、刺伤等外伤。对于污染严重的伤口,要切除一切坏死及无活力的组织,清除异物,切开死腔,敞开伤口,给予0.3%双氧水反复冲洗,充分引流,不予缝合,消除伤口无氧环境。

（二）被动免疫

一般适用于既往未规范接受主动免疫而有下列情况之一者:①伤口污染明显;②细而深的刺伤;③严重的开放性损伤。可于伤后尽早注射破伤风抗毒素血清或破伤风免疫球蛋白。

思考题

1. 简述破伤风的典型临床表现。
2. 破伤风的抢救及治疗措施主要有哪些?

（柴湘平）

数字课程学习

📥 教学 PPT　　　📝 自测题

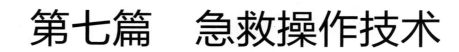

第七篇　急救操作技术

<table>
<tr><td>第一章</td><td>气管插管术与气管切开术</td></tr>
</table>

一、气管插管术

【适应证】

1. 心搏呼吸骤停,需要进行人工复苏抢救者。

2. 下呼吸道分泌物潴留需要抽吸引流者。

3. 上呼吸道梗阻须立即建立可控制的人工气道者。

4. 呼吸衰竭需要进行人工辅助通气者。

5. 新生儿严重呼吸困难者。

6. 外科手术需要气管内麻醉者。

【禁忌证】

1. 喉头水肿或黏膜下血肿、急性喉炎。

2. 咽喉部烧伤、肿瘤或异物残留。

3. 胸主动脉瘤压迫或侵犯气管壁。

4. 严重出血患者及颈椎损伤者。

【操作步骤】

(一)物品准备

1. 喉镜　有成人、儿童、幼儿三种规格。镜片有直、弯两种类型,常用为弯形片(图 7-1-1)。

2. 气管导管　导管型号大小应根据患者年龄、性别、身材及插管途径选择(图 7-1-2)。

3. 其他　导管芯、插管钳、注射器、吸痰管、吸引器、呼吸面罩及呼吸气囊、开口器、牙垫、局麻药喷雾剂

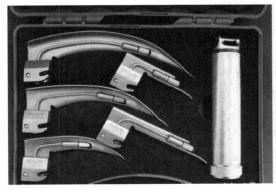

图 7-1-1　喉镜

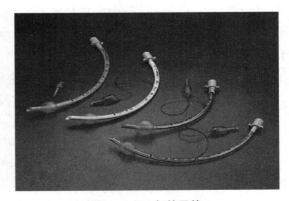

图 7-1-2　气管导管

和润滑剂等。

(二) 操作要点

根据插管途径,分为经口和经鼻插管;亦可根据插管时是否用喉镜显露声门,分为明视插管和盲探插管。临床急救中最常用的是经口明视插管术。经口气管插管术和经鼻气管插管术的优缺点比较见表7-1-1。

表 7-1-1　经口气管插管术和经鼻气管插管术的比较

	经口气管插管术	经鼻气管插管术
优点	1. 操作简易方便,费时少 2. 可避免鼻腔的损伤 3. 便于吸痰和换药	1. 固定较好,在护理及进行人工呼吸时,滑动较少 2. 患者咬不到插管,清醒的患者感觉鼻插管较舒适,吞咽动作也较好
缺点	1. 插管不易固定,常因吸引分泌物及护理工作而使原来的位置改变,甚至脱管 2. 导管有被牙咬的可能,从而影响通气 3. 清醒患者可能难以忍受,并影响咀嚼和吞咽 4. 并发症较多	1. 导管较长且内径较小,死腔大,管腔易被分泌物阻塞,增加了呼吸道的阻力 2. 难度较大,操作费时,紧急情况下不宜使用

1. 患者取仰卧位,肩部垫高,头后仰,使患者口、咽、气管基本重叠于一条轴线。

2. 术者站于患者头侧,用右手拇指推开患者下唇及下颌,示指抵住上门齿,以两指为开口器,使嘴张开。

3. 待口完全张开,左手持咽喉镜,使带照明的喉镜呈直角倾向喉头,柄偏右,顺右侧舌缘插入。镜片抵咽喉部后,使右偏镜柄转至正中位,并轻轻将喉镜向左靠,使舌偏左,扩大镜片下视野,此时可见到腭垂,然后顺舌背将喉镜片稍作深入至舌根,稍上提喉镜,即可看到会厌的边缘。进镜时应以左手腕为支撑点,而不能以上门齿作为支撑点。

4. 看到会厌边缘后,如用弯形喉镜片,可继续稍作深入,使喉镜片前端置于会厌与舌根交界处,然后上提喉镜即可看到声门(🔗图7-1-1)。如喉头张开不全时,可由助手把环状软骨部或上气管从皮外向下强压,即可看清。声门呈白色,透过声门可以看到暗黑色的气管;在声门下方是食管的黏膜,呈鲜红色并关闭(🔗图7-1-2)。

5. 暴露声门后,右手持气管导管(其头端事先已涂好润滑剂),将其前端对准声门,在患者吸气末(声门开大时),顺势轻柔地将导管插入(🔗图7-1-3);导管插过声门1 cm左右,迅速拔除管芯,将导管继续旋转深入气管,成人4~6 cm,小儿2~3 cm。放置牙垫,拔出喉镜。

6. 观察导管是否有气体随呼吸进出,或用呼吸气囊压入气体观察胸廓有无起伏,或听诊两肺呼吸音是否对称,或呼气末二氧化碳监测,以确定导管已在气管内。

7. 证实导管已准确插入气管后,用长胶布妥善固定导管和牙垫。

8. 用注射器向导管前端的气囊内注入空气3~5 mL,如需人工通气者,接上呼吸机(🔗图7-1-4)。

【注意事项】

1. 插管前先检查所需物品是否齐全,喉镜电源及光源是否可用,导管气囊是否漏气等。

2. 导管型号大小应根据病人年龄、性别、身材及插管途径选择。成年女性一般选用6.5~7.5号导管,男性一般选用7.0~8.0号导管,儿童型号选择公式 = 年龄/4+4。

3. 插管时,力争充分暴露,动作要轻柔、准确,以防损伤周围组织。

4. 操作者熟练插管技术,尽量减少胃扩张引起的误吸,30 s内未成功应先给纯氧吸入后再试。

5. 导管插入深度为鼻尖至耳垂加4~5 cm(小儿2~3 cm),固定导管。

6. 插管后应检查两肺呼吸音是否对称,以防误入单侧气管而引起肺不张。

7. 置管时间一般不超过 72 h,最长不超过 1 周,以免置管时间过长引起声带或杓状关节损伤,上呼吸道黏膜损伤,气管黏膜损伤致气道狭窄、导管阻塞致通气不畅、导管断裂、气囊漏气或移位,病原菌进入气道产生感染。

8. 气管插管术中并发症包括:气管导管误入食管或插入过深、误吸、缺氧和喉痉挛,损伤牙齿、上呼吸道软组织或声带,气管食管瘘,一过性心律失常,心搏或呼吸骤停。

二、气管切开术

【适应证】

1. 各种原因引起的喉梗阻而导致缺氧、窒息,且病因不能消除者。

2. 下呼吸道分泌物阻塞不能自行咳出者。

3. 需长时间进行机械通气治疗者。

4. 预防性气管切开,作为口腔、咽、喉,或颈部大手术的辅助手术。

【禁忌证】

1. 严重出血性疾病。

2. 下呼吸道占位导致的呼吸困难。

3. 颈部恶性肿瘤严重影响手术。

【操作步骤】

气管切开术分为常规气管切开术、经皮气管切开术和环甲膜切开术。

(一)常规气管切开术

1. 物品准备

(1)气管切开手术包。

(2)气管套管:常用的有金属套管和一次性套管(图 7-1-3),根据患者年龄选择不同内径的套管,一般小儿用 6～7 mm,13～18 岁用 8 mm,成年女性用 9 mm,成年男性用 10 mm。

(3)其他:心电监护仪、镇痛镇静药物、1% 普鲁卡因液或 1%～2% 利多卡因液、吸引器、吸痰管等。

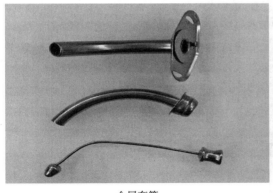
金属套管

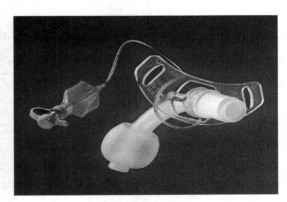
一次性套管

图 7-1-3 气管套管

2. 手术方法

(1)体位:一般取仰卧位,肩部垫高,头后仰,使气管上提并与皮肤接近,手术时充分暴露气管(🅔 图 7-1-5)。

(2)消毒与麻醉:自下颌骨下缘至上胸部常规消毒、铺巾,以 1% 普鲁卡因液或 1%～2% 利多卡因液作颈部前方皮肤与皮下组织浸润麻醉。

（3）切口：有直切口和横切口两种方式，多采用直切口。术者用左手拇指和示指固定喉部，自甲状软骨下缘至胸骨上窝处，沿颈前正中线切开皮肤和皮下组织（切口长度为4~5 cm），暴露两侧颈前带状肌交界的白线（ℯ图7-1-6）。

（4）分离气管前组织（ℯ图7-1-7）：用止血钳或剪刀，沿白线上下向深部钝性分离两侧颈前肌，并用拉钩将分离的肌肉牵向两侧，以显露气管前壁、甲状腺峡部及甲状腺下静脉丛。如遇甲状腺下静脉丛的横支，应将其结扎切断。如甲状腺峡部妨碍手术进行，可用两把止血钳将峡部钳夹切断，断端贯穿缝合结扎。在分离过程中，切口两侧拉钩的力量应均匀，并经常用手指触摸环状软骨和气管环，以便手术始终沿气管前中线进行。

（5）切开气管：气管前壁充分显露后，用注射器穿刺能抽出气体确认为气管（ℯ图7-1-8），用刀尖（刀刃向上）挑开第2、3或3、4气管环，不得低于第5气管环。刀尖切勿插入过深，以免刺伤气管后壁和食管前壁（ℯ图7-1-9）。

（6）插入气管套管：切开气管后，用气管撑开器或弯止血钳伸入并撑开气管切口，插入大小合适、带有管芯的气管套管外管（ℯ图7-1-10），立即取出管芯，将棉絮放置套管外口，见棉絮随呼吸进出气流飘动，则证实套管在气管内（ℯ图7-1-11）。如有分泌物咯出，可用吸引器吸除分泌物。气管套管放入后，在尚未系带之前，必须一直用手固定，否则患者用力咳嗽，套管有可能被咳出。

（7）气管套管固定：根据切口大小，可在切口上端缝合1~2针，用一块剪开一半的纱布垫入伤口和套管之间，放入内套管。气管套管插入后，用带子将其牢固地系于颈部，松紧适度，以防脱出（ℯ图7-1-12）。

（二）经皮气管切开术

经皮气管切开术是在经皮穿刺术基础之上发展起来的一种新型气管切开术，具有简便、快捷、安全、微创等优点，已基本取代常规气管切开术。常采用导丝扩张钳法。

1. 手术器械　一次性成套器械盒，包括手术刀片、穿刺套管针、注射器、导丝、皮肤扩张器、特制的尖端带孔的气管扩张钳及气管套管（图7-1-4）。

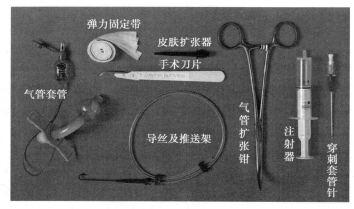

图7-1-4　经皮气管切开器械

2. 手术要点

（1）体位及麻醉（ℯ图7-1-13）：同常规气管切开术。

（2）切口：在第1和第3气管环之间的正前方皮肤作一长约1.5 cm的横行切口（ℯ图7-1-14），皮下组织可用小指或气管扩张钳钝性分离（ℯ图7-1-15）。

（3）穿刺：注射器接穿刺套管针并抽吸生理盐水或2%利多卡因5 mL，经切口于第1、2或第2、3气管环之间进行穿刺（ℯ图7-1-16），回抽见气泡，即证实穿刺针在气管内。拔出针芯，送入穿刺套管。

（4）置入导丝：用注射器再次证实穿刺套管位于气管内后，沿穿刺套管送入导丝（ℯ图7-1-17），抽出穿刺套管。

（5）扩张气管前壁：先用扩张器沿导丝扩开气管前组织及气管前壁（❷ 图 7-1-18），再用气管扩张钳顺导丝分别扩张气管前组织（❷ 图 7-1-19）及气管前壁（❷ 图 7-1-20），拔出扩张钳。气管前壁扩张后可见气体从皮肤切口溢出。

（6）放置气管套管：沿导丝将气管套管送入气管（❷ 图 7-1-21），拔出管芯和导丝，吸引管插入气管套管，证实气道通畅后，将球囊充气，最后固定气管套管（❷ 图 7-1-22），无菌纱布覆盖伤口，手术完毕。

（三）环甲膜切开术

环甲膜切开术适用于病情危急，须立即解除呼吸道阻塞而又不能按常规气管切开术操作时，一般可不考虑麻醉问题。体位同常规气管切开术。

1. 手术要点

（1）用左手示指摸清环甲膜间隙（图 7-1-5）。

（2）用尖刀做横切口切开皮肤，再用中指、拇指固定甲状软骨翼板。用刀尖（刀刃向上）将环甲膜横切开 1 ~ 1.5 cm，直至喉腔（图 7-1-6）。

（3）用气管钩插入切口，将环状软骨提起，置入气管套（图 7-1-7），清除分泌物。

（4）用绷带将气管套管板的两侧固定于颈部（图 7-1-8），松紧度约一指，覆盖无菌纱布。

2. 术后处理

（1）保持内套管及下呼吸道通畅，每隔 4 ~ 6 h 清洗内套管一次，每日更换切口纱布一次。

（2）若患者脱离危险，行常规气管切开，一般环甲膜切开处气管套管放置不可超过 48 h，以免引起喉狭窄。

（3）若病情好转，试堵管 24 ~ 48 h 而呼吸通畅，即可拔管。

【注意事项】

（1）气管切开术应在以胸骨上窝为顶、胸锁乳头肌前缘为边的三角区内沿中线进行，不得高于第 2 气管环或低于第 5 气管环，因为在气管两侧、胸锁乳头肌的深部，有颈内静脉和颈总动脉等重要血管。在环状软骨水平，上述血管距中线位置较远，向下逐渐移向中线，于胸骨上窝处与气管靠近。

（2）气管套管要固定牢靠，经常检查系带松紧，以防脱管窒息。套管一旦脱出，应立即将患者置于气管切开术的体位，用事先备妥的止血钳等器械在良好照明下分开气管切口，将套管重新置入。带有气囊的套管，应每小时放气 5 min，然后再适当充气，以防气管黏膜受压坏死。

（3）保持气管套管通畅，随时清除套管内、气管内及口腔内分泌物。金属内套管一般应 4 ~ 6 h 清洗和

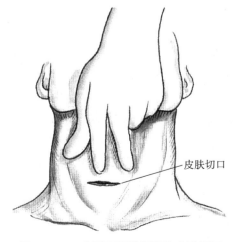

图 7-1-5 确认环甲膜间隙和皮肤切口

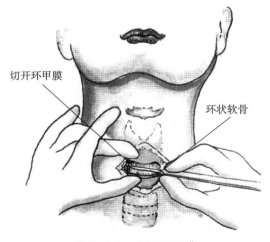

图 7-1-6 切开环甲膜

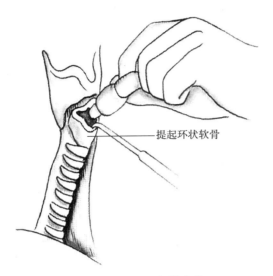

提起环状软骨

图 7-1-7　置入气管套管

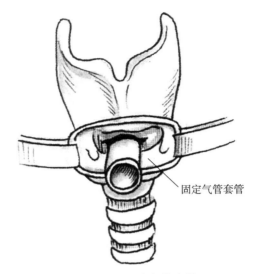

固定气管套管

图 7-1-8　固定气管套管

煮沸消毒一次,外套管 10 天后每周更换一次。

（4）保持下呼吸道通畅,湿化空气,室内应保持适当的温度（22℃左右）和湿度（相对湿度 90% 以上）,防止分泌物干结堵管,减少下呼吸道感染的机会。用 1～2 层生理盐水浸润的无菌纱布覆盖套管口,湿化防尘。定时通过气管套管滴入少许无菌生理盐水、糜蛋白酶溶液等稀释痰液,便于咳出。

（5）防止伤口感染,每日至少更换消毒剪口纱布和消毒伤口一次。

（6）拔管:如原发病已愈、炎症消退、呼吸道分泌物不多,便可考虑拔管。拔管时间一般在术后 1 周以上。拔管前先试堵管 1～3 天,用木塞子半堵到全堵管口,如无呼吸困难即可拔管。拔管后,用蝶形胶布拉紧伤口两侧皮肤,使其封闭,切口内可不填塞引流物。外敷纱布,每日或隔日换药一次,1 周左右即可痊愈。如不愈合,可考虑缝合。拔管后床边仍需备气管切开包,以便病情反复时急救。

（7）拔管困难者可带管出院或延期拔管。拔管困难的原因,除因呼吸困难的原发病未愈外,还可能为气管软骨塌陷、气管切口部肉芽组织向气管内增生、环状软骨损伤或发生软骨膜炎而致瘢痕狭窄,也可因带管时间长,拔管时患者过于紧张而发生喉痉挛等。如果发生拔管困难,应先检查原因,然后作针对性处理。

（8）术后并发症

1）皮下气肿:是术后最常见的并发症,多因手术时气管周围组织分离过多、气管切口过长或皮肤切口下端缝合过紧所致。自气管切口逸出的气体可沿切口进入皮下组织间隙,多发生于颈部,出现颈部增粗,触之有捻发感。皮下气肿多在 1 周内消失,不需特殊处理。

2）气胸及纵隔气肿:多因手术暴露气管时过于向下分离,损伤胸膜顶后引起气胸。右侧胸膜顶位置较高,遇胸膜向上膨出时,应以钝拉钩保护之。少量气胸可自动吸收。气胸明显,伴呼吸困难者,应行胸腔穿刺抽除积气,必要时作胸腔闭式引流。过多分离气管前筋膜,气体自气管切口沿气管前筋膜进入纵隔,形成纵隔气肿。纵隔气肿轻者可自行吸收,积气较多时,可于胸骨上方沿气管前壁向下分离,插入钝针头或塑料管排气。

3）出血:如少量出血,可在伤口内填塞明胶海绵,并于气管套管周围填入纱条压迫止血,或酌情局部加用止血药。若出血较多,应在充分准备下检查伤口,结扎出血点。如为无名动脉等大血管破裂,出血常为致死性,需紧急开胸行止血或血管移植。

4）其他:伤口或下呼吸道感染、气管食管瘘、气管狭窄、气管扩张和软化等。

思考题

1. 简述气管插管术的适应证与禁忌证。
2. 简述气管插管术操作要点及注意事项。
3. 简述常规气管切开术、环甲膜切开术及经皮气管切开术的操作要点及注意事项。

（邓立普　刘　成）

数字课程学习

教学 PPT　　　自测题

【适应证】

1. 治疗　①外周静脉穿刺困难；②长期输液治疗；③大量、快速扩容通道；④胃肠外营养治疗；⑤药物治疗（化学治疗、高渗、刺激性）；⑥血液透析、血浆置换术。

2. 监测　急危重症患者抢救和大手术期间行中心静脉压（CVP）监测、脉搏指示持续心排血量（pulse indicator continuous cardiac output, PiCCO）监测、获取中心静脉血标本检测数据等。

【禁忌证】

1. 穿刺局部皮肤有感染、静脉炎或皮肤屏障功能不完整者。

2. 凝血功能障碍，有出血倾向者。

3. 不合作、躁动不安者慎行。

【操作步骤】

（一）颈内静脉穿刺置管术

1. 患者肩背部垫一薄枕，取头低 15°～30° 仰卧位，头后仰并转向穿刺点对侧。

2. 穿刺点一般取右侧。因右颈内静脉与无名静脉、上腔静脉几乎成一直线，且血管较左颈内静脉粗，较易穿刺成功。右侧胸膜顶低于左侧，右侧无胸导管，穿刺并发症少。依照穿刺点与胸锁乳突肌的关系有三种入路。

（1）中路法：由胸锁乳突肌的胸骨头、锁骨头及锁骨组成的胸锁乳突肌三角，在其顶端处（距锁骨上缘 2～3 横指）进针，针身与皮面呈 30° 角，针尖对向同侧乳头。如穿刺不成功，针尖向外倾斜 5°～10° 角再穿。肥胖或小儿等因胸锁乳突肌不清楚，可选择在锁骨内侧端上缘小切迹上方 1～1.5 cm 处进针，角度、进针方向如前，一般进针 2～3 cm 即入静脉（图 7-2-1）。

（2）前路法：在胸锁乳突肌前缘中点（距中线约 3 cm），术者左手示、中指向内侧推开颈总动脉进针，针身与皮面呈 30°～50° 角，针尖指向锁骨中、内 1/3 交界处或同侧乳头。亦可选择在甲状软骨上缘水平颈总动脉搏动处外侧 0.5～1.0 cm 处进针，针尖指向胸锁乳突肌三角，与颈内静脉走向一致穿刺。但此点易误伤颈总动脉（图 7-2-2）。

（3）后路法：在胸锁乳突肌外缘中、下 1/3 交界处进针，针身水平位，经胸锁乳突肌深部向胸骨柄上窝方向穿刺。针尖勿向内侧过深穿刺，以防损伤颈总动脉（图 7-2-3）。

3. 按无菌操作要求消毒铺巾，用盛有局麻药的注射器接长针头在选定的穿刺点作皮下浸润麻醉后，按上述相应进针方向及角度用细针试穿，进针过程中持续轻回抽注射器直至见回血，记住方向、角度及进针深度后拔针（图 7-2-4）。

4. 取抽吸有生理盐水 3 mL 的注射器，连接中心静脉穿刺针按试穿刺方向、角度进针，注射器保持适当负压缓慢进针，见到回血通畅，示已入静脉。固定穿刺针，经穿刺针尾孔插入导引钢丝至预计深度（一般穿

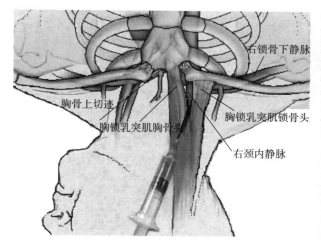

图 7-2-1 颈内静脉穿刺（中路法）

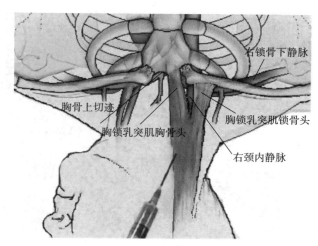

图 7-2-2 颈内静脉穿刺（前路法）

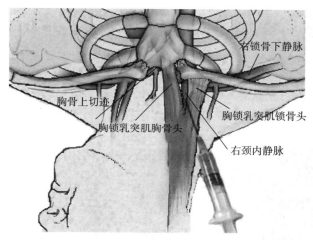

图 7-2-3 颈内静脉穿刺（后路法）

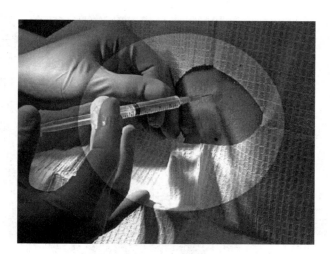

图 7-2-4 消毒、铺巾、局麻

刺点至上腔静脉接近右心房处距离 15 ~ 20 cm）后拔出穿刺针。

5. 经导引钢丝导引下捻转推入扩张管，将扩张管旋入血管后，左手用无菌纱布按压穿刺点并退出扩张管。

6. 将静脉导管顺导引钢丝置入血管至所要求深度（成年人为 13 ~ 15 cm），拔出导引钢丝，注射器装生理盐水分别连接导管各腔，抽吸回血通畅后，注入 2 ~ 3 mL 生理盐水封管，导管末端接肝素帽，缝针固定导管，无菌敷料覆盖包扎（图 7-2-5）。

（二）锁骨下静脉穿刺置管术

1. 患者肩背部垫一薄枕，取头低 15° ~ 30° 仰卧位，头后仰并转向穿刺点对侧。

2. 穿刺点一般选取右锁骨下静脉，以防止损伤胸导管。可经锁骨下及锁骨上两种途径穿刺。

（1）锁骨下途径：取锁骨中、内 1/3 交界处，锁骨下方约 1 cm 为穿刺点，针尖向内，轻向上指，向同侧胸锁关节后上缘，沿锁骨与第 1 肋骨间隙进针，如未刺入静脉，可退针至皮下，针尖改指向甲状软骨下缘进针。或取锁骨中点，锁骨下方 1 cm 为穿刺点，针尖指向胸骨上切迹进针，针身与胸壁成 15° ~ 30° 角度，一般刺入 2 ~ 4 cm 可入静脉。此点便于操作，但如进针过深易引起气胸或误穿锁骨下动脉（图 7-2-6）。

（2）锁骨上途径：取胸锁乳突肌锁骨头外侧缘、锁骨上方约 1 cm 处为穿刺点，针身与矢状面及锁骨各

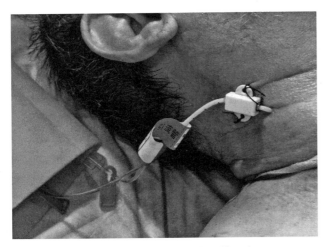

图 7-2-5　颈内静脉穿刺导管固定

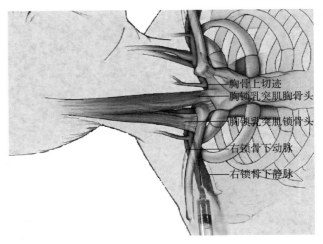

图 7-2-6　锁骨下静脉穿刺（锁骨下途径）

成 45°角,在冠状面呈水平或向前略偏呈 15°角,指向胸锁关节,一般进针 1.5～2.0 cm 可入静脉。此途径指向锁骨下静脉与颈内静脉交界处,穿刺目标范围大,成功率较颈内静脉穿刺高,安全性好,可避免胸膜损伤或刺破锁骨下动脉（图 7-2-7）。

3. 按无菌操作要求消毒铺巾,在选定的穿刺点作皮下浸润麻醉后,取抽吸有生理盐水约 3 mL 的注射器,连接深静脉穿刺针按上述穿刺部位相应进针方向及角度进针,维持注射器持续负压缓慢进针,至有"落空感"并吸出暗红色血液,回血通畅,示已入静脉。其余同颈内静脉置管术（图 7-2-8）。

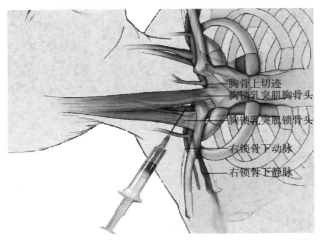

图 7-2-7　锁骨下静脉穿刺（锁骨上途径）

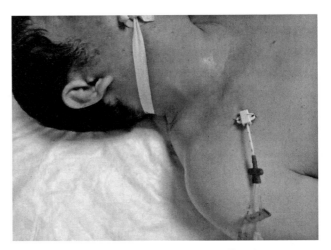

图 7-2-8　锁骨下静脉穿刺导管固定

（三）股静脉穿刺置管术

1. 患者取仰卧位,穿刺侧下肢伸直,稍外旋、外展。

2. 先触摸出腹股沟韧带和股动脉搏动最明显处,在腹股沟韧带内、中 1/3 交界下方二指（约 3 cm）处,股动脉搏动内侧 0.5～1.0 cm 处,为穿刺点（图 7-2-9）。

3. 按无菌操作要求消毒铺巾,按选定的穿刺点作皮下浸润麻醉后,左手触及股动脉最明显处,右手持抽吸有生理盐水约 3 mL 的注射器,连接穿刺针,由确定的穿刺点向上呈 45°～60°斜刺或垂直穿刺,保持注射器负压缓慢进针,如抽得暗红色血液且回血通畅,则表示已刺入股静脉内,用左手固定针头,经穿刺针尾孔插入导引钢丝至预计深度（一般插入深度不超过 20 cm）后拔出穿刺针,顺导引钢丝置入扩皮管,退出扩皮管后经导引钢丝导引下捻转推入静脉导管,至到达所要求深度,拔出导引钢丝,连接装有生理盐水的注射器,抽回血后推入生理盐水正压封管、导管末端接肝素帽,缝针固定静脉导管,无菌敷料包扎(图 7-2-10)。如为斜刺进针,若抽吸无回血,可继续进针,直至针尖触及骨质(耻骨的上支),再缓慢边退边抽吸。如仍未抽得回血,再确定股动脉部位,核对注射器进针方向是否准确,将针尖稍改变方向和深浅,重新穿刺,至抽得回血,确定已刺入股静脉,按上述方法,置入静脉导管。

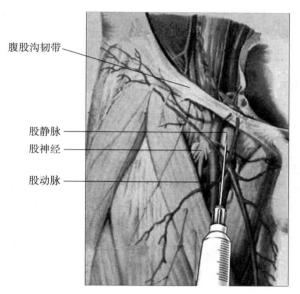

腹股沟韧带

股静脉
股神经
股动脉

图 7-2-9 股静脉穿刺

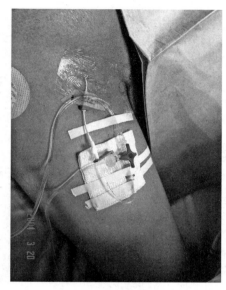

图 7-2-10 右侧股静脉穿刺导管固定

【各穿刺路径的优缺点】

1. 颈内静脉穿刺定位明确,穿刺成功率高,穿刺点离胸膜远,发生气胸、血胸及损伤颈动脉并发症相对较少。但反复穿刺易误伤动脉引起血肿,甚至压迫气管,故对凝血明显异常的患者需谨慎。穿刺成功后固定较难,不易长期保留。

2. 锁骨下静脉穿刺易于固定和消毒护理,且不易污染,不影响患者颈部和四肢活动,患者舒适性好。但气胸发生率高,同时由于出血后难以压迫止血,对于凝血功能明显异常、有出血倾向者不作为首选。

3. 股静脉穿刺导管端难以到达中心静脉心房开口,故而对 CVP 监测临床意义有限。加之导管行程过长及留置时间长易引起血栓性静脉炎和感染率高等原因,故已趋于少用。但是对气管切开伴有大量分泌物,以及头颈部烧伤和开颅手术患者则简单实用,且无气胸、血胸等并发症。

【注意事项】

1. 严格掌握适应证及禁忌证。

2. 严守无菌操作规程。

3. 穿刺时不宜过浅或过深。若抽出回血呈鲜红色和(或)针头、注射器有搏动感,提示已穿入动脉,应拔出针头,另行穿刺,并做好局部按压,以免出血。

4. 准确选取穿刺点及掌握进针方向、角度及深度,对于肥胖、解剖结构不清晰的患者,有条件时术前超声定位或者超声引导下穿刺。如达一定深度未见回血,应边吸边退针,至皮下调整方向再做穿刺或改用其他途径。禁止稍退针反复穿刺,以免损伤血管。

5. 应熟知穿刺部位的局部解剖关系,操作要轻巧,严防发生如气胸、血胸、空气栓塞等并发症。术后须密切观察。

6. 颈内静脉穿刺置管时,一般不做左侧颈内静脉穿刺,因其紧贴胸膜顶,易致气胸及损伤胸导管。如须做则宜取后路进针,并谨慎操作。

7. 颈内静脉及锁骨下静脉穿刺置管后,须行胸透或胸部 X 线摄片,了解静脉导管置入深度及是否出现气胸、血胸等并发症。

8. 导管留置时间,一般以不超过 8 周为宜,每日评估,如无留置必要,穿刺点及周围出现红肿、化脓,或患者不明原因发热疑为导管相关性感染,应尽早拔除。拔管后局部应加压 3～5 min。

思考题

1. 简述深静脉置管术的适应证与禁忌证。
2. 简述深静脉置管术的注意事项。
3. 简述颈内静脉、锁骨下静脉与股静脉穿刺点定位及穿刺途径。

（邓立普　姚泓屹）

数字课程学习

教学 PPT　　　　自测题

第三章 心脏电复律

心脏复律（cardioversion）指在严重快速型心律失常时，用外加较强的脉冲电流，通过心脏，使各部分心肌细胞在瞬间同时除极，终止异位心律，并由自律性最高的窦房结重新主导心脏节律，使之转变为窦性心律的一种治疗方法。心脏复律可分为两类：同步电复律（图 7-3-1）和非同步电复律（即电除颤）（图 7-3-2）。

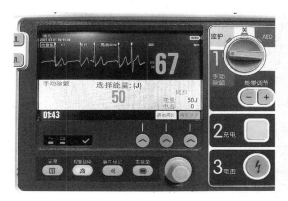

图 7-3-1 同步电复律

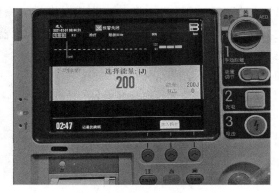

图 7-3-2 非同步电复律（电除颤）

【适应证】

1. 同步电复律（选择适应证） 以患者自身心电图中的 R 波触发同步信号进行放电，使直流电落在 R 波降支或 R 波开始后 30 ms 以内（即心动周期的绝对不应期），达到异位节律转复而不会诱发心室颤动的发生。适用于室性心动过速、室上性心动过速、心房扑动、心房颤动等 R 波清晰可辨的异位快速心律。

2. 非同步电复律（紧急适应证） 适用于 QRS 波和 T 波分辨不清或不存在时，不启用同步触发装置，除颤仪可在任何时间放电。所以心室颤动、心室扑动及无脉性室性心动过速是非同步电复律的紧急与绝对适应证。

【禁忌证】

1. 绝对禁忌证

（1）洋地黄中毒引起的快速性心律失常。

（2）室上性心律失常伴高度或完全性房室传导阻滞，即使转为窦性心律也不能改善血流动力学状态。

（3）心房颤动患者近期有动脉栓塞或经超声检查发现心房内有血栓，或心房颤动反复发作且不能耐受奎尼丁者，或在奎尼丁维持下，复律后又复发心房颤动或其他心律失常者。

（4）阵发性心动过速反复频繁发作者（不宜多次反复电复律）。

（5）病态窦房结综合征伴快 – 慢综合征。

2. 相对禁忌证

（1）拟进行心脏瓣膜病外科手术者。

（2）洋地黄过量或低血钾患者,电复律应在纠正后进行。

（3）未经正规治疗的甲状腺功能亢进伴心房颤动患者。

（4）病情危急且不稳定,如严重心功能不全或风湿活动,或感染性心内膜炎未控制,严重电解质紊乱和酸碱不平衡者。

【操作步骤】

1. 同步电复律

（1）术前准备:心室颤动、心室扑动、无脉性室性心动过速患者,由于病情危急,诊断一旦明确,应立即电复律,无需特殊准备。但对尚无意识障碍而需行同步电复律治疗者,术前应针对不同情况做好复律前准备。

1）患者告知:说明治疗目的、方法、可能出现的并发症,以求患者的配合。

2）急救药品及器械准备:包括氧气、气管插管、心电图及心脏起搏器等。

3）复律前禁食6 h,纠正低血钾、低血镁或酸中毒。

（2）操作要点

1）患者仰卧,持续心电监护。将导电糊均匀涂抹在电极板上。

2）选择"同步"方式。按下"同步"按钮,显示器上显示同步标识和室性波峰上的亮点。

3）经静脉缓慢注入镇静药(丙泊酚、咪达唑仑、地西泮),边推注边嘱患者报数 1、2、3……,待达到朦胧状态时即可进行电复律。

4）根据心律失常类型,选择合适的能量(表 7-3-1)。

表 7-3-1　电复律能量选择

电复律类型	心律失常类型	单相波能量(J)	双向波能量(J)
同步	心房颤动	200	120 ~ 200
	心房扑动	50 ~ 100	50 ~ 100
	阵发性室上性心动过速		
	单型性室性心动过速	100	100
非同步	多型性室性心动过速	360	150 ~ 200
	心室颤动和心室扑动	360	150 ~ –200

5）按"充电"按钮,除颤器充电至所选择的能量。

6）安放电极板位置(分前后位和前侧位),让旁人闪开,同时按紧"放电"按钮,直至放电(图 7-3-3)。

7）电击后立即记录心电图,观察是否恢复窦性心律。如未复律,可加大能量再次电击,择期性电复律一天内不超过 3 次。

8）术后监测心电、血压、呼吸等,以便早期发现和处理各种电复律后并发症。

2. 非同步电复律(电除颤)　是终止心室颤动和心室扑动的首选方法。一旦诊断确立,应立即实施非同步电复律(电除颤)。

（1）操作要点:①确认心室颤动或扑动(图 7-3-4)。②患者仰卧于硬板床,去除金属物质,充分暴露胸壁皮肤。③将导电糊均匀涂抹在电极板上。④选择"非同步"方式。⑤选择最大电除颤能量(表 7-3-1)。⑥按"充电"按钮,除颤器充电至所选择的能量。⑦安放电极板位置。左手电极板放在胸骨右缘 2 ~ 3 肋间

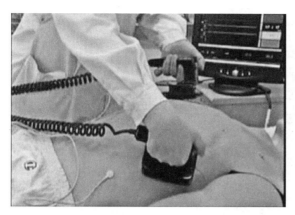

图 7-3-3 电极板放置部位(前侧位)

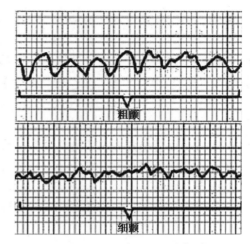

图 7-3-4 心电图示心室颤动

(心底部),右手电极板放在左腋前线内第 5 肋间(心尖部)。两块电极板之间的距离≥10 cm。对电极板施加 3~5 kg 压力,让电极板充分与皮肤接触。⑧让旁人闪开,同时按紧"放电"按钮。⑨充分放电后,移开电极板,迅速继续心肺复苏 2 min。⑩判断恢复窦性心律,除颤成功;未复律,可行再次电除颤。

(2)影响电除颤成功的因素:患者本身的疾病因素可明显影响除颤的成功率,如严重的心肺缺血、内环境紊乱、酸中毒等。除此之外,影响除颤成功的因素包括以下几个方面。

1)时间:是影响除颤成功率最重要的因素。除颤越早越好。每延迟除颤 1 min,复苏成功率下降 7%~10%。3 min 内除颤最好,超过 10 min 患者几乎没有生存机会。应同时持续有效进行胸外心脏按压,不因等待电除颤而中断按压,以保证心、脑、肾等重要脏器的血流灌注。公共场合 AED 投放和急救知识(心肺复苏术)的普及是院外心脏停搏复苏成功的关键要素。

2)电极位置:可直接影响到除颤的成功与否。不论选用哪种放置电极方法,均要求两块电极板之间的距离≥10 cm。关键是两个电极必须使心脏(首要是心室)位于电流的路径中心,使电流能通过整个心脏。

3)经胸阻抗:是指电流通过身体的阻力。患者的阻抗越大,除颤的阻力也越大,通过电流不足,不能有效终止心室颤动。影响经胸阻抗的因素包括:皮肤状况、电极的面积大小、电极与皮肤之间的接触、电击次数和两次电击之间的间隔时间、通气的时相等。正确处理这些因素,尤其是皮肤与电极之间界面的处理,可降低经胸阻抗,使用合适的能量即可使心脏有足够的电流通过而成功除颤。

4)波形与能量:除颤成功与否还与波形(单向波与双向波)、选择的能量(本质为电流,见表 7-3-1)等有关。同等能量下双相波比单相波终止心室颤动的成功率更高。

【并发症】

1. 皮肤灼伤 可见与电极接触部位局部红斑、水疱,尤以电极边缘处更为明显。多由于电极板按压不紧、导电胶涂抹过少或不匀所致。一般不需特殊处理。

2. 心律失常 以房性或室性期前收缩、窦性心动过缓和房室交界性期前收缩常见,大多在数分钟后消失,不需特殊处理。若为严重的室性期前收缩并持续不消退或多发或多源性室性期前收缩,应静脉注射利多卡因等药物治疗,以预防发展为室性心动过速或心室颤动;若产生,可再行电击复律。电击后也可能发生显著的窦性心动过缓、窦性停搏、窦房传导阻滞或房室传导阻滞。轻症能自行恢复者可不作特殊处理,或可使用阿托品、异丙肾上腺素,以提高心率,必要时需安装临时心脏起搏器。

3. 心肌损害 表现为 ST 段压低或抬高、血清酶升高或血压下降。多数在 5~7 天恢复正常。

4. 呼吸抑制 主要为地西泮应用剂量过大或静脉注射速度过快引起的呼吸抑制,予人工呼吸可迅速恢复。

5. 栓塞　多发生于电复律后 24 ~ 48 h 或 2 周内,可发生肺和体循环栓塞。其原因为心腔内未机化的血栓脱落。

6. 急性肺水肿　常发生在电复律成功后数小时。常见于二尖瓣或主动脉瓣病变、左心室功能减退、电复律前输液过多,或复律后左心室功能延迟恢复和肺栓塞等。

思考题

1. 简述同步电复律与非同步电复律的适应证与禁忌证。
2. 简述电复律的操作要点及注意事项。
3. 简述电复律的并发症及防治措施。

（邓立普　魏红江）

数字课程学习

📥教学 PPT　　✎自测题

第四章 心脏起搏术

人工心脏起搏术指用一定形式的脉冲电流刺激心肌,使心肌除极,以代替心脏的起搏点,使心脏按一定频率有效地收缩和维持泵血功能的治疗方法。

脉冲发生器(起搏器)、起搏导管及组织、体液、心肌构成完整的起搏电路系统。根据脉冲发生器(起搏器)置于体外与体内,将人工心脏起搏分为临时性起搏与永久性起搏两大类。

一、临时性人工心脏起搏

临时性人工心脏起搏术是一种非永久性植入起搏电极导线的暂时性人工心脏起搏术。主要为急症抢救,通常作为紧急心脏起搏来稳定病情,改善临床情况,或为安置永久性心脏起搏器的过渡。要求方法简单、快捷、效果可靠。通常采用体外无创心脏起搏或经静脉心内膜起搏。常使用双极起搏导管电极,起搏器放置在体外,起搏电极放置时间一般不超过 4 周。其类型有:经皮起搏、经静脉心内膜起搏、经食管心脏起搏、经胸壁穿刺心脏起搏和开胸心外膜起搏。临时性人工心脏起搏 95% 以上采用经静脉途径。

【适应证】

1. 治疗性起搏

(1) 阿-斯综合征发作:各种原因(急性心肌梗死,急性心肌炎,洋地黄或抗心律失常药物等引起的中毒、电解质紊乱等)引起的房室传导阻滞、窦房结功能衰竭而导致的心脏停搏并出现阿-斯综合征发作。

(2) 各种原因引起 Q-T 间期延长,并发尖端扭转型室性心动过速(药物或电复律无效者)。

(3) 顽固性阵发性室上性心动过速需行超速抑制治疗。

(4) 缓慢型心律失常患者在安置永久心脏起搏器之前的过渡。

2. 保护性起搏 预期将出现明显心动过缓的高危患者。

(1) 有慢性心脏传导系统功能障碍者进行麻醉、大手术时。

(2) 冠心病患者行心脏侵入性检查和治疗时(如 PTCA 或瓣膜病患者行球囊扩张瓣膜成形术)。

(3) 心肌病或疑有窦房结功能不全的心脏病患者行心房颤动、心房扑动或室上性心动过速电复律时。

(4) 心律不稳定患者在安置永久性心脏起搏或更换起搏器时。

3. 诊断性起搏 作为某些临床诊断及电生理检查的辅助手段。如判断:①窦房结功能;②房室结功能;③预激综合征前传及逆传功能;④折返性心律失常的诱发及折返环;⑤抗心律失常药的效果。

【起搏方式及操作要点】

1. 经中心静脉心内膜起搏 是目前最常用的紧急人工心脏起搏方式。手术创伤小,效果稳定。起搏器发出的特定形式的脉冲电流通过由中心静脉插入的起搏导管传至位于右心房、右心室或两者心内膜的导管电极,使心内膜除极,引起心脏收缩和泵血。

(1) 电极导管进入中心静脉途径:在紧急情况下,可以在无 X 线条件下,经颈内静脉、股静脉、锁骨下静脉穿刺法置入双极起搏导管或带有气囊的漂浮起搏导管电极,进行紧急床旁操作,可迅速有效地起搏。右侧颈内静脉是最常用的静脉入路,该入路是进右心室最直接的路径,并能稳定固定导线的位置(穿刺方法见"深静脉置管术")。

(2)穿刺方法:16G或18G穿刺针穿刺静脉,进入静脉后回血通畅,将导引钢丝送入血管腔内,撤除穿刺针。经导引钢丝送入扩张管和静脉鞘管,退出扩张管和导引钢丝后,起搏电极导管经鞘管推送,进入15~20 cm或右心房后,如果是带有漂浮气囊的导管则将气囊充气1.0~1.5 mL,电极导管可顺血流通过三尖瓣进入右心室。

(3)电极导管定位与固定:心腔内或体表12导联心电图可指导电极导管的定位。心房起搏电极顶端置于右心房心耳部,心室起搏一般应将电极顶端置于右心室尖部。测定心腔内心电图,导管到达右心房时呈现巨大A波(心房波),记录到巨大V波(心室波)时表示导管穿过三尖瓣进入右心室,导管接触到心内膜时显示ST段呈弓背向上抬高1.5~3.0 mV,是重要的电极定位指标。依起搏后体表心电图QRS波形态调整心室起搏电极位置直至出现稳定的起搏图形(图7-4-1)。右心室心尖部起搏后,在体表心电图上产生类左束支传导阻滞(LBBB)及左前分支阻滞的QRS-T波群,心电轴显著左偏(LAD)-30°~90°,V5~V6的QRS形态可表现为以S波为主的宽大畸形波。电极导管安置到位后,应将导管和鞘管缝合固定在穿刺部位的皮肤处。酒精消毒后局部覆盖无菌纱布包扎。

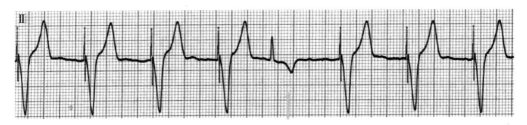

图7-4-1　起搏心电图

(4)起搏器参数调节

1)起搏频率(pacing rate):起搏器连续发放脉冲的频率。一般为40~120次/min,通常取60~80次/min为基本频率。

2)起搏阈值(pacing threshold):能夺获心室的最低起搏电压。一般在植入时临时起搏阈值要求在2.0 mA以内,理想情况≤1.0 mA。将输出旋钮沿顺时针方向缓慢旋转至心电图显示持续夺获所得值即为起搏阈值。将输出电压设置于起搏阈值的2~3倍。

3)感知灵敏度(sensitivity):起搏器感知P波或R波的能力。心室感知灵敏度一般为1~3 mV。

(5)并发症及其处理

1)心律失常:在安置心内膜电极导管电极触及心房壁或心室壁时,可因机械性刺激引起房性期前收缩、短阵房性心动过速、室性期前收缩和室性心动过速。一般将导管电极及时撤离心肌壁即可消失。若仍频发,可静脉给予相应的抗心律失常药,待心律失常控制后再进行后续操作。

2)导管电极移位:是临时起搏常见的并发症,电极移位可导致间歇起搏或起搏完全失效。需要重新定位放置,必要时需在X线透视下进行。临时起搏器植入后患者应该避免大幅度活动或翻身,否则电极脱位导致起搏失夺获的风险较大。

3)膈肌刺激:主要由于电极导管靠近膈神经或膈肌所致。患者可自觉腹部跳动感或引起顽固性呃逆,调整导管位置后症状即可消失。

4)术后近期心脏穿孔:由于起搏电极导管质地较硬,若患者心脏大、心肌薄、心肌梗死后心肌脆弱,置入过程中可能导致心肌穿孔,穿孔的部位多发生在右心室心尖部、右心室游离壁或右心耳。如确认穿孔时间不长,可备好心包穿刺及抢救药物,在 X 线透视下小心撤回电极,并密切观察是否有心脏压塞;若穿孔时间长,心肌在导管穿透处有机化现象,则导管撤离后,穿透处不易闭合,易造成心脏压塞,需开胸做心肌修补。

5)穿刺并发症:此类并发症直接与术者的经验有关。常表现为动脉损伤、动静脉瘘、假性动脉瘤、皮下血肿、气胸、血胸、气栓等。

6)感染:穿刺局部处理不妥或电极导管放置时间过长,可引起局部或全身感染。一般程度轻,应用抗生素或拔除导管后感染即可控制。临时起搏导管留置时间最好不超过 1 周。

2. 心外膜起搏　这种起搏方式用于心脏手术过程中,它需要直接进入心肌的外表面。导线电极置于心包侧的心肌内。它们的电活动信号随着时间的推移迅速减退,常常在 5 ~ 10 天内失去起搏能力,尤其是用于心房起搏时。

3. 经食管起搏　经食管起搏或经胃 – 食管起搏已提倡用于急诊心室起搏,因为它在意识清醒患者有更好的耐受性,成功率大约在 90%。经食管心房起搏,将电极置于食管的中、低部获得心房捕获,但这种方法很少在急诊室使用,因为电极稳定性难以达到,并且对房室传导阻滞没有保护作用。

4. 经胸壁起搏　以普通针头作为阳极,刺入胸骨右缘 3 ~ 4 肋间皮下,在常规剑突下心包穿刺点由穿刺引导置入钢丝电极勾住心内膜或心肌作为阴极而起搏,步骤简单,起效快,此法不宜超过 24 h,成功后应立即过渡到心内膜起搏。缺点为强大脉冲刺激不仅激动心脏,还引起胸壁肌肉的收缩而导致剧烈胸痛,患者躁动影响呼吸,起搏心电图因受干扰而影响判断等,均限制了其在临床上的应用。

5. 经皮起搏　应用面积宽大的电极板,阴极紧贴胸前心前区,阳极紧贴后背,由于宽大电极板明显降低电流密度,减轻了对神经肌肉的刺激,但是仍有全身骨骼肌的刺激,操作时患者可见抽动,对心电图有较大干扰。

二、永久性人工心脏起搏

永久性人工心脏起搏是将脉冲发生器埋置于体内(皮下),通过发放一定形式的电脉冲,刺激心脏,使之激动和收缩,即模拟正常心脏的冲动形成和传导,以治疗由于某些心律失常所致的心脏功能障碍的心脏起搏技术。起搏电极为负极,起搏器的金属外壳为正极。

【适应证】

1. 任何病因引起的任何水平的永久性完全或高度及第二度 II 型房室传导阻滞,伴有下列症状之一者:①症状性心动过缓;②充血性心力衰竭;③虽无症状,但心室率 < 40 次 /min;④确认心脏停搏 > 3.0 s;⑤双束支或三束支阻滞伴有头晕或晕厥症状,或证实有高度房室传导阻滞或 H–V 间期延长;⑥心动过缓伴心功能不全、室上性或室性心律失常或心房颤动需用洋地黄或抗心律失常药,且有加重心动过缓可能者。

2. 颈动脉窦过敏伴晕厥或心动过缓,心室率 < 40 次 /min 或 R–R 间期 > 3.0 s,起搏器治疗有效。

3. 窦房结功能障碍,心室率经常 < 50 次 /min,有明确的临床症状。

4. 病态窦房结综合征间歇性窦性停搏达 3.0 s 或严重窦性心动过缓出现眩晕、晕厥、心力衰竭症状或有慢快综合征。

5. 急性心肌梗死后出现第三度、第二度 II 型房室传导阻滞或双束支和三束支阻滞,伴有间歇性第二度 II 型房室传导阻滞,经用临时起搏器 3 周仍未恢复,且不能停用临时起搏器者。

6. 各种折返性室上性心动过速应用药物控制无效或不能耐受药物不良反应者,可用抗心动过速起搏器。

7. 反复发作性持续性室性心动过速,可在程序刺激中诱发且药物治疗无效,或非急性心肌梗死性心脏停搏,原因为心室颤动者,可安置植入型自动心律转复 / 除颤器(AICD)。

【起搏器类型】

目前埋藏式起搏器种类很多,要根据患者心脏疾病的性质、心律失常的种类、心脏的功能状态(包括可能发展的变化)选择使用起搏器。

1. 单腔起搏器　电极固定于右心室,根据心室率或心房率的需要进行心室或心房适时起搏。

2. 双腔起搏器　电极分别固定于右心房和右心室,进行房室顺序起搏。

3. 三腔起搏器　电极固定于双房 + 右心室或右心房 + 双室。前者应用于存在房间传导阻滞合并阵发性心房颤动的患者,以预防和治疗心房颤动,后者主要适用于某些扩张性心肌病、顽固性心力衰竭,以协调心房心室和(或)心室间的活动,改善心功能。

【并发症及其处理】

1. 心律失常　与临时性起搏相同。对有阿 – 斯综合征发作倾向的患者,在安置永久性心脏起搏器前应先作临时性起搏。

2. 术后阈值升高　起搏阈值升高可分为早期和晚期升高。早期升高主要由于电极对局部心肌压迫、刺激发生炎症水肿所致,若 6 周后未恢复正常,出现起搏失效,应重新调整电极位置。晚期阈值升高为局部心肌纤维化所致,若经程控调节脉冲宽度及输出强度仍无效,则应更换电极。

3. 起搏器囊袋血肿　与术中止血不彻底有关。一旦发现,应在严格的无菌操作下抽吸积血,必要时切开引流或再次止血。

4. 皮肤压迫性坏死　常见于导线的皮下隧道过浅或经颈外静脉途径插管时导线跨越锁骨前部位,以及皮下囊袋较紧、张力过高或位置过浅。一旦发现皮肤坏死,应争取在未破坏前即作坏死区切除,以免引起继发性感染。如皮肤已穿破,则应更换起搏器和电极导管,并局部清创。

5. 感染　主要为术中未注意无菌操作,手术器械和起搏系统消毒不严或起搏系统密封不良造成渗漏所致。一般术后均常规应用抗生素数天。若局部已有化脓现象,应切开引流,取出感染的起搏器,并及早改换位置,埋置新的起搏系统。

6. 膈肌刺激　原因与临时性起搏所见相同。若不显著,可程控降低输出强度,无效或严重时需重新安排电极位置。

7. 起搏器感知功能障碍　①感知不良:主要是由于起搏器灵敏度过低和自身 P 波或 QRS 波振幅太低,不能感知自身心律,出现心律竞争。②感知过度:由于起搏器的感知灵敏度过高,感知起搏脉冲的后电位、感知 T 波、感知胸大肌电流或感知环境中的高频电磁波,使起搏器受到抑制而导致起搏频率变慢。

8. 脉冲发生器的故障　当起搏频率降低原来的10%,或脉冲振幅下降 25% ~ 40% 及脉冲宽度增加10% 时,提示电源已近耗竭,是更换起搏器的指征。

【随访】

对安置永久性人工心脏起搏器的患者,应设立定期的门诊随访制度。根据患者随访时的病情,程控调节起搏器的工作参数,确保起搏器工作的安全有效;配合药物治疗,使患者保持和改善心脏功能状态,提高生活质量,并最大限度地恢复工作能力。

思考题

1. 简述临时性人工心脏起搏的适应证及并发症。

2. 简述经中心静脉心内膜起搏的操作要点。

(邓立普　魏红江)

数字课程学习

📥 教学 PPT　　　　📝 自测题

机械通气是在呼吸机的帮助下,以维持呼吸道通畅、改善通气和氧合、防止缺氧和二氧化碳蓄积为目的,帮助机体度过基础疾病可能导致的呼吸衰竭,为基础疾病的恢复创造条件的一种治疗手段。临床上常用方式包括有创正压通气(invasive positive ventilation,IPV)和无创正压通气(non-invasive positive ventilation,NIPV)。

【目的】

1. 改善通气功能,维持适当肺泡通气,纠正严重的呼吸性酸中毒。

2. 改善气体交换功能,改变通气与血流灌注比值,减少分流,维持有效的气体交换。

3. 减少呼吸功耗,缓解呼吸肌疲劳。

4. 预防性通气,用于疾病状态或术后呼吸衰竭和肺不张的预防。

【适应证】

1. 由于呼吸停止或通气不足所致的急性缺氧和二氧化碳气体交换障碍。

2. 肺内巨大分流所造成的严重低氧血症,一般供氧无法达到足够的吸入氧浓度。

3. 在重大外科手术后(如心、胸或上腹部手术),为预防术后呼吸功能紊乱,需进行预防性短暂呼吸机支持。

4. 在某些神经、肌肉疾病中,由于肺活量受限,无法产生有效自主呼吸,可应用机械通气,以避免肺不张和分泌物滞留。

5. 下述指标可作为呼吸机应用的标准。NIPV 的适用指征:①呼吸频率 > 25 次 /min;②中度至重度呼吸困难;③中度至重度酸中毒(pH 7.30 ~ 7.35),高碳酸血症($PaCO_2$ > 45 mmHg);④中度至重度低氧血症(PaO_2 < 60 mmHg 和 $PaCO_2$ < 45 mmHg)。IPV 的适用指征:①呼吸频率 > 35 次 /min;②危及生命的低氧血症(PaO_2 < 40 mmHg);③重度酸中毒(pH < 7.25)和高碳酸血症($PaCO_2$ > 60 mmHg);④昏迷患者;⑤ NIPV 失败。

【禁忌证】

1. 大咯血或严重误吸引起的窒息性呼吸衰竭,气道梗阻未解除。

2. 严重血气胸、张力性气胸、纵隔气肿、大量胸腔积液、肺大泡、支气管胸膜瘘等,在未经适当处理前不宜使用正压通气。

【呼吸机与患者呼吸道的连接】

1. 面罩或鼻罩　适用于神志清楚、能合作的患者。主要用于间歇正压通气、连续气道正压通气或双水平正压通气,或用于气管插管或气管切开前的过渡性治疗。面罩和鼻罩的缺点是压迫不紧容易漏气,压迫过紧易产生疼痛;气体易进入胃肠道,引起腹胀;面罩无效腔较大,对二氧化碳的排出也有一定影响;患者咳嗽、咳痰时需中断通气治疗。

2. 气管内插管　可使气道完全得到控制,避免引起误吸及胃膨胀。可与呼吸机连接,也可直接行气管内吸引,是紧急心肺复苏、呼吸衰竭抢救时保持气道通畅的简便可靠方法。它的主要优点是插入和拔出均较方便,为暂时性气道,避免了创伤性手术及其所具有的特殊并发症。

3. 气管切开术　是气管插管方法的进一步延伸。当出现下列情况时可考虑气管切开:①需要长期机械通气,通气时间超过1周者;②急危重症患者已行气管插管,但不能保证顺利吸除气道分泌物;③经气管插管机械通气后缺氧和二氧化碳潴留无明显改善,采用气管切开减少解剖死腔,以增大有效通气量;④因气道异物、头面部外伤、喉头水肿或狭窄等致上呼吸道阻塞,不能进行气管插管者。气管切开术的优点在于患者较舒适,心理适应较好,避免了咽部和上呼吸道的并发症,易于固定及再插入,也不会导致插入过深,可进行口腔护理及支气管镜检查。其缺点在于可能出现出血、皮下气肿、气管黏膜坏死、瘢痕形成狭窄、拔管后仍有开放通道等。

【常用的机械通气模式】

1. 控制通气和辅助通气

(1) 控制通气(control ventilation,CV):指通气的频率、节律和每次通气的容量、压力及流速等完全由呼吸机控制。适用于无自主呼吸或虽有自主呼吸,但由于某些原因需抑制自主呼吸(如防止呼吸肌疲劳、减少患者消耗等情况)。当患者自主呼吸较强时,可发生严重的人机对抗而影响机械通气的顺利实行,清醒患者也往往难以忍受CV,常需大剂量使用镇痛镇静剂甚至肌肉松弛剂。长时间使用CV也容易发生呼吸机依赖,导致撤机困难。

(2) 辅助通气(assist ventilation,AV):指通气的频率、节律由患者自主控制,但在每一次自主呼吸发生后,如果自主呼吸的幅度达到了呼吸机预设触发点,则呼吸机立即按照预设参数给予一次通气支持。预设触发点一般分两类,一类是压力触发,即自主呼吸在呼吸回路中产生的负压大小;另一类是流量触发,即自主呼吸在回路中产生的流量大小(图7-5-1)。呼吸机可以同时具备两种触发方式。相对于CV,AV具有以下优点:患者具有部分控制权,较易忍受,发生呼吸机依赖的概率降低。但对于无自主呼吸或自主呼吸

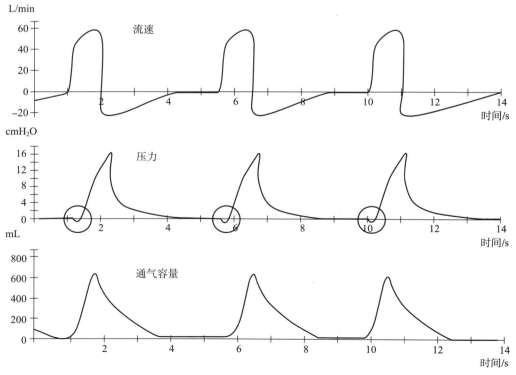

图 7-5-1　辅助通气波形

不稳定的患者,AV 不能使用或使用风险大。此外,在浅快自主呼吸时,由于频繁触发,可导致过度通气。

（3）辅助 – 控制通气（assist-control ventilation,A-C/V）：是 CV 和 AV 的综合。它具有一个预设呼吸频率,当自主呼吸触发的辅助通气频率大于或等于预设频率时,采用 AV 模式；当自主呼吸触发的辅助通气频率小于预设呼吸频率时,则不足的通气次数采用 CV 模式补足。A-C/V 可以让自主呼吸不稳定的患者使用 AV 模式的风险降低,减少了 CV 模式的使用机会,这是它的主要优点。

2. 间歇指令通气和同步间歇指令通气

（1）间歇指令通气（intermittent mandatory ventilation,IMV）：可以视为控制通气和自主通气呼吸的结合。此模式由两部分构成,一是指令通气,类似于控制通气,

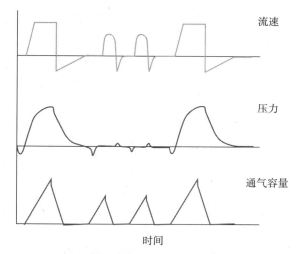

图 7-5-2 间歇指令通气（IMV）波形

由呼吸机按照预设的时间间隔和预设的压力、容量及流速等参数给予通气。另一部分则是自主呼吸部分（图 7-5-2）。IMV 是在自主呼吸情况下,呼吸机按预设频率定时提供送气,在指令通气的间歇,呼吸机允许患者自由地进行自主呼吸,使患者更为舒适并减少了呼吸机依赖的发生,并能利用患者自身的呼吸生理调节作用,减少发生内环境紊乱的可能。

（2）同步间歇指令通气（synchronized intermittent mandatory ventilation,SIMV）：是在 IMV 的基础上,增加了一个时间窗。SIMV 是呼吸机的送气由患者的自主呼吸触发,与患者的呼吸同步。此模式可避免通气过度,帮助患者撤机,且能改善通气与血流灌注比值,增加舒适感。

3. 压力支持通气（pressure support ventilation,PSV） 一般指吸气压力支持（inspiratory pressure support ventilation,IPSV）,即患者通过呼吸机在自发吸气时,从呼吸机所设置的按需阀得到一个附加气流,接受气道内的正压支持,以帮助克服吸气阻力和扩张肺（图 7-5-3）。PSV 是目前临床最常用的通气模式。目前临床使用的压力支持通气可采用以下两种方法：①低水平压力支持（5 ~ 10 cmH₂O）,同时使用同步间歇指令通气。其特点为患者感到舒适,减少自主呼吸时由于按需式气流系统装置及气管插管高阻力所致的功耗、氧耗。②单独压力支持,即将压力调整到能达到所需的潮气量及每分通气量,可调节通气做功的幅度。这种方式临床上用于呼吸中枢功能正常者,当自主呼吸已经出现,准备撤离呼吸机时最为适用。

4. 呼气末正压通气（positive end expiratory pressure,PEEP） 指呼气末时,人为设置使呼吸道、肺泡内

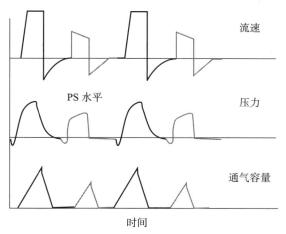

图 7-5-3 SIMV+PSV 波形

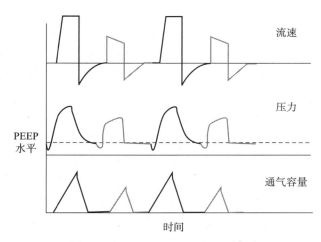

图 7-5-4 SIMV+PSV+PEEP 波形

压力高于大气压。它可使部分气体滞留于肺内,增加功能残气量,使肺泡在呼气末不易陷闭,使萎缩的肺泡张开,改善通气 / 血流比例失调,降低肺内分流,提高动脉血氧分压。临床上 PEEP 主要用于:①使用高浓度氧机械通气仍不能改善的低氧血症;②为防止氧中毒,需降低吸入氧浓度时;③用于肺水肿、急性肺损伤和急性呼吸窘迫综合征的治疗;④小儿患者撤离呼吸机时。但由于增加气道内压,可使正常肺泡过度充气,造成无效腔增加,并易造成肺损伤,减少心排血量。因此,应正确了解其生理影响,合理应用(图7-5-4)。一般当吸入氧浓度达 40% ~ 50%,而 PaO_2 仍不能达到 60 mmHg 时应考虑加用 PEEP。

5. 持续气道正压通气(continuous positive airway pressure,CPAP) 在自主呼吸周期中,无论是吸气还是呼气,呼吸机向呼吸道持续提供一定压力的气体,使气道内压一直保持高于大气压。目的在于通过增加功能残气量来改善通气 / 血流比率失调。CPAP 用于治疗尚能维持适当自主呼吸的某些弥漫性肺功能不全患者,或长期机械通气撤机前的过渡,协助患者逐渐恢复自主呼吸。

【呼吸机参数调节】

呼吸机的模式选择和相关参数的调节应遵循个体化原则和动态化原则,根据患者当时的症状和病理生理特征综合考虑。要记住的是,几乎每一次参数调整对机体的影响都是有利有弊的,只能在治疗过程中根据病情的变化不断进行调整。下面的参数仅仅给初学者作为参考。

呼吸机参数设置参考:①潮气量(Vt)为 8 ~ 12 mL/kg。②呼吸频率(f)为 10 ~ 16 次 /min。③吸呼比(I/E)为 1 : 1.5 ~ 1 : 2。④通气压力(P)为 10 ~ 30 cmH$_2$O。⑤吸入氧浓度(FiO_2)为 < 0.45。⑥ PEEP 水平为 3 ~ 15 cmH$_2$O。⑦ PSV 水平为 10 ~ 30 cmH$_2$O。

【呼吸机的撤离】

1. 撤机时机与方法

(1)撤机时机和基本条件:当患者急性症状得到控制、病情趋向稳定后,即应对照该患者最初应用呼吸机的指征、肺部和全身的原始状态,以及患者的生理储备能力,创造条件,选择时机,及时或渐进式地实施撤机过程。

呼吸机撤机的基本生理指标:①使用呼吸机的原发病因消失,临床症状和体征改善或稳定;② FiO_2 < 0.4,PaO_2 > 60 mmHg,$PaCO_2$ < 50 mmHg;③自主呼吸潮气量 > 5 mL/kg,肺活量 > 10 ~ 15 mL/kg,最大吸气压 > 25 cmH$_2$O;④呼吸浅快指数(f/Vt)< 80 提示易于撤机,f/Vt 若为 80 ~ 105 须谨慎撤机,f/Vt > 105 则难于撤机。

(2)撤机前的准备:①做好患者的心理护理,征得患者充分配合;②改善患者一般状况,积极创造撤机条件;③积极治疗原发病,解除使用呼吸机的原发病因。

(3)撤机方法:对肺部正常、机械通气仅进行数小时者可立即停用呼吸机。对较长时期应用呼吸机的患者,则需经历逐渐恢复自主呼吸的撤离过程,一般需要数天到数周。

1)T 字管逐步撤离:通过 T 字管吸入氧浓度为 40%,逐步增加自主呼吸时间,最初应用 5 ~ 10 min,渐增至 30 ~ 60 min。每次自主呼吸后休息 1 ~ 3 h,每天分 3 ~ 4 次,每次持续时间逐渐延长。晚间则继续呼吸支持,以保证足够的睡眠。如患者通过 T 字管呼吸可达 8 h 则完成一半撤机过程,如能连续耐受 24 h 则撤机成功。在自主呼吸过程中,如出现心率增快达 120 次 /min 或增加≥20 次 /min、严重心律失常、高血压、低血压或血压下降、呼吸增快 > 10 次 /min 或达 40 次 /min、肺动脉楔压或中心静脉压升高、$PaCO_2$ 上升 5 mmHg、过度烦躁、紧张疲劳、失眠、不安,则需继续机械通气治疗。

2)同步间歇指令通气(SIMV)模式撤机:将呼吸机的通气频率每次减少 2 ~ 4 次 /min,24 h 下调 1 次,当机械通气次数逐步减少到 2 ~ 4 次 /min,保持氧合而 $PaCO_2$ 不增高时,即可撤离呼吸机。

3)压力支持通气(PSV)模式撤机:事先设定好触发灵敏度及吸气支持压力的水平,提供一支持压力以补充其潮气量水平,由患者本人控制吸呼气时间,每次减少 2 ~ 4 cmH$_2$O(0.2 ~ 0.39 kPa),一般在撤机时期用较低水平的支持压力(5 ~ 10 cmH$_2$O),目的是增强自主呼吸,便于撤机。

4）连续气道正压通气（CPAP）模式撤机：和 T 字管呼吸相仿，其优点在于仍和呼吸机相连，患者心理上获得安慰，并且有相应的报警系统监测，比较完全。为克服管道阀门阻力及内源性 PEEP，PEEP 水平置于 2~4 cmH₂O 较好。呼吸机撤离需循序渐进，一旦停止则肌力和耐心均可逆转，故整个过程一定要持之以恒，以达到最终目标。

2. 停机过程中恢复机械通气的指征　在呼吸机的撤机过程中，如出现下列情况，可考虑恢复机械通气。①收缩压变化大于 20 mmHg，或舒张压变化大于 10 mmHg；②脉搏大于 110 次 /min，或每分钟增加 20 次以上；③呼吸频率大于 30 次 /min，或每分钟增加 10 次以上；④潮气量小于 250~300 mL；⑤出现严重心律失常；⑥吸氧条件下 $PaO_2 < 60$ mmHg，$PaCO_2 > 50$ mmHg，pH < 7.30。

3. 拔管时机与方法　机械通气撤离后并不一定需要马上拔管，拔管的时间应根据患者的具体情况而定。

（1）拔管前的生理指标：当呼吸机完全撤离后，短期应用呼吸机的患者可立即拔管。长期应用机械通气的患者应在撤机后暂时保留气管套管，观察病情变化，如能达到下列指标可考虑拔管（下列指标中必须具备第一项，另只要具备两项即可）：①患者有咳嗽能力，并可见痰液从气管套管内涌出；②封闭套管后能发声，并无误入气管现象；③封闭套管后无呼吸困难加重，呼吸频率增快或减慢不超过 5 次 /min；④封闭套管后 PaO_2 下降不超过 10 mmHg，$PaCO_2$ 上升不超过 5 mmHg；⑤封闭套管后血压波动范围不超过 10 mmHg，心率波动范围不超过原基础心率 5 次 /min，无心律失常。

（2）拔管方法：①撤机后立即拔管：主要用于短期应用机械通气、呼吸机完全撤离、行气管插管的患者。拔管后应加强气道护理和排痰。②撤机后逐渐拔管：主要用于长期应用机械通气、呼吸机完全撤离、行气管切开的患者。

【并发症】

1. 呼吸机相关性肺炎　为呼吸机治疗期间最常见的并发症。由于人工气道的建立，患者呼吸道失去正常防御功能，病原体可直接进入下呼吸道，吸气正压可将气管分泌物推向细支气管或肺泡，导致感染的播散和加剧；再加上护理操作不严、吸入气体未适当湿化、分泌液黏稠、咳嗽反射减弱、吸引不及时、未变动体位等，均可造成呼吸道感染的发生和发展。应经常变动体位，滴入生理盐水，加压送气使液体分布均匀，必要时行支气管冲洗及吸引，加强抗感染。

2. 通气不足　多种原因所致，如呼吸机调节不当或故障，或由于气道阻力增加或顺应性降低，导致有效通气量不足，表现为低氧血症和高碳酸血症。处理方式为增大潮气量或呼吸频率，减少漏气。

3. 通气过度　多由于潮气量过大或呼吸频率过快所致。通气量过大，使二氧化碳在短期排出过快，血 $PaCO_2$ 下降太快，HCO_3^- 在体内相对升高，造成呼吸性碱中毒，导致组织缺氧加重，并使脑血管收缩，血流减少，加重脑缺氧。碱中毒可诱发低血钾、心律失常，甚至心室颤动，危及患者生命。处理方式是减少潮气量或呼吸频率，使用 SIMV 模式也可减少通气过度的出现。若由于呼吸对抗所致，一定要积极查找原因，并做相应处理。

4. 低血压　机械通气时，气道正压可使胸内压增高、外周静脉血回流受阻、肺血管床受压、右心负荷增加、右心室扩张、心脏和大血管受压、心脏舒张受限，产生类心脏压塞作用，导致吸气压力过大、持续时间过长、平均压升高、呼气时间不足、肺泡内气体滞留，形成内源性呼气末正压，都能进一步增加肺循环阻力和右心负担，使心排血量降低、动脉血压下降、通气过度、碱中毒，严重时引起心、脑、肾等器官的灌注障碍。低血压通常多见于呼吸机使用初期，通气量过大，使二氧化碳迅速排出，二氧化碳对心血管运动中枢和交感神经的兴奋作用突然消失，周围血管张力骤降，对存在血容量不足和心功能不全者，机械通气对循环功能的抑制将更为明显。

5. 呼吸机相关性肺损伤　多由于呼吸机使用不当或气道压力过高导致肺泡内压力过高，进入气量过多所致，可造成不同程度的气压损伤，出现肺间质水肿、纵隔气肿、皮下气肿等。气压伤的发生与气道的峰压和肺组织情况有关。

6. 氧中毒　长时间使用呼吸机可能产生肺顺应性进行性下降,主要是长时间高浓度氧可在体内产生大量的氧自由基,造成蛋白和细胞膜损伤。氧自由基还可直接损伤核酸和引起蛋白质巯基氧化过程,进而使细胞内酶失活。同时高浓度氧可损伤肺泡上皮细胞,亦可诱发肺泡巨噬细胞释放多核白细胞和活化因子,使多核白细胞聚集于肺泡壁外周,并释放可致通透性增加的毒性产物和产生更多的氧自由基。

思考题

1. 简述机械通气的目的及适应证。

2. 严重血气胸、张力性气胸、纵隔气肿在行机械通气前应先进行何种处理,为什么?

3. 一男性患者,身高 176 cm,体重 86 kg。于重症胰腺炎后第 3 天,出现进行性呼吸困难,吸氧不能缓解,需立即行机械通气。请你设计该患者的机械通气模式、参数设置,并设计合理方案,以预防可能发生的并发症。

（邓立普　周克兵）

数字课程学习

📥 教学 PPT　　✍ 自测题

第六章 血液净化

血液净化（blood purification）是将患者血液引出体外并通过净化装置,除去其中多余水分及某些致病性物质,实现容量平衡和内环境稳定,净化血液,达到治疗目的的过程和方法。通常包括:血液透析、血液滤过、血液灌流、血浆置换及连续性肾脏替代治疗。

一、血液透析

血液透析（hemodialysis,HD）是将血液引出体外,经带有透析器的体外循环装置,血液与透析液经半透膜（透析膜）进行水和溶质的交换,从而清除体内毒素的一种最常应用的血液净化疗法。

【适应证】

1. 慢性肾衰竭的紧急指征　慢性肾衰竭的患者进入尿毒症期,血液透析治疗是主要治疗手段。出现下列情况之一须行紧急血液透析:①药物难以纠正的高血钾（>6.5 mmol/L）;②水潴留导致的急性肺水肿和左心衰竭;③药物难以纠正的酸碱平衡紊乱。

2. 急性肾衰竭　少尿或无尿>2 天,并有下列情况之一者应争取尽早血液透析:①高钾血症,血钾>6.5 mmol/L 或血钾每日升高超过 1 mmol/L;②血肌酐>530.4 μmol/L 或每日升高超过 8.9 μmol/L;③血尿素氮>21.4 mmol/L 或每日升高超过 10.7 mmol/L;④严重代谢性酸中毒,pH<7.25;⑤急性左心衰竭、肺水肿。

3. 急性药物或毒物中毒　凡能通过透析膜被析出的药物或毒物,即相对分子质量<35 000、不与组织蛋白结合、在体内分布均匀而不固定于一部位者,适合血液透析。①中毒严重伴有生命体征异常,如低血压、呼吸暂停、低体温等;②昏迷或伴有吸入性肺炎;③经内科对症处理病情仍不好转;④已知为延迟产生毒性作用的毒物;⑤毒物在体内代谢产物有更严重的毒性作用;⑥中毒损害了毒物正常代谢或排泄途径,或先存在肝、肾功能损害（如巴比妥类药、镇静安眠药、甲醇、乙醇中毒和鱼胆中毒,以及毒蛇伤等所致急性肾衰竭）。

4. 其他　如严重水肿、肺水肿、肝肾综合征,非尿毒症性严重电解质紊乱和代谢性酸中毒常规治疗无效,以及高尿酸血症等。

【禁忌证】

随着血液净化技术水平的提高和方法的改进,严格地说没有绝对的禁忌证,但相对禁忌证有:①严重出血倾向者;②重症休克、心血管状况不稳定的低血压、难治性心力衰竭或严重心律失常者;③脑出血和颅内压升高者。

【并发症及处理】

1. 首次使用综合征（first-use syndrome,FUS）　指由于使用新透析器所产生的一组与过敏症状有关的综合征。

（1）症状与分型:临床分为 A、B 两型。

1）A 型:常在透析开始后数分钟发生,严重者表现为突发呼吸困难,或心搏骤停;轻者仅有皮肤瘙痒、荨麻疹、咳嗽、流涕和流泪,也可有腹肌痉挛或腹泻。

2）B型:常见,症状轻,可在透析后几分钟至1 h出现,主要表现为胸背痛。

（2）防治:复用透析器不产生FUS。有过敏史者,使用新透析器前先用生理盐水冲洗,或选用经 γ 射线消毒的透析器,可减少FUS的发生。发生A型应立即终止透析,血液不回输给患者,并酌情使用抗过敏药物或糖皮质激素。B型不必终止透析,仅对症处理。

2. 透析失衡综合征（dialysis disequilibrium syndrome）　指在透析中、后期或结束后不久,由于透析时血中尿素及其他物质较脑脊液中的同类物质下降快,产生渗透压差,使水进入脑脊液中,引起脑脊液压力升高和脑水肿,发生以神经系统症状为主要特征的综合征。

（1）症状与分型:临床分为脑型、肺型两型。

1）脑型:轻者表现为恶心、呕吐、头痛、血压增高、烦躁、嗜睡等,严重者出现抽搐、扑翼样震颤、昏迷,脑电图可出现脑电波异常。

2）肺型:于透析结束后4~6 h突然出现肺水肿、急性左心衰竭。

（2）防治:提高透析液钠浓度,或透析液中滴注高张溶液,或改用血液滤过、碳酸氢盐透析液,可减少透析失衡综合征的发生。发生透析失衡综合征后,轻者给予高张溶液、吸氧、镇静等治疗;重症者应终止透析,快速静脉滴注20%甘露醇、利尿药或按急性肺水肿、急性左心衰竭的治疗原则处理。

3. 透析相关低血压　指在透析过程中由于超滤过量、过快,或透析中血浆渗透压过低或下降过快,使有效血容量减少,导致低血压,并出现与之相关的症状。采用醋酸盐透析液由于可使末梢血管扩张亦可致低血压。

（1）症状:低血压症状可轻可重,在未出现低血压前出现打哈欠、便意感、排气、后背酸胀等先兆症状。典型的低血压症状,轻者恶心、呕吐、出汗,有的仅表现立位后的头晕、心慌、出汗;重者面色苍白、大汗淋漓、呼吸困难、呼吸暂停及神志不清。

（2）防治

1）透析开始或初期出现低血压多与患者对透析惧怕或对容量减少不适应。要解除首次透析患者的思想顾虑和惧怕心理,透析器和血液管路要预充生理盐水以避免对容量减少的不适应。

2）对严重贫血者要预充新鲜血液。

3）严重低蛋白血症者,应降低超滤量,在透析中补充血浆、白蛋白或其他胶体溶液。

4）对心源性或感染性休克者,要用升压药维持血压。

5）对醋酸盐不耐受者改用碳酸氢盐透析液。

6）使用生物相容性好的透析器。

7）透析前不服用降压药,特别是血管紧张素转化酶抑制剂。

8）透析相关低血压:发现低血压先兆症状,可降低超滤率,或静脉注射10%氯化钠10~20 mL。如患者有明显症状,血压下降,可立刻输入生理盐水100~200 mL,然后降低超滤率,或转换为旁路状态,大多数患者血压上升,症状缓解。如出现低血压,应立即停止透析,并在补液扩容后适当使用血管活性药。进一步检查以除外心脏压塞、心肌梗死、内出血等其他原因。

二、血液滤过

血液滤过（hemofiltration,HF）是血液净化的另一方式。其溶质的清除和水、电解质、酸碱平衡的调节原理,是模拟人体肾小球滤过和肾小管再吸收功能,将血液通过高通透性膜制成的滤器,在压力的作用下滤出大量水分和溶质,再通过输液装置补充与细胞外液成分相似的电解质溶液,以达到血液净化的目的。

【适应证】

1. 心功能不全,适合于水钠潴留性心力衰竭,也适合于心肌病变导致的心力衰竭和对常规透析不能耐受的老年患者。

2. 透析中低血压反应。

3. 高血压,尤其是难治性肾素依赖性高血压。

4. 浆膜腔积液,如腹水、胸水及心包积液。

5. 多器官功能障碍综合征,特别是伴有急性呼吸窘迫综合征(ARDS)、低氧血症等。

6. 肝性脑病。

7. 急性重度药物中毒。

【要点】

1. 对中、大分子尿毒症毒素的清除效果较好。故在控制尿毒症神经系统症状、继发性甲状旁腺功能亢进、贫血等方面优于血液透析。但对小分子物质清除率小于血液透析。

2. 血液滤过时,心功能稳定,脱水过程中不易引起低血压。故对水钠平衡的控制、高血压的纠正效果较好。

3. 生物相容性较好,故适用于常规血液透析时水钠平衡维持不佳、高血压控制不满意、心功能较差、血液透析时易出现低血压、严重甲状旁腺功能亢进、周围神经病变明显等情况。

三、血液灌流

血液灌流(hemoperfusion,HP)是指通过体外循环,将机体血液引入装有特定吸附剂的容器中,以物理或化学吸附方式在体外清除某些外源性和内源性毒物,然后再把净化过的血液重新输回体内,达到血液净化目的的一种治疗方式。

【适应证】

1. 药物或毒物中毒 血液灌流能有效清除脂溶性、易与蛋白结合、分布容量较大的药物或毒物。包括各种安眠镇静药、有机磷杀虫剂、毒蕈类、杀鼠剂、洋地黄类、茶碱类、鱼胆、蛇毒等。

2. 清除内源性毒物 用于急性肝性脑病、甲状腺危象、高胆红素血症等,对某些免疫性疾病、急性坏死性胰腺炎及感染性疾病的临床应用有待进一步证实。

3. 辅助治疗尿毒症 血液灌流本身不能完全控制尿毒症的症状,不能脱水,不能纠正酸碱平衡紊乱,但与血液透析联合使用时可减少透析时间和透析次数,有利于清除中分子毒物。

【禁忌证】

1. 凝血功能障碍、严重血小板减少者,可致严重出血,应尽可能避免血液灌流。

2. 其他禁忌证同血液透析。

四、血浆置换

血浆置换(plasma exchange,PE)是将患者的血液引出体外,采用膜式或离心式方法将患者血浆分离弃去,然后将细胞成分与弃去血浆等量的新血浆或替代品输回患者体内,借以清除循环中的致病因子(如尿毒症毒素、自身抗体、免疫复合物、细胞因子、炎性介质、与蛋白质结合的毒物等),调节机体免疫功能,使疾病暂时性或长期缓解的一种血液净化方法。

【适应证】

血浆置换临床上广泛应用于治疗多种难治性、免疫性疾病,常见的有:

1. 肾疾病 如急进性肾炎、膜增殖型肾小球肾炎、狼疮性肾炎、溶血性尿毒症综合征、肾移植等。

2. 神经系统疾病 如吉兰-巴雷综合征、重症肌无力、多发性硬化等。

3. 血液系统疾病 如自身免疫性溶血性贫血、血栓性血小板减少性紫癜、新生儿 Rh 溶血、多发性骨髓瘤、血友病等。

4. 风湿性疾病 如进行性系统性硬化、类风湿关节炎等。

5. 内分泌代谢性疾病 如甲状腺危象、1 型糖尿病、家族性高胆固醇血症等。

6. 肝疾病 如暴发性肝衰竭、原发性胆汁性肝硬变等。

7. 中毒 用于服用致死量的毒物或药物、中毒后出现严重并发症危及生命、常规治疗无效、与蛋白结合率超过 60% 而血液透析和血液灌流不能清除的毒物中毒,如有机磷杀虫剂中毒。

8. 新的领域或进展 如感染性疾病、多器官衰竭等治疗中的应用。

【禁忌证】

同血液透析。

【并发症】

常见并发症有水、电解质平衡紊乱,低血压,感染,溶血,出血等。

五、连续性肾脏替代治疗

连续性肾脏替代治疗(continuous renal replacement therapy,CRRT)是采用低阻力、高效能滤过器,以缓慢和连续(较长时间)的溶质及水清除为特点的一组方法的总称。缓慢清除溶质有利于维持电解质和渗透压等内环境的平衡,缓慢脱水则有利于血流动力学的稳定。连续清除溶质和水则可达到较大的总清除量,以满足临床治疗的需要。依据溶质和水清除原理及血管通路的不同,CRRT 主要技术包括连续动静脉超滤(continuous arteriovenous ultrafiltration,CAVU)、连续静脉静脉超滤(continuous venous-venous ultrafiltration,CVVU)、连续动静脉血液滤过(continuous arteriovenous hemofiltration,CAVH)、连续静脉静脉血液滤过(continuous venous-venous hemofiltration,CVVH)、连续动静脉血液透析滤过(continuous arteriovenous hemodiafiltration,CAVHD)及缓慢连续单纯超滤(slow continuous ultrafiltration,SCU)。目前主要用于床旁抢救危重患者。

【适应证】

1. CAVU 主要适用于严重水潴留、慢性心功能不全、对超滤除水不耐受而肾功能损伤较轻的患者。只作单纯超滤(5 mL/min),不需补液,治疗时间取决于除水量。如在治疗中需要输液,如输注抗生素、静脉高营养等,可连续超滤,直至出量≥入量为止。

2. CVVU 主要用于临床除水,当患者血压低或心力衰竭严重,以致不能驱动体外循环血液时,可借助机械泵推动血液。

3. CAVH 适用于:①急性肾衰竭;②急、慢性肾衰竭突发急性肺水肿、急性左心功能不全;③伴有急性肾衰竭的多器官功能障碍或衰竭;④少尿又需大量输液治疗的患者;⑤严重电解质紊乱和酸碱平衡紊乱;⑥某些药物中毒。

4. CVVH 与 CAVH 大致相同。

5. CAVHD 大致同 CAVH,对合并有高分解代谢者,如烧伤、感染等患者,疗效突出。

6. 新的领域或进展 最近研究提示,CRRT 可清除部分炎症因子,从而对全身性炎症反应综合征、急性坏死性胰腺炎、多器官功能障碍综合征、急性呼吸衰竭等有一定的治疗作用。

思考题

1. 比较血液透析、血液滤过、血液灌流、血浆置换及连续性肾脏替代治疗的特点。

2. 简述血液透析的常见并发症及处理方式。

(邓立普)

数字课程学习

⬇ 教学 PPT   📝 自测题

第七章　海姆利希手法

在院前急救的疾病谱中,呼吸道异物急诊病例并不少见。20世纪70年代初,Heimlich教授注意到由食物和异物卡喉窒息,在美国为第6位意外死因,其中1/4为儿童。他提出给膈肌下以突然的向上压力,能驱动肺内残留空气快速进入气管,可逐出堵在气管口的食物或异物。该方法后被命名为海姆利希手法(Heimlich maneuver)。

一、海姆利希征象

异物阻塞呼吸道时,患者出现一种特有的"窒息痛苦样表情",此即海姆利希征象(图7-7-1)。

1. 一个意识清楚的人,尤其在进食时,突然出现强力咳嗽、呼吸困难,或无法说话和正常咳嗽,并出现痛苦的表情和用手掐住自己的颈部,以示痛苦和求救。

2. 亲眼目睹异物被其吸入者。

3. 凡昏迷患者在呼吸道被打开后,仍无法将空气吹入肺内时。

二、海姆利希手法

此时可以询问患者,"你卡着了吗?"如患者点头表示"是的",则应立即施行海姆利希手法抢救。但如无这一征象,则应观察以下征象:①患者不能说话或呼吸;②面、唇青紫;③失去知觉。

1. 自救法　主要用于意识清醒的成年人。

(1)咳嗽:异物仅造成不完全性呼吸道阻塞,患者尚能发音、说话,有呼吸和咳嗽时,应鼓励患者自行咳嗽和尽力呼吸,不应干扰患者自己力争排出异物的任何动作。自主咳嗽所产生的气流压力比人工咳嗽高4~8倍,通常用此方法排除呼吸道异物的效果较好。

(2)腹部手拳冲击法:患者一手握拳置于自己上腹部,相当于脐上远离剑突处,另一手紧握该拳,用力向内、向上作4~6次快速连续冲击(图7-7-2)。

(3)上腹部倾压椅背:患者将上腹部迅速倾压于椅背、桌角、扶手铁杆或其他硬物上,然后做迅猛向前倾压的动作,以造成人工咳嗽,重复之,直至异物排出。

2. 成人急救法　当患者本人不能自救时,需他人帮助施救,施救者用以下四个步骤,可安全而迅速地解除异物卡喉引起的呼吸道阻塞。

(1)取立位或坐位,施救者站于患者身后,用双臂环抱其腰部(图7-7-3)。

(2)施救者一手握拳以拇指侧对着患者的腹部,放于剑突下和脐上的腹部(图7-7-4)。

(3)施救者另一手紧握该拳,快速向内、向上冲压腹部6~8次,以此造成人工咳嗽。注意施力方向,不要挤压胸廓,冲击力限于手上,防止胸部和腹内脏器损伤(图7-7-5)。

(4)重复上述动作,直至异物排出。

3. 意识欠清或不清的患者急救法　将患者放置于仰卧位,使头后仰,开放气道。施救者以双膝骑跨在患者的髋部,用一只手的掌根置于剑突下与脐上的腹部,另一只手交叉重叠之上,借助身体的重量,向上快速冲击患者腹部 6~8 次,直至异物排出。切勿偏斜或移动,以免损伤肝、脾等脏器（🅔 图 7-7-6）。

4. 婴幼儿急救法

（1）胸部手指冲击法（🅔 图 7-7-7）:使患儿平卧、面向上,躺在硬板床上或地面,施救者立于一旁或立于足侧,用中指和示指,放在患儿的剑突和脐上的腹部,快速向上冲击压迫,重复冲压,直至异物排出。

（2）婴儿背部拍击法（🅔 图 7-7-8）:将患儿骑跨并俯卧于急救者的胳臂上,头低于躯干,手握住其下颌固定头部,并将其胳臂放在急救者的大腿上,然后用另一手的掌根部用力拍击患儿两肩胛骨之间的背部 4~6 次,使呼吸道内压力骤然升高,有助于松动异物并排出体外。

（3）意识不清的患儿:先进行 2 次口对口或口对鼻人工呼吸,若胸廓上抬,说明呼吸道通畅;若胸廓未上抬,则说明呼吸道阻塞。后者应注意开放气道,再施以人工呼吸。轮换拍击背部和胸部,连续数次;若无效,可试用手指清除患儿口腔内异物（🅔 图 7-7-9）。如此反复进行,直到异物排出。

5. 孕妇　不宜采用腹部冲击法,可采取胸部冲击法。孕妇平卧,身体置于向左转动 15°~30° 的体位,以解除妊娠子宫对下腔静脉和主动脉的压迫作用,将卷着的毯子垫在其右臀至右腰部。施救者左手放置于孕妇的胸骨中段略上方,右手交叉重叠之上,借助身体的重量,向上快速冲击患者胸部 6~8 次,直至异物排出。

三、呼吸道异物现场急救

1. 简单询问病史　初步确定异物的种类、大小及发生呼吸道阻塞的时间等。

2. 体格检查　主要检查患者意识状态、面色及口唇等,初步确定患者的病情。

3. 估计阻塞的程度　通过观察患者是否有呼吸、咳嗽、说话,以及气体交换是否充足等,估计呼吸道是否完全阻塞。

4. 急救处理　在做出初步诊断和病情程度估计后,立即采取下列措施,同时呼叫 120 急救中心。

（1）如患者尚能发音、说话、呼吸或咳嗽,说明仅为呼吸道部分阻塞,气体交换尚充足。此时应鼓励患者尽力呼吸和自行咳嗽,部分患者可咳出异物。

（2）如确认患者已发生部分呼吸道阻塞,但通气不良,或完全性呼吸道阻塞,则迅速采用拍背法拍击 6~8 次,再给予 6~8 次手拳冲击,可反复交替使用几次,直至呼吸道阻塞解除。

（3）如果患者意识不清,立即使患者取仰卧位,用仰头举颏法打开呼吸道,随即给予 6~8 次手拳冲击,同时可开始用手指清除异物(注意防止患者咬伤手指)。若清除异物成功,呼吸道畅通,进行人工呼吸,待自主呼吸恢复后再转送;如失败,重复手拳冲击、人工呼吸,直到取出异物。若患者出现心脏停搏,立即给予有效的心肺复苏。

（4）如发生在院内,在实施海姆利希手法抢救的同时,利用一切可以畅通气道的手段,争分夺秒予以抢救,恢复氧气供应。

思考题

1. 海姆利希征象的表现有哪些?
2. 简述海姆利希手法的操作要点及注意事项。

（邓立普　陈　莉）

数字课程学习

📥 教学 PPT　　　📝 自测题

第八章 外伤急救常用技术

止血、包扎、固定、搬运是外伤救护的四项基本技术,正确、及时、有效地应用这些技术,往往能挽救患者生命、防止病情恶化、减少伤员痛苦及预防并发症等。实施现场外伤救护时,其原则是:先重后轻,先急后缓,先止血后包扎,先固定后搬运。

第一节 初级创伤救治

一、现场救护原则

1. 保持沉着镇定,细心负责,理智、科学判断。
2. 评估现场,确保自身与伤员的安全。
3. 树立整体意识,先救命,后治伤,果断实施救护措施。
4. 充分利用可以支配的人力、物力协助救护。
5. 密切观察周围环境,防止其他危险再度发生,有条件者做好警示标志,同时注意自身安全,做好个人防护。

二、初级创伤救治步骤

现场救治时应有轻重缓急的意识,首先明确哪些情况可能危及生命,哪些情况应优先处理。初级创伤救治的初级评估基本步骤包括:A 气道;B 呼吸;C 循环;D 神经功能障碍;E 暴露。初步检查时间不应超过 2~5 min,当存在多个危及生命安全的情况时,应同时处理。初级评估结束后根据全身检查结果进行适当急救后转运至有条件的医院进一步救治。

1. 初级评估

(1)气道(airway):气道评估,包括清理口腔、提下颌/托下颌打开气道、放置口咽或鼻咽通气道、气管插管,同时注意颈椎的保护。

(2)呼吸(breathing):观察患者气流运动及呼吸频率,有条件时给氧,存在呼吸功能障碍者予以人工通气。若怀疑有张力性气胸,立即用粗针头胸腔穿刺减压。

(3)循环(circulation):在止血的同时,有条件者尽快开放 2 条粗的静脉通道,补液纠正休克。

(4)神经功能障碍(disability):检查患者瞳孔,如果来不及进行格拉斯哥昏迷评分可初步评估患者意识状态(A 清醒、V 对语言指令有反应、P 对疼痛刺激有反应、U 无反应)。

(5)显露(exposure):去掉全身衣服,全面检查。需要注意的是,只有当病情基本稳定时,才考虑做进一步检查。检查顺序可按照 CRASH PLAN 进行:C(circulation,心脏及循环系统)、R(respiration,胸部及呼吸系统)、A(abdomen,腹部脏器)、S(spine,脊柱脊髓)、H(head,颅脑)、P(pelvis,骨盆)、L(limb,四肢)、A(arteries,动脉)、N(nerves,神经)。

2. 次级评估

(1)应先处理危及生命的情况,在生命体征平稳或在有效的高级生命支持下进行全身的体格检查,目的是发现一切可能的创伤,避免误诊、漏诊。若病情出现恶化,应重新进行初级评估。有条件的情况下,根据评估结果进行相应的辅助检查。

(2)头部检查:有无头皮挫伤、撕裂伤、血肿;有无颅骨压痛、凹陷;眼部检查,包括瞳孔、眼底、晶体、结膜;耳、鼻、口检查,有无出血或脑脊液漏。

(3)颈部:有无颈部压痛、颈椎骨折、穿透性伤口、皮下气肿、气管移位等。

(4)神经系统功能:进行格拉斯哥昏迷评分,对运动功能、感觉、生理及病理反射的检查。

(5)胸部:包括必要的体格检查,即视、听、叩、触。注意胸廓有无畸形、是否存在反常呼吸、呼吸动度是否减弱;呼吸音是否对称,有无干湿性啰音;有无胸部压痛及皮下捻发感。

(6)腹部:注意有无腹部伤口,皮肤有无擦伤、挫伤;注意腹部外形,有无腹部膨隆;肠鸣音是否活跃或消失;有无浊音或移动性浊音;腹部有无压痛及反跳痛,有无腹肌紧张。

(7)四肢:有无四肢畸形、肿胀、挫伤、撕裂伤,注意远端动脉搏动情况、肢体颜色、皮肤温度及感觉功能,注意有无骨筋膜室综合征。

(8)后背部及腰部:有无皮肤裂伤、挫伤,脊柱是否正中,是否有畸形和"台阶样"体征。注意进行自主神经功能检查(排便反射、排尿反射)。

第二节　止　　血

各种创伤一般都会有出血,因此止血是创伤救治最基本的急救技术。及时有效地止血能减少出血,保存有效循环血量,防止休克的发生,从而为伤病员最终获得成功救治赢得宝贵的时间。

【适应证】

1. 周围血管创伤性出血。

2. 体腔内出血需行外科手术探查止血。

【操作准备】

1. 根据出血部位和性质,备好无菌纱布、纱布垫、绷带、止血带。

2. 生理盐水及必要的止血药,如云南白药、去甲肾上腺素等。

3. 止血钳、注射器等。

【操作方法】

1. 指压止血法　适用于头面部或四肢动脉出血的临时止血。根据动脉的分布情况,在动脉浅表的部位,用手指、手掌或拳把出血血管的近心端压在其下面的骨骼上,以切断血流,达到临时止血的目的(图7-8-1和图7-8-2)。

2. 直接压迫止血法　适用于表浅伤口出血,用无菌纱布直接压迫伤口止血(图7-8-3)。

3. 加压包扎止血法　适用于一般静脉、毛细血管和小动脉出血。将无菌纱布覆盖在伤口上,再用绷带、三角巾或布条适当加压包扎,从而达到止血目的(图7-8-4)。

4. 填塞止血法　适用于伤口较深的出血,可用消毒的棉垫、纱布填塞伤口,再用绷带、三角巾等包扎。

5. 屈肢加压止血法　适用于无骨折情况下四肢部位的止血。用纱布垫放于肘窝、腘窝或腹股沟部,用力屈曲关节,并以绷带或三角巾等缚紧固定,这样做可以控制关节远端的出血。

6. 止血带止血法　一般用于四肢大出血,并且经过直接压迫、加压包扎等止血方法无效时使用

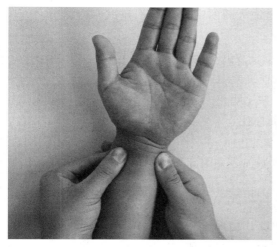

图7-8-1　指压止血法（尺动脉和桡动脉指压方法）

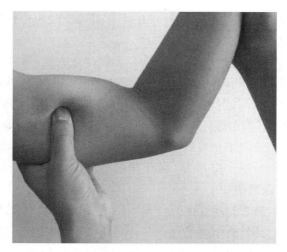

图7-8-2　指压止血法（肱动脉指压方法）

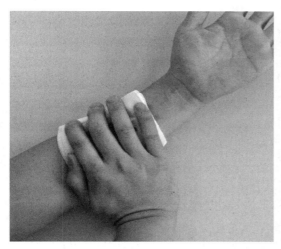

图7-8-3　直接压迫止血法

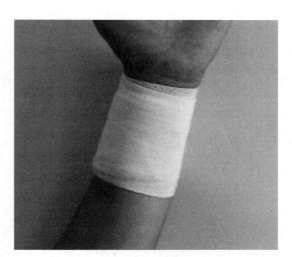

图7-8-4　加压包扎止血法

（图7-8-5）。

（1）止血带种类：止血带有橡皮止血带、气压止血带（如血压计袖带）、布条止血带、纽扣式止血带等，禁止使用细绳、电线等充当止血带。

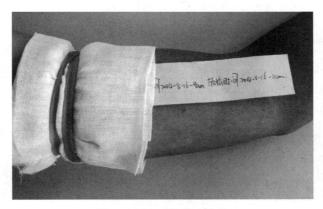

图7-8-5　止血带止血法

（2）部位：上臂的中上 1/3（中、下 1/3 处易损伤神经）或大腿的中上 1/3 处，皮肤与止血带之间应加一层布垫或衣物，以防皮肤损伤。

（3）松紧程度：一般以伤口出血停止为度，过紧容易损伤皮肤神经，过松不能起到止血效果。

（4）使用时间：每隔 1 h 应放松一次，每次 2～3 min，连续使用时间原则上不应超过 4 h。

（5）标注时间：使用止血带的伤员必须有显著标志，并注明止血带使用与放松时间。用止血带止血的伤员应尽快送医院处置，防止出血处远端的肢体因缺血而坏死。

7. 止血钳止血法　适用于能清楚地见到喷血血管断端的止血，在损伤组织辨认不清的情况下不宜使用。

8. 其他止血方法　如抬高出血部位、敷止血粉、止血海绵或采用其他中草药止血等。

【注意事项】

1. 熟悉指压止血点。采用指压法止血时，急救人员必须熟悉人体各部位血管出血的压迫点。

2. 有骨折或异物存在时，不宜行敷料加压包扎法，以防病情加重。

3. 预防止血带止血并发症。止血带止血法能引起或加重肢端坏死、急性肾功能不全等并发症，使用时要特别注意。

第三节　包　扎

快速、准确地将伤口包扎，可以起到止血、保护创面、固定敷料、防止进一步污染、减轻疼痛的作用，有利于转运和进一步治疗。

【适应证】

用于因创伤或手术造成的创口包扎。

【操作准备】

1. 包扎材料有创可贴、尼龙网套、绷带、三角巾和多头带等。

2. 急救时若现场缺乏上述材料可就地取材，用衣服、布料、毛巾、手帕等。

【操作方法】

包扎前，先在伤口上盖好消毒纱布，根据包扎部位、形状的不同而采取以下几种基本包扎方法。

1. 环形包扎法　是绷带包扎中最基本、最常用的方法。如图 7-8-6 所示，将绷带作环形的重叠缠绕，下周将上周绷带完全遮盖。常用在颈、手、腕、额、胸、腹等部位绷带包扎开始时。

2. 蛇行包扎法　先将绷带以环形法缠绕数圈，然后以绷带宽度为间隔，斜行向上，每圈之间保持一定距离而不相重叠。此法用于固定敷料、夹板。

3. 螺旋形包扎法　先按环形包扎后，再斜形缠绕，每周压住上一周的 1/3 或 1/2。方法如图 7-8-7 所示。多用于包扎直径基本相同的部位，如上臂、手指、躯干、大腿等。

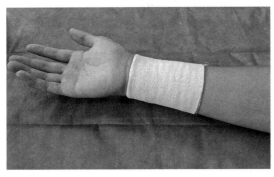

图 7-8-6　环形包扎法

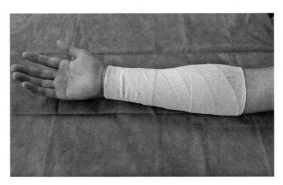

图 7-8-7　螺旋形包扎法

4. 螺旋反折包扎法　每周均把绷带向下反折,遮盖上周的 1/3~2/3,反折部位应相同,使之成一直线,方法如图 7-8-8 所示。用于包扎直径大小不等的部位,如前臂、小腿等,可使绷带更加贴合,但注意不可在伤口上或骨隆突处反折。

5. "8"字包扎法　在伤处上下两方,将绷带由下而上,再由上而下,重复作"8"字形旋转缠绕,如图 7-8-9 所示。此法多用于固定关节,如肘、膝、踝、髋等处。

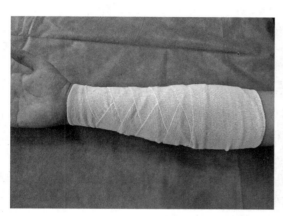

图 7-8-8　螺旋反折包扎法

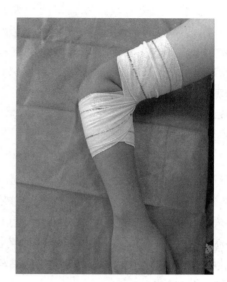

图 7-8-9　"8"字包扎法

6. 回返包扎法　从顶端正中开始,分别向两侧回返,直至顶端包完,此法多用于指端、头部或截肢残端。

7. 其他包扎法

（1）三角巾:多用于战地救护。

（2）胸带:用于保护胸部伤口,固定敷料。

（3）腹带:用于保护腹部伤口,固定敷料。

（4）"丁"字带:用于包扎肛门或会阴处敷料。

【注意事项】

1. 包扎伤口前先清创,然后盖上消毒纱布,再行包扎。不要用手和脏物触摸伤口,不要用水冲洗伤口（化学伤除外）,不要轻易取出伤口内异物,也不要把脱出体腔的内脏送回。

2. 包扎时动作要轻柔,包扎的松紧要适当,避免过松或过紧。包扎后指（趾）端应外露,以便观察肢体血运情况。

3. 包扎时,应置患者于舒适位置;需抬高肢体时,要给以适当的支撑物扶托;包扎后的肢体应保持功能位置。

4. 包扎应从远心端开始,绷带须平贴包扎部位,先环形包扎 2 周将始端固定,再向近心端包扎,以促进静脉回流。包扎即将结束,再环绕 2 周,然后以胶布或撕开带尾打结固定。打结应固定在肢体外侧面,忌在伤口上、骨隆突处或易于受压的部位。

第四节　固　　定

骨折固定是创伤急救的另一项基本技术。良好有效的固定能减轻伤员的痛苦,防止骨折部位移动,防止再损伤,便于伤病员的搬运。

【适应证】

1. 适用于四肢骨折、关节脱位复位后的固定,以利骨折愈合,防止关节再脱位。

2. 关节扭挫伤或软组织损伤后固定,以利局部损伤组织的修复。

【操作准备】

1. 患者准备　向患者及其家属说明小夹板固定或石膏绷带固定的作用和应该配合的事项,取得其同意和合作。术前常规清洁患肢,如皮肤有擦伤或水泡应先换药或将水泡内液体抽出。

2. 物品准备　准备所需规格和数量的夹板和石膏绷带,以及足量适宜温度的水(40℃左右)、棉纸卷、棉垫、纱布及绷带等。院前救护时固定材料最理想的是夹板,类型有木质、金属、充气性塑料夹板或树脂做的可塑性夹板。

【操作方法】

1. 夹板捆扎固定

(1)一次包扎法:把骨折肢体用绷带包扎1～2层后,把夹板排列在骨折肢体四周相应的部位,用3～4根扎带,依次先中间、后两端分段捆扎,每根扎带绕肢体两周后再结扎,活结扎在前或外侧板上。此法简单易于操作,使用绷带少,但小夹板位置易松动,故需经常检查、及时调紧,以免松脱影响固定效果。

(2)续增包扎法:先从肢体远端向近端包扎绷带1～2层,放置加压垫,安放时骨折端起主要固定作用的两块夹板用绷带包扎两圈后,再放置其他夹板,以绷带再包扎覆盖,使能维持各块夹板的位置,然后从近端至远端捆扎横带3～4根。此法的优点是夹板不易松动,固定较为牢固。

2. 石膏绷带固定

(1)石膏绷带固定部位的皮肤应擦拭干净,若有伤口可用无菌纱布覆盖。

(2)将患者肢体扶持在所需位置,并在操作过程中保持不变,肢体关节需维持在功能位置。

(3)将石膏卷平放入温水中浸泡,待石膏卷内的气泡出尽后,用两手握住石膏卷的两端提出水面,挤出多余水分。

(4)将上述石膏在肢体上做螺旋式缠绕,连续进行,直至完成所需的石膏造型。要注意将石膏绷带粘贴合适,特别是第一层需紧贴皮肤,且要平坦,避免皱褶。

(5)石膏绷带包好后,可在伤口相应部位的石膏上"开窗",以便换药,然后将石膏绷带边缘修齐,待石膏基本硬化成型后,用红色铅笔在其上注明包扎日期。

3. 常见部位骨折的临时固定方法

(1)锁骨骨折固定:用敷料或毛巾垫于两腋前上方,将三角巾叠成带状,两端分别绕两肩呈"8"字形,拉紧三角巾的两头在背后打结,并尽量使两肩后张。也可在背后放"T"形夹板,然后在两肩及腰部各用绷带包扎固定。

(2)上臂骨折固定:用长、短两块夹板,长夹板置于上臂的后外侧,短夹板置于前内侧,然后用绷带或带状物在骨折部位上、下两端固定,再将肘关节屈曲90°,使前臂呈中立位,用三角巾将上肢悬吊固定于胸前。

(3)前臂骨折固定:协助伤员屈肘90°,拇指在上。取两块夹板,其长度超过肘关节至腕关节的长度,分别置于前臂内、外侧,用绷带或带状三角巾在两端固定,再用三角巾将前臂悬吊于胸前,置于功能位。

(4)股骨干骨折固定:用一块长夹板(长度为伤员的腋下至足跟)放在伤肢外侧,另用一块短夹板(长度为会阴至足跟)放在伤肢内侧,至少用4条带状三角巾,分别在腋下、腰部、大腿根部及膝等部分段环绕伤肢包扎固定,注意在关节与空隙部位加棉垫。

(5)小腿骨折固定:与股骨干骨折固定相似,只是夹板长度略超过膝关节即可。

(6)脊柱骨折固定:立即使伤员俯卧于硬板上,不可移动,必要时可用绷带固定伤员,胸部与腹部需垫上软枕,减轻局部组织受压程度。

1)颈椎骨折固定:最好用颈托固定。没有颈托时,在头枕部垫一薄枕,使头部成正中位,头部不要前屈或后仰,再在头的两侧各垫枕头服卷,最后用一条带子绕过伤员额部固定头部,限制头部前后左右晃动。

2)胸椎、腰椎骨折固定:伤员平直仰卧在硬质木板或其他板上,在伤处垫一薄枕,使脊柱稍向上突,然后用几条带子把伤员固定,使伤员不能左右转动。

【注意事项】

1. 如骨折处有伤口和出血,应先止血、包扎后再固定,夹板及加压垫应尽量避开伤口。如伴有休克,应首先进行抗休克处理。

2. 在处理开放性骨折时,刺出的骨折端在未经清创时不可直接还纳入伤口内,以免造成感染。

3. 夹板固定时,其长度与宽度要与骨折的肢体相适应,长度必须超过骨折上、下两个关节,固定时不但要包括骨折部位上、下两端,还要固定上、下两个关节。

4. 夹板不可与皮肤直接接触,中间应衬用棉垫,特别是在夹板两端,骨隆突处及悬空部位应加厚衬垫,以防局部组织受压或固定不稳。

5. 固定应松紧适度,一般以扎带提起能上下移动 1 cm 为宜。这时扎带的约束力既能固定骨折端又不致引起并发症。要根据局部软组织是否有肿胀等情况,随时调整夹板扎带的松紧度。

6. 肢体骨折固定后应将其抬高,并将指(趾)端露出,以便观察血运情况,如发生指(趾)端苍白、发冷、麻木、疼痛、水肿和发绀,表示血运不良,应松开重新包扎固定。

7. 固定后的肢体应保持功能位,定期 X 线检查,了解骨折断端对位对线情况,发现对位不良时及时调整修复,必要时改用石膏固定。

第五节　搬　　运

伤病员在现场进行初步急救处理后,应及时、安全、迅速地搬运至医院。规范、科学的搬运对伤病员的抢救、治疗和预后都是至关重要的。

【适应证】

不能行走或因病情不宜自己行走的伤病员。

【操作准备】

1. 担架及器材。有帆布担架、铲式担架、救护车担架、可折叠式楼梯搬运椅、脊柱固定板等。

2. 现场也可以用简易木板、毛毯、床单、被褥、衣物等做担架使用。

【常用方法】

1. 徒手搬运

(1)搀扶:适用于病情较轻,能站立行走的伤员。由一位或两位救护人员托住伤病员的腋下,也可由伤病员一手搭在救护人员肩上,救护人员用一手拉住,另一手扶伤病员的腰部,然后与伤病员一起缓慢移步。

(2)背驮:救护人员先蹲下,然后将伤病员上肢拉向自己胸前,使伤病员前胸紧贴自己后背,再用双手反向抱住伤病员的大腿中部,使其大腿向前弯曲,然后救护人员站立并上身略向前倾斜行走。呼吸困难的伤病员,如心脏病、哮喘、急性呼吸窘迫综合征等,以及胸部创伤者不宜用此法。

(3)双人搭椅:由两个救护人员对立于伤员两侧,然后弯腰,各以一手伸入伤员大腿下方,相互十字交叉紧握手腕,另一手彼此交替支持伤员背部;或救护人员右手紧握自己的左手手腕,左手紧握另一救护人员的右手手腕,以形成"口"字形。这两种不同的握手方法,都形成类似于椅状而命名。此法要点是两人的手必须握紧,移动步伐必须协调一致,且伤员的双臂都必须搭在两个救护人员的肩上。

(4)拉车式:由一个救护人员站在伤员的头部,两手从伤员腋下抬起,将其头背抱在自己怀内,另一救护员在伤员两腿中间,同时夹住伤员的两腿面向前,然后两人步调一致慢慢将伤员抬起。

2. 器械搬运

(1)担架搬运:是院前急救搬运中最常用的方法。需 2 ~ 4 名,救护人员,按正确的方式将伤病员抬上担架,固定好,伤病员保持头朝前脚向后的体位。

(2)可折叠式楼梯搬运椅或椅子搬运:方法为伤员取坐位,用宽带将其固定在椅背或凳子上,两名救护人员一人抓住椅背,另一人紧握椅脚,然后以 45° 向椅背倾斜,缓慢移动脚步。此法不适用于昏迷患者。

(3)床单、被褥搬运:遇有窄梯、狭道,或没有折叠式担架,且天气寒冷的情况下所采用的一种方法。搬运步骤为:取一条牢固的被单(如被褥、毛毯)平铺在床上,将伤病员轻轻地搬到被单上,然后半条被单盖在伤病员身上,露出其头部,搬运者面对面紧抓被单两角,脚前头后(上楼则相反)缓慢移动,搬运时有人托腰则更好。这种搬运方式容易造成伤病员肢体弯曲,故胸部创伤、四肢骨折、脊柱损伤及呼吸困难等伤病员不宜用此法。

3. 危重伤病员的搬运

(1)脊柱、脊髓损伤:搬运此类伤病员,应使脊柱保持伸直,不可扭曲,最好使用铲式担架。对于颈椎损伤的伤员,要有 3 ~ 4 人一起搬运,1 人专管头部的牵引固定,保持头部与躯干成一直线,其余 3 人蹲在伤员的同一侧,2 人托躯干,1 人托下肢,一齐起立,将伤员放在硬质担架上,伤员的头部两侧用沙袋固定住。对于胸、腰椎损伤的伤员,3 人同在伤员的右侧,1 人托住背部,1 人托住腰臀部,1 人抱持住伤员的两下肢,同时起立将伤员放到硬质担架上,并在腰部垫一软枕。

(2)颅脑损伤:使伤员取半卧位或侧卧位,保持呼吸道的畅通。存在脑组织外露的,保护好暴露的脑组织,并固定好头部,防止震动。

(3)胸部伤:胸部受伤者常伴有开放性血气胸,需包扎。搬运时,伤病员取坐位或半卧位。有条件时最好使用坐式担架、折叠椅,或担架调整至靠背状。

(4)腹部伤:伤病员取仰卧位,屈曲下肢,防止腹腔脏器受压而脱出。注意脱出的肠段要包扎,不要回纳,以免加重污染。注意腹部保温,防止肠管过度胀气。

【注意事项】

1. 搬运过程中,动作要轻稳、敏捷、协调一致,避免震动,以减少伤病员痛苦。

2. 脊柱、脊髓损伤患者搬运时,应保持伤员脊柱或躯干的轴线,至少要有 2 人同时进行,且用力要均匀,动作一致,切忌使用搂抱或一人抬头、一人抬足的方法,禁用软椅搬运。

3. 根据不同的伤情和环境采取不同的搬运方式,避免再次损伤和搬运不当造成的意外伤害。

4. 搬运过程中,应密切观察伤病员的病情变化,定时翻身、注意保暖、避风和防止按压。

5. 对骨折、脱位及大出血患者,应先固定、止血再搬运,输液患者要注意保持液体通畅。

思考题

1. 简述现场外伤患者的止血、包扎、固定及搬运的常用方法及注意事项。

2. 脊柱损伤的患者如何固定及搬运?

(杨立山　吴嘉荔)

数字课程学习

📥 教学 PPT　　　　📝 自测题

第九章

急危重症超声评估技术

急危重症患者的快速评估、早期诊断和及时干预是急诊医师必须面临的挑战,这要求急诊医师不仅具备丰富的临床经验,还应掌握先进的诊治技术。超声评估具有操作简便、即时成像、无辐射、可重复性强等优势,尤其是床旁超声的应用为急诊医师提供了患者丰富的临床信息,被誉为"可视听诊器"。

第一节 概　　述

当前急危重症超声已经成为特定的概念。它区别于传统的由超声科医师完成的急危重症患者的床旁超声检查,而是特指由急诊、ICU、外科、麻醉等学科的临床医师开展的超声应用,是针对急危重症患者进行的有目的、有重点、快速的床旁超声评估,并将检查结果更加有效、及时地和其他临床信息相整合,直接影响到临床诊疗决策。近年来国内外有关急危重症超声应用的研究不断增多,其适用的范围不断拓展,临床应用更加广泛,可用于评估各种紧急的医疗状况。

急诊超声教育在国外已成为急诊医师专业培训内容的一部分,近十几年在国内也得到不断推广和应用。急危重症超声可以进行从头到脚的评估,包括创伤重点超声评估以发现胸腹腔积血、心包积血和气胸,以及评估肺损伤、血流动力学、颅脑损伤、胃肠功能、急性肾损伤、眼部损伤、骨折和肌腱撕裂、假性动脉瘤等。此外,超声在床旁操作中还可以协助建立血管通路、穿刺引流、气管插管、软组织异物取出和局部神经阻滞等。随着现代科技的不断进步,超声设备变得更加小巧,性能更佳、价格更实惠,这也为其进一步的普及应用奠定了很好的基础。

第二节　超声基本理论

超声波是指频率高于 20 000 Hz 的声波。超声检查就是利用超声波的物理特性进行无损检测。若想理解临床超声图像,需要理解超声波的物理特性及其与周围介质的相互作用。临床医师不仅需要采集超声图像,还需解读图像,因此对超声基本理论的学习非常重要。

一、超声诊断物理特性

(一)超声的物理参数

1. 波长、声速、频率、周期　波长指一个振动周期内波动传播的距离。传播超声波的媒介物质叫介质。声速指声波在介质中单位时间内传播的距离。频率为质点在单位时间内振动的次数。周期是声波向传播方向移动一个波长所需要的时间。波长 = 声速 / 频率。

2. 声压、声强　声压是超声波在介质中传播方向的垂直平面上,每单位面积所承受的压力。声强是单位时间内通过垂直于传播方向单位面积上的超声能量。

3. 声特性阻抗 超声波在介质中传播时受到介质密度与硬度的影响,物理学上称为声特性阻抗。相同频率的超声波在不同介质中传播,声速不同。

(二)超声的传播特点

1. 反射、透射 超声在传播过程中,入射两种声特性阻抗不同的介质分界面时,传播方向发生改变,一部分能量返回第一界面,称反射;另一部分能量穿过界面进入深层介质,称透射。

2. 折射 由于不同组织声速不同,声束在透过组织界面时,产生声束前进方向的改变,称折射。

3. 散射 超声波在传播过程中,遇到小于波长的微粒时,经相互作用后,大部分能量继续向前传播,小部分能量激发微粒振动,向各个方向分散辐射,称散射。

4. 声衰减 超声波在介质中传播时,入射的声能随着传播距离增加而逐渐变弱的过程称为声衰减。

(三)超声的分辨率

1. 轴向分辨率 是在声束传导的轴线上能够分辨的两点之间最小纵深距离。轴向分辨率的优劣影响靶标在深浅方向的精细度。

2. 侧向分辨率 指在与声束轴线垂直的平面上,在探头长轴方向的分辨率。声束越细,侧向分辨率越高。

3. 横向分辨率 又称厚度分辨率,指在与声束轴线垂直的平面上,在探头短轴方向的分辨率。实际上是探头在厚度方向上的声束宽度。横向分辨率越高,图像上反映组织的断面情况越真实。

二、超声诊断仪器类型

1. A 型 为振幅调制型。单条声束在传播途中遇到各个界面所产生的一系列散射和反射回声,在示波屏时间轴上以振幅高低表达。A 型超声诊断仪采用单声束取样分析法,不能形成直观图型,现已极少应用。

2. B 型 为辉度调制型。基本原理为单条声束在传播途径中遇到各个界面所产生的一系列散射和反射回声,在示波屏时间轴上以光点的辉度呈现各条顺序声束线上的光点群依次分布,构成二维超声断面图像。目前,常用的 B 型超声诊断仪均为实时扫查图像。

3. M 型 为活动显示型。基本原理为单声束取样获得界面回声,以辉度调制,水平方向代表时间,垂直方向代表深度,反映体内各层组织的一维空间结构。

4. 频谱多普勒 主要显示一维方向上的血流信号,包括脉冲多普勒(pulsed wave doppler,PW)和连续多普勒(continuous wave doppler,CW)。PW 血流仪发射和接收信号是由一块晶体完成,仪器以一定频率间隔发射短脉冲超声波,每秒发射的短脉冲个数称脉冲重复频率。脉冲多普勒技术所测流速值受到脉冲重复频率的限制。根据取样定理,脉冲重复频率必须大于多普勒频移的 2 倍,才能显示频移的方向和大小。当多普勒频移超过这一极限时,就会出现大小和方向的伪差,称为频移失真。因此,选择脉冲重复频率时,除了考虑分辨率,还必须兼顾探测深度和血流速度。CW 由于发射和接收是连续的,所以被接收的回声能量较脉冲波大,灵敏度高。同时,因为没有时间间隔,可以实时地检出任何部位的高速血流。但是连续多普勒没有距离分辨能力,在某种程度上限制了它的临床应用。

5. 彩色多普勒 彩色多普勒血流显像是以显示解剖结构的二维声像图为背景,对感兴趣的血流区域进行实时取样,将平均血流速度以彩色显示的一种检测方法。

6. 能量多普勒 可以显示极低速度的血流信号,且没有彩色混叠现象的发生。它是在检测慢速血流信号的基础上,除去了频移信号,利用由红细胞散射能量形成的幅度信号,可以比较敏感地显示细小血流分布。其主要原理是提取和显示返回多普勒信号的能量强度,因此没有血流方向和入射角度的依赖性,提高了血流检测的敏感性。随着技术的发展,现在又出现了方向能量多普勒,它既有能量多普勒的优点,同时又增加了血流方向的信号。

三、超声图像优化

超声图像质量和探头有关,同时通过各种调节也可以使得图像更符合我们的视觉要求,更清晰。清晰的图像是我们减少诊断错误的关键一步。如何使得超声图像更清晰涉及许多调节的问题,以下参数可以帮助我们调节,使得图像优化。

1. 输出功率　输出功率越强,形成的超声图像整体亮度就会越高,这样会改善图像内部结构的清晰程度及细节。需要强调的是输出功率过强会导致潜在的风险,尤其是敏感组织(胚胎),所以更安全的方法是增益的调节。

2. 深度　不同的探头预设了不同的深度,但是实际检查中预设的深度很难满足临床要求。调节深度的基本原则是将目标结构置于频幕中央。

3. 增益的调节　超声波发射出去,然后通过回波发射回来,这一过程会导致超声信号的衰减,距离越远衰减越明显,为了获得更清晰的图像,必须调节。

(1)总增益的调节:调节超声机对接收信号的放大倍数,即决定接收的信号用什么灰阶来显示。调节总增益按钮使得图像总体显示更清楚。需要强调的是总增益调节是对图像整体的调节。

(2)深度增益补偿:超声回波遇到不同的组织就会产生衰减,深度越深衰减越明显,因此需要补偿回波因探测深度的增加造成的衰减。通过不同深度调节使图像整体显示更清晰。

4. 频率的选择　超声频率决定组织穿透力及分辨率。超声频率增加,穿透力降低,同时分辨率增强;相反,超声频率降低,则穿透力增强,但分辨率降低。一般探头的频率基本是固定的。

5. 聚焦调节　调节声束聚焦的深度,使此处的图像分辨力最佳。

6. 扇形宽度　扇形的超声图像是由众多相邻的扫描线组成的,数目多达数百条,可以用线密度表示。相同的扫描线的条件下,扇形角度小的图像比角度大的图像清晰,因为线密度增加了,提高了侧向分辨率。如果线密度不变,扇形图像角度越大,所用的时间越长,帧频会降低;相反,角度变小则帧频提高。

7. 帧平均　指将连续数幅声像图信息叠加后取其均值显示图形。

8. 边缘增强技术　通过增强相应结构的边界的灰阶,使得组织细微差别及边界显示得更加清楚。

9. 斑点噪声抑制　指减少图像边界分辨的“雪花点”技术,也就是抑制斑点噪声对图像造成影响。

10. 线密度　指图像单位面积内穿过的超声线数。线密度越高,图像侧向分辨率越好,帧频降低,结构和细节会显示得更清楚;线密度越低,图像侧向分辨率越低,帧频提高,能更好地观察运动的部位。

11. 帧频　指单位时间内获得图像的帧数。帧数越高则获得图像细节越好。

12. 放大功能　当一幅图像显示在屏幕上,图像某个局部显示较小,通过放大功能可以实现图像的局部放大。

第三节　创伤超声重点评估

许多创伤患者的腹腔、胸腔或心包腔的大量出血可能在没有警告迹象的情况下发生,而且有些损伤征象在初次体格检查时并不明显。超声检查是创伤快速评估的首选方法,可以快速识别腹腔、心包腔或胸腔内的游离液体(通常是血液),由此推出了创伤超声重点评估(focused assessment with sonography for trauma),简称 FAST 检查。早在 1997 年,FAST 就成为创伤高级生命支持(advanced trauma life support,ATLS)课程的内容之一。目前美国外科医师学会、急诊医师学会均推荐将 FAST 检查作为创伤救治的首选影像检查。本节主要介绍 FAST 检查的方法和临床应用。

一、适应证

1. 血流动力学不稳定者,或不明原因低血压者。
2. 需要紧急床旁手术者。
3. 需要转运至上级创伤中心者。
4. 需要留院观察和重复检查的醉酒者。
5. 多处穿透性创伤或受伤轨迹不明者,尤其是上腹部或下胸部受伤者。
6. 有明确损伤机制但无 CT 指征者。

二、检查方法

FAST 检查主要对 4 个部位(心包、肝周、脾周和盆腔)进行快速扫查,判断有无心包、腹腔积液,决定是否需要急诊手术。最初 FAST 检查内容包括:①右上腹,肝肾间隙;②左上腹,脾肾间隙;③耻骨上方,盆腔;④剑突下,心包腔。此外,气胸和血胸也是创伤中常见的危及生命的疾病,故在 FAST 流程基础上增加了胸部检查,包括对气胸和血胸的评估,称 e-FAST。

e-FAST 检查方法见图 7-9-1。

1. 右上腹区 将探头置于 8 ~ 11 肋间隙腋中线处,此处为肝与右肾交界冠状面,即肝肾间隙,游离液体通常可见于此,或沿肝下缘周围,因此需同时前后扫查并向足侧滑动,评估右上腹部和右结肠旁沟有无游离液性暗区。当标记点直接指向头侧时,可能有明显肋骨阴影影响视野,可通过逆时针稍微旋转探头,得到肋间切面。向头侧滑动探头可见横膈以寻找胸腔积液。胸腔积液在横膈膜上方显示为三角形暗性液区。此外,该界面还可显示位于肝上方的腹腔内游离液体,其常位于肝、膈肌和肝尖周围。

2. 剑突下区 手持探头横向置于剑突下方,探头向左肩倾斜。心室紧邻肝左叶,因此心包积液很容易

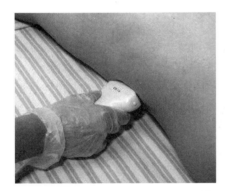
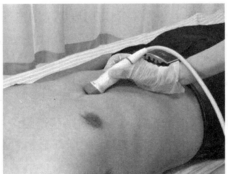
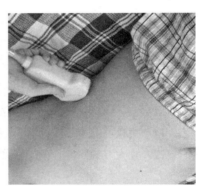
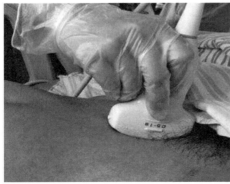
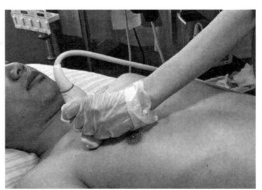

图 7-9-1 e-FAST 检查方法

在肝和心脏之间被识别出来。增加图像的深度和让患者深呼吸可以提高图像质量。

3. 左上腹区　由于脾通常比肝小,液体常最先积于脾周尤其后上方,而非脾肾间隙。故将探头沿着腋后线置于6~9肋间隙,并前后扫查及向足侧滑动,以检查左上腹部和左结肠沟。向头侧滑动探头检查该侧有无胸腔积液,胸腔积液表现为横膈膜上方的黑色条纹或三角形阴影。

4. 盆腔　盆腔切面是最容易看到腹腔游离液体的部位,将探头纵向或横向置于耻骨联合上方获得纵切面和横切面。纵切面更容易了解解剖部位及获得良好的图像。膀胱位于耻骨头侧,即使膀胱几乎排空,通常也能发现。一个充盈的膀胱呈三角形。男性腹腔积液在膀胱壁后的腹膜内(直肠膀胱陷凹)可见游离液体;女性的子宫位于膀胱后方,因此在子宫后方(直肠子宫陷凹)可见游离液体。横切面可见游离液体位于膀胱或子宫后方或充盈膀胱的周围。

5. 前胸部　将探头纵向置于前胸壁3~4肋间与锁骨中线交界处,该处通常为气胸发生的起点,也是最有可能发现气胸的地方。纵向切面的肋骨阴影可以用来寻找胸膜,调整探头直到图像两侧各有一根肋骨,可以很明显看到肋骨间的胸膜界面。保持探头不动,观察脏胸膜相对壁胸膜的滑动,若胸膜滑动消失,则可高度怀疑气胸的存在。对照比较两侧前胸部的胸膜运动有助于气胸的发现。

三、局限性

e-FAST检查有其局限性。在创伤非常早期阶段,腹腔少量出血尚未积血时,超声容易产生假阴性;e-FAST检查对没有腹腔积液的空腔脏器和实质脏器损伤(如早期肠损伤或胰腺损伤)的诊断非常有限,且很难识别腹膜后出血。因此,重复e-FAST检查及临床综合评估至关重要,必要情况下仍需要进行CT检查。

第四节　肺　超　声
第五节　心　脏　超　声
第六节　颅　脑　超　声
第七节　腹　部　超　声
第八节　超声引导下操作
第九节　其　　他

思考题

1. 简述FAST评估的基本方法与内容。
2. 简述肺部超声的基本征象。

3. 简述左心收缩功能的评估方法。

（张　茂　应　岚）

数字课程学习

⬆教学 PPT　　　📝自测题

参考文献

［1］中国人民解放军急救医学专业委员会,中国医师协会急诊医师分会,北京急诊医学学会,等.创伤失血性休克中国急诊专家共识（2023）.中华急诊医学杂志,2023,32（11）:1451-1464.

［2］李小刚.急诊医学.2版.北京:高等教育出版社,2016.

［3］何小军,陈振英.2018中国心肺复苏研究发展蓝皮书及未来展望.中华急诊医学杂志,2019,28（8）:1060-1062.

［4］中华医学会急诊分会危重症学组.中国急诊成人镇痛、镇静与谵妄管理专家共识.中华急诊医学杂志,2023,32（12）:1594-1609.

［5］刘大为.重症医学.北京:人民卫生出版社,2017.

［6］龙村,侯晓彤,赵举.体外膜肺氧合.2版.北京:人民卫生出版社,2016.

［7］中国蛇伤救治专家共识专家组.2018年中国蛇伤救治专家共识.中华急诊医学杂志,2018,12（27）:1315-1322.

［8］中国毒理学会中毒与救治专业委员会.胡蜂螫伤规范化诊治中国专家共识.中华危重病急救医学,2018,9（30）:819-823.

［9］王吉耀,葛均波,邹和健.实用内科学.16版.北京:人民卫生出版社,2022.

［10］万学红,卢学锋.诊断学.9版.北京:人民卫生出版社,2018.

［11］于学忠,陆一鸣.急诊医学.2版.北京:人民卫生出版社,2021.

［12］JUNIOR C A O,SILVA R O S,LOBATO F C F,et al. Gas gangrene in mammals:a review. J Vet Diagn Invest,2020,32（2）:175-183.

［13］张炜.成人破伤风急诊预防及诊疗专家共识.临床急诊杂志,2018,19（12）:801-811.

［14］何梦乔,钟后德,毛仁忠.实用急救学.上海:复旦大学出版社,2003.

［15］朱华栋,刘业成.急诊住院医师手册.北京:中国协和医科大学出版社,2021.

［16］中华医学会神经外科学分会,中国神经外科重症管理协作组.中国神经外科重症管理专家共识（2020版）.中华医学杂志,2020,100（19）:1443-1458.

［17］中国医师协会神经外科医师分会,中国神经创伤专家委员会.中国颅脑创伤外科手术指南.中华神经创伤外科电子杂志,2015,1（1）:59-60.

［18］刘健,戚璐.临床基本技能实践教程.北京:人民卫生出版社,2020.

［19］中国医师协会急诊医师分会,中华医学会急诊医学分会,全军急救医学专业委员会,等.急性上消化道出血急诊诊治流程专家共识（2020版）.中华急诊医学杂志,2021,30（1）:15-24.

读者意见反馈

为收集对教材的意见建议，进一步完善教材编写并做好服务工作，读者可将对本教材的意见建议通过如下渠道反馈至我社。

咨询电话　400-810-0598
反馈邮箱　gjdzfwb@pub.hep.cn
通信地址　北京市朝阳区惠新东街4号富盛大厦1座　高等教育出版社总编辑办公室
邮政编码　100029

防伪查询说明

用户购书后刮开封底防伪涂层，使用手机微信等软件扫描二维码，会跳转至防伪查询网页，获得所购图书详细信息。

防伪客服电话　　（010）58582300